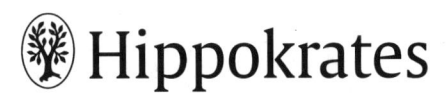

Hippokrates

Das Neugeborene in der Hebammenpraxis

Bund Deutscher Hebammen

unter Mitarbeit von
Iris Edenhofer · Margarita Klein · Constanze Koschorz
Hella Köster · Sabine Krauss · Susanne Lohmann
Brigitte Renate Meissner · Bettina Salis · Clarissa Schwarz
Marion Stüwe

97 Abbildungen, 20 Tabellen

Hippokrates Verlag · Stuttgart

Bibliografische Information
Der Deutschen Bibliothek

Die Deutsche Bibliothek verzeichnet diese Publikation in der Deutschen Nationalbibliografie; detaillierte bibliografische Daten sind im Internet über http://dnb.ddb.de abrufbar.

Herausgeber:
Bund Deutscher Hebammen e. V.
Gartenstraße 26
76133 Karlsruhe

© 2004 Hippokrates Verlag in
MVS Medizinverlage Stuttgart GmbH & Co. KG
Oswald-Hesse-Straße 50, 70469 Stuttgart

Unsere Homepage: www.hippokrates.de

Printed in Germany

Lektorat: Renate Reutter
Umschlaggestaltung: Thieme Verlagsgruppe
Umschlagfotos: PhotoDisc
Satz: DOPPELPUNKT Auch und Grätzbach
  GbR, Leonberg
Druck: druckhaus köthen GmbH, Köthen

ISBN 3-8304-5294-2

Wichtiger Hinweis: Wie jede Wissenschaft ist die Medizin ständigen Entwicklungen unterworfen. Forschung und klinische Erfahrung erweitern unsere Erkenntnisse, insbesondere was Behandlung und medikamentöse Therapie anbelangen. Soweit in diesem Werk eine Dosierung oder eine Applikation erwähnt wird, darf der Leser zwar darauf vertrauen, dass Autoren, Herausgeber und Verlag große Sorgfalt darauf verwandt haben, dass diese Angabe **dem Wissensstand bei Fertigstellung** des Werkes entspricht.

Für Angaben über Dosierungsanweisungen und Applikationsformen kann vom Verlag jedoch keine Gewähr übernommen werden. **Jeder Benutzer ist angehalten**, durch sorgfältige Prüfung der Beipackzettel der verwendeten Präparate und gegebenenfalls nach Konsultation eines Spezialisten festzustellen, ob die dort gegebene Empfehlung für Dosierungen oder die Beachtung von Kontraindikationen gegenüber der Angabe in diesem Buch abweicht. Eine solche Prüfung ist besonders wichtig bei selten verwendeten Präparaten oder solchen, die neu auf den Markt gebracht worden sind. Jede Dosierung oder Applikation erfolgt auf eigene Gefahr des Benutzers. Autoren und Verlag appellieren an jeden Benutzer, ihm etwa auffallende Ungenauigkeiten dem Verlag mitzuteilen.

Geschützte Warennamen (Warenzeichen®) werden nicht besonders kenntlich gemacht. Aus dem Fehlen eines solchen Hinweises kann also nicht geschlossen werden, dass es sich um einen freien Warennamen handele.

Das Werk, einschließlich aller seiner Teile, ist urheberrechtlich geschützt. Jede Verwertung außerhalb der engen Grenzen des Urheberrechtsgesetzes ist ohne Zustimmung des Verlages unzulässig und strafbar. Das gilt insbesondere für Vervielfältigungen, Übersetzungen, Mikroverfilmungen und die Einspeicherung und Verarbeitung in elektronischen Systemen.

Inhalt

Perinatale Psychologie

1 Das vorgeburtliche Erleben des Kindes
Margarita Klein 10

1.1 Forschungsgebiet Pränatale Psychologie 11
1.2 Die Bedeutung der frühen Erfahrung 15
1.3 Kommunikation von Anfang an ... 16
1.4 Die Bedürfnisse des ungeborenen Kindes 21
1.5 Elterninformation 26

2 Das Geburtserlebnis aus der Sicht des Kindes
Margarita Klein und Brigitte Meissner ... 27

2.1 Professionelles Zutrauen 27
2.2 Die Geburt als Dialog zwischen Mutter und Kind 28
2.3 Geburtshilfe als Unterstützung der Zusammenarbeit zwischen Mutter und Kind 32
2.4 Stress bei der Geburt: Vorbereitung auf das Leben oder Trauma mit Spätfolgen? 33
2.5 Auswirkungen von Interventionen 35
2.6 Besonderheiten bei Frühgeborenen 41
2.7 Besonderheiten bei extrem schnellen und sehr lang dauernden Geburten 42
2.8 Mutter-Kind-Bindung nach Interventionsgeburten 42
2.9 Mögliche Symptome bei Neugeborenen nach Interventionen bei der Geburt 43
2.10 Hebammenhilfe nach Interventionsgeburten 44
2.11 Elterninformation 49

Die ersten Stunden

3 Bonding
Constanze Koschorz 56

3.1 Die erste Begegnung 56
3.2 Wenn einer Mutter die Kontaktaufnahme ablehnt 62
3.3 Richtlinienvorschlag zur Bindungsförderung in Kliniken 63
3.4 Elterninformation 66

4 Erstmaßnahmen nach der Geburt
Hella Köster 68

4.1 Erstversorgung nach der Geburt .. 68
4.2 Das erste Stillen 81
4.3 Die Erstuntersuchung (U1) 84
4.4 Die endgültige Versorgung des Neugeborenen 110
4.5 Vitamin-K-Prophylaxe 111
4.6 Augenprophylaxe 114
4.7 Elterninformation 120

5 Das Risiko-Neugeborene
Hella Köster und Clarissa Schwarz 127

5.1 Definitionen 127
5.2 Anamnese/Risikoerfassung 127
5.3 Rhesusinkompatibilität 129
5.4 Infektionen in der Schwangerschaft 130
5.5 Amnioninfektionssyndrom (AIS) . 137
5.6 Fetales Alkoholsyndrom 138
5.7 Folgen des Nikotinkonsums in der Schwangerschaft 139

5.8	Drogenkonsum in der Schwangerschaft	141	7.2	Kleidung und Raumtemperatur .. 207
5.9	Morbus Down (Trisomie 21)	143	7.3	Handling: der tägliche Umgang mit dem Säugling ... 208
5.10	Das Frühgeborene	144	7.4	Tragen ... 215
5.11	Das Mangelgeborene	148	7.5	Schlafplatz und Schlafposition ... 221
5.12	Atemnotsyndrom	150	7.6	Nabelpflege ... 223
5.13	Hypoglykämie	151	7.7	Waschen und Baden ... 225
5.14	KISS = Kopfgelenkinduzierte Symmetriestörung	153	7.8	Wickelmethoden ... 229
5.15	Reanimation des Neugeborenen ..	155	7.9	Schnuller ... 232
5.16	Versorgung eines toten Kindes ...	161	7.10	Zahnpflege ... 233
5.17	Elterninformation	168	7.11	Baby-Grundausstattung ... 233
			7.12	Babymassage ... 236
			7.13	Prophylaxe des Plötzlichen Kindstods ... 242
6	**Beobachtung und Unterstützung der Anpassungsvorgänge** *Hella Köster*	170	7.14	Elterninformation ... 250

8	**Ernährung im ersten Lebensjahr** *Marion Stüwe*	256
6.1	Nabelheilung ... 172	
6.2	Temperaturregulation ... 174	
6.3	Stuhlgang ... 176	8.1 Stillen ... 256
6.4	Miktion ... 180	8.2 Säuglingsersatznahrungen/ Milchnahrungen ... 266
6.5	Gewichtsentwicklung ... 181	
6.6	Spucken, Erbrechen ... 184	8.3 Die psychomotorische Entwicklung der Essfähigkeit ... 269
6.7	Neugeborenengelbsucht (Icterus neonatorum) ... 187	8.4 Die Einführung der Beikost ... 270
6.8	Haut- und Schleimhautveränderungen ... 194	8.5 Ernährungsplan für das erste Lebensjahr ... 280
6.9	Entzündungen der Augenbindehaut ... 197	8.6 Alternative Ernährungsformen im Kleinkindesalter ... 284
6.10	Immunitätslage des Neugeborenen ... 198	8.7 Elterninformation ... 290
6.11	Elterninformation ... 202	

9	**Prophylaxen, Vorsorgeuntersuchungen und Schutzimpfungen** *Iris Edenhofer und Marion Stüwe* ... 294

Das erste Lebensjahr

9.1	Neugeborenen-Screening	294
9.2	Vitamin-D-Prophylaxe	299
7	**Säuglingspflege** *Marion Stüwe, Bettina Salis und Margarita Klein* ... 206	
9.3	Kariesprophylaxe	300
9.4	Vorsorgeuntersuchungen	300
9.5	Hüftsonographie	301
9.6	Hörscreening	302
7.1	Die Grundbedürfnisse des Säuglings ... 206	
9.7	Allergieprophylaxe	302
9.8	Schutzimpfungen	306
9.9	Elterninformation	337

10 Die körperliche und seelische Entwicklung des Kindes im ersten Lebensjahr

Susanne Lohmann, Margarita Klein und Bettina Salis 343

10.1 Psychobiologische Grundlagen der kindlichen Entwicklung 343
10.2 Motorische Entwicklung 345
10.3 Entwicklung der Sinneswahrnehmungen 349
10.4 Entwicklung des Schlaf-Wach-Rhythmus 353
10.5 Entwicklung der Gefühlswelt 357
10.6 Entwicklung der Eltern-Kind-Beziehung 359
10.7 Die Geburt einer Familie 371
10.8 Untröstlich schreiende Kinder 380
10.9 Elterninformation 390

Abbildungsnachweis 393
Sachregister 394

Anschrift der Autorinnen

Iris Edenhofer
St. Pankratz Straße 8a
83435 Bad Reichenhall

Margarita Klein
Notkestraße 46
22607 Hamburg

Hella Köster
Friedrich-Albert-Lange Straße 4
42719 Solingen

Constanze Koschorz
Pfaffendorfer Straße 48
04105 Leipzig

Susanne Lohmann
Gryphiusstraße 3
22299 Hamburg

Brigitte Renate Meissner
Postfach 35
CH 5224 Unterbözberg

Bettina Salis
Emil-Andresen-Straße 78a
22529 Hamburg

Clarissa Schwarz
Markgrafenstraße 5
10969 Berlin

Marion Stüwe
Langeooger Straße 16
28219 Bremen

Projektleitung:

Sabine Krauss
Große Straße 102
27283 Verden

Perinatale Psychologie

1 Das vorgeburtliche Erleben des Kindes

Margarita Klein

Lange bevor ein Kind das Licht der Welt erblickt, führt es schon ein verborgenes Leben. Man könnte die Frage stellen: Wann beginnt eigentlich die Kindheit? Beginnt sie in dem Moment, in dem das Kind nach der Geburt für uns alle sichtbar wird? Wenn wir es berühren, hören und sehen können? Erfahrungen von Müttern und Hebammen, die zahllosen Ultraschalluntersuchungen, intrauterine Filmaufnahmen und auch die vielen zu früh zur Welt kommenden Kinder lehren uns etwas anderes:

> Das Leben vor der Geburt und das danach sind ein Kontinuum, das eine ist vom anderen nicht zu trennen.

Um so mehr macht es Sinn, dass wir uns in diesem Fachbuch über das Neugeborene zunächst mit dem befassen, was ein Baby **vor** seiner Geburt erlebt, wie es die ersten neun Monate seines Lebens verbringt, welche Erfahrungen es dabei macht und wie diese Erfahrungen wirken.

Das menschliche **Gehirn** als der Sitz von Gefühlen, Erinnerungen und als Quelle von Handeln und Bewegung ist von Anfang an auf unglaublich vielfältige Weise dazu fähig, Informationen zu speichern, miteinander zu verknüpfen und auf kreative Weise zu nutzen. Diese Fähigkeit zur Veränderung der Verknüpfungen behält es das ganze Leben lang bei, wie die neuesten Forschungen (19) zeigen, Grundmuster entstehen vor der Geburt und in der frühen Kindheit. Das Wachstum der **Nervenzellen**, das bis zur Geburt weitgehend abgeschlossen ist, wird zum einen genetisch gesteuert, zum anderen aber in den Verknüpfungsmustern schon von Anfang an durch die Reize bestimmt, die die sich gerade bildenden **Sinnesorgane** aufnehmen. Diese Reize sind natürlich individuell verschieden, entsprechend den Sinneserfahrungen, die das Ungeborene im Leib dieser Mutter macht.

> So kommt jeder Mensch mit einem individuellen Gehirn zur Welt, das einerseits genetisch festgelegte Programme aufweist und daneben Strukturen besitzt, die sich so nur durch die einzigartige Kombination seiner Erbanlagen und seiner bisherigen Sinneserfahrungen bilden konnte.

Aus der Kenntnis über die Entwicklung des Kindes in der vorgeburtlichen Zeit verstehen wir besser, was ein Neugeborenes aufgrund seiner Vorerfahrungen im Mutterleib vom Leben außerhalb erwartet und wir können ihm dabei helfen, den Übergang in sein eigenständiges Leben zu bewältigen. Wir können die wertvolle Zeit der Schwangerschaft dazu nutzen, die Vertrautheit zwischen Mutter und Kind zu unterstützen. Aus diesem Wissen gewinnen wir die Kraft, uns für bessere Bedingungen für Eltern und Kind einzusetzen.

Gleichzeitig könnte eine genauere Kenntnis der Erfahrungen und Fähigkeiten, mit denen ein Baby zur Welt kommt, uns dabei helfen, ihm **Vertrauen** zu schenken: Vertrauen darauf, dass es gut dafür ausgestattet ist, um die Herausforderungen zu bewältigen, die ihm bei der Geburt und danach begegnen, wenn wir ihm ausreichend gute Bedingungen dafür schaffen.

1.1 Forschungsgebiet Pränatale Psychologie

Bevor wir versuchen, die Erlebniswelt des ungeborenen Kindes zu ergründen, stellt sich die Frage: Wie können wir wissen, was das Ungeborene erlebt und wie es das empfindet? Was immer wir darüber denken, denken wir mit unserem Gehirn, dem Gehirn eines erwachsenen Menschen (3). Alle Versuche, dem Dasein eines ungeborenen Kindes nahe zu kommen, müssen notwendigerweise schnell an Grenzen stoßen. Auch wenn wir durch intrauterine Messungen und Beobachtungen, durch biologische und medizinische Forschungen mehr und mehr Fakten über das Was und Wann der Entwicklung zur Verfügung haben, werden wir vermutlich nie etwas über die Qualität der Empfindungen, über das Wie, in dem sich gerade strukturierenden, individuellen Gehirn erfahren. Was wir tun können, ist genau zu beobachten, was uns das Kind direkt zeigt, und genau den Geschichten zuhören, die Menschen als Erinnerungen erzählen.

Wir sollten unser letztliches Nichtwissen anerkennen und mit Neugier und wacher Offenheit beobachten, was wir sehen, hören und fühlen können. Wir sollten mit Respekt vor ihrer eigenen Wirklichkeit den Erinnerungen und Erfahrungen von Menschen zuhören. Die Erkenntnisse, die wir daraus gewinnen und weitergeben, sollten vor allem dazu beitragen, dass wir Eltern und Kindern mit Vertrauen auf sich selbst und in die Weisheit des Lebens begleiten können, dass wir Eltern stärken, damit sie in Sicherheit und Vertrauen ihre elterliche Intuition entwickeln können. Für Hebammen besonders nützlich sind auch alle Ergebnisse, die etwas darüber aussagen, wie Gesundheit und Widerstandsfähigkeit entstehen (4), denn die Arbeit der Hebamme als Begleiterin der werdenden Familie ist eher eine fördernde und unterstützende als eine therapeutische.

Stellenwert der eigenen Lebenserfahrung

Alle Fachleute, die mit dem Thema Schwangerschaft und Geburt zu tun haben, sind auch immer Menschen, die selbst ein intrauterines Leben erfahren haben und die geboren wurden. Sie haben tief in ihrer Erinnerung Grundüberzeugungen gespeichert darüber, wie das Leben gemeint ist. Der Kontakt mit schwangeren Frauen und kleinen Babys rührt immer auch an die eigenen Erfahrungen. Bei allen sachlichen Erkenntnissen, die heute zur Verfügung stehen, ist es unbedingt notwendig, sich selbst die Frage zu stellen: **Was hat meine professionelle Ansicht mit meiner eigenen Lebenserfahrung zu tun?** Damit Fachleute weder blauäugig noch unreflektiert angstgeleitet handeln, sondern ein wachsames Vertrauen entwickeln können, ist es notwendig, dass sie selbst sich auf die Suche machen nach der Entstehung von Kraft, Kompetenz und Gesundheit in ihrem eigenen Erfahrungsschatz. Sich mit den Belastungen in der eigenen Biographie zu beschäftigen, kann nützlich sein, um besser mitfühlen zu können. Daneben und darüber hinaus gilt es auch, Zugang zu den eigenen inneren Erfahrungsschätzen zu gewinnen, um Eltern und Kindern mit Zuversicht zu begegnen.

Weite Teile unserer Kultur sind eine Kultur des Schmerzes, wir sind fasziniert von dramatischen Ereignissen. Die meisten Menschen können eher drei ihrer Schwächen benennen als drei Stärken, eher drei Dinge, die ihnen Angst machen als drei Dinge, auf die sie vertrauen. Gleichzeitig versuchen wir heute, Schmerz und Verwirrendes, Unplanbares möglichst weitgehend zu eliminieren. „Wer leidet, ist selbst schuld, das ist doch heute nicht mehr nötig."

Um jedoch den Prozessen des Wachstums in der Schwangerschaft und bei der Geburt gerecht zu werden, sollten Fachleute auf der einen Seite anerkennen, dass es Angst und Schmerz sowohl bei dem Kind als auch bei den Eltern gibt. Andererseits sollten sie herausfinden, was Menschen in die Lage versetzt, kleine wie große Störungen und Hindernisse zu bewältigen.

> Indem wir lernen darüber zu staunen, welche immensen Kräfte Menschen entwickeln können, um schwierige Situationen zu bewältigen, können wir lernen, uns weniger von der Schwere der Beeinträchtigungen beeindrucken lassen, sondern mehr von den Kräften, die zu ihrer Bewältigung aktiviert werden.

Fachleute – seien es ForscherInnen, ÄrztInnen oder Hebammen – gewinnen Erkenntnisse aufgrund ihres eigenen Interesses und dieses Interesse an bestimmten Themen und an der Art, unter welchem Blickwinkel sie betrachtet werden, ist verknüpft mit ihrer eigenen Erfahrung. Da nun die Erfahrungen gerade der eigenen vorgeburtlichen und frühkindlichen Zeit dem bewussten Denken oft nur schwer zugänglich sind, ist beständige **Reflexion der eigenen Motive** unerlässlich. Alles, was wir denken und fühlen, denken und fühlen wir mit unserem Gehirn und unserem Körper auf der Basis unserer Erfahrung.

Informationsquellen über das vorgeburtliche Erleben

Erkenntnisse über die Welt des Ungeborenen gewinnen wir

> - aus der Beobachtung von Wachstum und Bewegungen des Fötus,
> - aus Erinnerungen von Kindern und Erwachsenen, wie sie in Bildern, Träumen und mithilfe therapeutischer Verfahren deutlich werden,
> - aus Rückschlüssen aus der Beobachtung hormoneller und motorischer Reaktionen der Mutter,
> - aus der Gestik und Mimik von frühgeborenen und neugeborenen Kindern.

■ Wachstum und Bewegungen des Fötus

Das Baby selbst, sein Wachstum und seine Bewegungen geben Hinweise auf sein Befinden. Wachstum ist nicht einfach der Ablauf eines genetischen Programms, sondern ein Ausdruck von Stimmigkeit zwischen dem eigenen Selbst und dem Umfeld. Dieses Umfeld scheint ausreichend gut zu sein, wenn ein Kind wachsen kann, wenn es sich entwickelt, wenn es zunimmt (7). Wenn ein Kind wächst, bedeutet dies auch, die Mutter stellt ausreichend Raum und Nahrung zur Verfügung, damit das Kind seinen Körper aufbauen kann.

Sobald sich ein **Zentralnervensystem** entwickelt – und das geschieht schon ab der 6. Woche –, sobald es Rezeptoren und Nervenbahnen gibt, die Wahrnehmungen und Informationen aufnehmen und speichern können, hat das Kind die Möglichkeit, sein Befinden durch Motorik auszudrücken. **Motorik** ist nicht nur Bewegung, sondern die erste Möglichkeit auszudrücken, wie das Kind auf all diese Eindrücke reagiert, die es aus seinem eigenen Leib bekommt und die es in den inneren Räumen der Mutter erlebt.

Beobachtungen über Motorik und Verhalten des Kindes stehen uns heute auf verschiedene Weisen zur Verfügung: mikroskopisch, fotografisch, sonographisch und durch die Befragung der Mütter. Wir können sehen, dass Kinder selbstinitiierte Bewegungen machen und damit individuelle Bedürfnisse und Temperamente zeigen. Es ist auch zu sehen, dass sich ungeborene Kinder reaktiv bewegen, sie sind in der Lage, auf Umwelteinflüsse zu antworten.

Interaktive Bewegungen zeigen die Fähigkeit von Ungeborenen zu sozialen Beziehungen und zu der Fähigkeit, zu lernen und sich zu erinnern (2). So gibt es Beobachtungen von Zwillingen, die einander sanft berühren und von Kindern, die sich gegen die Nadel bei der Amniozentese zur Wehr setzen. Viele Eltern berichten von unterschiedlichen motorische Reaktionen auf plötzlichen Lärm und auf wiederholte, angenehme Musikstücke und viele entwickeln mit ihrem Ungeborenen kleine Spiele, bei denen das Kind auf eine Berührung der Bauchdecke der Mutter mit Bewegungen antwortet.

Dass das Nervensystem funktionsfähig ist, das sehen wir, das wissen wir: Das Kind bewegt sich, es wächst, es reagiert. **Was aber erlebt es dabei qualitativ?** Das Baby kann es uns nicht erzählen, wir sind auf unsere Fantasie angewiesen. Wir können zu Recht davon ausgehen, dass dieses ungeborene Kind nicht völlig anders ist als wir. Wenn alle Lebensbedingungen stimmig sind, können wir vermuten, dass dieses Kind ein Gefühl des Wohlseins empfindet. Ist es glücklich? Das ist vielleicht schon ein Stück weit eine Interpretation aus unserer Erlebniswelt, aber man kann sicher sagen: das Kind fühlt sich wohl, oder: das Kind fühlt sich unwohl, als globales, diffuses Gefühl.

Das Kind empfindet z. B. durch seine Haut, durch seine Muskeln, durch sein Gleichgewichtssystem, ob es rhythmisch oder a-rhythmisch mit seiner Mutter ist. Wir kennen das, wenn wir schaukeln oder Walzer tanzen, dieses gute, globale Körpergefühl, wenn wir es nicht übertreiben. Sicher können wir nicht ‚wissen', was ein Baby empfindet, aber ob es sich wohl oder unwohl, im Einklang oder nicht fühlt, ob sein Leben rhythmisch oder arhythmisch ist, das sind wichtige Erlebnisse eines Kindes, die Bausteine für das spätere Leben.

■ Hervorgeholte Erinnerungen

Hypnose oder **körpertherapeutische Techniken** können Menschen in Kontakt mit ihren frühen Erinnerungen bringen. Kinder und Erwachsene können Erinnerungen an vorgeburtliches Erleben als Körperempfindungen, als innere Bilder, als Erinnerung an Geräusche und Klänge aktivieren und in Bewegungen, gemalten oder verbal beschriebenen Bildern und in Tönen ausdrücken. Bisher wissen wir auf diese Weise viel über frühe Verletzungen und Kränkungen. Das folgende Beispiel zeigt eine vorgeburtliche Erinnerung als Quelle von Stärkung und Ermutigung.

Fallbeispiel *Eine 35-jährige Frau ist davon überzeugt, dass ihre Mutter sie nicht gewollt hat. Sie fühlt sich eingeschränkt, belastet, unwert. Gleichzeitig erscheint sie als vitale, kompetente Person, ist Mutter von zwei Kindern, hat einen interessanten Beruf. Sie möchte unter Hypnose ihr vorgeburtliches Leben ergründen. In tiefer Trance erlebt sie zu ihrer großen Überraschung Gefühle von Wärme und Leichtigkeit, Freude an ihrer Bewegung und genügend Raum dafür.*
Nach dieser Erfahrung sorgt sie in ihrem Alltag für viel Bewegung und achtet darauf, dass ihr ausreichend Raum zur Verfügung steht. Es gelingt ihr auf diese Weise, neben ihren Belastungen ihre Kräfte wahrzunehmen und eine für sie ganz neue Lebensfreude zu gewinnen.

Wie kann es angehen, dass sich Menschen an Dinge erinnern, die ihnen vor ihrer Geburt widerfahren sind? Erinnerung und Behalten gelten gemeinhin als an Sprache gebundene Fähigkeiten. Wie kann man sich erinnern, bevor man Worte für das Erlebte hat? Es scheint so zu sein, dass alle Zellen des Körpers Informationen speichern können, d. h.: sogar bevor das Zentralnervensystem vollständig aufgebaut ist, entwickelt sich ein Gedächtnis! Der Körper speichert Erfahrungen überall: in der Haut, in den Muskeln, im Bindegewebe, in den Knochen, in allen inneren Organen. Jede Zelle hat ihr eigenes Gedächtnis und vererbt ihre Erfahrungen an ihre Nachfolgerin.

Später können die Erfahrungen, die nonverbal, also vor- und nichtsprachlich, gespeichert wurden, in Worte gefasst werden, obwohl zu der Zeit, als sie gemacht wurden, noch keine Sprache dafür zur Verfügung stand und sogar das Gehirn in seiner Speicherungsfähigkeit noch nicht genügend ausgebildet war.

■ Beobachtung der hormonellen und motorischen Reaktionen der Mutter

Von der Eizelle an lebt jedes Kind in seinem ganz konkreten Lebensraum. Alles was wir über die Entwicklung von ungeborenen Kindern denken, müssen wir im Zusammenhang mit ihrer konkreten Umwelt sehen, die zunächst der Körper der Mutter ist. Dieser konkrete **Körper der Mutter** hat biochemische Besonderheiten, die auch von ihrer Lebensführung, ihrem Lebensrhythmus, ihrer Ernährung, ihren Stimmungen abhängen. Bei alledem ist zu bedenken, dass auch die Mutter in einem Umfeld lebt, das ihr Leben und ihr Empfinden beeinflusst. Immer wenn wir von werdenden Müttern im Interesse ihres Kindes „gesundes" **Verhalten** fordern, sollten wir gleichzeitig die Forderung an die Umgebung der Mutter einbeziehen, auch die Mutter gut einzubetten, damit sie das Kind gut versorgen kann. Eine Mutter kann z. B. entscheiden, ob sie rauchen will oder nicht, für die Autoabgase in der Straße, in der sie wohnt, kann sie aber nichts. Eine Mutter kann entscheiden, sich gut zu ernähren; ob die Nahrung, die für sie erreichbar ist, mit Schadstoffen belastet ist oder nicht, steht kaum in ihrer Macht.

Informationen über die Erfahrungswelt eines ungeborenen Kindes bekommen wir auch, wenn wir den **mütterlichen Hormonspiegel** beobachten. Ändert er sich mit der veränderten Gefühlslage der Mutter, bekommt das Kind andere Informationen auf hormonellem Wege (13). Emotionen sind von hormonellen Ausschüttungen begleitet. Was sie erlebt, drückt sich biochemisch in ihrer Blutbahn aus und gelangt auf diesem Weg auch zum Kind. Es gibt eine biochemische Übersetzung aller Gefühle, aller Erlebnisse der Frau. Das ungeborene Kind erlebt die Emotionen der Mutter mit als diffuse, globale, körperliche Gefühle. Diese bilden die Grundbausteine seines Erlebens, aus denen sich später die vielen Emotionen differenzieren, die wir benennen können. Zwar können wir nicht direkt kausal davon ausgehen, dass das Kind ebenso wie die Mutter Zorn, Angst oder Freude empfindet. Sicher ist nur, dass es Unterschiede erlebt, die als grundlegende Muster gespeichert werden und die später, wenn sein Gehirn differenziert genug ist, entsprechende Namen und Bedeutungen bekommen. Als globales Gefühl unterscheidet das Kind schon recht früh, was sich gut anfühlt und was weniger gut. Hat die Mutter allerdings dauerhaft eine hohe Ausschüttung von Stresshormonen, so scheint sich das auch langfristig auf die Fähigkeit eines Kindes auszuwirken, mit Stress umzugehen.

Dazu einige **Forschungsergebnisse:**
Eine belgische Untersuchung (16) zeigte, dass Kinder, deren Mütter während der Schwangerschaft besonders ängstlich waren, sich im Mutterleib mehr bewegten und einen schnelleren Herzrhythmus hatten als die Kinder weniger ängstlicher Frauen. Neun Jahre später wurden dieselben Kinder erneut untersucht. Dabei wurde deutlich, dass vor allem die Jungen der ängstlicheren Mütter häufiger Aufmerksamkeitsprobleme zeigten.

Eine andere Studie (17) beschrieb die Kinder ängstlicher und belasteter Mütter als verlangsamt in ihrer motorischen und geistigen Entwicklung. Bei dieser Untersuchung wurde morgens bei den werdenden Müttern die Ausschüttung des Stresshormons Kortisol gemessen. Kritisch sei allerdings zu solchen und ähnlichen Untersuchungen angemerkt, dass mit hoher Wahrscheinlichkeit der vorgeburtliche Stress nicht der einzige belastende Faktor im Leben dieser Kinder war.

Die Emotionen der Mutter drücken sich nicht nur hormonell aus, sondern auch in Veränderungen von Körperspannung, Herzrhythmus, Atemfrequenz, in ihren Bewegungen und in ihrer Stimme. All das nimmt das Baby wahr. So formt sich ein unbewusstes Grundmuster dessen, was dieser Mensch über das Leben glaubt.

Was genau ein Baby aus dem macht, was seine Mutter erlebt, das können wir allerdings nicht vorher sagen. Wir haben zwar heute viele Beschreibungen von Erwachsenen, die in therapeutischen Prozessen Erkenntnisse darüber gewonnen haben, was ihre Mütter erlebt und was sie möglicherweise gefühlt haben, als sie mit ihnen schwanger waren. Wir wissen, dass sich Menschen an Abtreibungsversuche und an frühe Verstörungen erinnern können. Was wir heute darüber wissen, wissen wir in der Regel von Menschen, die sich als Erwachsene so unglücklich fühlen, dass sie eine Therapie aufsuchen.

Was wir viel zu wenig wissen, ist, unter welchen Bedingungen ein Baby trotz einer schwierigen Situation in der Schwangerschaft durchaus in der Lage ist, im späteren Leben ausreichend Potentiale für ein zufriedenes Leben zu entfalten.

> Das Leben in der Gebärmutter ist ein Paradies ohne Ecken und Kanten auf der Ebene der Versorgung: es ist immer warm, es ist immer weich, der Nährstofffluss strömt beständig.
>
> Gleichzeitig ist es aber ein höchst aufregender Lebensraum, der von Turbulenzen nicht frei ist. Das Kind erfährt auf diese Weise etwas ganz Elementares über das Leben: Es gibt die Vielfalt der Gefühle, ein Auf und Ab, es gibt Aufregung, es gibt Störungen und Beruhigung.

■ **Beobachtung von zu früh geborenen Kindern und von Neugeborenen**

Zu früh Geborene geben uns mit ihren schon überraschend großen Möglichkeiten ebenfalls Auskunft über das Leben vor der Geburt – wenn wir sie nur genau genug beobachten. Marina Marcovich (10) hat uns gezeigt, dass viele Gefühle mit einem überraschend weiten Spektrum Ausdruck in der Mimik und der Motorik eines Frühgeborenen finden. Es wird deutlich, dass sich auch schon ein 700 Gramm schweres Kind wohl fühlen kann, dass es neugierig sein kann, dass es Hunger haben kann, dass es unglücklich oder gestresst oder zufrieden sein kann.

> Die zu früh geborenen Babys zeigen uns eine ganze Palette von Gefühlen, und wir können davon ausgehen, dass auch die Kinder, die noch im Schutz des mütterlichen Körpers leben, zu einer ähnlichen Vielfalt von Gefühlen fähig sind.

Auch wenn wir **Neugeborene** beobachten, erfahren wir viel über ihre Fähigkeiten, die sie auch schon vor der Geburt hatten. Wir sehen ihre Wahrnehmungsfähigkeiten, sie sehen und hören gut, wir sehen ihre motorischen Fähigkeiten, wir sehen ihre kommunikativen Fähigkeiten und wir sehen, wie sie in der Lage sind, mit Frustrationen – z. B. durch Hunger und das Ausgeliefertsein an die Schwerkraft – umzugehen. Auf all das haben sie sich in der Zeit im Mutterleib vorbereitet.

Heute ist es uns selbstverständlich, dass ein neugeborenes Kind Empfindungen hat. Vor einigen Jahrzehnten noch sah man das anders: Bis in die 70er Jahre des letzten Jahrhunderts wurden Neugeborene ohne Narkose operiert, weil ihnen die Fähigkeit, Schmerz zu empfinden, abgesprochen wurde. Erst die Veröffentlichungen von Frédérick Leboyer in den 80er Jahren (12) sensibilisierten Hebammen und Ärzte für die Empfindsamkeit von Babys.

1.2 Die Bedeutung der frühen Erfahrungen

Das **menschliche Gehirn** war für menschliche Gehirne schon immer ein interessanter Gegenstand. Was passiert eigentlich in dieser grauen Masse, die wir da mit uns herumtragen? So stellt sich die Frage, ob jemals ein menschliches

Gehirn die Funktionsweise eines menschlichen Gehirns wirklich begreifen kann. Unermüdlich arbeiten Forscher der unterschiedlichsten Richtungen an dieser Frage. Gerald Hüther (9) weist in seinem Buch „Bedienungsanleitung für ein menschliches Gehirn" auf Folgendes hin: Obwohl die Nervenzellen sich nach der Geburt nicht mehr teilen, können sie ihre Verschaltungen miteinander ständig neu organisieren. Das bedeutet: Entwicklung, Lernen und die Veränderung von Sichtweisen ist lebenslang möglich. Diese beim ungeborenen Kind beginnenden und sich fortlaufend verändernden Verschaltungen und Vernetzungen der Gehirnzellen miteinander kommen zustande durch **Erfahrungen**. Erfahrungen sind Stimulationen unserer Sinnesorgane. Erfahrungen werden im Gehirn verankert, sie bestimmen die Erwartungen, sie lenken die Aufmerksamkeit in bestimmte Richtungen, sie legen fest, wie ein Mensch bewertet, was er erlebt und wie er darauf reagiert. Erfahrungen leiten uns bei all unseren Entscheidungen.

Die im Laufe eines Lebens gemachten Erfahrungen werden im Gehirn strukturell gespeichert. Die Art der Erfahrung ergibt sich daraus, wozu und wie wir unser Gehirn benutzen. **Frühe Erfahrungen** werden im Gehirn verankert und bestimmen spätere Grundhaltungen und Überzeugungen. Da aber ständig neue Erfahrungen gemacht werden können und neue Verschaltungen und Vernetzungen möglich sind, ist dies nicht zu verstehen im Sinne einer Wenn-Dann-Beziehung, sondern spätere Erfahrungen können frühere ergänzen und erweitern, lebenslang! Es scheint so zu sein, als ob die Sinneswahrnehmungen, die wir machen, dann besonders intensiv aufgenommen werden, wenn sie mit starken Gefühlen verknüpft sind. Ein liebevoller Kuss ist eine taktilkinästhetische Erfahrung, die ungleich stärker im Gehirn verankert wird als eine zufällige Berührung der Lippen mit gleichem Druck und von derselben Dauer.

Unser Gehirn und seine Arbeitsweise scheint in hohem Maße dafür geeignet zu sein, **psycho-soziale Kompetenzen** auszubilden. Man könnte auch sagen, das Gehirn ist ein soziales Organ, das danach strebt, Wohlbefinden im eigenen Körper und Harmonie im sozialen Raum miteinander in Balance zu bringen. Das ungeborene Kind macht schon eine große Fülle an Sinneswahrnehmungen. Es fühlt und hört den Körper seiner Mutter und es empfindet Reize, die aus seinem eigenen Körper kommen.

> Die Bewertung der Ereignisse geschieht für das Ungeborene weitgehend durch die Mutter. Das heißt: ob die Belastungen, denen die Mutter in ihrem Leben ausgesetzt ist, für das Baby mehr oder weniger störend wirken, hängt auch davon ab, wie die Mutter sie für sich selbst und für ihr Kind bewertet.

1.3 Kommunikation von Anfang an

Wenn wir die Entwicklung des Embryos und später des Föten im Mutterleib betrachten, wird deutlich, dass das Leben von Anfang an auf Kommunikation, Austausch, Kontakt und Verbindung gegründet ist. Das Entstehen neuen Lebens ohne diese Qualitäten ist nicht möglich. Es bildet sich eine ganz **einzigartige, unverwechselbare, getrennte Identität:** diese Eizelle und diese Samenzelle mit ihrem unverwechselbaren genetischen Code sind in dieser Zusammenstellung einmalig, nicht wiederholbar und sie bleiben das ganze Leben in dieser Form konstant. So ist jedes Individuum einzigartig und gleichzeitig kann es nur leben, wenn es mit seiner Umwelt verbunden ist. Wie isoliert sich ein Mensch im Lauf seines Daseins gelegentlich oder dauerhaft fühlen mag: Zu Anfang war die Kommunikation, die enge Verbindung mit seiner Umwelt. Einzigartigkeit und tiefste Verbundenheit bestimmen das Leben gleichermaßen. Sowohl die Samenzellen untereinander als auch die Samenzelle und auch die **Eizelle** kommunizieren schon miteinander, bevor sie sich getroffen haben. Die Eizelle produziert Duftstoffe, die es der Samenzelle ermöglichen, sie in der Tiefe des Eileiters zu finden. Die Eizelle selbst, aus der wir entstehen, war schon in unserer Mutter angelegt, als sie noch im Leib ihrer Mutter, also unserer Großmutter war.

Wenn Eizelle und Samenzelle einander gefunden haben, wird Wärme frei. Getragen von Wärmewellen und von den feinen Härchen im Eileiter wird das Ei transportiert, es lässt sich bewegen.

Dann die Einnistung in der Gebärmutter: Ein durchaus aggressiver, intensiver Prozess, wieder biochemisch gesteuert, der die Gebärmutterschleimhaut dazu veranlasst, dem Ei zu erlauben, sich einzunisten.

> Kommunikation bedeutet so gesehen auch Auseinandersetzung schon von Anfang an, das Aushandeln von Bedingungen, das Erringen von Raum für die eigene Existenz.

Der **Körper der Mutter** reagiert durchaus nicht uneingeschränkt mütterlich aufnehmend. Zunächst werden Abwehrreaktionen aktiviert gegen diesen Fremdling. Das Kind ist von Anfang an in seiner neuen genetischen Zusammensetzung etwas anderes als der mütterliche Körper. Diese Abstoßungsreaktionen werden unterdrückt. Eine Folge dieser inneren Auseinandersetzung kann es sein, dass eine Frau in den ersten drei Monaten der Schwangerschaft oft müde ist und angestrengt wirkt.

In diesen ersten drei Monaten handeln Mutter und Kind miteinander aus, ob sie es gemeinsam wagen wollen. Und in einer Anzahl der Fälle wird der Versuch auf natürliche Weise abgebrochen, die Schwangerschaft geht zu Ende. Wir können davon ausgehen, dass sich in manchen Fällen das Kind als nicht bereit für das Leben erwiesen hat und in anderen Fällen der mütterliche Körper nicht bereit war, dieses Wesen aufzunehmen. Das bedeutet aber nicht, dass im Falle eines Abortes die Mutter das Kind bewusst oder unbewusst abgelehnt hat!

In den ersten drei Monaten ist es vollständig normal, dass eine Frau sich zunächst **ambivalent** fühlt gegenüber der Schwangerschaft. Zum einen muss es sich noch erweisen, ob sich der Embryo tatsächlich dazu entschließt, dieses Leben zu beginnen und weiterzuführen, zum anderen braucht der Körper der Mutter Zeit, um sich mit der Ungeheuerlichkeit der Besiedlung durch ein anderes Wesen abzufinden. Viele Fragezeichen, Ambivalenzen, auch gelegentliche Gefühle von Ablehnung gegenüber dem dort entstehenden Kind sind also als natürlicher Teil des Prozesses zu betrachten.

Wichtige Stationen der Embryonalentwicklung

Während Mutter und Kind sich noch prüfen, ob sie es miteinander wagen wollen, macht der Embryo schon erstaunliche Fortschritte – vorausgesetzt natürlich er ist intakt und gesund.

Schon in der **zweiten Woche** beginnt das Kind ein eigenes Kreislaufsystem aufzubauen, ab der **dritten Woche** entwickeln sich die wichtigsten Organe: das Gehirn, das Zentralnervensystem und das Herz, das schon am 21. Tag nach der Befruchtung rhythmisch zu schlagen beginnt. Umgeben vom Herzrhythmus der Mutter beginnt das Kind seinen ganz eigenen Rhythmus des Lebens von jetzt an bis zu seinem Lebensende.

In der **vierten Woche** beginnen die inneren Organe Schilddrüse, Lunge, Gallenblase und Niere zu entstehen, Arme und Beine wachsen, die sogar schon Nerven enthalten. Die Ahnung eines Gesichts taucht auf, Augen und Ohren werden sichtbar.

In der **sechsten Woche** sind fast alle Organe gebildet, die man auch beim erwachsenen Menschen kennt und das Baby beginnt auf Berührung zu reagieren. Die Nervenzellen beginnen zu wachsen und sie empfangen Reize und leiten sie an das Gehirn weiter. Und wo Nerven sind, kann auch etwas gefühlt werden. Wo etwas gefühlt wird, kann auch eine Erinnerung gespeichert werden. Das Kind nimmt Umweltreize jetzt in Form von Druckveränderungen und Lageveränderungen wahr. Das Gleichgewichtsorgan im Ohr ist jetzt schon ausgebildet, auch wenn das eigentliche Hören erst später beginnt.

> Das Kind spürt die Spannungsveränderungen im Körper der Mutter.

Ihr Tagesrhythmus, ihre Gewohnheiten, aber auch ihre Emotionen drücken sich in einer Veränderung der Spannung aus. Der Atemrhythmus und der Herzrhythmus verändern sich mit ihren Stimmungen und sie sind für das Kind auch in der Stimme zu fühlen. Sosehr das Kind sein eigenes Individuum ist, so wenig ist es vom Leben der Mutter zu trennen. Das Kind schwingt mit in der Körpermusik der Mutter. Es schwingt mit im dramatischen Geschehen, ebenso wie im sanften, ruhigen Gang der Dinge. Es schwingt mit auf die Höhen des Glücks, ebenso in die tiefsten Tiefen des Kummers und der Trauer. Es schwingt mit in Verstörung und Unordnung, ebenso wie im sanften Rhythmus. Es lernt gleichsam die Partitur des Lebens in all ihren Nuancen, in allen nur denkbaren Rhythmen von Anfang an kennen und es lernt, indem es Teil davon ist, nicht als Beobachter.

Und gleichzeitig hat es schon seinen ganz eigenen Rhythmus von Schlafen und Wachen, von Trinken und Ausscheiden, von Bewegung und Ruhe und natürlich den Rhythmus seines eigenen kleinen Herzens.

> Alles, was der Fötus wahrnimmt, führt dazu, dass seine sich bildenden Nervenvernetzungen ein ganz eigenes, unverwechselbares Muster entwickeln.

Niemand von uns hat in seiner intrauterinen Zeit genau dieselben Erfahrungen gemacht wie ein anderer Mensch. Zu der Einzigartigkeit unseres genetischen Codes kommt also die Einzigartigkeit unserer frühesten Umwelterfahrungen. Der Rhythmus, die Körpermusik unserer Mutter ist unverwechselbar und sie formt unser Gehirn.

Mit **vier Monaten** beginnt der Fötus eine neue Wahrnehmungsart zu entwickeln: das **Hören** beginnt. Bisher hat er die Reize aus seiner Umgebung als Veränderungen von Druck und Bewegung gespürt. Jetzt bildet sich das Innenohr aus und das Hören auf eine andere Weise beginnt. Die Stimme der Mutter, bisher als Druckveränderungen gefühlt, wird nun über die Hörsinneszellen wahrgenommen. Die Besonderheit dieser Entwicklungsstufe ist, dass jetzt auch Geräusche von außen vom Fötus wahrgenommen werden können. Zwar noch indirekt und verzerrt, aber dennoch deutlich dringt auf diese Weise die Außenwelt zum Kind: Wieder ist es der Körper der Mutter, der die Vermittlung übernimmt. Das, was sie hört, wird dabei vor allem über die Lufträume in den Knochen zum Fötus geleitet. Die Wirbelsäule als Klangleiter – sozusagen als Telefonleitung – spielt eine wichtige Rolle und die Beckenknochen, die das Baby ganz umhüllen, geben einen guten Klangkörper ab.

Was immer die Mutter hört, kommt also auf dreierlei Weise zum Kind.
- Zum einen direkt, wenn auch gefiltert über seine eigenen Ohren.
- Zum anderen als Geräusch über die Knochenleitung der Mutter.
- Zum dritten vermittelt über die Reaktion der Mutter auf das, was sie hört: die Veränderung von Atem- und Herzrhythmus, ihre Bewegungsreaktionen und die hormonelle Veränderungen.

Ein äußeres Ereignis erfährt also zunächst eine Bewertung durch die Mutter, die dem Kind weitervermittelt wird. Zugleich erfolgt – für die Mutter manchmal spürbar – eine Reaktion des Kindes.

Die **Stimme der Mutter** – vom Kind verzerrt als ein Zischeln wahrgenommen – schafft ein Muster, das auf immer mit dem Gefühl von Eingehülltsein, von Geborgensein verbunden sein wird. Das gilt auch dann, wenn die Zeit der Schwangerschaft sehr belastet war. Manche Störungen des späteren Lebens sind zu lindern oder zu heilen, wenn man dem Kind oder dem Erwachsenen die Stimme der Mutter bzw. bestimmte, besonders für diesen Zweck geeignete Musik so verzerrt vorspielt, wie sie der Betroffene in längst vergangener Zeit im Leib seiner Mutter gehört hat (15).

Die Bedeutung der Sprache

In dieser frühen Zeit formt sich auch das grundlegende Verständnis von Sprache. Die Muttersprache, das ist die Sprache, die die Mutter in der Zeit spricht, in der das Kind als Gast in ihrem Bauch weilt. Die Nuancen, der Rhythmus, der Klang der Sprache prägt sich dem Kind als Grundmuster ein (15, 4, 8). Das Kind ist von Sprache umgeben von Anfang an.

Die Beobachtungen der **Psychoanalytikerinnen Francoise Dolto und Caroline Eliachev** und anderer TherapeutInnen scheinen darauf hinzuweisen, dass es auch schon bei sehr kleinen Babys eine Art Sprachverständnis gibt und wieder ist zu vermuten, dass das eben geborene und das ungeborene Kind nicht so sehr unterschiedlich reagieren. Frau Eliachev arbeitet mit Babys in einem Waisenhaus, die in der Regel ein schweres Schicksal erleben. Sie sind von ihren Müttern ausgesetzt oder zur Adoption freigegeben worden. Frau Eliachev erklärt diesen wenige Wochen oder Monate alten Kindern ihre Situation. Sie erklärt sie auf eine Weise, die großen Respekt vor den Müttern zeigt, sie erklärt ihnen, dass ihre Mutter sie zur Adoption freigegeben hat, weil sie sich ein besseres Leben, eine bessere Familie für das Kind gewünscht hat. Sie erklärt ihnen, dass ihre Mutter sie auf ihre Weise geliebt hat. Die Babys scheinen aufmerksam zuzuhören und zeigen in den beschriebenen Fällen eine beeindruckende Besserung ihres Befindens.

Wir werden nie erfahren, was in dieser Art der Therapie wirkt: sind es die Worte, die das Kind auf irgendeine Weise versteht? Oder ist es eine von uns bislang noch nicht ausreichend erforschte Art der nonverbalen Kommunikation, eine Art siebter Sinn oder „Tiefenkommunikation", wie Marianne Krüll meint (11), welche die Botschaft zu dem Baby transportiert?

> Wie wir werden, was wir sind, hängt also zum einen von den Erfahrungen ab, die wir von den ersten intrauterinen Lebenstagen an machen, die in unserem Gehirn ein bestimmtes Muster hinterlassen. Und dieses Muster wird nicht nur durch objektiv nachvollziehbare Sinneswahrnehmungen, sondern vor allem durch die emotionale Bewertung, die wir vornehmen, bestimmt.

Fallbeispiel *Eine 39-jährige Erstpara in der 31. SSW kommt zu mir, weil sie jedes Mal, wenn sie an die Geburt denkt, ein Gefühl von Angst und Ekel empfindet. Sie vermutet, dass es irgendwie mit ihrer eigenen Geburt zu tun hat. Unter Hypnose erinnert sie die Körperempfindung einer ekelhaften Substanz in ihrem Mund, ein Gefühl des Erstickens und der Impuls, sich zu übergeben.*
Für eine Hebamme ist diese Geschichte leicht nachzuvollziehen: wie oft sehen wir, dass ein Kind bei der Geburt den Mund voller Schleim, Scheidensekret und Blut hat, und ich erinnere mich an viele Kinder, die in den nächsten Stunden und Tagen mit einer Mimik, die leicht als Ekel zu interpretieren ist, das Unverdauliche erbrechen.
Auf diese Weise war es für meine Klientin leicht, ihrer Erinnerung einen Sinn zu geben, der nichts Mystisches oder Erschreckendes mehr hatte, sondern mit seiner schlichten Nachvollziehbarkeit sie sehr beruhigte. Der emotionale Bedeutungsgehalt der erinnerten Empfindung hatte sich verändert.

Eine wesentliche Rolle spielt dabei die Sprache. „Worte waren ursprünglich Zauber", sagte schon Sigmund Freud. Worte sind Symbole, die Erfahrungen kommunizierbar machen. Sprache ist ein wesentlicher Faktor, mit dem wir das, was wir erleben, bewerten und einordnen. Ob etwas gut oder schlecht ist, ist weniger in der Sache an sich begründet, sondern weitgehend in unserer Bewertung. Und wieder sind es die Erfahrungen von Francoise Dolto und Frau Eliachev, die uns zeigen, dass – wenn es uns gelingt, auch schwerwiegende Erfahrungen in Sprache, in Worte zu fassen und ihnen so einen Sinn zu geben – es dann auch möglich ist, selbst Schwieriges zu verkraften.

> Ein ungeborenes Kind hört Sprache von Anfang an. Lange bevor es den Worten einen Sinn geben kann, ist es vertraut mit Redewendungen und Worten, welche mit einem emotionalen Bedeutungsgehalt verknüpft sind.

Ob wir ein Ereignis als unerträglichen Schicksalsschlag bewerten oder als eine der vielen Herausforderungen, die das Leben an uns stellt – immer vorausgesetzt, wir haben zumindest theoretisch die Möglichkeit, die Situation zu bewältigen –, hat große Auswirkungen darauf, ob wir alle unsere Fähigkeiten aktivieren oder verstört und gekränkt leiden. Dazu wieder ein Beispiel:

Fallbeispiel *Eine junge Frau ist mit ihrem zweiten Kind schwanger. Sie lebt unter schwierigen sozialen und emotionalen Verhältnissen und beschreibt ihre Biographie und das aktuelle Verhältnis zu ihren Eltern als belastend. Sie ist relativ allein in einer großen Stadt. Ich begleite sie während der Schwangerschaft und erlebe ihre tiefe Not und gleichzeitig ihre große Zustimmung zu dieser Schwangerschaft. Natürlich macht sie sich Sorgen, ob das Kind durch ihren Stress Schaden nehmen könnte. Wir sprechen über ihre Kraftquellen, darüber, was sie tun kann, um nicht verrückt zu werden. Wir schaffen innere Bilder, die ihr ermöglichen, ihr Schicksal anzunehmen. Sie hält regelmäßig innere Dialoge mit ihrem Kind, in denen sie ihm erklärt, dass es ihr willkommen ist. Wenn ihr Stress zu groß ist, sagt sie ihm zumindest, dass es da sein darf, auch wenn sie jetzt sich ihm nicht extra zuwenden kann.*

Einige Wochen nach der Geburt sehe ich sie mit ihrem Baby wieder. Die Geburt war im Gegensatz zu der ersten gut verlaufen. Es ist ihr diesmal geglückt, ihre Wünsche den Geburtshelfern verständlich zu machen. Auch jetzt hat sie keinerlei Unterstützung in ihrem Leben, sie balanciert zwischen ihren beiden Kindern und beruflichen Notwendigkeiten und hat finanzielle Sorgen.

Ihre Befürchtung, dass ihr Kind unter der Situation Schaden genommen hat, lässt sich nicht bestätigen. Das Kind wirkt entspannt, fröhlich und kommunikativ. Während ich mit der Mutter spreche, liegt es auf ihrem Schoß. Es nimmt Kontakt mit mir auf, ich spreche es an und frage es nach seiner Meinung zu dem Geschehen und bitte es darum, seiner Mutter diese mitzuteilen.

Es wendet sich prompt seiner Mutter zu und strahlt sie mit einem breiten Lächeln an. In einer späteren Gesprächssequenz – als ich es noch einmal um seine Meinung bitte – wendet es sich wieder zu seiner Mutter und hält ihr eine längere „Rede". Die Mutter versteht, sie ist erleichtert und bestärkt in dem Glauben, dass dieses Kind seinen Weg finden wird.

Dieses Kind macht die Erfahrung, dass es willkommen ist, auch wenn das Leben unfreundlich sein kann, auch wenn seine Mutter oft unglücklich und verzweifelt ist und es reagiert gelassen. Natürlich können wir nur vermuten, was passiert wäre, wenn die Mutter bei den gleichen äußeren Ereignissen weniger gut in der Lage wäre, aufrichtig mit ihrem Kind zu kommunizieren.

Nicht alle Kinder sind ihren Eltern willkommen. Manche Erwachsene, die Patienten in der Psychotherapie werden, berichten über **intra-**

uterine Erinnerungen an Abtreibungsversuche und führen einen Teil ihres heutigen Leides auf die damalige Erfahrung des Nicht-Angenommenseins zurück. Wenn eine Frau ernsthaft daran denkt, eine Schwangerschaft abzubrechen und sich dann doch für das Kind entscheidet, könnte es für sie und für das Kind hilfreich sein, wenn wir die Mutter dazu ermuntern, mit ihrem Kind über ihre ambivalenten Gefühle zu sprechen und darüber, was sie letztlich dazu bewogen hat, die Schwangerschaft fortzusetzen.

Die **pränatale Diagnostik** schafft für die vorgeburtliche Beziehung zwischen Eltern und Kind eine möglicherweise verwirrende Situation: Solange das Ergebnis der Untersuchungen nicht vorliegt, also immerhin manchmal bis über die 20. Woche hinaus, besteht eine Beziehung „auf Probe". Viele Mütter berichten, dass sie sich erst danach wirklich auf das Kind eingelassen haben. Ob und welche Folgen dies für das grundlegende Vertrauen dieser Kinder zu sich und der Welt hat, wissen wir heute noch nicht. Auch in der Wartezeit und unabhängig vom Ergebnis der Untersuchung ist es sinnvoll, die Frau zu einem ehrlichen Dialog über die Situation mit ihrem Kind zu ermuntern, da ihm die Emotionen ohnehin nicht zu verheimlichen sind.

Hebammen sollten sich auch darüber im Klaren sein, welche Macht die Worte haben, die sie im Laufe der Schwangerschaft und während der Geburt sprechen (5). Nicht nur in Märchen wird deutlich, dass die Worte, die über der Wiege eines Neugeborenen gesprochen werden, Zauberkraft für sein Leben haben können, denken wir nur an Dornröschen und die Zaubersprüche der Feen.

> Worte von Hebammen haben Einfluss darauf, wie Mütter – und damit auch die Kinder – Ereignisse rund um die Geburt und das Verhalten der Beteiligten bewerten.

Das gilt auch für Worte, die bei einer Sectio gesprochen werden, auch wenn die Mutter narkotisiert ist. Auch diese Worte werden gespeichert und lassen sich unter Hypnose erinnern! Es macht einen Unterschied für die Mutter und für ihr Ungeborenes, ob wir Ereignisse als potentielle Schädigung und Gefährdung für das Wohl des Kindes betrachten, oder ob es uns gelingt, die positiven Gefühle zu entdecken und zu benennen, die auch bei Ambivalenzen durchaus vorhanden sind, und ob es uns gelingt, **unser Zutrauen zu artikulieren**, dass diese beiden Menschen die Situation auf ihre Weise bewältigen werden. „Worte waren ursprünglich Zauber", und sie sind es auch heute noch.

> Wir können die vielleicht schwierige Lebenssituation eines Kindes nicht ändern, wir können aber dazu beitragen, dass seine Mutter und es selbst dieses Schicksal annehmen können und dass beide alle Kräfte aktivieren, um es zu bewältigen.

1.4 Die Bedürfnisse des ungeborenen Kindes

Nachdem die psychologische und die Entwicklungsforschung lange Zeit weitgehend von pathologischen Situationen ausgegangen sind und rückblickend die möglichen Ursachen dafür beschrieben haben, ist es nun an der Zeit, sich der Frage zuzuwenden: Was braucht ein Ungeborenes, damit es mit dem Leben, wie immer es ihm begegnet, auf gute Weise umgehen kann?

1. Ein Kind braucht eine ausreichend gut ernährte Mutter, damit seine eigene körperliche Entwicklung gesichert ist.

Eine unzureichend ernährte Mutter wird ein Baby mit geringerem Geburtsgewicht zur Welt bringen und – was entscheidender ist – seine inneren Organe werden nicht ausreichend ausgebildet sein. Untergewichtige Babys laufen häufiger Gefahr, später einen Diabetes mellitus zu entwickeln, weil sich bei einem unzureichenden Nahrungsangebot in der Schwangerschaft die Bauchspeicheldrüse auf dieses geringe Angebot eingestellt hat und bei einem späteren üppigeren Angebot nicht in der Lage ist, ausreichend Insulin zu produzieren.

> 2. Ein Baby braucht die Möglichkeit, ohne Einwirkung toxischer Stoffe (z. B. Nikotin und Alkohol) sein Gehirn, seine Sinne und seine inneren Organe entwickeln zu können.

Die fatale Wirkung von Alkohol auf das Ungeborene ist heute weitgehend bekannt. An dieser Stelle sei der **Tabakkonsum** von Müttern in der Schwangerschaft besonders kritisch erwähnt. Bei Kindern von rauchenden Müttern ist nicht nur das Geburtsgewicht niedriger, sondern die Entwicklung der inneren Organe und des Gehirns wird nachhaltig beeinträchtigt. Wir sollten diesem Thema sehr viel mehr Aufmerksamkeit widmen. Hebammen und ÄrztInnen sollten nicht unter dem Vorwand, der Mutter kein schlechtes Gewissen machen zu wollen, darauf verzichten, Frauen deutlich über die Risiken des Rauchens in der Schwangerschaft aufzuklären und ihnen mit Nachdruck Hilfen anzubieten, um aufzuhören. Das Bundesministerium für gesundheitliche Aufklärung bietet dafür ausgezeichnete Broschüren für Eltern und Fachleute an. Das gilt auch, wenn eine Hebamme selbst raucht. Sie ist nicht schwanger!

> 3. Ein Baby braucht das richtige Maß an Ruhe und Bewegung der Mutter, damit es sein Gleichgewichtssystem ausreichend ausbilden kann und im Rhythmus der Mutter seinen eigenen Rhythmus finden kann.

Ein Zuviel an Bewegung kann ein Ungeborenes genau so verstören wie ein Zuwenig, was z. B. künstlich hergestellt wird, wenn eine Mutter wehenhemmende Mittel bekommt. Das kann zur Folge haben, dass das Baby, wenn es geboren ist, ein Übermaß an Bewegung, an Stimulation braucht, um sein Gleichgewichtsorgan nachreifen zu lassen, oder auch, dass es übermäßig empfindlich gegenüber Lageveränderungen ist.

> 4. Ein Kind braucht das richtige Maß an Geräuschen.

Die Stimme der Mutter klingt ihm wie Musik in den Ohren und hüllt es ein. Die Lärmkulisse im Uterus ist gewaltig und kann eine Stärke bis zu 95 Dezibel erreichen. Aber was zu viel ist, ist zu viel: ein Diskobesuch kann das Baby irritieren. Meistens spürt die Mutter recht gut, wann ihr Baby sich gestört fühlt.

> 5. Ein Ungeborenes braucht vor allem Raum und Zeit, um sich zu entwickeln.

Raum bekommt es, wenn die Mutter ausreichend oft entspannt atmet und ausreichend oft eine weiche Bauchdecke hat. Zeit bekommt es, wenn der Lebensrhythmus der Mutter nicht all zu hektisch ist. Was nun bedeutet „genug" oder „das richtige Maß"? Die Bandbreite ist sicher groß und hängt auch mit dem zusammen, wie die Mutter die Situation bewertet.

Ein Beispiel: *Ein Kind verbringt sein intrauterines Leben in einer lauten, lebhaften Großfamilie in Brasilien. Es wird von einer deutschen Frau adoptiert. In den ersten Tagen in der ruhigen Wohnung in Deutschland ist das Kind extrem unruhig. Erst als die Adoptivmutter das Radio anstellt und so für eine beständige Geräuschkulisse sorgt, kann sich das Kind mit seiner neuen Umgebung anfreunden. Für die neue Mutter war der Lärm schwer zu ertragen, für ihr Adoptivkind war es genau das, was es von der Welt erwartet hat.*

> 6. Ein Ungeborenes braucht eine Mutter, die ihm erlaubt, einfach da zu sein.

Was ein Ungeborenes ebenfalls braucht, ist ein gewisses Maß an Ungestörtheit. Die oft abwehrenden Reaktionen des Ungeborenen auf Untersuchungen (Ultraschall, Fruchtwasserentnahme, Tastuntersuchungen) sprechen eine deutliche Sprache: es möchte nicht gestört werden! Keine Diagnostik verbessert an sich den Zustand eines Kindes. Soweit genaue Beobachtung allerdings dazu führt, dass eine schlechte Versorgungslage sich bessert, trägt sie natürlich zur guten Entwicklung des Kindes bei.

Es ist grundsätzlich nicht notwendig, dass sich eine Mutter ständig im bewussten Kontakt mit ihrem Ungeborenen befindet. Es reicht aus, wenn das Kind einfach da sein darf, wenn sie ihm Raum und Zeit in ihrem Körper zur Verfügung stellt.

> 7. Ein Baby braucht auch Vertrauen, ein Zutrauen zu seinen Fähigkeiten.

Hier hat nun die pränatale Diagnostik einen unerwünschten Nebeneffekt. Wenn sich eine Mutter entschließt, diese Diagnostik machen zu lassen, lebt sie bis zum Ergebnis, d. h. bis zum Ende der 20. oder gar der 22. SSW in einer Art Warteschleife. Frauen berichten, wie sie sich nicht trauen oder wie sie es vermeiden, Kontakt zu ihrem Kind aufzunehmen. Sie vermeiden, es lieb zu gewinnen oder sich über seine Bewegungen zu freuen, weil ja nicht sicher ist, ob die Schwangerschaft bestehen bleibt, ob sie das Kind wirklich zur Welt bringen werden. Wir werden lernen müssen, Frauen auch durch diese Zeiten zu begleiten, ihnen zu ermöglichen, ihr Kind zu lieben, auch wenn sie sich dafür entscheiden sollten, es nicht zur Welt zu bringen.

> 8. Ein Kind braucht vor und nach der Geburt Aufrichtigkeit.

Das Kind spürt ohnehin die Emotionen der Mutter, sie kann ihm nichts vormachen. Also ist es besser, wenn sie ihm ihre Stimmungslage erklärt, ihm auch erklärt, dass es – was ja in der Regel der Fall ist – nicht seine Schuld ist, dass sie nun unglücklich ist. Sollte es allerdings so sein, dass tatsächlich eine gewisse Feindseligkeit der Mutter gegenüber dem Kind ausgedrückt wird, ist es sicher notwendig, dieser Frau umgehend und entschieden zu helfen.

Auch in schwierigen Situationen kann eine Haltung entstehen, die dem Kind signalisiert: Wir machen das auf unsere Weise und wir schaffen das schon! Wenn eine Schwangere in einer belastenden Situation aus den Bewegungen ihres Kindes Kraft schöpft, so können wir sicher beruhigter sein, als wenn eine Schwangere die Bewegungen des Kindes als Bedrohung oder Feindseligkeit empfindet.

> 9. Ein Ungeborenes braucht eine Mutter, die selbst ausreichend gut bemuttert wird.

Mutter und Kind brauchen eine Umgebung, in der sie sowohl ausreichend Nahrung bekommen als auch eine weitgehende Freiheit von gefährdenden Stoffen. Der Mutter hilft eine Umwelt, in der sie emotional geborgen ist, im günstigen Fall eine glückliche Paarbeziehung, die sie hält und trägt, und in der weiteren Umgebung alle Unterstützung, die sie braucht, um sowohl auf der materiellen Ebene als auch auf der Ebene der körperlichen Unversehrtheit sicher zu sein.

> 10. Ein Kind braucht eine Mutter, die Zutrauen zu ihrer eigenen Beobachtung gewinnt.

Eine Aufgabe der Schwangerenvorsorge sollte es sein, die werdende Mutter zu lehren, dass ihre Beobachtungen wichtig sind. Sicherheit im Umgang mit dem Kind entsteht offensichtlich schon während der Schwangerschaft. Hebammen in der Schwangerenvorsorge können einen wesentlichen Beitrag dazu leisten, dass eine Mutter lernt zu spüren, wie es ihr und ihrem Kind geht. Die elterliche Kompetenz ist zum Teil genetisch angelegt. Sie entwickelt sich umso besser, wenn sie von Anfang an unter Anleitung durch eine erfahrene Person wachsen kann.

Konsequenzen für die Arbeit der Hebamme

Persönlich:
Es ist nützlich, die eigene Biographie zu erforschen und die eigenen Gefühle kennen zu lernen, damit ängstliche Anteile nicht unreflektiert wirken und die zuversichtlichen Anteile gestärkt werden. Wer seine eigenen Anteile kennt, kann sie deutlicher von den Gefühlen der schwangeren Frau unterscheiden, es kommt nicht zu einer unguten Vermischung. Das bedeutet nicht, die eigenen Gefühle zu unterdrücken, sondern sie als wichtige Quelle von Informationen miteinzubeziehen.

Jeder Frau sollten wir mit offenen Sinnen in ihrer Individualität begegnen, mit Interesse danach fragen, was sie empfindet und wie sie es bewertet.

Für die Schwangerenvorsorge und die Geburtsvorbereitung:
- Die **Wahrnehmung der Mutter** für den eigenen Körper und für das Kind ist eine wichtige Voraussetzung für die Entstehung einer guten Mutter-Kind-Beziehung. Jedes Gespräch mit einer werdenden Mutter kann dazu genutzt werden, ihre Wahrnehmung zu erfragen und sie ernst zu nehmen. Dabei kann die Hebamme dazu beitragen, einer Mythologisierung dessen, was eine „gute Mutter" zu empfinden hat (beständige Freude, andauernde Ausgeglichenheit, klaren Kontakt zum Kind möglichst von der ersten Schwangerschaftswoche an), entgegenzuwirken und statt dessen nach und nach das Zutrauen dazu zu stärken, dass das Kind zunächst weitgehend mit allem versorgt ist, was es braucht, wenn es Raum und Zeit im Körper der Mutter bekommt und wenn die Lebenserfahrungen nicht allzu extrem (laut, schnell, dramatisch) sind.
Falls das Leben der Mutter über die Maßen belastet ist, kann sie ihrem Kind helfen, wenn sie ihm die Dinge erklärt und ihm vermittelt: wir schaffen das schon. Schuldgefühle der Mutter sind wenig hilfreich, wenn sie selbst in die schwierige Lage kommt.
- Die **Faktoren, die sie selbst beeinflussen kann** (Rauchen, Drogen, Alkohol, Ernährung), sollten allerdings unmissverständlich angesprochen werden und es können Hilfen zur Veränderung angeboten werden.
- Das eigene **Wohlbefinden der Mutter** ist eine gute Basis dafür, dass sich das Kind wohl fühlt. Manchmal ist es ein langer Prozess der Sensibilisierung für den eigenen Körper, bis eine junge Frau herausfindet, was ihr wirklich gut tut, was ihr nicht nur im Moment, sondern langfristig Kraft gibt.
- Es ist wünschenswert, dass eine schwangere Frau von ihrer Umwelt Unterstützung bekommt, dass sie bemuttert wird. Die Hebamme kann sie dazu anregen, nach und nach ein **unterstützendes Netzwerk** aufzubauen, das auch in der Zeit nach der Geburt tragfähig ist. Die Hebamme selbst ist in den ersten Monaten ein Teil davon. So gesehen bekommen die Konstanz und Verlässlichkeit der Beziehung zwischen der Frau und der Hebamme eine neue Bedeutung.

Literatur

1. Braun, Anna Kathrina: Frühe Erfahrungen beeinflussen die Entwicklung des Gehirns. Die Hebamme 4/01, S. 195–199
2. Chamberlain, David: Neue Forschungsergebnisse aus der Beobachtung vorgeburtlichen Verhaltens; in Janus L. Haibach, S. (Hrsg.), Seelisches Erleben vor und während der Geburt – Neu-Isenburg 1997, LinguaMed Verlags-GmbH
3. Damasio, Antonio R.: Ich fühle, also bin ich – München, 2000, 2. Auflage 2002, Econ Ullstein List-Verlag
4. Decker-Voigt, Hans-Helmut: Mit Musik ins Leben – Kreuzlingen, München 1999
5. Dolto, Francoise: Alles ist Sprache – Weinheim, Berlin 1989, Quadriga Verlag
6. Eliacheff, Caroline: Das Kind, das ein Katze sein wollte – München 1997, dtv
7. Favre, Marie-France, Dipl. Psychungin am Institut für Kindesentwicklung, Hamburg, in einem Interview mit Margarita Klein, April 2003
8. Höfele, Hartmut und Klein, Margarita: Sanfte Klänge für Eltern und Babys – Münster 1999, Ökotopia Verlag
9. Hüther, Gerald: Bedienungsanleitung für ein menschliches Gehirn – Göttingen 2001, Vandenhoek + Ruprecht
10. Klein, Jochen und Klein Margarita (Hrsg.): Bindung, Selbstregulation und ADS, Eltern und Kinder mit Zutrauen begleiten, Dortmund 2003, Verlag modernes lernen
11. Krüll, Marianne: Die Geburt ist nicht der Anfang, Stuttgart 1989, Klett-Cotta
12. Leboyer, Frédérick: Geburt ohne Gewalt, München 1986, Kösel
13. Odent, Michel: Die Wurzeln der Liebe, Düsseldorf 2001, Walter
14. Schiffer, Eckhard: Wie Gesundheit entsteht, Salutonenese: Schatzsuche statt Fehlerfahndung, Weinheim und Basel, 2001
15. Tomatis, Alfred: Klangwelt Mutterleib, München 1994
16. van den Berg, Vortrag auf dem kongress für pränatale Psychologie, Nijmwegen 2002
17. Huizink, Vortrag auf dem kongress für pränatale Psychologie, Nijmwegen 2002

Information für Eltern

Was erlebt Ihr Kind im Mutterleib?

Für Ihr Baby sind Sie das Universum, seine Welt. Alles, was es fühlt und erlebt, steht im Zusammenhang mit Ihnen oder mit seinem eigenen Körper. Kein anderes Kind hat diese einzigartige Kombination der Erbanlagen und kein anderes Kind wächst in derselben Umgebung heran wie dieses eine. Ihre Bewegungen, Ihre Körperfunktionen, Ihre Stimme, Ihre Gefühle führen dazu, dass sich sein Gehirn und sein Nervensystem auf seine ganz einzigartige Weise ausbildet.

- Ihr Kind isst, was Sie essen, es hört – wenn auch gefiltert –, was Sie hören, leider konsumiert es auch Nikotin und Alkohol, wenn Sie rauchen oder trinken.

- Es lebt mitten in Ihren Gefühlen, auch wenn es noch lange dauern wird, bis es Worte dafür sprechen kann, hört es Ihre Worte. Es erlebt die Vielfalt menschlichen Lebens, Anstrengung und Belastung ebenso wie Liebe und Freude zumindest als diffuse Gefühle von Behagen oder Unbehagen.

- Es lernt den Tanz des Lebens mit der Musik Ihres Körpers. Ihre Stimme ist die Melodie, Ihre Bewegungen, Ihr Herzschlag und Ihr Atem sind der Rhythmus dazu.

- **Alles, was Ihnen jetzt gut tut, ist auch für Ihr Baby gut:** Bewegung, Entspannung, gesunde Ernährung und das Gefühl, gut in ein soziales Netz eingebettet zu sein.

- Stress, Ärger, Angst, Sorgen oder Traurigkeit lassen sich nicht vermeiden. Führen Sie regelmäßige Zwiegespräche mit Ihrem Kind, singen Sie ihm etwas vor oder hören Sie gemeinsam ein Musikstück: das vermittelt Ihnen beiden Momente der Geborgenheit und hilft, auch schwierige Situationen zu bewältigen.

- Sie als werdender Vater sind ein wesentlicher Teil der schützenden Umwelt für Mutter und Kind. Mit Ihrer Stimme und mit Körperkontakt vermitteln Sie Nähe und Sicherheit. Ebenso wie das Baby im Bauch Ihrer Frau Wohlbehagen durch die Berührung mit der Gebärmutterwand empfindet, liebt es Ihre Frau vielleicht, gehalten und gestreichelt zu werden.

© BDH – Das Neugeborene in der Hebammenpraxis, Hippokrates Verlag 2004

Das Geburtserlebnis aus der Sicht des Kindes

Margarita Klein und Brigitte Renate Meissner

2.1 Professionelles Zutrauen

Margarita Klein

Wie wir bei der pränatalen Psychologie gesehen haben, gewinnen wir Erkenntnisse über das Erleben und Verhalten des Kindes bei der Geburt aus der **Beobachtung** der Motorik, der Mimik und der Laute des Kindes während und nach der Geburt, aus Rückschlüssen aus den biochemischen, emotionalen und senso-motorischen **Reaktionen seiner Mutter** und aus den **Erinnerungen** von Erwachsenen, welche in therapeutischen Prozessen mit Hilfe von Hypnoseverfahren und körpertherapeutischen Techniken in Erfahrung gebracht wurden.

Erkenntnisse und Einschätzungen sind eng mit unserer Einstellung verknüpft: Wenn wir das Zur-Welt-Kommen als natürlichen Prozess betrachten, für den kleine Menschenkinder gut ausgerüstet sind, für den sie bereit sind, wird diese Haltung eine andere Bewertung der beobachtbaren Ereignisse zur Folge haben, als wenn wir im Innersten denken, dass es doch eine ziemliche Zumutung ist, was Babys und ihre Mütter bei der Geburt erleben, und dass professionelle Helfer ihnen möglichst viel davon ersparen sollten.

Wenn wir einmal davon ausgehen,
- dass ein Baby zur Welt kommen will, wenn es „fertig" ist,
- dass ein Baby mit großer eigener Kraft zur Welt kommt,
- dass es gut dafür vorbereitet ist,
- dass die Zeit in der Gebärmutter ihm ermöglicht hat, Motorik, Sinnesorgane, Nervensystem und alle anderen Organe so auszubilden, dass es mit der Ungeheuerlichkeit des Geburtsvorgangs und der Anpassung danach umgehen kann,

dann ist es die beste Geburtshilfe und die größte Hebammenkunst,
- Mutter und Kind zu ermutigen, sich der Herausforderung zu stellen,
- die natürlichen Prozesse sehr genau zu beobachten,
- die Bedingungen zu schaffen, damit diese möglichst ungestört ablaufen können, und sie zu unterstützen, wo immer es nötig ist.

Wir sollten die Natur nicht in ihrem Wesen verbessern wollen, sie aber auch nicht stören, sondern wir sollten eine Umgebung schaffen, in der sie möglichst ungestört ihre Kräfte entfalten kann.

Ob Sie als Leserin dieses Buches dem zustimmen können oder nicht, hat möglicherweise wieder einen Zusammenhang damit, wie Sie selbst sich an Ihre Geburt erinnern, bewusst oder unbewusst, und noch wichtiger vielleicht, wie Sie gewohnt sind, über Ihr Erleben nachzudenken und zu sprechen.

Fallbeispiel *Erinnerung einer 38-jährigen Frau an ihre Geburt, in tiefer Trance:*
Ein Druck von außen, rundherum. Stark, kräftig. Ich bin auch stark. Es ist gut, meine Kraft zu spüren. Dieses Bedürfnis, den Kopf voran zu schieben. Irgendwie lustvoll. Anstrengend, aber gut. Wenn es eng wird um mich herum, mich ganz zusammenziehen, dann mich voranschieben. Meine Kraft kommt aus der Mitte meines Körpers. Ich will voran. Zusammenziehen, dann strecken, drehen, weiter, nur nicht aufhören. Ich weiß genau, was ich tun muss. Weiter, immer weiter. Schieben, drehen gegen den Widerstand. Plötzlich frei, der Kopf, noch einmal den Körper zusammenziehen, strecken, schieben, drehen, dann bin ich ganz durch. Ohh ...

Je mehr es Ihnen gelingt, Ihre eigenen Stärken und Fähigkeiten zu entdecken, die Sie aktiviert haben, als Sie selbst zur Welt kamen, je besser Sie erkennen, auf welche Weise Sie es geschafft haben, auch vielleicht erhebliche Schwierigkeiten zu bewältigen (immerhin sind Sie in einem weiten Sinne gesund genug, um den hochdifferenzierten Beruf der Hebamme auszuüben!), desto eher kann es Ihnen gelingen, **Zutrauen zu dem Kind und zu der Mutter** zu haben, die Sie gerade begleiten. Finden Sie heraus, was die beiden dabei unterstützen kann, mit der jeweiligen Situation so gut umzugehen, wie es eben geht.

Geburten waren seit Menschengedenken eine risikoreiche Zeit im Leben eines Menschen. Auch uns Heutigen wird es nicht gelingen, aus der Geburt einen Traum von Glück und Harmonie zu machen. Wenn sich eine Hebamme darüber klar wird, wie sie selbst zu Schmerz und seiner Bewältigung steht, wie sie Unplanbares aushält, wird es ihr leichter fallen, sensibles Mitgefühl und Zutrauen zu entwickeln, ohne selbst mitzuleiden.

2.2 Die Geburt als Dialog zwischen Mutter und Kind

Margarita Klein

Wenn ein Kind „reif" ist und alle sensomotorischen und organischen Fähigkeiten ausreichend entwickelt hat, ist der günstigste Zeitpunkt, die Gebär-Mutter zu verlassen und das Licht der Welt zu erblicken. Zu diesem Zeitpunkt produziert es selbst Hormone, die wiederum die Hormonausschüttung der Mutter stimulieren: die Wehen beginnen.

Das Kind macht intensivste körperliche und seelische Erfahrungen bei der Geburt. Frédérik Leboyer (2) war Mitte der 70er Jahre einer der ersten, der die Erlebniswelt des Kindes während der Geburt nachvollzogen hat. Er beschreibt, wie die Kontraktionen der Gebärmutter zunächst wie Umarmungen empfunden werden, wie diese Umarmungen immer wilder werden, wie die Geburt letztlich ein heftiger Tanz, ein Kampf fast wird. Leboyer beschreibt allerdings das Zur-Welt-Kommen als Qual und hat damit unser Denken nachhaltig beeinflusst. Wenn wir genau beobachten, können wir jedoch erkennen, dass das Kind nicht passiv in die Welt geworfen wird, seine Geburt nicht erleidet, sondern die **Rolle eines aktiven Partners** spielt.

Wenn sich die Gebärmutter fest um das Kind zusammenzieht, rollt es sich ein, so gut es kann, es konzentriert sich auf seine Mitte hin. Mit dem Nachlassen der Wehe streckt es sich wieder, es nimmt allen Platz ein, den es bekommen kann. Damit wiederum stimuliert es die Gebärmutterwand: Eine neue Wehe kommt.

> In der Wehe wie auch in der Wehenpause befindet sich das Kind in einem intensiven Dialog mit der Mutter. Die beiden gestalten und bestimmen den Rhythmus und das Tempo der Geburt gemeinsam.

Auf aktive Weise sucht das Kind mit seinem Köpfchen den Weg nach draußen. Es dreht und wendet sich, bis es optimal in den quer-ovalen Beckeneingang passt. Und mit jeder Wehe schiebt und dreht es sich tiefer in das Becken hinein. Die Energie und die motorische Geschicklichkeit des Kindes, die Kraft der Gebärmutter und die Fähigkeit der Mutter, diese Kraft wirken zu lassen, und vor allem das fein abgestimmte rhythmische Zusammenspiel zwischen Mutter und Kind bestimmen den Geburtsverlauf. Diese Bewegung des Zusammenziehens und Vorwärtsdrängens im Kontakt mit einer festen Begrenzung können wir noch einige Zeit nach der Geburt beobachten, wenn das Kind auf dem Bauch liegt und wir unsere Hand unter die Ferse des Kindes stützen.

Woher weiß das Baby seinen Weg? Zum einen sind es seine angeborenen Reflexe, zum anderen seine bis dahin erworbene Kraft, sein Wille, einen Ausweg zu finden. Möglicherweise hilft es ihm auch, wenn die Mutter ihm klare Botschaften gibt: einen festen Widerstand am Uterusfundus und den weicheren Muttermund.

Taktil-kinästhetische Erfahrungen unter der Geburt

Der intensive Druck der Gebärmutterwände und später die enge Passage durch den Geburtskanal stellen einen ungeheuer starken **Druck auf den Körper** des Kindes dar. Dabei werden die Druckrezeptoren in der Haut stimuliert und gleichzeitig auch die Rezeptoren in der Tiefe des Körpers am Übergang zwischen Knochen und Muskeln, die dem Menschen Informationen über sich selbst geben (Propriozeption).

> In den Stunden seiner Geburt bekommt das Baby also mit jeder Wehe eine deutliche Information darüber, dass es da ist, dass es lebt und dass es fühlt.

Aus der **Neurobiologie** ist bekannt, dass entweder lang anhaltende und immer wiederkehrende Reize oder sehr intensive Sinnesreize sich dem Gehirn besonders einprägen. Also können wir davon ausgehen, dass alles, was das Kind mit seinem ganzen Körper während der Geburt spürt, sich ihm stark im wahrsten Sinn des Wortes ein-prägt, ihm eine tiefe Information über sich und über das Leben gibt. Ein Kind, das auf diese Weise zur Welt kommt, erfährt die Teile und Formen seines Körpers. Ich fühle, also bin ich: hier fühlt sich das Baby in höchster Intensität. Und es spürt nicht nur sich, sondern – wie bisher auch – den Kontakt zu seiner Mutter.

Zum Abschluss der Schwangerschaft und gleichsam als Höhepunkt spüren die beiden einander in größter Nähe. Sie stimmen ihre Bewegungen aufeinander ab, das ist wie in einem wilden Tanz, der im günstigen Fall zu einer gemeinsamen, harmonischen Bewegung wird.

> Dieser Kontakt, die Erfahrung der Tiefensensibilität und die starke Hautstimulation gemeinsam führen dazu, dass das Kind nach der Geburt hellwach ist.
>
> Diese Erfahrung ist überaus stimulierend, sie bereitet das Kind darauf vor, seiner Mutter, seinen Eltern, der Welt mit weit offenen Augen und aufnahmefähig, kontaktbereit zu begegnen.

Nach dem starken Druck, den das Kind bei der Passage durch den Geburtskanal erfahren hat, erwartet es nun nicht etwa die federleichte Freiheit, sondern ganz im Gegenteil! Mit bis dahin nicht gekannter Wucht drückt die **Schwerkraft** das Kind auf seine Unterlage. Bisher ist es recht schwerelos im Fruchtwasser getragen worden, jetzt plötzlich ist es dem Luftdruck und der Erdanziehung ausgeliefert. Auch für diese Erfahrung war der starke Druck der Wehen eine gute Vorbereitung.

Die Umgebung eines Babys im Mutterleib ist feucht und weich, gelegentlich mit festem Druck verbunden. Auf die Berührung mit trockenen Stoffen, mit Kleidung, ist es gar nicht vorbereitet. Das sollten wir bei der Frage bedenken, wie lange ein Baby nackt auf dem Bauch seiner Mutter liegen darf oder wann wir es zum ersten Mal in seinem Leben mit Kleidung in Berührung bringen wollen.

Hören

Neben der Haut ist das Ohr das Sinnesorgan, das intrauterin am feinsten ausgebildet ist. Das Kind hört bei seiner Geburt recht gut. Allerdings ist die Klangkulisse in der Gebärmutter eine deutlich andere als danach. **In der Gebärmutter** waren alle Außenklänge durch die Bauchdecke, die Gebärmutterwand und durch das Fruchtwasser abgeschirmt. Die Stimme der Mutter drang vorwiegend in Form der hohen Töne zum Baby durch. Die tiefen Geräusche ihrer inneren Organe und ihrer Atmung hat es vermutlich mehr als Druckveränderungen wahrgenommen. Bei vielen Geburten ist beeindruckend, wie ähnlich der erste Schrei des Neugeborenen dem letzten Wehenschrei der Mutter ist: die Stimme des Babys nimmt die ihm bekannte Stimme der Mutter auf.

Im Mutterleib und während der Geburt und über die ersten 10 bis 14 Tage außerhalb des Mutterleibs ist das **Mittelohr** zunächst mit Fruchtwasser angefüllt. Das Wasser bedeutet unter der Geburt einen Schutz vor dem enormen Druck. Und danach hilft es, den Übergang zwischen der vorgeburtlichen und der nachgeburtlichen Zeit für das Baby erträglich zu gestalten Das heißt, das Baby hört zunächst noch gedämpft, wie unter Wasser. Zugleich klingt die Stimme seiner Mutter ihm also noch recht ähnlich wie es sie aus seinem intrauterinen Leben kennt. Das erklärt, warum ein Baby auf die Stimme der Mutter wiedererkennend reagiert. Und es erklärt auch, warum ein Baby etwa zwei Wochen nach seiner Geburt oft für einige Tage etwas unruhig ist: Dann verschwindet das Wasser aus den Gehörgängen, und die Töne treffen klarer, und damit auch schriller an sein Ohr.

Da das Baby nach der Geburt besonders wach und aufnahmebereit ist, sollten wir vorsichtig damit sein, was wir bei seiner Geburt zu seiner Begrüßung sagen. Erfahrungsberichte weisen darauf hin, dass Äußerungen, die Hebammen oder Geburtshelfer bei der Geburt des Kindes z. B. über seinen Charakter gemacht haben, sich dem Kind einprägen. Später, wenn es dem Kind möglich ist, die eingeprägten Strukturen auch zu verstehen, scheint es, dass sich Kinder an das erinnern, was über sie damals gesagt wurde. Dabei können wir uns natürlich nicht wirklich sicher sein, ob es nicht eher die Mutter war, die sich diese Worte gemerkt und zu einem Teil der Familiengeschichte gemacht hat.

Schmecken und Riechen

Der **Geschmackssinn** eines neugeborenen Kindes ist schon recht gut ausgeprägt. Auch er wurde in der Gebärmutter gut trainiert: Das Kind hat Fruchtwasser getrunken und wir können vermuten, dass das Fruchtwasser auf Grund des unterschiedlichen Nahrungsangebots der Mutter in Nuancen unterschiedlich geschmeckt hat. Vermutlich gibt es Ähnlichkeiten zwischen dem Geschmack bzw. Geruch des Fruchtwassers und dem individuellen Geschmack bzw. Geruch der mütterlichen Brust und der Milch.

Auch der **Geruchsinn** scheint schon gut ausgeprägt zu sein, weiß man doch, dass ein neugeborenes Baby sich der Seite zuwendet, auf der ein von der Mutter getragenes Brusttuch liegt und sich von der Seite abwendet, auf der ein von einer anderen Frau getragenes Tuch liegt (siehe auch S. 351).

Geführt von seinem Geruchsinn macht sich das Neugeborene auf den Weg zur Brustwarze und mit ein wenig Hilfe findet es sie auch. Das dann einsetzende Saugen und Schlucken und gleichzeitige Atmen sind eine hochkomplexe Handlung. Wir können davon ausgehen, dass der Mund- und Rachenbereich sehr empfindsam und sehr koordiniert ist. In diesem Zusammenhang sollten alle invasiven Maßnahmen, z. B. das Absaugen des Babys, auf ein Minimum begrenzt werden, denn gerade in diesem Bereich ist das Baby besonders sensibel.

Kaum ist das Kind auf der Welt, so erlebt es eine Vielzahl völlig neuartiger Gefühle. Eines davon ist der **Hunger**! Leboyer (3) hat sehr einfühlsam beschrieben, wie es wohl sein mag, wenn der Hunger im Kind erwacht. Vielleicht ist es tatsächlich so, dass der Hunger dem Baby wie ein Ungeheuer erscheint, welches aus der Tiefe seines Körpers auftaucht. Vielleicht kann es aber auch gar nicht recht entscheiden, ob es von außen oder von innen kommt. Auf jeden Fall ist dieses Gefühl neu, es ist intensiv, es scheint sein Leben zu bedrohen. Tatsächlich ist es ja so, dass das Kind von nun an sich selbst ernähren muss!

> Da das Hungergefühl so unerwartet ist und das Kind dafür bislang noch keinerlei Bewältigungsstrategien entwickelt hat, erklärt es sich, warum ein Baby so bitterlich schreit, wenn es Hunger hat.

Es hat noch kein Vertrauen darauf entwickelt, dass dieser Hunger auch gestillt wird, und ihm stehen im Moment auch keinerlei Möglichkeiten zur Verfügung, dieses „Ungeheuer" zu beruhigen. Sein jämmerliches Geschrei deutet also einerseits auf das Gefühl existenzieller Bedrohung hin, ist auf der anderen Seite aber auch ein unmissverständliches Signal an die Umwelt, das zum sofortigen Handeln auffordert.

Gelangt das Kind an die Brust, kann es die gewohnten Bewegungen des Saugens und Schluckens machen, die es schon in der Gebärmutter beruhigt haben. Riecht und schmeckt es seine Mutter, so hat es eine wichtige Erfahrung gemacht: Vieles ist neu hier draußen, und manche vertraute Empfindung begegnet mir wieder.

> Wird sein Hunger und sein Bedürfnis nach Wärme, Nähe, Ruhe und Bewegung in den nächsten Wochen oft genug prompt und unmittelbar gestillt, macht es die beruhigende Erfahrung, dass die Welt verlässlich ist und dass es selbst in der Lage ist, mit seinem Rufen die gewünscht Reaktion hervorzurufen.

Sehen

In seinem intrauterinen Leben hat das Baby noch relativ wenig Gelegenheit und Notwendigkeit gehabt, seine visuellen Fähigkeiten auszubilden. Es gab lediglich Unterscheidungen zwischen Hell und Dunkel. Die Lichtveränderungen, die es bisher erlebt hat, scheinen aber auszureichen, dass es schon kurze Zeit nach der Geburt recht gut sehen kann.

Viele Kinder zeigen schnell nach der Geburt ein visuelles Interesse an der Welt um sie herum. Wenn ein Kind von der Geburt nicht allzu strapaziert ist und nicht durch Schmerzmittelgaben, die die Mutter bekommen hat, beeinträchtigt ist, dann hat es die Augen weit geöffnet und scheint die Welt geradezu in sich hineinzusaugen: **Der erste „Augenblick"** ist von magischer Intensität für Mutter und Kind. Anders als die Ohren und die taktil-kinästhetische Wahrnehmung dienen die Augen der Aufnahme von Reizen ebenso wie der Aussage nach außen: Wenn Babys ihre Eltern nach der Geburt anschauen, erfahren diese eine wichtige Botschaft: ich sehe euch, ich bin bereit, euer Kind zu sein.

Atmung

Nachdem das Baby im Uterus in intensivster Kommunikation mit seiner Mutter gestanden hat, tritt es nun über das Aus- und Einatmen unmittelbar nach seiner Geburt in den Austausch mit seiner Umwelt ein. Die Intensität der Wehen hat es schon darauf vorbereitet, dass diese Umwelt ein wenig rauer ist als das Leben in der Gebärmutter.

Die Geburtsbewegung war eine aktive Bewegung aus der Mitte heraus. Die nun einsetzende Atembewegungen hat einen ähnlichen Charakter. Sie beginnt aus der Mitte, das Kind öffnet sich der einströmenden Luft und dann konzentriert es sich wieder und zieht sich zur Mitte hin zusammen. Der Rhythmus der Wehen findet nun etwas schneller seine Fortsetzung im Rhythmus des Atmens.

Das **Entfalten der Lungenbläschen** nach der starken Kompression des Brustkorbs durch das Eindringen der trockenen Atemluft wird möglicherweise vom Baby als schmerzhaft empfunden. Wir wissen, dass Schmerz umso intensiver gefühlt wird, je mehr er mit einer Stressbelastung einhergeht. So können wir davon ausgehen, dass ein Kind, dem nicht zusätzlich Stress zugemutet wird, diese ersten Atemzüge – wenngleich auch neuartig, fremd und irritierend – weniger schmerzhaft erlebt, als ein Kind, das von seiner Mutter getrennt wird und gleich nach seiner Geburt schmerzhaften oder hektischen Behandlungen unterzogen wird.

Ein perfekt gemixter Hormoncocktail

Der Akt der Geburt ist ein beeindruckendes Zusammenspiel von Mutter und Kind. Die sensorische und motorische Ausstattung der Beiden stellt einen wichtigen Faktor zum Gelingen der Geburt dar. Die Feinabstimmung ihrer Fähigkeiten rund um die Geburt geschieht hormonell.

Da ist zunächst das **Oxitocin**, zuständig für rhythmische Kontraktionen der Gebärmutter und für den Milchspendereflex. Oxitocin ist aber noch weit mehr: Es ist das Hormon der Liebe (4) in all ihren Spielarten. Oxitocin wird ausgeschüttet bei zärtlichen Berührungen und sogar, wenn Menschen gemeinsam essen. Es löst bei Menschen jeden Alters fürsorgliches Verhalten aus. Oxitocin ist rund um die Geburt reichlich vorhanden, Mutter und Kind baden geradezu darin. Es ist ein messbarer Faktor dafür, wie sehr beide darauf eingerichtet sind, einander in ihr Herz zu schließen.

Mit den Wehen werden **Endorphine** ausgeschüttet. Der Körper weiß, dass Wehen – auch wenn sie so intensiv sind, dass uns als einziges Wort „Schmerz" einfällt, um sie zu beschreiben – kein Alarmsignal darstellen, wie es Schmerzen üblicherweise sind. Endorphine ermöglichen es der Frau und dem Kind, die überwältigenden Gefühle anzunehmen und auszuhalten.

Auch **Adrenaline** spielen bei der Geburt eine wichtige Rolle. Wenn zum Austritt des Kindes Mutter und Kind noch einmal alle Kräfte mobilisieren, wenn beide nur noch eines wollen: voneinander loskommen, dann wird Adrenalin ausgeschüttet und ist auch noch einige Zeit nach der Geburt in erhöhtem Maß nachweisbar. Mutter und Kind sind wach und bereit, einander weit offen zu begegnen.

2.3 Geburtshilfe als Unterstützung der Zusammenarbeit zwischen Mutter und Kind

Margarita Klein

Wenn wir davon ausgehen, dass die Prozesse bei der Geburt in feinster Weise selbstorganisiert aufeinander abgestimmt sind, sollten sich Geburtshelfer sehr genau überlegen, ob und wie sie eingreifen wollen.

> Der erste Schritt könnte sein, alles dafür zu tun, dass die natürlichen Vorgänge möglichst wenig gestört werden.

Damit Mutter und Kind sowohl hormonell als auch sensomotorisch ihre Fähigkeiten optimal einsetzen können, brauchen sie **Ruhe und Sicherheit**. Emotionale Verunsicherung hat schnell auch motorische Ungeschicklichkeit zur Folge. Das kennt jeder, der schon einmal beim Tanzen seinem Partner kräftig auf die Füße getreten oder bei einem Essen in feierlichem Rahmen gekleckert hat.

Unsicherheit oder das Gefühl, beobachtet zu werden, wirkt sich auch auf die Ausschüttung von Hormonen aus. Könnten Sie sich vorstellen, in dem Gebärraum einer Klinik auf einem Kreißbett liegend, ständig gestört von Klinikpersonal, ein inniges Liebesspiel zu erleben und einen Orgasmus (auch hier ist Oxitocin dabei!) zu bekommen? Zudem wirkt sich Unsicherheit auf die Muskelspannung aus: die feine Abstimmung zwischen Mutter und Kind ist leicht störbar.

> Wenn wir den innigen Dialog zwischen Mutter und Kind ernst nehmen, wenn wir uns klar machen, dass Mutter und Kind ihre Kompetenzen am besten in einer Situation von Intimität und Sicherheit ausleben können, sollten wir noch entschiedener als bisher auf die **Rahmenbedingungen bei der Geburt** achten:
> - Menschliche Zuwendung als Schmerzmittel und „mütterliches" Verhalten einer erfahrenen, Sicherheit gebenden Person ist der wichtigste Faktor, um die natürlichen Abläufe bei Mutter und Kind zu fördern.
> - Gedämpftes Licht, leise Geräusche und die Abschirmung von möglichen Störungen tragen zu einem Gefühl von Ruhe und Sicherheit bei.
> - Das dialogische Zusammenspiel zwischen Mutter und Kind ist durch verbalen Einbezug des Kindes leicht zu fördern. Hebammen sollten das Kind während der Geburt ebenso ansprechen wie die Mutter und den Vater und die Eltern dazu ermuntern, Kontakt zu ihrem Kind aufzunehmen.

2.4 Stress bei der Geburt: Vorbereitung auf das Leben oder Trauma mit Spätfolgen?

Margarita Klein

Bereit für das Leben

Nachdem die Erlebnisse des Kindes bei einer spontanen Geburt beschrieben wurden, stellt sich die Frage, wie wir diese bewerten. Ist das Zur-Welt-Kommen eines so zarten Wesens eine Zumutung? Schaffen das Geboren-Werden, die Trennung von der Mutter, die Intensität des Erlebens ein lebenslanges Trauma? Beginnen wir unser Leben außerhalb des Mutterleibs mit Leiden?

Wir können jedoch auch auf eine andere Weise darüber denken: Wenn das Kind zur rechten Zeit zur Welt kommt, ist es intrauterin bestens auf genau diese Herausforderung vorbereitet. Seine Sinnesorgane, seine Motorik und seine Kraft sind mit Hilfe der Erfahrungen, die es im Uterus machen konnte, so weit ausgebildet, dass es bereit ist, sich dieser Herausforderung zu stellen.

Ein Baby will zur Welt kommen! Sicher, der Weg durch den Geburtskanal ist wirklich eng, die Passage ungeheuer anstrengend für das Kind. Genau diese Anstrengung, der Stress, macht es aber wach und bereit und gibt ihm die Möglichkeit, sich der Welt, wie sie es draußen empfängt, entgegenzustellen. Der starke Druck bereitet auf den Druck der Schwerkraft vor. Die starke Hautreizung macht es wirklich wach, damit es seine Mutter annehmen kann, macht es weit offen dafür, dass es der Welt begegnen kann.

Menschen sind soziale Wesen: Die Wachheit des Babys stimuliert die Bereitschaft der Mutter, es anzunehmen, sich um es zu kümmern, es zu lieben. Dies gilt natürlich auch für den Vater, der heute mehr denn je eine wichtige soziale Funktion für ein Baby hat.

Ohne den schützenden Kokon der Gebärmutter zu verlassen, kann das Kind nicht geboren werden. Ohne einen kräftigen Adrenalinausstoß von Mutter und Kind, ohne den intensiven Wunsch, danach sich voneinander zu trennen, ist es nicht möglich, dass Mutter und Kind zueinander finden. Indem die Mutter bei der Geburt wild entschlossen ist, ihr Kind ins Licht der Welt zu entlassen und indem das Kind bereit ist, sich von der Mutter zu trennen, ist Geburt möglich.

Diese Gefühle der Trennung mögen nicht angenehm sein, gleichzeitig sind sie die **unerlässliche Voraussetzung** dafür, dass ein Individuum sein Leben beginnen kann. Je mehr wir über die feine Abstimmung der Prozesse miteinander wissen, desto mehr sollten wir uns fragen: Welche Geburtsbegleitung unterstützt die Feinabstimmung zwischen Mutter und Kind am intensivsten? Welche Maßnahmen stören am wenigsten? Welche Interventionen, welche Gestaltung der Umgebung unterstützen Mutter und Kind dabei, ihre Arbeit gut zu machen?

> Indem das Kind auf natürliche Weise zur Welt kommt, ist es auch bereit, es mit ihr aufzunehmen. Die Geburt ist möglicherweise exakt das, was nötig ist, damit das Kind die Welt bewältigen kann.

Sich trennen, um sich zu finden

Mutter und Baby machen bei und nach der Geburt eine Bewegung in drei Schritten:
- Zunächst sind sie intensiv zusammen, bei der Geburt ist der Dialog, ist die Berührung miteinander intensiv wie zuvor und danach nie mehr.
- Dann kommt es zur Trennung, das Kind verlässt den Körper der Mutter.
- Dann erfolgt wieder eine Hinbewegung aufeinander zu, die Mutter nimmt das Kind in die Arme, es bewegt sich selbst zu ihrer Brust.

Damit die beiden sich aufeinander zu bewegen können, damit aus dieser nun getrennten Einheit eine Einheit in der Familie werden kann, ist sowohl der Moment der Trennung als auch die Möglichkeit des Aufeinander-zu-Kommens unerlässlich. Es ist zu bedenken, die Hinbewegung von Mutter und Kind aufeinander zu ebenfalls als einen aktiven Akt geschehen zu lassen, d. h. unter Umständen das Baby nicht aktiv der Mutter auf den Bauch zu legen und es an die Brustwarze zu bugsieren, sondern zu ermöglichen, dass die Mutter selbst das Kind in ihre Arme nimmt und dass das Kind selbst, wenn es dazu bereit ist, sich auf den Weg zur Brustwarze macht. Erst dann ist der Kreis vollendet und die neue Art des Zusammenseins kann wirklich beginnen!

Zu sich kommen

Die intensive Berührung der Haut und die Stimulation der Tiefensensibilität scheint für das Baby auch nach der Geburt einen stark beruhigenden Faktor zu haben. Massage und Berührung sind bekannte Mittel, um einem Baby Wohlbefinden zu vermitteln. Auch daraus können wir vielleicht schließen, dass die Erinnerung daran dem Baby nicht unangenehm ist, sondern dass es sie beruhigend findet.

Der intensive Druck bei der Geburt, der dem Baby das deutliche Gefühl seiner Person, seines Körpers gibt, mag eine gute Voraussetzung sein, dann auch in Kontakt mit der Mutter aufzunehmen. In Kontakt zu einer anderen Person gehe ich, wenn ich mich selbst kenne und spüre. Die starke Zentrierung auf den Mittelpunkt seines Körpers bei der Geburt und die intensive Bewegung in die Streckung hinein, weist uns darauf hin, dass wir auf diese Weise auch das Baby beruhigen können: Wenn wir es rund halten, wenn wir auf die Spitze seines Brustbeins einen kleinen Druck ausüben, dann kommt es zu sich. Wenn wir genau beobachten, was ein Baby bei der Geburt und kurz danach tut, um sich selbst zu regulieren, dann gewinnen wir Informationen darüber, was wir ihm anbieten können, damit es sich leichter beruhigen kann: **Es rollt sich ein, es sucht Kontakt, es saugt**.

2.5 Auswirkungen von Interventionen

Brigitte Renate Meissner

Niemand kann mit Sicherheit voraussagen, wie sich eine Geburt entwickeln wird. Auch mit dem natürlichsten Lebensstil und der besten Vorbereitung einer Frau und trotz feinfühliger und kompetenter Begleitung durch Hebamme und Arzt sind unter der Geburt manchmal Interventionen und medizinische Hilfen nötig. Diese Hilfseingriffe werden in den meisten Fällen angewendet, um Schlimmeres zu verhindern, um das Leben von Mutter und Kind zu retten oder eine zerebrale Schädigung des Neugeborenen zu vermeiden. Es ist ohne Zweifel wunderbar und wichtig, dass wir diese Möglichkeiten haben. Trotz der dadurch möglichen, zum Teil unumgänglichen und lebensrettenden Hilfe können alle diese Interventionen aber auch das kindliche Befinden belastend prägen und auf seine weitere Entwicklung einigen Einfluss nehmen.

Wir wissen aus der Hirnforschung, dass in den ersten zwei Lebensjahren die meisten Vernetzungen im kindlichen Hirn stattfinden. Es liegt also nahe, dass es sehr wohl einen Einfluss auf Körper und Seele des kleinen Menschen haben kann, wenn der Einstieg ins Leben, die Geburt, schwierig oder schmerzhaft war. Zusätzlich erschwerend kommt hinzu, wenn das Bonding mit der Mutter erschwert oder bei einer Verlegung des Babys unmöglich war.

Das Neugeborene kann zwar nicht sprechen, aber es hat andere Möglichkeiten der Kommunikation, um uns zu zeigen, wie es ihm geht. Es kann weinen, leise oder schrill und laut oder uns durch anhaltendes unstillbares Weinen zeigen, dass ihm nicht wohl ist. Es kann aufmerksam um sich schauen und die Welt neugierig wahrnehmen oder apathisch im Bettchen liegen und die Außenwelt weitgehend ignorieren. Ein Neugeborenes kann auch zahlreiche körperliche Symptome entwickeln, von Stillproblemen verschiedenster Art bis hin zu Krämpfen und Verdauungsbeschwerden.

Informationsquellen

Da ein Neugeborenes uns nicht direkt erzählen kann, was es wie erlebt hat, beruhen einige der folgenden Ausführungen auf eigenen Beobachtungen und den Erkenntnissen aus empirischen Datensammlungen von Körpertherapeuten und Hebammen. Es werden also auch in der Praxis gesammelte Beobachtungen und Erfahrungswerte einbezogen, ohne dass diese bereits durch wissenschaftliche Studien nachgewiesen sind.

Diese sollen zur eigenen Beobachtung und Prüfung im Praxisalltag anregen. Das heißt, wir können aufmerksamer werden und Kinder im Bekanntenkreis in spielerischer Form beobachten, deren Geburtsgeschichten wir kennen oder erfragen können. Im Kontakt mit Kolleginnen können die aus unseren Beobachtungen erfolgten Informationen oder Eindrücke ausgetauscht werden und so unsere Wahrnehmung erweitern und sensibilisieren. Solange wir nicht voreingenommen meinen, wir wüssten schon wie und warum gewisse Kinder diese und jene Verhaltensweise entwickelt haben, kann die Beobachtung mit den Jahren interessante und aufschlussreiche Erkenntnisse bringen und unsere Fähigkeit und unser Verständnis, in weiten Zeiträumen zu denken und wahrzunehmen, fördern.

Vakuumentbindung und Zangengeburt

Durch eine Verzögerung des Geburtsvorganges, wegen Erschöpfung der Mutter oder weil die kindlichen Herztöne anzeigen, dass die Reserven des Kindes erschöpft sind, kommt es zur Geburtsbeendigung durch die Saugglocke oder Zange. Sie kann vom „sanften Ausgangsvakuum" in einem Zug bis zum hochakuten Stressvakuum samt Kristellerhilfe in drei bis vier Zügen reichen oder sogar die Kombination Zangen- und Vakuumversuch umfassen. Die ganze Situation ist meistens von Stress geprägt, bei allen Beteiligten. Die Mutter und ihr Baby, der Arzt, die Hebamme und der werdende Vater können mehr oder weniger intensive Gefühle des Stresses und der Angst um Leib und Leben von Mutter und Kind empfinden. Diese emotionale Belastung schwingt zum Teil noch länger nach und auch die Babys sind davon meistens stark betroffen.

Das Baby spürt die Angst der Mutter nicht nur durch ihren erhöhten Puls, sondern bekommt diese auch durch die von ihr ausgeschütteten Adrenaline via Plazenta mit. Gleichzeitig ist das Kind selber meist in einem Zustand des Stresses oder der Erschöpfung, oft ist es ja selbst die „auslösende Ursache" (z. B. CTG-Werte akut verschlechtert oder lange grenzwertig) für die rasche Geburtsbeendigung.

Wenn die Zangen oder die Saugglocke angesetzt werden, merkt dies das Kind natürlich auch. Einerseits wird es aus einer ausweglosen, bedrohlichen oder „Es geht nicht vorwärts"-Situation befreit, andererseits wird es nun unsanft auf die Welt geholt. Zange und Saugglocke üben einen starken Druck auf das zarte Köpfchen aus und sind somit für das Baby auch schmerzhaft spürbar. Dies kann, verbunden mit dem darauf folgenden unerbittlichen Zug in eine Richtung (auf die Welt), ganz sicher auch Gefühle der Ohnmacht und des Ausgeliefertseins bewirken.

Erwachsene, welche im Rahmen einer Körperpsychotherapie mit ihren Gefühlen bezüglich ihrer Vakuum- oder Zangengeburt konfrontiert wurden, berichten gehäuft über ähnliche Eindrücke. Zusätzlich werden starke Gefühle der Wut und Verzweiflung berichtet, häufig gekoppelt mit einem Mangel an Vertrauen in die eigene Kraft, Dinge oder angespannte Situationen verändern zu können (16, 17).

Durch diese Eingriffe entstehen mehr oder weniger starke Druckstellen, die dem Kind noch einige Zeit lang Beschwerden machen können. Häufig leiden diese Kinder unter starken Spannungsschmerzen, ausgelöst durch den großen Druck und Zug des Vakuums oder der Zangen am Köpfchen. Je nach der individuellen Haltung des kindlichen Kopfes kann dies einen mehr oder weniger ausgeprägten Zug und Zerrung der gesamten Dura mater bewirken. Diesbezüglich vorhandene Spannungen zeigen die Kinder meist durch Weinen in hohen schrillen Tönen oder durch häufiges Weinen, das nicht zu beruhigen ist (11).

Im Wochenbett sehen wir häufig, dass die Kinder einen großen runden Bluterguss an der Kopfstelle aufweisen, an der die Saugglocke befestigt war oder die Zangen angesetzt wurden. Die Babys reagieren oft mit einer deutlichen Berührungsempfindlichkeit an diesen Stellen.

Kaiserschnitt (allgemein)

Auch bei der Sectio kennen wir die verschiedensten Varianten vom geplanten Kaiserschnitt bis hin zur absoluten Notfallsectio. Jede Variante kann eindeutig prägende, jeweils andere Auswirkungen auf Mutter oder Kind haben. Der Kaiserschnitt ist eine Entbindungsvariante, die im wahrsten Sinne des Wortes ein „einschneidendes" Erlebnis für Mutter und Kind darstellt.

Wie erlebt das Kind einen Kaiserschnitt?
Ich möchte dazu Jane B. English (5) zitieren: „Stellen Sie sich vor, eines Nachts, als Sie gerade tief und entspannt schlafen, dringen vier Leute durch die Wand in ihr Zimmer ein. Sie öffnen

die Vorhänge, drehen die Lichter an, machen eine Menge Lärm, ziehen Ihnen das Bettzeug weg, ergreifen Sie an den Füßen, hängen Sie mit dem Kopf nach unten, drehen Sie hin und her und befehlen Ihnen zu atmen. Dann werden Sie auf den Rücken gelegt und feste abgerubbelt. Ihre Gedanken wären: Wer sind diese Leute? Was tun die da? Wollen die mich umbringen?"

Grundsätzlich bringt es die Situation der Schnittentbindung mit sich, dass auch die erste wichtige Phase der **Kontaktaufnahme zwischen Mutter und Kind** oft in einem viel höheren Maße limitiert ist. Eine Entbindung per Kaiserschnitt schafft also häufig komplett andere Voraussetzungen für die Mutter-Kind-Bindung als eine Spontangeburt, bei der Mutter und Kind von Anfang an die Möglichkeit des sofortigen Hautkontaktes unmittelbar nach der Geburt haben. In der systemischen Familienarbeit, die auch unter dem Namen Familienaufstellung bekannt geworden ist (18, 22), wird die gestörte Beziehungsaufnahme zwischen Mutter und Kind eine unterbrochene Hinbewegung zum Kind genannt.

Bei einer Sectio werden Mutter und Kind in fast allen Kliniken unweigerlich – sicher aber in der ersten Zeit – getrennt. Ob Plansectio oder Notfallsectio, kaum ist das Kind geboren, wird es zuerst auf dem Reanimationstisch untersucht. Manchmal wird auch auf einer zehnminütigen Apgarkontrolle beharrt, obwohl es dem Kind prächtig geht. Wenn sich zeigt, dass das Kind keine Anpassungsschwierigkeiten entwickelt, wird es kurz zur Mutter gebracht – im günstigsten Fall, denn auch heute gibt es noch Ops, in welchen der Vater kaum geduldet ist und die Mutter das Kind nach den ersten Apgarkontrollen nicht auf die Brust gelegt, sondern höchstens schnell gezeigt bekommt.

Im Normalfall kann die Mutter jedoch ihr Kind nach der Anfangskontrolle im warmen Tuch eingewickelt kurz auf die Brust legen – einige kostbare Minuten, in denen das Neugeborene die Stimme seiner Mutter hören, von ihr begrüßt und ein wenig liebkost werden kann. Diese kurzen Augenblicke können für eine Mutter jedoch auch erschwert oder belastet sein, weil sie eventuell gegen Übelkeit ankämpft, durch die emotionale Anspannung in Tränen aufgelöst ist oder sich durch das laute Schreien ihres Kleinen überfordert fühlt.

Wenn der Allgemeinzustand des Kindes sofortige medizinische Maßnahmen oder eine Verlegung erfordern, fällt auch diese kurze Möglichkeit der ersten Kontaktaufnahme weg. Dasselbe passiert, wenn die Mutter operationsbedingt mit Kreislaufschwierigkeiten kämpft oder wenn ihr Gesundheitszustand schlecht ist. Auch bei einer Vollnarkose fällt jegliche Kontaktaufnahme weg, bis die Mutter wieder bei Bewusstsein ist. Das Baby wird entbunden und in dieser neuen Welt von ihm fremden Menschen weggetragen und versorgt, deren Stimme es nie gehört hat. Auch wenn der Vater bei ihm bleiben kann, fehlt dem Neugeborenen doch die Geborgenheit und Wärme im Kontakt mit der Mutter.

Primäre Sectio

> Ein Vorteil der geplanten Sectio besteht darin, dass sie ruhig abläuft und keine akute Angst oder Hektik von Seiten des Personals um das Wohlbefinden von Mutter oder Kind besteht. Dies vermittelt auch den werdenden Eltern eher Ruhe und Zuversicht und diese Ruhe überträgt sich sicher positiv auf das Kind.

Diese **Mutter** wird auch seltener zu starken Schuldgefühlen neigen, da sie zumeist mehr Zeit hatte, sich auf den Eingriff vorzubereiten oder da sie ihn sich im Falle einer Wunschsectio sogar selber gewählt hat.

Für das **Kind** kann der Eingriff aber, wie in Jane B. Englishs Zitat beschrieben, sehr unerwartet und erschreckend sein. Bei einem geplanten

Kaiserschnitt wird das Baby eines Tages, meist sogar einige Wochen vor dem Termin, unvorbereitet und plötzlich aus der Gebärmutter geholt. Es muss sich gar nicht anstrengen und hat keine Zusammenarbeit mit der Mutter erlebt, wird also unvermittelt von einem Moment zum anderen in eine ihm fremde Welt geholt.

Eine bekannte Komplikation des primären Kaiserschnitts sind die so genannten „Wet Lungs", („Nasse Lungen"). Im Verlauf einer Spontangeburt werden durch die aktive Wehentätigkeit auch Hormone freigesetzt, die beim Baby die Rückresorption des Fruchtwassers aus den Lungen in Gang setzen. Im natürlichen Geburtsweg werden dem Baby außerdem die mit Fruchtwasser gefüllten Lungen zusätzlich ausgepresst. Durch diese Vorgänge können die Lungen nach der Geburt ihre Funktion optimal erfüllen.

> Kinder, die durch einen geplanten Kaiserschnitt geboren wurden, haben eine höhere Neigung zu anfänglichen Atemproblemen, weil die Geburtsarbeit fehlte.

Meist sind diese Probleme nur vorübergehend. Sie stellen aber doch ein klares Zeichen auf der körperlichen Ebene dar, dass Abläufe wie das Auspressen der Lungen bei der normalen Geburt wichtig sind und ihr Fehlen Komplikationen zur Folge haben kann. Diesen Kindern fehlt von Anfang an die Erfahrung, mit Grenzen umzugehen und sie nötigenfalls auch zu überschreiten (11).

Sowohl Upledger (17) als auch Ruch (16) beschreiben, dass Erwachsene, welche im Rahmen einer Körperpsychotherapie in Kontakt mit ihrer Kaiserschnittgeburt kamen, von Gefühlen berichten, die von heftigem Erschrecken durch den abrupten Wechsel in eine helle, unbekannte Umgebung bis hin zu Resignation oder Wut reichen, weil die übermächtigen äußeren Bedingungen keinen Raum für den eigenen Rhythmus ließen.

Auch das **plötzliche Öffnen der Fruchtblase**, welches mit einem extremen Druckabfall einhergeht (vergleichbar mit dem zu schnellen Auftauchen eines Tauchers), kann ein Gefühl der Bedrohung beim Kind auslösen, ebenso der emotionale Schock, der durch das plötzliche Herausgerissenwerden aus der Geborgenheit des Mutterleibes entstehen kann.

Es bleibt dem Kind keine Zeit zum Kontaktaufnehmen und zum Verabschieden. Das Baby wird aus der Ruhe in eine komplett andere Welt gerissen. Dabei spielt es natürlich auch eine Rolle, mit welchem Feingefühl der beteiligte Arzt vorgegangen ist und wie das Kind aus dem Mutterleib herausgehoben wurde. Wir wissen alle, dass Sectio-Kinder zum Teil recht unsanft am Kopf herausgezerrt werden müssen, von der „sanften Sectio" also keine Spur! Aus den Reihen der Osteopathen und Kraniosakraltherapeuten wissen wir, dass dadurch Druck und Zerrbewegungen auf den Hals und die Wirbelsäule und damit auf die Dura mater spinalis ausgeübt werden, die mindestens einen gleichen Effekt wie beim Einsatz der Saugglocke haben können (21).

Sekundäre Sectio

> Der große und wichtige Vorteil der sekundären Sectio besteht darin, dass das Kind im Gegensatz zur primären Sectio meist selber den Zeitpunkt der Geburt wählen kann.

Es ist näher oder ganz am Geburtstermin und hat die Geburtsarbeit und Wehentätigkeit zusammen mit der Mutter erlebt. Es konnte deutlich spüren, dass sich seine Welt zu verändern beginnt. Ein wichtiger Bestandteil ist also die intensive Zusammenarbeit mit der Mutter unter der Geburt und die Ausschüttung von Hormonen (vor allem Oxytocine und Endorphine), welche wiederum zu einer aktiven Mutter-Kind-Beziehung beitragen. Durch die Geburtsarbeit wird außerdem das Nervensystem des Babys angeregt.

Wenn wir hier ansetzen und den zitierten Gedanken von Jane B. English bezüglich des Erlebens eines Kindes bei einer Kaiserschnittentbindung weiterspinnen, könnte die Geschichte so aussehen: Die der Sectio vorangehende Geburtsarbeit bedeutet, dass die eindringenden Leute zuerst anrufen und ihr Kommen vorankünden und dass sie zusätzlich noch anklopfen, bevor sie zur Tür eintreten. Somit hat der Betroffene Zeit, sich innerlich zu sammeln und auf kommende Veränderungen vorzubereiten. Das Kind ist durch die einsetzenden Wehen schon „vorgewarnt" und hat zudem mit der Mutter erlebt, wie es ist, den Weg (wenigstens teilweise) zusammen zu gehen.

Auch diese Situation enthält einige mögliche Varianten. Wir kennen die sekundäre Sectio, welche ganz in Ruhe entschieden und ausgeführt wird, ebenso wie die absolute Notfallsectio, welche natürlich sehr oft Komponenten von Angst und Panik für alle Beteiligten mit sich bringt.

Erwachsene, welche im Rahmen einer Körperpsychotherapie in Kontakt mit ihrer sekundären Kaiserschnittgeburt kamen, berichten von Ohnmachtsgefühlen beim Kampf im Geburtskanal und angesichts des Hindernisses, von Resignation und Hoffnungslosigkeit und das Wahrnehmen von Hektik und Nervosität, verbunden mit Angst und gleichzeitig einem erlösenden Gefühl der Befreiung aus Not. „Die ganze Arbeit bringt ja nichts, ich brauche Hilfe von außen" ist ein Kernsatz dieser Erfahrungen (6, 16, 17, 19, 20).

Periduralanästhesie

Peridural- oder Spinalanästhesien werden in steigender Anzahl durchgeführt. Im Rahmen eines Kaiserschnittes sind sie für das Ungeborene von Vorteil, weil das Kind mit weniger Medikamenten belastet wird als bei einer Vollnarkose.

Im Klinikalltag wird die PDA aus den verschiedensten Gründen eingesetzt: von der PDA auf Wunsch, zur Wehenschmerzbekämpfung, zur Geburtserleichterung bis hin zu dem Versuch, eine Entspannung der Beckenbodenmuskulatur und eine beschleunigte Muttermundseröffnung zu bewirken.

Die PDA stellt einen invasiven Eingriff dar, welcher auf den ersten Blick nur bei der Mutter erfolgt, da deren Wirbelsäule punktiert wird. Da all die dafür verwendeten Narkosemittel noch nicht allzu lange im Gebrauch sind, haben wir kaum langfristige Erfahrungswerte und die Auswirkungen auf Körper und Psyche des Neugeborenen sind noch nicht ausreichend untersucht.

Wir wissen, dass die Wirkung der PDA im Vergleich zur Spinalanästhesie verzögert eintritt (nach ca. 15–25 Minuten) und dass deutlich höhere Dosen benötigt werden, da das Anästhetikum z.T. über die Foramina intervertebralia abfließt oder über die epiduralen Venenplexus absorbiert wird. Das Kind bekommt also unter der Geburt im Verhältnis zu seinem Körpergewicht hohe Dosen ab, weshalb die derzeit übliche Bagatellisierung der PDA nicht gerechtfertigt ist.

Sowohl in der Kraniosakralen Therapie als auch in der Kinesiologie und anderen Richtungen der Körperpsychotherapie sind Auswirkungen von Lokal- und Vollnarkosen auf den Liquor bei Mutter und Kind bekannt. Ray Castellino, Chiropraktiker und Polarity Therapeut, berichtet (19): Bei Kindern, welche beim Kriechen vorrangig die Arme einsetzen, gäbe es vermutlich vermehrt PDA-Erfahrungen bei der Mutter (keine Kraft im Becken), welche als eine Art Geburtsprägung oder Identifikation vom Kind übernommen würden. Beobachtungen aus meiner eigenen Praxis sowie anderer Hebammen zeigen, dass die Neugeborenen nach hochdosierten Periduralanästhesien häufiger stark verzögerte Impulse zum Saugen haben und der Saugreflex vermindert sein kann. Michel Odent (23) berichtet, dass Ziegen, welche bei der Geburt experimentell eine PDA erhielten, in der Folge ihr Kleines nicht angenommen haben. Beim Menschen dürfte es ebenso zu einer Störung der Oxytocinausschüttung kommen, die aber durch soziale Faktoren besser kompensiert wird.

Nach meinen Beobachtungen als Hebamme und Körpertherapeutin besteht ein großer Nachteil der PDA darin, dass die Mutter durch die fehlende Geburtsarbeit sehr häufig den Kontakt zu ihrem Ungeborenen verliert. Und das Kind verliert so den Kontakt zu seiner Bezugsperson und zugleich auch die emotionale Zuwendung und Unterstützung der wichtigsten Begleiterin seit Beginn der Schwangerschaft, seiner Mutter (siehe auch 17, 19, 20).

> Bei der Begleitung einer Frau mit PDA haben wir Hebammen die wichtige Aufgabe, die Mutter immer wieder zu ermuntern, die Hand auf den Bauch zu legen und mit ihrem Baby in Kontakt zu treten.

Diese Kommunikation und gefühlsmäßige Hinwendung der Mutter zu ihrem Kind ist eine wichtige Hilfe und Unterstützung für das Baby, welches während der ganzen Zeit anstrengende Geburtsarbeit leistet. Bei der PDA oder der Spinalanästhesie ist sie besonders wichtig. Denn wenn die Mutter nur schläft oder sogar Zeitung liest, ist das Kind nicht nur physisch, sondern auch emotional ganz auf sich alleine gestellt.

Geburtseinleitung vor dem errechneten Termin

Wir alle wissen, dass es ist bei einem normalen Verlauf grundsätzlich immer besser ist, den natürlichen Beginn der Wehen abzuwarten. Das Baby hat das Recht auf seine volle Zeit in der Gebärmutter und auch darauf, mitzubestimmen, wann es für die Geburt bereit ist. Unnötige und verfrühte, manchmal aber auch medizinisch gerechtfertigte Einleitungen vor oder am errechneten Termin verlaufen eher schwerfällig, langsam und sind oft komplikationsreicher als die normale Spontangeburt.

Für das Kind spielt der Grund der Früheinleitung primär keine Rolle. Es wird zum einen gezwungen, vor Abschluss seiner ihm zustehenden biologischen Reifungszeit von 40 Wochen auf die Welt zu kommen, zum anderen wird ihm dadurch auch die emotional wichtige Zeit in der Geborgenheit des Mutterbauchs künstlich verkürzt. Von seiner Warte aus stellt sich vielmehr die Frage: Wozu die Eile? Was ist los? Was passiert denn da?"

> Durch eine Einleitung kommt es immer zu einer Manipulation des natürlich ablaufenden Geburtsprozesses, denn der spontane Geburtsbeginn kann nicht stattfinden. Bei der Früheinleitung wird zusätzlich in den Zeitrhythmus des Kindes eingegriffen.

Man verfügt über das Kind, welches nicht nur den Zeitpunkt seiner Geburt nicht selbst mitbestimmen kann, sondern auch noch einige Zeit vor dem biologisch normalen Termin aus der schützenden Gebärmutter gezwungen wird. Seine innere Bereitschaft, sein eigenes „Ich bin bereit, jetzt will ich kommen" wird nicht abgewartet. Es muss sich einer höheren Gewalt fügen und unterordnen.

Bildlich gesprochen entspricht dies in etwa der Situation, als ob wir eine Abschlussprüfung absolvieren müssten und plötzlich ein, zwei oder sogar drei Wochen vor dem angesetzten Termin morgens früh telefonisch aus dem Bett geholt würden, mit der Information, dass wir schon heute und zwar in den nächsten sechs Stunden die Prüfung ablegen müssten. Ich denke, wir kämen ziemlich in Stress und wären außerdem noch nicht gut und umfassend vorbereitet. Einige würden sich wohl auch fürchterlich über diesen Entscheid ärgern, mit Recht. Genauso kann es den Kindern, die Früheinleitungen erlebt haben, gehen. Sie können zum Teil deutlich, laut und lange noch ihren Frust abschreien (9, 20).

Welche Einflüsse die hormonelle Geburtseinleitung mit Prostaglandinen oder Oxytocin auf Psyche und Wohlbefinden des Babys hat, können wir nicht sicher sagen. Interessant ist, dass aus den Reihen der Körperpsychotherapie (Ruch, Upledger) bei Erwachsenen, die mit einer eingeleiteten Geburt geboren wurden, sich immer wieder folgende Grundmuster finden: Stark unter Druck in Stresssituationen, häufig ausgeprägte Wut bei Forderungen oder wenn sie bedrängt werden, die Angst überrannt zu werden oder nicht in der für sie stimmigen Zeit Dinge erledigen zu können, Sturheit und eine Haltung des „jetzt entscheide ich".

2.6 Besonderheiten bei Frühgeborenen

Brigitte Renate Meissner

Als Frühgeborenes wird ein Baby bezeichnet, welches vor der 37. SSW auf die Welt kommt. Grundsätzlich hat sich dieses Kind selber auf den Weg gemacht, um früher geboren zu werden. Hier ist wiederum ausschlaggebend, wie die Geburt vonstatten ging. Ist das Kind auf natürlichem Weg geboren worden, musste dann jedoch auf Grund von Anpassungsschwierigkeiten verlegt werden? Oder wurde es per Zange oder Kaiserschnitt entbunden, konnte in der Folge jedoch bei der Mutter bleiben?

Als **gesundes Frühgeborenes** bezeichnen wir ein Kind, das trotz der Frühgeburt keine gesundheitlichen Probleme und Anpassungsschwierigkeiten zeigt. Es ist also ein gesundes Kind, das einfach etwas früher als andere geboren ist. Generell müssen wir in diesem Fall nicht eingreifen, sondern nur die Eltern ermutigen, dem Kind besonders viel Liebe, Nähe und Geborgenheit zu schenken. Das Baby sollte sehr oft und lange einfach in den Armen oder auf dem Bauch gehalten werden, die Eltern können ihm auch viel Zärtlichkeit in Form von Babymassagen und Reden und Flüstern schenken.

Frühgeburt mit Interventionen und/oder Verlegung

Ein Frühgeborenes, welches eine Interventionsgeburt mit den damit verbundenen speziellen Erfahrungen erlebt, wird nicht nur durch diese beeinflusst, es ist außerdem noch durch seine Frühgeburtlichkeit sensorisch, taktil und akustisch äußerst sensibel. Wenn der Zustand des Neugeborenen eine Verlegung auf die Neonatologie erforderlich macht und es dort zu invasiven Eingriffen kommt, erlebt das Kind nicht nur einen stressreichen Beginn des Lebens mit nachfolgenden, zum Teil recht schmerzhaften Prozeduren, sondern auch noch zusätzlich die Trennung von Mutter und Vater, welche ihm in Bezug auf Stimme und Herzschlagrhythmus die vertrautesten Bezugspersonen wären. Stattdessen erlebt es den ständigen Wechsel des Personals und hat keine konstante präsente Vertrauensperson. Es besteht also ein **zusätzlicher massiver Verlust an Geborgenheit**, zumindest für einen bestimmten Zeitraum. Das heißt, dieses Baby hat einen wirklich schweren Start ins Leben.

Medizinische Hilfe und zahlreiche, z. T. schmerzhafte Untersuchungen sind meist unumgänglich und für das Baby beängstigend. Die Gefühle des Alleinseins und Verlorenseins können intensiv und der Vertrauensverlust ins Leben massiv sein. Das Nervensystem und das Körperempfinden ist gerade beim Frühgeborenen außerordentlich empfindlich. Deshalb ist dieses Baby sowohl verletzlich als auch sehr offen und empfänglich für liebevolles Berühren, Streicheln, feines Halten und später auch für sanfte Babymassagen.

2.7 Besonderheiten bei extrem schnellen oder sehr lange dauernden Geburten

Brigitte Renate Meissner

Extrem schnelle oder sehr lange dauernde Geburten stellen zwar keine Interventionen dar, sind jedoch bezüglich der Bedeutung und Belastung, welche sie für das Neugeborene als auch für seine Mutter darstellen können, beachtenswert. Die extrem schnelle Geburt kann sich für manches Baby fast wie ein grober „Rauswurf" anfühlen, welcher es buchstäblich atemlos ankommen lässt. Bei einer sehr langen, anstrengenden Geburt kann es dagegen starke Gefühle der Agonie, gemischt mit Entmutigung durch den scheinbar nie mehr enden wollenden Kampf verspüren. Dies alles kann belastend sein und den Lebensanfang erschweren.

Indem wir diese Kinder aufmerksam in der Praxis beobachten, können wir mit verschiedenen Hilfsmaßnahmen (s. S. 44f) unterstützend eingreifen. Wie immer spielt die individuelle Persönlichkeit eine Rolle und hat Einfluss auf die Art, wie die Frau und/oder das Kind die jeweiligen Situationen verarbeitet.

2.8 Mutter-Kind-Bindung nach Interventionsgeburten

Brigitte Renate Meissner

Grundsätzlich sind alle geburtshilflichen Interventionen für Mutter und Kind belastend und können in vielen Fällen einen bremsenden, vielleicht sogar blockierenden Einfluss auf die Mutter-Kind-Bindung haben. Nicht nur, weil diese Geburten oft mit viel Stress und Ängsten belastet sind, sondern auch, weil dabei sehr oft eine Trennung zwischen Mutter und Kind einhergeht.

> Ausschlaggebender und prägender Faktor ist, ob das Kind nach einer Zangengeburt, einer Vakuumextraktion, einer Sectio oder Frühgeburt sofort oder zumindest nach kürzest möglicher Zeit (d. h. nach einigen Minuten!) zur Mutter in die Arme darf, oder ob das Neugeborene zwecks Wiederbelebungs- oder Beatmungsmaßnahmen sofort getrennt und/oder anschließend sogar auf die Neonatologie verlegt wird.

Im zweiten Fall findet leider keine ruhige „Findung" statt und tiefste Gefühle von Einsamkeit, Trennungsschmerz und emotionaler Kontraktion (Zusammenziehen und Verschließen, Harms 2000) können hier ihren Anfang nehmen. Die auch von Janus (9) beschriebene „Wiederfindung" von Mutter und Kind nach der Geburt kann also nicht sofort geschehen, sondern erst einige kostbare Zeit später.

Das Neugeborene ist in dieser Hinsicht sehr sensibel, weil es erst ganz „neu" auf der Welt ist und direkt aus der Geborgenheit der Gebärmutter kommt. Wie auch sonst im Leben, wo Menschen mit denselben Schicksalsschlägen unterschiedlich umgehen, reagieren auch Babys verschieden auf eine Trennung von der Mutter. Die einen kommen schnell darüber hinweg und bei anderen merkt man nachträglich gut, dass sie schwer daran tragen, so früh im Leben schon eine Trennung erfahren zu haben. Schon Leboyer hat sich aus diesen Gründen für eine sanfte Geburtshilfe eingesetzt.

> Durch einen ungestörten sofortigen Hautkontakt nach der Geburt können wichtige emotionale Bande geknüpft und vertieft werden. Sie stellen eine wichtige Basis für eine unbelastete Vertrauensbildung und Liebesbeziehung zwischen Mutter und Kind

dar. Diese bildet mit das Gefühl des Urvertrauens des Kindes dem Leben gegenüber.

Wenn ein Kind nach Interventionen unter oder während der Geburt (einschließlich Sectio) gleich in die Arme der Mutter gelegt wird, erfährt es so zumindest ein Angekommensein und dadurch wohl auch eine tiefe Erleichterung. Es hört die vertraute Stimme, spürt den bekannten Herzschlag, darf sich an die Mutter kuscheln. Es fühlt: Hier gehöre ich hin und nach schwerer Arbeit, Kampf oder Schreck wird nun alles gut. In dieser neuen Welt ist seine bekannte Begleiterin bei ihm. Diese Erfahrung hilft dem Kind, loszulassen und sich vertrauensvoll der neuen Welt zu öffnen.

Wir Hebammen können eine **wichtige Schlüsselrolle** spielen, um die Verbindung zwischen Mutter und Kind unter schwierigen äußeren Umständen wieder herzustellen, auch auf emotionaler Ebene. Manche Frau kann nach einer schweren Geburt ihr Kind fast nicht mehr ansehen, ist emotional wie versteinert und legt deshalb ihr Baby schnell ihrem Mann in die Arme. Hier heißt es für uns, aufmerksam zu sein und ihr das Kind nach einiger Zeit nochmals in die Arme zu legen und mit ein paar liebevollen Worten anzuerkennen, dass es beide schwer hatten, der Mutter aber auch zu vermitteln, dass auch das Kind hart gekämpft hat. Ein paar zärtliche Worte bezüglich des Babys: „Wie hübsche Finger es hat" oder „Sehen Sie mal, was für einen aufmerksamen Blick Ihr Kind hat. Es ist wunderschön", kann bei der erschöpften Mutter bewirken, dass sie in befreiende Tränen ausbricht und sich emotionale Blockaden lösen. Dies kann es ihr ermöglichen, jetzt ihr Kind an sich zu drücken und anzunehmen. Ohne unsere Unterstützung würde diese Annahme vielleicht nicht oder erst kostbare Zeit später passieren.

2.9 Mögliche Symptome bei Neugeborenen nach Interventionen bei der Geburt

Brigitte Renate Meissner

Die folgenden Erfahrungswerte entsprechen meinen eigenen Beobachtungen in der Praxis. Ich habe sie sowohl im mündlichen Austausch mit vielen anderen Körper- und Psychotherapeuten (Kraniosakraltherapie, Osteopathie, Kinesiologie, Psychoanalytiker, Perinatalpsychologie etc.) und therapeutisch tätigen Hebammen bestätigt bekommen als auch immer wieder so oder ähnlich in der Literatur gefunden (6, 9, 17).

Die Folgeprobleme der neugeborenen Kinder sind nach einer traumatischen Geburt zumeist etwas anders als zum Beispiel nach einer primären Sectio: Nach einer schweren, traumatischen Geburt zeigen viele Kinder vermehrt akute, laute und deutliche Symptome (z. B. lautes, anhaltendes Schreien). Nach einer Plan- oder Wunschsectio sind die Zeichen eher subtil, leise (wie Saugprobleme, apathisches Kind) und andere Symptome sind oft erst viel später ersichtlich, so dass unter Umständen keinerlei Bezug oder Zusammenhang zu ihrer Geburt mehr hergestellt wird. Das Erleben der Geburt kann nachhaltige Folgen für das Baby, seine Mutter und auch für die Mutter-Kind-Beziehung haben. Hier haben wir Hebammen eine Verantwortung und auch viele Möglichkeiten, mögliche Geburtstraumata zu vermeiden bzw. deren Folgen zu mildern.

Auf welche Zeichen können wir achten?
- Ein deutlich vermehrtes Spannungsschreien nach Vakuum- oder Zangengeburt, nach einer sehr langen oder extrem schnellen Geburt, nach Notfall- oder Plankaiserschnitt
- Typisches hohes schrilles Weinen, vor allem nach Vakuum- oder Zangengeburt

- Häufigere Bauchkrämpfe
- Vermehrte Stillprobleme nach Wunsch- und Plankaiserschnitt (primäre Sectio)
- Stillprobleme verschiedenster Art
- Scheinbar „grundloses" Weinen
- Hämatom am Kopf, welches zu Spannungen führt, auch nach einer sekundären Sectio
- Mutter-Kind-Bindung ist kurz- oder langfristig beeinträchtigt
- „Bananenförmiges" Überstrecken nach hinten oder ein Wegdrücken vom Körper
- Zu Anfang „problemloses Kind", ab dem Alter von 3–4 Wochen plötzlich intensives, häufiges Weinen, mit oder ohne Bauchkrämpfe.

Wenn Kinder nach einem absolut unauffälligen Geburtsverlauf zum Teil die oben genannte Beschwerden entwickeln, kann in vielen Fällen auf Nachfragen eruiert werden, dass beim Kind vielleicht einmal ein Sturz auf den Kopf stattfand und die Beschwerden etwa zu diesem Zeitpunkt einsetzten. Schon kleine, nicht sichtbare Verschiebungen an Wirbeln oder Schädelknochen können in der Folge Probleme verursachen. Auch in der **Schwangerschaft** können bereits Ursachen für solche kindlichen Probleme entstehen. Das Wissen um diese Zusammenhänge und Hintergründe kommt aus der Chiropraktik und der Osteopathie.

Ein Beispiel: Wenn eine Mutter in der Schwangerschaft unter **Haltungsproblemen** auf Grund von verschiedenen Beinlängen, schiefem Becken etc. leidet, so können diese für das Kind deutlich spürbare Folgen haben. Erstens kann (muss nicht!) die werdende Mutter deshalb während der gesamten Schwangerschaft vermehrt unter Rückenbeschwerden leiden oder ihre Geburt verläuft aufgrund eines verkrampften Beckenbereiches verlangsamt. Zweitens kann das Haltungsproblem auch einen ungleichmäßigen Zug und Druck auf die Bänder bewirken, welche wiederum zu einer Torsion der Gebärmutter führen. Dies verkleinert den Raum für das werdende Kind. Die Folge ist eine intrauterine Zwangslage des Babys.

Auch bei diesen Kindern sind Unterstützungsmethoden wie Osteopathie, Kraniosakraltherapie oder Akupunktmassage nach Penzel oft erfolgreich, um die genannten Beschwerden zu lindern oder aufzulösen.

2.10 Hebammenhilfe nach Interventionsgeburten

Brigitte Renate Meissner

Unmittelbar nach der Geburt

Hier können wir einiges tun, um dem Kind den Anfang zu erleichtern: Die unterstützende Begrüßung mit Homöopathika und Bachblüten ist meiner Erfahrung nach sehr hilfreich. Beide können sehr gut kombiniert angewendet werden, ihre Wirkung verstärkt sich gegenseitig.

Als **homöopathische Mittel** können nach einer „Stress-Geburt" Arnica, Aconitum oder je nach Medikamentengabe unter der Geburt Opium oder Oxygenium empfohlen werden.

Ein **Bachblütenbad** hilft dem Kind „anzukommen" und den Schock zu bewältigen (Notfalltropfen, Star of Bethlehem, Walnut). Bachblüten können dem Baby auch direkt auf die Haut gegeben werden. Kopfhaut, Stirn und Brustbereich sind geeignete Stellen.

Unterstützung der Mutter-Kind-Bindung

> Die optimalste Förderung eines ungestörten, zärtlichen und langsamen Mutter-Kind-Kontaktes für Babys nach Interventionen sollte unser größtes Anliegen sein, nicht die Einhaltung von Routinemaßnahmen.

Dem Baby ist nach der Geburt viel Ruhe zu gönnen. Wenn möglich, sollten wir Routineuntersuchungen vom Arzt später oder bei der Mutter ausführen lassen. Auch Geburtsgewicht, Körperlänge und andere unwichtigere Untersuchungen können auch noch später erfolgen.

Wichtig ist das sanfte Ankommen. Dem Kind sollte „seine Zeit gelassen" werden, bevor es schon wieder viele neue Dinge erlebt. Belastete Babys sollten das Recht haben, ihre Mutter gut kennen zu lernen. Dies ist für alle Neugeborenen ein optimaler Lebensanfang, nach einer schweren oder unnatürlichen Geburt braucht das Kind diese sanfte und liebevolle Atmosphäre aber noch dringender, ebenso die Mutter! Wenn der Arbeitsanfall im Kreißsaal groß ist, können die Kinder auch einmal erst auf der Wochenstation gewogen, gemessen, angezogen etc. werden. Das „Zur-Ruhe-Kommen" und das Aufbauen der Mutter-Kind-Bindung sollte oberste Priorität haben.

Förderung des Anlegens in der ersten Lebensstunde

Wie immer ist eine gute und liebevolle Unterstützung beim ersten Anlegen an der Brust äußerst wichtig. Manche Babys benötigen längere Zeit, um an der Brust saugen zu wollen. Sie müssen erst noch eine Weile Zeit haben, „um zu landen". Wir respektieren dies und geben dem Kind trotzdem mehrere Möglichkeiten, bis das Saugen gelingt. Vielleicht geschieht das erste Stillen auch erst nach der Verlegung auf die Wochenbettabteilung. Die Gründe für ein so spätes erstes Stillen sollten aber das Kind und sein individueller Rhythmus sein und nicht Verzögerungen oder mangelnde Motivation der Betreuenden.

Das Potential des ersten Babybades

Der Einsatz von Bachblüten im ersten Babybad ist nach schweren oder unnatürlichen Geburten sehr hilfreich. Durch das Bad geben wir dem Baby die Möglichkeit, eine negative oder durch Interventionen beeinflusste Geburtsprägung etwas aufzulösen, indem es erneut ins nasse Element eingetaucht wird, so wie im Fruchtwasser des Mutterbauches, um dann nochmals, aber diesmal sanft, daraus herausgehoben zu werden. Das Baby wird danach sanft und auch nass mit warmen Tüchern zugedeckt und der Mutter nochmals auf den Bauch oder die Brust gegeben. Voraussetzung ist natürlich, dass das Neugeborene genügend Zeit und Ruhe hatte, um sich mit der Mutter zu verbinden und anzukommen.

Dasselbe kleine Baderitual bietet sich auch nach einer Sectio an oder wenn das Kind wegen Frühgeburtlichkeit oder Anpassungsschwierigkeiten in die **Intensivabteilung** verlegt wurde. Noch dringender ist es **nach einer sekundären Sectio mit Vollnarkose!** Dadurch können wir den verpassten Bonding-Prozess neu schenken. In den meisten Kliniken gibt es fahrbare kleine Badewannen, mit denen man ein Baby neben dem Bett der Mutter baden und ihr dieses anschließend nackt und nass auf den Bauch legen kann. Gibt es keine fahrbaren Badewannen, können wir zumindest das Baby am Bett der Mutter ausziehen. Dies ist ganz besonders wichtig, wenn es zu einer Trennung unmittelbar postpartal kam, ganz gleich, ob diese nun nur einige Stunden oder mehrere Tage dauerte. So kann die Mutter ihr Kind ganz nackt sehen und kennen lernen und es dann nur mit Windeln bekleidet auf ihrer Brust angekuschelt halten, beide natürlich warm eingepackt. Den weichen, warmen und nackten, wenn möglich auch noch nassen kleinen Körper ihres Babys auf ihrer Haut zu spüren, verbindet die Frau mit tiefen Instinkten der Mütterlichkeit. Es berührt sie und ihr Baby tief gefühlsmäßig.

Bei Müttern, welche ihr Kind erst nach Stunden oder sogar Tagen aus der Kinderabteilung zurückbekommen, gilt genau dasselbe. Denn eine Mutter reagiert auf der gefühlsmäßigen Ebene stärker, wenn sie statt der Babykleider das zarte, warme kleine Körperchen ihres Kindes im Arm halten und spüren kann. Die daraus resultierenden zärtlichen Gefühle sind wichtiger Bestandteil für die mütterliche Seite der Mutter-Kind-Bindung.

Vorschlag für ein neues Sectiomanagement

Oft herrscht auf Seiten des geburtshilflichen Teams eine gewisse Hilflosigkeit oder manchmal leider sogar ein Mangel an Sensibilität in Bezug auf die Förderung der Mutter-Kind-Beziehung nach einer Schnittentbindung. Ich denke, dies liegt vor allem an den routinemäßigen Arbeitsabläufen im OP. Wir hinterfragen sie nicht mehr, sondern folgen den bekannten und eingespielten Wegen.

Als Hebammen können wir auf jeden Fall helfen, die Mutter-Kind-Bindung zu unterstützen und zu fördern. Es lohnt sich immer wieder, im Team eingefahrene Arbeitsstrukturen zu hinterfragen und dann gemeinsam neue, dem jeweiligen Arbeitsort angepasste Strukturen zu definieren.

> Was spricht dagegen, das Baby gleich nachdem wir es im sterilen Tuch vom Arzt überreicht bekommen haben, der Mutter auf die Brust zu legen und es dann mit warmen Tüchern zuzudecken?

Bei der Spontangeburt sehen wir ja auch auf einen Blick, wie es dem Kind geht. Bei einem schreienden Baby ist sofort und zweifelsfrei die Atmung geklärt und in wenigen zusätzlichen Sekunden erfassen wir Parameter wie Hautfarbe und Muskeltonus und können dementsprechend über unsere weitere Vorgehensweise entscheiden. Das Baby darf meiner Meinung nach also auch nach einer Sectio gleich zur Mutter auf die Brust. Ich habe mit dieser Maßnahme bisher nur gute Erfahrungen gemacht. Vor allem nach einer Plansectio, nach der wir seltener einen schlechten Allgemeinzustand des Kindes erwarten als bei einem Notfallkaiserschnitt, könnten wir dies nach ein paar kleinen Modifikationen im OP in Bezug auf Ablauf und Utensilien sehr gut machen.

Häufige Argumente gegen eine Umsetzung im OP sind: Es sei zu kalt für das Kind, das Geschrei störe den Arzt beim Nähen (nicht jedes Baby schreit, wenn es bei seiner Mutter liegt!), die Hebamme hat keine Zeit dafür, etc. Die Umsetzung der genannten Vorschläge ist aber möglich, wenn das Personal daran interessiert ist, der Zeitrahmen es erlaubt und im Kreißsaal nicht gerade Hochbetrieb herrscht. Das wäre sicher nicht der beste Moment, um neue Wege zu gehen. Es gibt auch Mütter, die das Baby schon nach kurzer Zeit gerne weitergeben – weil's ihnen übel ist oder aus sonstigen Gründen. Aber dann hat die Mutter wenigstens die Möglichkeit gehabt.

Wenn die Wunde der Mutter zugenäht ist, kann man ihr das Kind abnehmen oder dem Vater in die Arme geben und neben ihr abwarten, während sie in der Schleuse auf ihr normales Bett umgebettet wird. Sobald sie im Bett liegt, können wir ihr das Baby wieder auf die Brust legen. Von Vorteil ist es hier, dem Kleinen rasch eine Windel anzuziehen. Wie immer sind Routinemesswerte wie Gewicht, Größe etc. nebensächlich und auch das Bad kann warten.

Beratung der Eltern

Wir ermutigen die Eltern von Babys nach Interventionsgeburten, ihr Kind noch lange im Arm zu halten, mit der einen Hand am Gesäss und der anderen Hand am Köpfchen. Manche Eltern getrauen sich erst gar nicht, ihr Kind an den verletzlichen oder geschwollenen Stellen zu berühren. Ein gutes und einleuchtendes Erklärungsbild ist, dass wenn wir uns am Kopf stoßen, unser erster Impuls ist, die Hand darauf zu legen, was uns den Schmerz besser ertragen lässt. Genau dasselbe gilt für ein Baby mit Bluterguss und/oder Geschwulst am Kopf. Die Wärme der Hand ist heilsam und wohltuend und die Schwellungen bilden sich erfahrungsgemäß schneller zurück.

Mit der optimalen Unterstützung eines harmonischen Bondings zwischen Mutter und Kind im Allgemeinen und ganz besonders nach Interventionsgeburten legen wir wichtige Grundsteine für eine liebevolle, von Urvertrauen geprägte Mutter-Kind-Bindung und eine positive Lebensausrichtung des Neugeborenen. Das hat Konsequenzen bis weit in die gemeinsame Zukunft der Mutter und des Babys, welche wir gerade begleiten. Unser Einsatz trägt immer Früchte, auch wenn wir diese in den wenigsten Fällen sehen werden.

Psychische Entlastung der Mutter

Wir alle wissen, dass auch optimal vorbereitete Mütter mit ihrem Baby unerwartete Geburten erleben. Die Unterstützung der Mutter in der Verarbeitung einer Interventionsgeburt oder einer Trennung vom Baby ist sehr wichtig. In der Praxis begegnet uns gehäuft die Situation, dass die Frauen starke Schuld- und Versagensgefühle verspüren. Die Schuldgefühle der Mutter können jedoch einen stark blockierenden Einfluss auf die Mutter-Kind-Beziehung haben und das Bonding behindern, da die Mutter nicht mehr frei und fröhlich ihr Kind lieben kann. Die Geburtsarbeit der Mutter ist jedoch immer wertvoll und nicht „vergeblich", wie es manche Frauen nachher enttäuscht ausdrücken. Wir können der Frau auch klar vermitteln, dass sie sich nun darauf konzentrieren kann, **jetzt** für ihr Kind da zu sein, dass sie es oft halten soll, denn damit schenkt sie nicht nur dem Kleinen viel Liebe und Geborgenheit, sondern diese Gefühle werden durch den direkten zärtlichen Austausch mit ihrem Kind auch bei ihr selber ausgelöst.

> Die wichtigste Botschaft, welche wir den Frauen vor allem vermitteln sollten, lautet:
>
> **Die Geburt ist keine Leistungsangelegenheit. Sie ist gemeinsames Schicksal von Mutter und Kind!**

Literatur

1. Marcovich, M.: „Frühes Vertrauen" in: Klein J. u. Klein M.: Bindung, Selbstregulation und ADS, Verlag modernes lernen, Dortmund 2003
2. Leboyer, F.: „Geburt ohne Gewalt", Kösel Verlag, München 1974
3. Leboyer, F.: „Sanfte Hände", Kösel Verlag, München 1980
4. Odent, M.: „Die Wurzeln der Liebe", Walter Verlag, Düsseldorf 2001
5. English, Jane B.: „A different doorway", Adventures of a Cesarean Born. Mount Shasta CA, Earth Heart, 1985
6. Chamberlain, David B.: „Woran Babys sich erinnern", Kösel Verlag 1988
7. Eliacheff, Caroline: „Das Kind, das eine Katze sein wollte", dtv Verlag 1999
8. Harms, Thomas: „Auf die Welt gekommen" Ulrich Leutner Verlag, 2000
9. Janus, Ludwig: „Der Seelenraum des Ungeborenen", Walter Verlag 2000
10. Grof, Stanislav: „Auf der Schwelle zum Leben. Die Geburt: Tor zur Transpersonalität und Spiritualität.", Heyne Verlag 1989
11. Meissner, Brigitte Renate: „Geburt – ein schwerer Anfang leichter gemacht", Brigitte Meissner Verlag, 2001
12. Meissner, Brigitte Renate: „Kaiserschitt und Kaiserschnittmütter", Brigitte Meissner Verlag 2003
13. Meissner, Brigitte Renate: „Geburtsgeschichten" Brigitte Meissner Verlag, 2003
14. Odent, Michel: „Die Wurzeln der Liebe", Walter Verlag 1999
15. Renggli, Franz: „Der Ursprung der Angst", Walter Verlag 2001
16. Ruch, Hanspeter: „Unsere Geschichte – unser Potential", Via nova Verlag, 2001
17. Upledger, John E.: „SomatoEmotionale Praxis der Cranisacralen Therapie", Haug Verlag 1999
18. Ulsamer, Bertold: „Ohne Wurzeln keine Flügel", Die systemische Therapie von Bert Hellinger. Goldmann Verlag
19. Castellino, Raymond: „Being with newborns", BEBA Santa Barbara, 1996
20. Emerson, William: „The physical and psychological Impacts of obstetrical Interventions", Petaluma, CA, Emerson Training Seminars 1996
21. Korpium, Olaf: Arbeitsskript, „Craniosacrale Therapie mit Kindern", Schule für Körpertherapie, Zürich, 1997
22. Odent, Michel: „Scientification of love", Free Association Books, London 1999
23. Bloemecke, Viresha: „Es war eine schwere Geburt", Kösel Verlag 2003

Information für Eltern

Was erlebt Ihr Kind bei der Geburt?

Wenn Ihr Kind sich entscheidet, auf die Welt zu kommen, ist es wahrscheinlich gut vorbereitet: Es hat genügend Körperkraft, es ist beweglich und es will geboren werden. Über Hormone teilt es Ihnen, seiner Mutter, mit: Es ist so weit. Und da Sie ebenfalls bestens ausgestattet sind für das, was kommt, reagieren Sie ebenfalls mit der Ausschüttung von Hormonen und die Wehen beginnen. Ihre Gebärmutter zieht sich zusammen, nimmt das Kind noch fester „in die Arme", lässt wieder locker. Das Baby macht sich noch kleiner in der Wehe, rollt sich ganz eng zusammen, dann streckt es sich in der Pause wieder etwas aus, und regt so die Gebärmutter zu einer weiteren Wehe an. Das Kind und Sie sind eng verbunden in der **gemeinsamen Arbeit**.

- Dem **werdenden Vater** kommt die Aufgabe zu, die praktischen Dinge zu regeln: den Weg zur Klinik oder zum Geburtshaus, die Hebamme anrufen für die Hausgeburt, die Anmeldeformalitäten, die Kommunikation mit allen, die etwas von Ihrer Frau wollen. Versuchen Sie nicht, ein „vernünftiges" Gespräch mit Ihrer Frau zu führen. Üben Sie sich in Kommunikation und Kontakt ohne Worte, finden Sie heraus, welche Berührung Ihrer Frau gut tut, oder akzeptieren Sie, wenn sie gar nicht angefasst werden will. Atmen Sie mit, vielleicht sogar mit einem Ton beim Ausatmen, das gibt Ihrer Frau viel Energie. Ihre Stimme kann für sie zu einem Seil werden, an dem sie sich durch die Wehe hangelt. Oder seien Sie einfach nur da, wirken Sie wie ein Schutzkreis um ihre Frau und ihr Kind herum, damit die beiden ungestört ihre Arbeit tun können. Muten Sie sich dabei nicht zu viel Verantwortung zu: Wenn Sie selbst unsicher sind, sprechen Sie die Hebamme an, sie kann Sie beruhigen und alle Ihre Fragen beantworten.

- Während also der Vater für einen guten Rahmen sorgt, die Hebamme und der Arzt/die Ärztin das Ganze mit ihrem Fachwissen begleiten, können Mutter und Kind ihre Arbeit tun. **Das Kind schiebt sein Köpfchen in das Becken der Mutter, wie es am besten passt:** Quer im Beckeneingang, dann dreht es sich tiefer, bis es schließlich mit dem Scheitelpunkt voran und dem Kinn auf seiner Brust ganz unten vor dem Ausgang steht. Mit der nächsten Wehe stößt es sich wieder mit den Fersen an der Gebärmutterwand ab, schiebt sich voran und hebt sein Köpfchen. Die Stirn, die Nase, das Kinn rutschen über den Damm, der Kopf ist geboren. Mit einer der nächsten Wehe kommt nun die oben liegende Schulter zum Vorschein, dann die untere, und vielleicht spüren Sie noch ein letztes Abstoßen der Füße in Ihrem Bauch, ehe das Kind ganz herausgleitet.

- **Ihr Kind hat gerade harte Arbeit geleistet** und es hat eine höchst intensive „Massage" bekommen, ist geknetet und gedrückt worden. Ein gut gemixter Hormoncocktail sorgt ebenfalls dafür, dass auch der nächste Schritt gut gelingen kann: Jetzt ist das Kind ganz wach und bereit, es mit der Welt aufzunehmen.

© BDH – Das Neugeborene in der Hebammenpraxis, Hippokrates Verlag 2004

Information für Eltern

Fortsetzung: Was erlebt Ihr Kind bei der Geburt?

- Der erste Atemzug strömt in die Lungen, die Schwerkraft drückt zwar nicht mehr so kräftig wie die Wehe, aber die Schwerelosigkeit in der Gebärmutter ist unwiederbringlich vorbei. Noch nie hat es eine andere Temperatur gefühlt als die Ihres Körpers, und so warm es im Gebärzimmer auch sein mag: Das Kind spürt Kühles auf der Haut. Dafür spürt es nicht mehr die vertraute Berührung der Gebärmutterwand, vielleicht kommt ihm die neue Umgebung recht kühl und leer vor.

- Die meisten Kinder öffnen die Augen nach der Geburt weit zu einem tiefen **ersten Augen-Blick**. Ihre ihm vertraute Stimme, ihre warmen, festen Hände auf seinem Rücken geben ihm die Sicherheit, dass es gut aufgehoben ist, und es kann den neuen Abenteuern mutig ins Auge sehen. Diese Augenblicke sind einzigartig: Lassen Sie sich möglichst wenig dabei stören.

- Und es gibt etwas, was nur die Eltern dem Kind geben können: diese **Intensität der Gefühle**. Das muss nicht die reine Liebe oder Glück sein. Zunächst ist es oft Überraschung, Verwirrung, Überwältigtsein. Nehmen Sie Ihr Kind auf in das, was Sie empfinden. Auch wenn Sie zunächst als Mutter sich eine Weile sammeln müssen, wieder zu sich kommen müssen, ehe Sie sich dem Kind zuwenden: erlauben Sie ihm einfach, bei Ihnen zu sein. Vielleicht fällt es dem Vater leichter, den Rücken des Babys zu streicheln, oder einfach seinen Po und seinen Kopf sanft schützend zu umfassen und ihm zu erzählen, dass nun alles gut überstanden ist.

- Ihre Berührung, Ihre Stimme, ein Platz auf Ihrem warmen, weichen Bauch, der sich mit dem Atem auf und ab senkt: Das gibt Ihrem Baby **ein Stück Erinnerung** an sein bisheriges Leben und erleichtert es ihm, sich mit all dem Neuen auseinander zu setzen. Vertrauen Sie ihm und sich selbst, gemeinsam werden Sie den richtigen Weg finden.

- Wenn Sie in den nächsten Wochen und Monaten **über die Geburt sprechen**, denken Sie daran, dass Ihr Kind, auch wenn es noch so klein ist, alles mithört. Wie auch immer die Geburt verlaufen ist, erzählen Sie die Geschichte der Geburt so, dass sie Ihre und seine große Leistung, ihre gemeinsame Arbeit und ihr Zusammenspiel respektvoll würdigen. So kann es auch möglicherweise schmerzliche Aspekte verstehen und annehmen.

Information für Eltern

Empfehlungen nach Interventionsgeburten

Manchmal erlebt ein Kind zusammen mit seiner Mutter einen etwas schwereren Start auf dieser Welt. Die Errungenschaften der Medizin sind in Notfällen eine große Hilfe – denn damit können wir schlimmere Komplikationen verhindern oder langfristige Schäden für Mutter und Kind vermeiden und Leben retten. Manchmal gehen diese oft hektischen Geburtsabläufe jedoch nicht spurlos an Eltern oder Kind vorüber. Die folgenden Tipps und Hinweise sollen Sie und Ihr Baby darin unterstützen, das Geschehene zu verarbeiten und die möglichen Folgen des Stresses, der Angst oder Hektik zu beheben.

1 Das Baby lange und oft halten

Wenn Sie Ihr Baby nach einer Interventionsgeburt ganz besonders lange im Arm halten, können Sie ihm damit deutlich vermitteln, dass nun alles gut ist und es sicher und geborgen ist. Gerade nach sehr langen Geburten sowie solchen, die per Zange oder Saugglocke beendet wurden, haben die Neugeborenen manchmal Schwellungen am Köpfchen. Indem Sie Ihr Baby mit der einen Hand am Gesäß und der anderen Hand an den verletzlichen Stellen am Köpflein halten, fördern Sie den Abbau der Schwellungen. Die Wärme der Hand ist heilsam und wohltuend und die Schwellungen gehen deutlich schneller zurück. Die Selbstheilungskräfte werden in Kombination mit dem liebevoll Getragensein noch zusätzlich gestärkt. Liebe und Zuwendung bewirken bekannterweise eine Stärkung des menschlichen Immunsystems.

2 Alternative Hilfsmittel

Wir haben heute ein immer größeres Wissen über die hilfreichen und unterstützenden Möglichkeiten aus der Alternativmedizin wie Homöopathie oder Bachblüten, die gerade nach Situationen mit Angst oder Stress bei der Geburt eine wunderbare Ergänzung und Hilfe darstellen. Lassen Sie sich von Ihrer Hebamme beraten, welche Mittel in Ihrem individuellen Fall hilfreich sind.

3 Eltern-Kind-Bindung

- Nach Geburten, welche Interventionen erforderten, hat ein ungestörter, zärtlicher Eltern-Kind-Kontakt für das Baby erste Priorität. Die Kontaktaufnahme mit Ihrem Kind steht nun im Vordergrund. Das Baby braucht nach der Geburt viel Ruhe. Auch in der Zeit des Wochenbettes ist es für ein Baby wunderbar, lange bei den Eltern in den Armen zu liegen.

© BDH – Das Neugeborene in der Hebammenpraxis, Hippokrates Verlag 2004

Information für Eltern

Fortsetzung: Empfehlungen nach Interventionsgeburten

- Belastete Babys sollten das Recht haben, ihre Mutter gut kennen zu lernen. Dies ist und wäre natürlich für alle Neugeborenen ein optimaler Lebensanfang. Nach einer schweren oder unnatürlichen Geburt braucht ein Neugeborenes diese sanfte und liebevolle Atmosphäre jedoch besonders dringend. Und seine Mutter auch!

- Das „Zur Ruhe kommen" und „Verbindung mit der Mutter aufbauen" sollte auch im Wochenbett erste Priorität haben. Vermeiden Sie zu viele Besuche, denn dies bringt für Ihr Kind nur viel Unruhe.

- Mit dem Aufbau einer harmonischen Bindung zwischen Mutter und Kind legen Sie wichtigste Grundsteine für eine liebevolle, von Urvertrauen geprägte Mutter-Kind-Bindung und auch für eine positive Lebensausrichtung Ihres Neugeborenen.

4 Die Bedeutung des Stillens

- Wenn Ihr Baby nach einer anstrengenden Geburt längere Zeit benötigt, um an der Brust saugen zu wollen, müssen Sie ihm diese Zeit lassen, „um zu landen". Jedes Kind hat seinen individuellen Rhythmus. Trotzdem ist es wichtig, dem Kind mehrere Möglichkeiten zu geben, bis es das Saugen erfasst.

- Wenn Sie unsicher sind, bitten Sie um Hilfe. Wenn Sie nach dem Klinikaufenthalt nach Hause kommen, können Sie sich von einer Hebamme oder Stillberaterin unterstützen lassen. Das Stillen bewirkt neben den Komponenten der Zuwendung, Liebe und Ernährung, durch das rhythmische Saugen auch eine Entspannung der Schädelplatten und eine kontinuierliche Impulsgabe an das kindliche Gehirn, eine tolle Einrichtung der Natur.

5 Die Geburt ist keine Leistungsangelegenheit

Auch optimal vorbereitete Mütter erleben mit ihrem Baby unerwartete Geburten. Falls Sie als Mutter unter Schuld- oder Versagensgefühlen leiden, sprechen Sie mit der Hebamme oder einer anderen Vertrauensperson darüber. Seien Sie aber versichert:

- Die Geburtsarbeit einer Mutter ist immer wertvoll und nicht „vergeblich". Konzentrieren Sie sich stattdessen darauf, jetzt für Ihr Kind da zu sein. Halten Sie es oft, denn damit schenken Sie dem Kleinen viel Liebe und Geborgenheit und diese Gefühle werden durch den direkten zärtlichen Austausch mit Ihrem Kind auch bei Ihnen selber ausgelöst.

> Die Geburt ist keine Leistungsangelegenheit. Sie ist gemeinsames Schicksal mit Ihrem Kind!

© BDH – Das Neugeborene in der Hebammenpraxis, Hippokrates Verlag 2004

Information für Eltern

Fortsetzung: Empfehlungen nach Interventionsgeburten

- Versuchen Sie frei und fröhlich Ihr Kind zu lieben. Sie dürfen darauf vertrauen, dass Ihr Kind durch Ihre entspannte, von Schuldgefühlen freie Liebe die größte Hilfe erhält, um jede gemachte Herausforderung zu verarbeiten.

- **Reden Sie mit Ihrem Kind**, erzählen Sie ihm, warum die Geburt schwer war, was Sie sich gerne anders vorgestellt hätten und auch dass Sie beide nun das Beste aus diesem Anfang machen werden. Ihr Baby wird Sie gut verstehen.

6 Neugeborene oder Frühgeborene auf der Intensivstation

- Wenn Ihr Kind auf der Intensivstation liegt, sollten Sie versuchen, so oft wie möglich bei Ihrem Kind zu sein, aber gönnen Sie sich auch Ruhepausen. Als Paar können Sie die Zeit auch aufteilen.

- Bestehen Sie darauf, wenn es der Allgemeinzustand Ihres Kindes zulässt, dass Sie Ihr Kind gemäß der „Kängurumethode" ein- bis zweimal täglich warm zugedeckt auf Ihre nackte Brust gelegt bekommen. Berühren Sie Ihr Kind auch sonst oft. Dies fördert das Geborgenheitsgefühl des Kindes und die Verbindung zwischen Eltern und Kind. Die Selbstheilungskräfte des Kindes werden dadurch optimal unterstützt.

- Sprechen Sie mit Ihrem Kind. Drücken Sie Ihre Liebe zum Baby aus und erzählen Sie ihm, was immer Sie möchten. Die Stimme von Mutter und Vater ist dem Baby am vertrautesten. Auch im Mutterbauch hat es Ihre Stimme ja durch Bauch- und Gebärmutterwand abgedämpft täglich gehört. Somit kann Ihre Stimme eine Art Brücke des Vertrauens bilden in dieser unbekannten, fremden Welt.

- Auch wenn Ihr Baby im Inkubator liegen muss, sollten Sie mit ihm reden und es berühren. Legen Sie ihm ruhig beide Hände leicht irgendwo am Körper an. Das stimuliert die taktilen Reizempfindungen Ihres Babys und fördert dadurch Gefühle der Geborgenheit und des Vertrauens. Wenn Ihr Kind anfängt zu weinen, heißt es nicht, dass es die Berührung nicht mag. Es würde vielleicht sowieso weinen oder es verarbeitet Gefühle und beruhigt sich dann plötzlich wieder.

- **Tipp:** Legen Sie täglich ein getragenes T-Shirt mit Ihrem Geruch „angereichert" in sein Bett!

- Lassen Sie sich in die tägliche Pflege ihres Kindes einführen, wenn es sein Gesundheitszustand erlaubt. Immer mehr Kliniken integrieren heute die Angehörigen in die Pflege ihres Kindes mit ein. Fragen Sie beim Pflegepersonal nach, ob Sie dürfen, seien Sie mutig.

Information für Eltern

Fortsetzung: Empfehlungen nach Interventionsgeburten

- Die meisten Mütter pumpen Muttermilch ab, damit die Milchproduktion unterstützt wird. Die Milchbildung und der Milchspendereflex sind sehr stark mit den Gefühlen einer Frau verbunden. Einer Maschine werden Sie oft nicht so viel Milch geben können, wie wenn Ihr Baby direkt an der Brust trinken würde. Betrachten Sie deshalb ein Foto Ihres Kindes oder denken Sie intensiv an Ihr Baby, wenn Sie abpumpen. Muttermilch ist ideal für das Baby zusammengesetzt und sie kann auch für eine Zeit auf Vorrat eingefroren werden. Lassen Sie sich vom Personal unterstützen und fragen Sie nach bei Unsicherheiten.

7 Die Zeit zu Hause

- Die erste Zeit zu Hause mit Ihrem Neugeborenen wird eine Zeit des gegenseitigen Kennenlernens sein. Ihr Alltag ist angefüllt mit all den zusätzlichen Arbeiten und Herausforderungen, die ein Baby mit sich bringt.

- Trotzdem ist es empfehlenswert, wenn Sie zwei zusätzliche schöne Fertigkeiten lernen, um sich selbst und Ihrem Kind etwas Gutes zu tun und dessen Wohlbefinden zu fördern. Die **Babymassage** und das häufige **Tragen des Kindes**. Sowohl die Babymassage als auch das Tragen des Kindes sind mit einem intensiven Körperkontakt verbunden. Dies bewirkt, dass die Babys die sensorischen und taktilen Fähigkeiten ausbilden und der liebevolle Körperkontakt zur Bezugsperson erzeugt Gefühle des Geborgenseins und Vertrauens im Kind. Gerade nach einer schweren oder unnatürlichen Geburt, die möglicherweise noch mit einer zeitweiligen Trennung von Mutter und Vater einherging, sind dies wirkungsvolle Möglichkeiten, um das Urvertrauen des Kindes zu fördern oder wiederherzustellen.

8 Häufig weinende Babys

- Sollte Ihr Kind trotz aller angewendeten Unterstützungsmaßnahmen nach der Geburt häufig scheinbar grundlos weinen, sich überstrecken, an Krämpfen, Verdauungsbeschwerden oder Einschlafschwierigkeiten leiden, so könnten dies auch Folgen der schwierigen Geburtssituation sein. Dies kann, muss aber nicht der Grund sein, denn auch Kinder ohne erschwerte Geburtsbedingungen leiden manchmal an diesen Problemen. Es ist auch möglich, dass Ihr Kind die genannten Symptome erst nach einer Weile entwickelt, ein typischer Zeitraum ist drei bis vier Wochen nach der Geburt.

- In den letzten Jahren hat man im Bereich einiger Körpertherapien gerade für solche Probleme bei Babys und Kleinkindern hervorragende Resultate erzielt. Sollte das Neugeborene die oben genannten Probleme weiter zeigen, so empfiehlt es sich, Ihrem Baby einige Behandlungen entweder der Kraniosakraltherapie, Osteopathie oder Akupunktmassage-Therapie zukommen zu lassen. Erkundigen Sie sich beim jeweiligen Dachverband, im Internet oder bei der Telefonauskunft nach Adressen von Therapeuten in Ihrer Nähe.

© BDH – Das Neugeborene in der Hebammenpraxis, Hippokrates Verlag 2004

Die ersten Stunden

3 Bonding

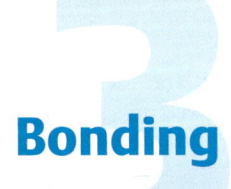

Constanze Koschorz

Neben den für uns sichtbaren und messbaren Vorgängen, die wir aus Sorge um das körperliche Wohlbefinden von Mutter und Kind nach der Geburt beobachten und prüfen, laufen noch andere, für uns nicht sichtbare und messbare Prozesse ab, die für das seelische Wohlbefinden von Mutter und Kind von größter Bedeutung sind.

> Die erste Begegnung zwischen Mutter und Kind und das erste Zusammensein außerhalb der Gebärmutter haben einen entscheidenden Einfluss auf die Entwicklung der Mutter-Kind-Bindung. Jetzt stellen sich die Weichen für das weitere Zusammenleben von Mutter und Kind.

In der klinischen Geburtshilfe wird die Bedeutung der ersten Kontaktaufnahme, in der modernen Geburtshilfe Bonding genannt, auch heute noch oft unterschätzt. Obwohl zahlreiche Forschungsergebnisse vorliegen und es genügend Frauen gibt, die anhand verschiedener Geburtserfahrungen berichten können, wie nachhaltig nachteilig sich mangelndes Bonding nach der Geburt auswirken kann, gibt es zum Schutz und zur Förderung dieser ersten Begegnung in den meisten Kliniken kein eindeutiges Management. Oft wird die Arbeitsorganisation über die Bedürfnisse von Mutter und Kind gestellt, dabei liegen gerade hier eindeutige Reserven zur Entlastung des Personals. Statt die Verbindung zu unterstützen, werden Mutter und Kind zu rasch getrennt und damit bei der urwüchsigsten und sinnlichsten Begegnung am Anfang eines neuen Lebens gestört.

3.1 Die erste Begegnung

Auf dem Höhepunkt der Erregung und Kraftanstrengung der Frau wird das Kind geboren. Abhängig von der Gebärposition der Mutter, bleibt das Kind für die **Zeitspanne** auf dem Tuch liegen oder in den Händen der Hebamme, bis die Frau auf ihr Kind reagieren und es in Empfang nehmen kann. Diese Zeitspanne ist von Frau zu Frau ganz unterschiedlich. Sie hängt zum einen davon ab, wie schnell die starke Erregung der Austreibungswehen abgebaut werden kann, und wie schnell das Kind seine ersten, für die Mutter hörbaren Lebenszeichen äußert. Manche Frauen sind in der Lage, nach der Geburt des Kopfes die weitere Geburt des Kindes mitzuverfolgen und haben das Kind bereits im Arm, bevor es seinen ersten Schrei abgibt. Andere brauchen eine kleine Weile, um ihre Erregung abzubauen, und reagieren tatsächlich erst dann, wenn sie von ihrem Kind etwas hören, so als würden sie durch die Lebensäußerungen des Kindes in die Wirklichkeit zurückgeholt.

Die akustischen Lebensäußerungen des Neugeborenen üben nach der Geburt den stärksten Reiz auf die Mutter aus, wenn sich die Mutter in einer Gebärhaltung befindet, in der sie ihr Kind nicht gleich sehen kann, sondern sich erst umdrehen muss. Bei anderen Gebärhaltungen ist die Mutter in der Lage, ihr Kind sofort zu sehen und kann bereits auf diesen optischen Reiz reagieren, bei Wassergeburten wirkt zuerst der Reiz über das Tasten und Fühlen beim Herausheben des Kindes aus dem Wasser auf die Mutter ein.

Eine Frau, die ihr Kind ohne Hilfspersonen zur Welt bringt, wird keinesfalls schneller handeln, als ihr Zustand und ihr Reaktionsvermögen es erlauben. So gibt es also gar keinen Grund irgendetwas zu beschleunigen. Braucht eine Frau länger, um auf ihr Kind zu reagieren, können wir das Kind in dieser Zeit auf ein trockenes Tuch legen, mit einem vorgewärmten Tuch zudecken und seine Vitalität beobachten. Wendet sich die Mutter dem Kind dann zu, darf sie es in Ruhe betrachten und dann selbst oder mit Hilfestellung zu sich nehmen.

Hat die Mutter das Kind gut und sicher in ihren Armen, werden beide mit warmen Tüchern zugedeckt. Viele Frauen lehnen sich in dem Moment entspannt zurück, schließen die Augen und genießen ganz und gar diesen ersten Moment, ihr Kind zu halten und zu fühlen. Alles andere verliert jetzt vorübergehend an Bedeutung, die junge Familie ist ganz mit sich beschäftigt.

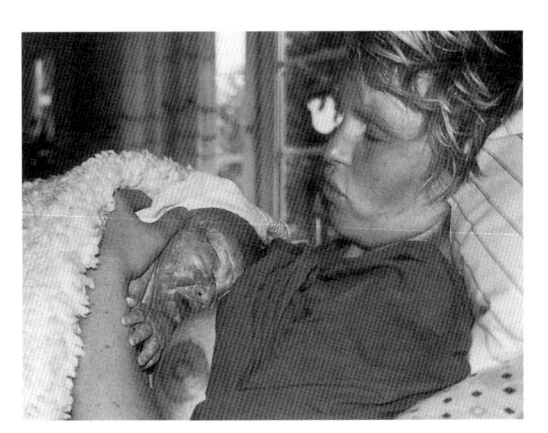

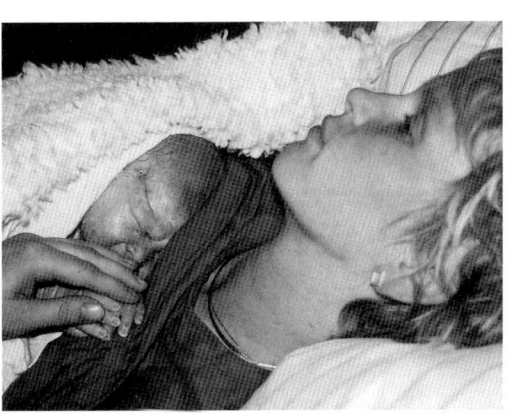

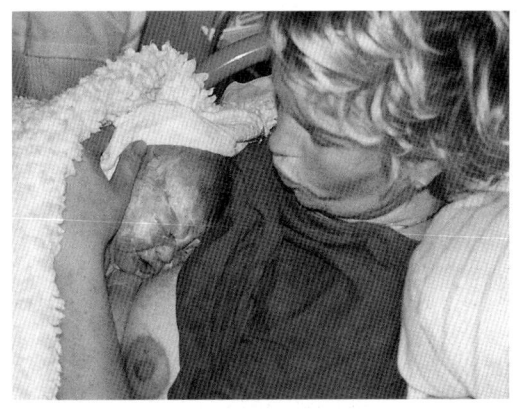

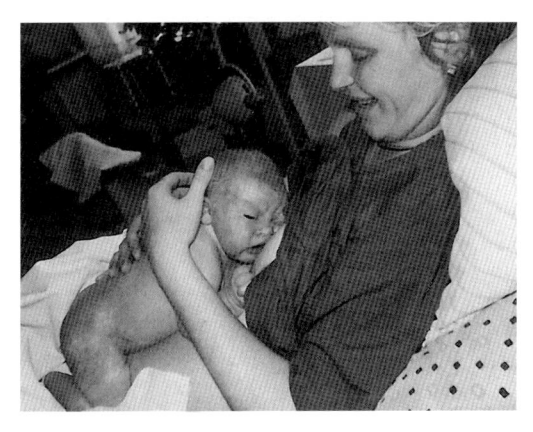

Die **Wahrnehmung der Mutter für ihre Umgebung** ist deutlich herabgesetzt, das entspricht einem natürlichen Schutzmechanismus (Endorphinausschüttung). Bewegen wir uns rücksichtsvoll im Raum, so werden wir die Mutter damit nicht stören. Eine sehr laute Geräuschkulisse, helles Licht und eiliges Hin- und Herlaufen können den ersten Bindungsprozess jedoch stark beeinträchtigen, indem sie den Adrenalinspiegel der Mutter erhöhen, ihre Aufmerksamkeit erregen und damit vom Wesentlichen ablenken. **Adrenalin** bremst die Ausschüttung von Oxytocin, und damit neben den Kontraktionen des Uterus auch die Intensität der Liebesgefühle. Es gehört zu unseren Aufgaben, optimale Bedingungen zu schaffen, damit sich Mutter und Kind nach der Geburt wohl, behaglich und sicher fühlen.

Dabei stellen die **Geburt der Plazenta** und eine sich eventuell anschließende **Naht einer Geburtsverletzung** keine Störung der Interaktion zwischen Mutter und Kind dar, sofern beides mit dezenter Beleuchtung erfolgt. Für die Mutter ist es gerade schön, ihr Kind im Arm zu halten, wenn noch etwas zu nähen ist, dann ist sie zum einen abgelenkt und beschäftigt, zum anderen getröstet, falls es doch etwas schmerzhaft ist. Die negative Auswirkung von sehr hellem Licht wird gern ignoriert. Dabei käme sicher niemand auf die Idee, ein kuscheliges Zusammensein mit einem lieben Menschen unter grellem Neonlicht zu arrangieren.

> Unabhängig von der Umgebung bleibt jedoch das Wichtigste, dass Mutter und Kind zusammensein können.

Eine gemütliche Umgebung hebt zwar unsere Stimmungen und das Wohlbefinden kann dadurch gesteigert werden (niedriger Adrenalinspiegel), trotzdem kommen Kinder auch an wenig gemütlichen Orten zur Welt, und genau wie die Mutter während der Geburtsarbeit ihre materielle Umgebung nur begrenzt wahrnimmt, so spielt die Umgebung auch nach der Geburt für beide keine extrem vordergründige Rolle, wenn sie nur zusammen sind.

Sind Mutter und Kind in gutem Körperkontakt ungestört beieinander, ist **das erste Stillen** meistens kein Problem. Nach einem ihm entsprechenden Zeitraum bringt das Kind seinen Saugwillen durch schmatzende Geräusche deutlich zum Ausdruck und saugt dann ganz selbstverständlich an der Brust. Da das Kind bereits an der Mutter anliegt, findet es die Brustwarze ganz von allein. Die einzige Hilfestellung, die wir geben müssen, ist **Lagerungshilfe für Mutter und Kind**. Beide sollen es bequem und warm haben. Eine gemütliche Lagerung von Anfang an trägt deutlich zum Erfolg der Stillbeziehung bei. Hat das Kind an beiden Seiten ausreichend gesaugt, weiß die Mutter, dass ihr Kind fähig ist, sich von der Brust zu ernähren. Beide können nun zufrieden den Kreißsaal verlassen.

Da viele Frauen große Zweifel an ihrer Fähigkeit zu stillen haben, ist es besonders wichtig, dass das Kind beim ersten Körperkontakt auch an die Brust gelangt und nicht zwischenzeitlich weggenommen wird. Auch eine kurzzeitige Trennung von Mutter und Kind kann das Kind derart irritieren, dass es danach nicht an die Brust geht.

Die Situation des Neugeborenen

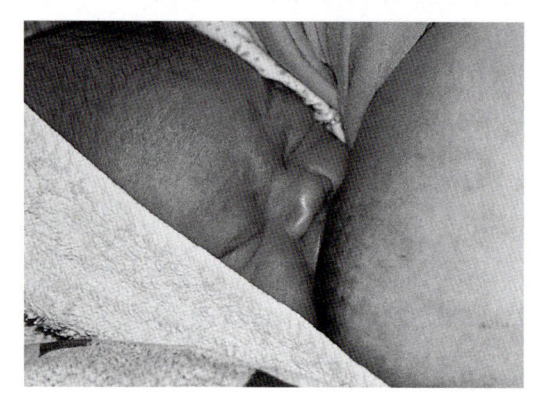

Hat das Kind den Mutterleib verlassen, so hat es damit seine gesicherten Lebensbedingungen aufgeben müssen. Es ist nun ganz auf die Aufmerksamkeit und Fürsorge seiner Mutter angewiesen. Um sein Überleben zu sichern und die Mutter zur Zuwendung zu bewegen, beginnt es aus Leibeskräften zu schreien.

Der erste Schrei des Neugeborenen hat im Geburtsverlauf eine tiefe Bedeutung. Ist er für die Helfenden das sichere Signal, dass es dem Kind gut geht, so löst er bei der Mutter Erleichterung, Freude und Glücksgefühle aus sowie das Bedürfnis, das Neugeborene zu sich zu nehmen und zu beruhigen. Die Mutter erwartet diesen ersten Schrei sehnsüchtig und wird durch ihn direkt angesprochen. Lässt er auf sich warten, so kann das Enttäuschung und Besorgnis bei der Mutter auslösen („Wieso schreit es gar nicht?!"). Allen Versicherungen, dass es dem Kind gut geht, zum Trotz, bleibt sie so lange in angespannter, fast misstrauischer Haltung, bis der erste Schrei ertönt.

War die Mutter eben noch von der Anstrengung der Geburt völlig vereinnahmt, so reagiert sie spätestens auf den ersten Schrei des Kindes und wendet sich ihm zu. In den Armen der Mutter beruhigt sich das Kind und beginnt, sich mit seiner neuen Umgebung vertraut zu machen. Es ist immer wieder faszinierend zu beobachten, wie schnell und zuverlässig sich das neu geborene Kind im Körperkontakt mit seiner Mutter entspannt. Nach den anstrengenden Stunden der Geburt kehrt jetzt Ruhe ein, und eine tiefe Zufriedenheit macht sich auf beiden Seiten breit. Auch im weiteren Verlauf des gemeinsamen Lebens bleibt das Weinen des Kindes ein besonderer Auslöser für mütterliches Verhalten.

Bindungsentwicklung

Bis zum Zeitpunkt der Geburt waren Mutter und Kind so eng vereint, wie sie es nie wieder sein werden. Nach der Geburt nehmen sie tatsächlich Kontakt miteinander auf, der für die Auslösung mütterlichen Fürsorgeverhaltens, und damit für das Überleben des Kindes, unbedingt notwendig ist.

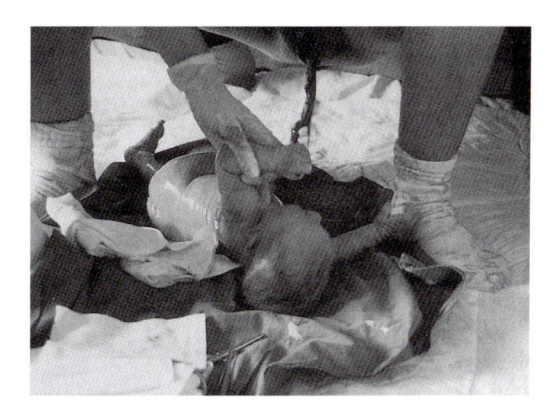

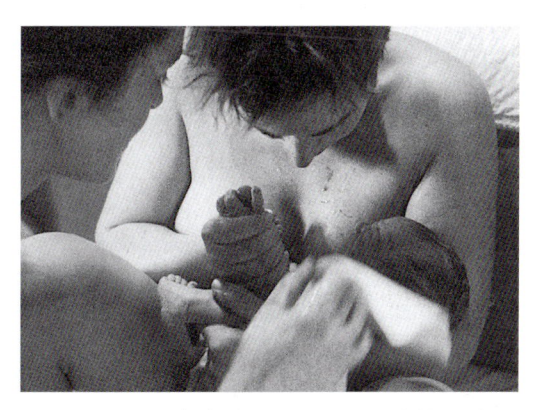

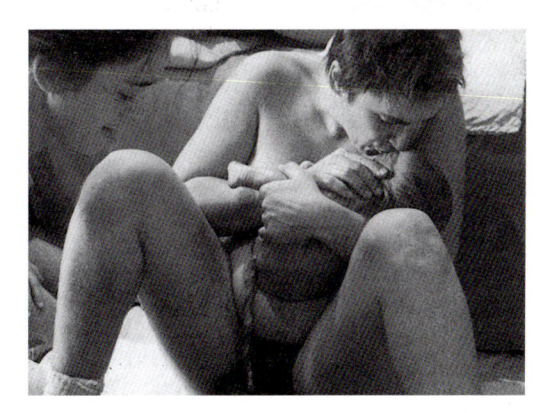

> Dieser Kontakt, der beide in der neuen Lebenssituation innig und dauerhaft aneinander binden soll, findet über alle Sinne statt.

Zuerst wird die **Mutter** über das Hören und Sehen angesprochen. Das Weinen und das äußerliche Erscheinungsbild des Neugeborenen mit seinen suchenden Bewegungen üben einen starken Sinnesreiz auf die Mutter aus. Hat sie das Kind dann zu sich genommen, kommen Tastsinn und Geruchssinn hinzu (Streicheln und Beschnuppern). Im Gegensatz zum Tierreich werden beim Menschen die Neugeborenen nicht abgeleckt, lediglich das Küssen ist übrig geblieben, worüber zu guter Letzt der Geschmackssinn angesprochen wird.

Für das **Kind** stehen Tastsinn und Gehör an erster Stelle (die warme Haut der Mutter und ihr vertrauter Herzschlag). Liegt das Kind entspannt bei der Mutter, können wir seine visuelle Aufmerksamkeit beobachten. Mit weit geöffneten Augen schaut es oft ganz ruhig. Als Nächstes kommen Geschmackssinn und Geruchssinn hinzu (Schmecken der Brustwarze/ des Kolostrums, Riechen der Mutter).

Im Bindungsprozess zwischen Mutter und Kind spielt das Hormon **Oxytocin** eine herausragende Rolle. 1972 gelang es den Professoren J. Terkel und J. S. Rosenblatt in den USA jungfräuliche Ratten zu mütterlichem Verhalten zu bewegen, indem sie ihnen Blut injizierten, das sie einem anderen Rattenweibchen entnommen hatten, unmittelbar, nachdem dies geworfen hatte. Auch in anderen Tierversuchen konnte bestätigt werden, dass Oxytocin mütterliche Verhaltensweisen auslöst.

Bereits während des Geburtsverlaufes wird durch die hohe Oxytocin-Konzentration im Blut die Region im Hirnstamm der Mutter aktiviert, in der unsere abrufbereiten Mutterinstinkte festgeschrieben sind. Michel Odent (2) bezeichnet Oxytocin als Hormon der Liebe, denn bei allen Vorgängen, die im menschlichen Leben mit Liebe zu tun haben, wird Oxytocin ausgeschüttet. Der Oxytocin-Spiegel steigt während des Geburtsverlaufes stetig an und erreicht seine höchsten Werte während der Austreibungswehen und kurz nach der Geburt. Die Oxytocin-Ausschüttung wird aber auch über die Sinnesreize, die das Neugeborene auf die Mutter ausübt, weiter verstärkt. Gerade deshalb ist es wichtig, dass das Neugeborene bei der Mutter bleibt und seine Reize aussenden kann. Beim ersten Saugen an der Brust kommt es erneut zur Ausschüttung von Oxytocin.

Zusätzlich kommt es nach der Geburt der Plazenta durch den Wegfall des Progesterons zur Ausschüttung von **Prolaktin**, welches die Stillfunktion fördert. Beide Hormone ergänzen sich wechselseitig.

Ist das Kind geboren, kommt das **mütterliche Instinktverhalten** voll zur Entfaltung, wenn diesen Vorgängen Raum und Zeit eingeräumt wird. Der Drang, ein Kind zu bemuttern, folgt einem bestimmten Muster: in den Arm nehmen, streicheln, halten, beruhigende Worte sprechen usw. Wenn hier vorzeitig eingegriffen wird, z. B. indem das Personal das neugeborene Kind bemuttert, wird der Muttertrieb gehemmt, da das Neugeborene als Ziel der mütterlichen Fürsorgeverhaltens fehlt, der folgerichtige Ablauf wird gestört, eine tiefe Verunsicherung auf beiden Seiten ist die Folge. Neugeborene können ein Vertrauensdefizit erleiden, wenn die erste Phase nach der Geburt nicht physiologisch verläuft. Werden sie zu früh von der Mutter weggenommen, schreien sie vehement und beruhigen sich nur schwer oder gar nicht, bis sie wieder zur Mutter zurückkommen. Mütter verlieren vor allem Sicherheit im Umgang mit ihrem Kind und erleiden damit einen Vertrauensverlust in ihre mütterlichen Fähigkeiten und neigen eher zu Gemütsschwankungen im Wochenbett als Mütter nach einer ungestörten ersten Annäherung nach der Geburt.

Um einen festen Bund eingehen zu können, bedarf es eines guten Anfangs. Hier wird eine solide Grundlage für den weiteren gemeinsamen Weg geschaffen. Eine gesunde Bindung ermöglicht später auch ein gegenseitiges Loslassen, eine mangelhafte Bindung führt oft zum zwanghaften Aneinanderhängen. Die erste Begegnung zwischen Mutter und Kind nach der Geburt ist ein **eigenständiger natürlicher Pro-**

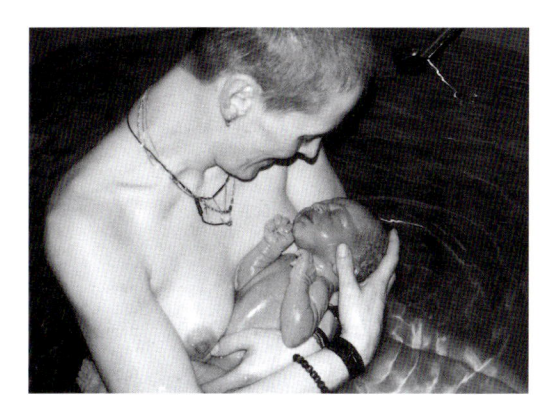

zess. Wir müssen dafür sorgen, dass dieser Prozess ungestört stattfinden kann.

> Der erste Körperkontakt, das Fühlen der noch feuchten samtweichen Babyhaut, die Bewegungen des Kindes, seine ersten Geräusche und seine Wärme, sind für die Mutter eine prägende Erfahrung.

Nur was wir tatsächlich erleben oder durchleben, prägt sich uns dauerhaft ein. Diese Erfahrung ist von elementarer Natur und hat nichts mit Verstand und Wissen zu tun. Sie kann nicht durch unser Bewusstsein gesteuert und beeinflusst werden. Gerade bei Frauen, die immer alles unter Kontrolle haben möchten, oder bei Frauen, die unerwünscht schwanger geworden sind, kann man erstaunliche Beobachtungen machen. Wie das Kind entspannen sie sich, werden still und versinken in dieser einzigartigen Begegnung. Jede Frau bringt prinzipiell die gleichen Voraussetzungen mit. Frauen, die auf dieses Erlebnis verzichten mussten, vor allem wenn es keine zwingende Notwendigkeit dafür gab, empfinden dies trotz späterem Ausgleich noch lange als Verlust, als ein Zeitabschnitt, der einfach fehlt.

Fallbeispiel *Beate, deren Kind durch einen Kaiserschnitt zur Welt kam, sagte später im Wochenbett, als wir noch einmal über die Entbehrungen nach der Geburt sprachen: „Und beim nächsten Mal, da will ich das Kind mit seiner ganzen Käseschmiere, dem Blut und der Nabelschnur auf meinem Bauch haben, und das stelle ich mir als den schönsten Moment vor."*

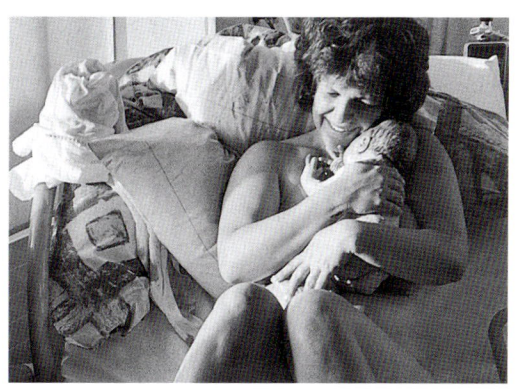

Ein ungestörtes Bonding gibt der Mutter Kraft und Selbstvertrauen und erweckt ihre Mutterliebe. Das Neugeborene erfährt Halt, Schutz und Geborgenheit in den Armen der Mutter, Wärme über ihre Haut und Vertrautes über ihren Herzschlag, später auch über ihre Stimme, wenn sie beginnt, mit ihm zu sprechen. Diese Erfahrung ist unwiederbringlich und durch nichts zu ersetzen. Als Tragling geboren, erwartet das Kind einen Platz bei seiner Mutter und nichts anderes.

> Geht es Mutter und Kind gut, gibt es keine Gründe, diese erste Begegnung einzuschränken oder gar zu unterbrechen. Die Bestimmung von Gewicht, Länge und anderen Maßen dient der Befriedigung unserer intellektuellen Bedürfnisse und kann zu einem späteren Zeitpunkt erfolgen.

Die detaillierte Untersuchung des Kindes bietet keinen Vorteil für die Mutter-Kind-Bindung und muss deshalb nicht sofort stattfinden. Um uns von der Vitalität des Kindes zu überzeugen, bedarf es keiner aufwändigen Untersuchung. Die Lebenszeichen des Kindes sehen und fühlen wir direkt nach der Geburt, genauso nehmen wir seinen körperlichen Zustand visuell war. Mit einem Blick auf das Kind können wir uns immer wieder von seinem Zustand überzeugen, wenn es in den Armen seiner Mutter liegt.

Fallbeispiel *Frau V., deren erstes Kind schon fast erwachsen war, war begeistert, als sie ihr zweites Kind nach der Geburt behalten durfte, und niemand danach trachtete, es wegzunehmen, um es zu wiegen und zu untersuchen. Sie war so beglückt, regelrecht „entrückt", dass sie erst nach eineinhalb Stunden bereit war, ihr Kind für kurze Zeit zum Messen herzugeben. Sie kostete dieses Glück voll und ganz aus.*
Nach der ersten Geburt war Frau V. davon ausgegangen, dass es für die Gesundheit des Kindes notwendig sei, es wegzutragen und zu „versorgen", sie hatte nicht gewagt, etwas dagegen einzuwenden. Sie hatte auch nichts direkt vermisst, weil sie ja nichts anderes kannte. Nur schön war es nicht gerade, das hatte sie noch genau in Erinnerung. Erst nach der zweiten Geburt, als sie völlig überwältigt von dieser intensiven Erfahrung war, wusste sie, was es bedeutet, so in das gemeinsame Leben zu starten.

Dieses Beispiel zeigt deutlich, in welchem Maße die Frauen bereit sind, die Gegebenheiten der Klinik hinzunehmen in der Annahme, dass unser Handeln richtig sei. Das sollte uns immer wieder Ansporn sein, tatsächlich im Sinne von Frau und Kind zu handeln, die physiologischen Vorgänge zu kennen und zu fördern und die Qualität unserer Arbeit kritisch zu betrachten.

Geringfügige Anpassungsstörungen sind kein Anlass, das Kind von der Mutter wegzunehmen. Die häufigste Therapie leichter Beeinträchtigungen beim Neugeborenen nach der Geburt ist die Zufuhr von Wärme und Sauerstoff. Welche Wärmequelle sollte besser geeignet sein als die Mutter selbst? Und Sauerstoff ist an jedem Gebärbett verfügbar. So kann das Kind seine Lebenskräfte in Ruhe und Geborgenheit entfalten, den Sauerstoff kann der Vater oder jede andere Begleitperson vorhalten. Hat die Mutter ihr Kind im Arm und hält es, ohne dass es erst einer aufwändigen Untersuchung unterzogen wird, so erlebt sie seine Vitalität uneingeschränkt, und ihr Vertrauen in die Lebensfähigkeit ihres Kindes wird gestärkt. Als Betreuende sorgen wir dafür, dass es Mutter und Kind bequem haben und dass störende Einflüsse fern gehalten werden.

Ein Kind, das die ersten zwei Stunden nackt mit seiner Mutter verbringen durfte, ist durch und durch warm, rosig und zeigt sich äußerst zufrieden. Eine Mutter, die einen intensiven Kontakt mit ihrem Kind nach der Geburt haben konnte, geht gestärkt in ihre neue Rolle, sie wird sich nach dem Körperkontakt sehnen und keine Angst haben, ihr Kind zu „verwöhnen". Ein ungestörter Körperkontakt kann vor allem nach schwierigen Geburten tröstend und heilend wirken.

3.2 Wenn eine Mutter die Kontaktaufnahme ablehnt

In meiner gesamten Praxis ist es nur einmal vorgekommen, dass eine Frau ihr Kind abgelehnt hat, sie wollte es auch nicht sehen.

Fallbeispiel *Es war das achte Mädchen einer moslemischen Frau, die bereits vor der Geburt wusste, dass es wieder ein Mädchen wird und so schwer enttäuscht war, dass sie es unmittelbar nach der Geburt nicht nehmen konnte. Für sie bedeutete die Geburt dieses Kindes die Gewissheit, dass sie demnächst wieder schwanger sein muss, so lange, bis der gewünschte Junge, der für den materiellen Fortbestand der Familie unerlässlich schien, geboren wird.*

Mit solchen Ausnahmen müssen wir selbstverständlich immer rechnen und dann entsprechend reagieren. Nach kurzer Ratlosigkeit habe ich in dem beschriebenen Fall das Kind gut eingewickelt und dann tatsächlich so weit weggelegt, dass die Frau es vorerst nicht sehen musste. Für das Kind sind echte Tatsachen immer noch besser als unechte Gefühle.

Auch Frauen, die durch ihre Vorgeschichte selbst seelisch schwer beeinträchtigt sind, können mitunter nach der Geburt mit ihrem Kind nicht allein gelassen werden. Sie brauchen Beistand und Hilfe, weil die uneingeschränkte körperliche Nähe sie durchaus überfordern kann, oder sie brauchen gerade wesentlich mehr Zeit mit ihrem Neugeborenen als üblicherweise im Kreißsaal vorgesehen ist. Hier müssen wir sensibel genug sein, um die notwendige Hilfe zu leisten, wir bleiben dabei und begleiten die Mutter beim Entdecken ihres Kindes, nehmen es, wenn es ihr zu viel wird oder stellen es im Bettchen neben die Mutter.

Frauen aus anderen Kulturen möchten manchmal ihr Kind nicht ungewaschen berühren, hier gilt es einfach herauszufinden, wie es für die Frau in Ordnung ist, auch wenn die Verständigung schwierig ist.

Fühlt eine Frau sich durch unsere Betreuung frei und ungehemmt, so wird sie keine Probleme haben, ihre Gefühle nach der Geburt zuzulassen, egal, welcher Natur sie sind. Viele Dinge lassen sich vor der Geburt abklären, abwägen oder gar üben. Die Vorgänge nach der Geburt haben aber etwas mit Liebe und Gefühl zu tun und mit Verhaltensweisen, die so alt sind wie die Menschheit selbst.

3.3 Richtlinienvorschlag zur Bondingförderung in Kliniken

Richtlinien zum Schutz und zur Förderung des Bindungsprozesses zwischen Mutter und Kind nach der Geburt

- Nach der Geburt eines gesunden Kindes warten wir ab, bis die Mutter selbst auf ihr Kind reagiert, dann unterstützen wir sie, wenn sie ihr Kind zu sich nimmt.
- Bei Bedarf wird es vorsichtig abgetrocknet, danach mit angewärmten Tüchern zugedeckt.
- Die Abnabelung erfolgt nach angemessener Zeit in den Armen der Mutter, sofern die Nabelschnur nicht sehr kurz ist.
- Ist das Kind von außen warm genug zugedeckt, kann die Mutter das Kind halten und behalten und mit ihm kuscheln, bis es Anzeichen macht, nach der Brust zu suchen.
- In der Zwischenzeit wird die Plazenta geboren, eventuelle Dammverletzungen werden genäht. Verletzungen später zu nähen, ist eine mögliche Variante, die allerdings für die Frau nicht besonders angenehm ist. Erfahrungsgemäß ist eine Naht kurz nach der Geburt weniger schmerzhaft, und die Frau hat das erleichternde Gefühl, dann wirklich alles geschafft zu haben. Dabei kann das Nahtgebiet punktuell beleuchtet werden, Flutlicht ist für eine erste liebevolle Begegnung absolut ungeeignet.
- Zeigt das Kind deutliche Sauglust, kann es nahtlos aus dem engen Körperkontakt mit seiner Mutter zur Brust gelangen. Wir achten darauf, dass es Mutter und Kind schön warm und bequem haben (Lagerungskissen). Eine noch andauernde Nahtversorgung ist dabei kein Hinderungsgrund.

- Spätestens wenn das Kind zufrieden an der Brust liegt, können wir uns für eine Weile auf Abruf gänzlich zurückziehen.
- Beim Wechsel von der ersten zur zweiten Brust ist ein erster geeigneter Zeitpunkt, um das Kind zu messen. Jetzt ist so viel Zeit vergangen, dass die Mutter gern für einen kurzen Moment das Kind hergibt. Außerdem ist eine kleine Pause zwischen der ersten und der zweiten Brust durchaus angebracht. Steht ein Dienstwechsel bevor, sollte auch dies kein Grund sein, Mutter und Kind kurz nach der Geburt zu trennen, um die Maße zu bestimmen, auch wenn der Zeitraum dafür noch so kurz ist. Die Maße kann auch die nächste Hebamme erheben und nachtragen.
- Alles, was nötig ist, kann erfolgen, wenn das Kind bei der Mutter liegt. Die Apgar-Werte lassen sich problemlos prüfen, eine allgemeine Zustandskontrolle des Neugeborenen ist ohne großen Aufwand in den Armen der Mutter möglich. Die U1 kann kurz vor der Verlegung vorgenommen werden.
- Alles was nicht nötig ist, wird von der Mutter fern gehalten, z. B. Lärm, Hektik, Stress, volle Beleuchtung, Gespräche des Personals.
- Kinder, die die ersten beiden Stunden nackt im engen Körperkontakt mit ihrer Mutter verbringen, sind wunderbar warm, rosig und zufrieden. Es reicht aus, das Kind kurz vor der Verlegung anzuziehen, z. B. dann, wenn auch die Mutter sich wäscht und anzieht.

Mit dieser Vorgehensweise werden in erster Linie die physiologischen Vorgänge nach der Geburt zugelassen und unterstützt. Auch für uns Betreuende ergeben sich dabei wesentliche **Vorteile:**
- Ist die junge Familie mit sich beschäftigt, besteht kaum Kommunikationsbedarf. Da die meisten Babys ruhig sind, wenn sie bei der Mutter liegen, kehrt eine angenehme Ruhe im Raum ein. (Ausnahmen gibt es z. B. bei Kindern nach überstürzter oder traumatischer Geburt.)
- Um den Wärmehaushalt des Kindes müssen wir uns keine Sorgen machen, die vitale Wärme der Mutter steht als Wärmequelle für das Kind an erster Stelle. Außerdem wird das Kind von seinen Eltern kompetent beaufsichtigt.
- Bleibt das Kind nackt, können wir Hautfarbe und Nabel sehr einfach kontrollieren.
- Das erste Stillen klappt meistens problemlos, oft schaffen es Mutter und Kind ganz allein.

Als Hebammen sind wir in der glücklichen Lage, den natürlichen Prozess der Geburt begleiten zu dürfen. Frauen begeben sich in unsere Betreuung, um eine wissende, erfahrene Frau zur Seite zu haben, die ihnen das Gefühl gibt, alles ist richtig, gut und in Ordnung, so dass sie sich ganz in den Prozess der Geburt hineingeben können und keine Angst haben müssen. Sie wünschen sich primär kein Eingreifen ohne zwingende Gründe und möchten gesund und gestärkt aus der Geburt hervorgehen, um ihrer neuen Aufgabe gewachsen zu sein.

Besonders in den ersten Stunden nach der Geburt ist es für uns einfach, die natürlichen Vorgänge ihrem Selbstlauf zu überlassen. Eine tatsächliche Störung können wir jetzt viel leichter erkennen als vor der Geburt. Deshalb brauchen wir an Mutter und Kind nicht tätig zu werden, solange keine Störung eintritt. Wir sind in der Pflicht, den nötigen Respekt für die Zeit nach der Geburt aufzubringen, auch wenn wir persönlich anders darüber denken.

> In der heutigen Zeit, in der immer mehr Menschen an Bindungsstörungen und an mangelnder Liebe zu sich selbst leiden, gewinnt die Zeit nach der Geburt des Menschen zunehmend an Bedeutung. Auf der Suche nach den Ursachen, werden auch die Umstände der Geburt betrachtet. Durch einen bewussten Umgang mit den ersten Stunden nach der Geburt können wir entscheidende Ursachen ausschließen.

Auch wenn ein guter Anfang des gemeinsamen Lebens keine Garantie für den weiteren Verlauf der Bindung und des Stillens gibt, so bietet er zumindest alle Chancen auf einen positiven weiteren Weg. Diese Chance sollte unbedingt gegeben und genutzt werden.

Literatur

1. Dröscher, Vitus B., Nestwärme, Econ Verlag GmbH 1982
2. Odent, Michel, Die Wurzeln der Liebe, Walter Verlag 2001
3. Odent, Michel, Geburt und Stillen, Beck'sche Reihe 1994
4. Rockenschaub, Alfred, Gebären ohne Aberglaube, Facultas Univ.Verlag 2001
5. Verny, Thomas, Das Seelenleben des Ungeborenen, Rogner & Bernhard 1981
6. Klaus/Kenell, Mutter-Kind-Bindung, dtv 1987
7. Liedloff, Jean, Auf der Suche nach dem verlorenen Glück, Verlag C.H.Beck 1980
8. Hilsberg, Regine, Körpergefühl, rororo 1985
9. Harms, Thomas (Hrsg.), Auf die Welt gekommen, Ulrich Leutner Verlag, 2000

Information für Eltern

Tipps für Eltern, die auf der Suche nach einem geeigneten Ort für die Geburt ihres Kindes sind

- Neun Monate ist Ihr Kind in Ihnen gewachsen, nun soll es zur Welt kommen, und ein gemeinsames Leben beginnt. Für diesen gemeinsamen Weg ist ein guter Start besonders wichtig, deshalb kommt der ersten Zeit nach der Geburt eine besondere Bedeutung zu. Für die erste Begegnung nach der Geburt brauchen Sie Ruhe und Zeit, um einfach nur zusammen sein zu können, ohne dass andere Dinge Vorrang haben.

- Achten Sie bei der Wahl des Geburtsortes darauf, wie die Zeit nach der Geburt im **Allgemeinen gestaltet** wird, und fragen Sie direkt nach, wie lange Sie das Neugeborene nach der Geburt nackt bei sich haben können, ohne dass dieser erste Kontakt unterbrochen wird. Geht es dem Kind gut, gibt es keine Gründe, diesen ersten Kontakt zu stören. Der erste Kontakt ist für Sie und ihr Kind besonders wichtig, Ihrem Kind gibt er Sicherheit und Schutz, bei Ihnen sorgt er dafür, dass Ihre Muttergefühle voll zur Entfaltung kommen können. Dabei brauchen Sie nichts dazu zu tun, außer Ihr Kind zu nehmen, alles Weitere funktioniert ganz von allein.

- Heute hat sich die allgemeine Auffassung durchgesetzt, dass ein rasches **Durchtrennen der Nabelschnur** keine Vorteile für das Kind bringt, es darf also ruhig abgewartet werden, bis die Mutter wenigstens gesehen hat, dass das Kind mit ihr durch die Nabelschnur verbunden ist. Wer Wert darauf legt, die Nabelschnur selbst durchzuschneiden, sollte dies vor der Geburt kund tun, um Enttäuschungen zu vermeiden. Fragen Sie ruhig auch nach solchen „Kleinigkeiten" in der Einrichtung, die für Sie in Frage kommt. Viele Frauen sind davon im Nachhinein oft enttäuscht, dass alles nach der Geburt so schnell ging, und sie nichts richtig wahrnehmen konnten. Ist das Kind gesund und munter, gibt es keinen Grund zur Eile.

- Darf das Kind in Ruhe bei der Mutter ankommen und sich von der Geburt erholen, wird es ganz von selbst beginnen, nach einem ihm gemäßen Zeitraum nach der Brust zu suchen. Die meisten Kinder brauchen ungefähr eine halbe Stunde, um sich an den neuen Zustand zu gewöhnen. Dann sind sie bereit zu saugen und tun dies mit einer Selbstverständlichkeit, die immer wieder verblüfft. Sie dürfen sich also Zeit lassen, Ihr Kind zunächst ganz und gar genießen und erleben. Achten Sie einfach auf die Signale Ihres Kindes und Sie werden den richtigen Zeitpunkt für **das erste Stillen** gemeinsam herausfinden.

- Das **erste Stück Stoff**, mit dem das Kind nach der Geburt bedeckt wird, ist in der Klinik hauseigene Wäsche. Es ist eine Überlegung wert, ob Sie eigene Tücher mitbringen, mit denen das Kind nach der Geburt zugedeckt werden soll.

- Wie bereits während des Geburtsverlaufes ist es auch nach der Geburt sinnvoll, **Wünsche, Bedürfnisse oder auch Unbehagen zu äußern**. Nicht immer kann das Personal alles erspüren, die Bereitschaft, alles zu ermöglichen, ist heutzutage überall groß.

© BDH – Das Neugeborene in der Hebammenpraxis, Hippokrates Verlag 2004

Information für Eltern

Fortsetzung: Tipps für Eltern, die auf der Suche nach einem geeigneten Ort für die Geburt ihres Kindes sind

- **Fotografieren und Telefonieren** unmittelbar nach der Geburt lenken die Aufmerksamkeit vom eigentlichen Geschehen stark ab, als Paar sollte man sich vorher absprechen, wie lange diese Dinge warten können, bzw. auf ein Minimum beschränkt werden.

- **Kaiserschnitte** werden heute meistens mit einer Betäubungsform durchgeführt, bei der die Mutter wach sein und ihr Kind begrüßen kann. In vielen Kliniken bleiben Mutter und Kind auch nach einem Kaiserschnitt zusammen, allerdings ist das nicht überall möglich. Es kann durchaus sein, dass Mutter und Kind in den ersten zwei Stunden nach einem Kaiserschnitt getrennt überwacht werden. Auch darüber sollten Sie sich vorher Klarheit verschaffen. Es gibt keine zwingenden Gründe, Mutter und Kind nach einem Kaiserschnitt getrennt zu versorgen. Meistens sind organisatorische Modalitäten dafür verantwortlich.

- Auch in den ersten Tagen und Wochen nach der Geburt bleibt es wichtig, **guten Körperkontakt mit dem Kind** zu haben. Besonders schön ist es, täglich einige Zeit das nackte Kind auf Bauch und Brust liegen zu haben, Wärme und Energieaustausch fördern die Bindung und regen gleichzeitig die Milchbildung an. Besonders wichtig ist dieses Zusammensein für Mütter, die auf den engen Kontakt nach der Geburt verzichten mussten. Es lohnt sich, dafür um Unterstützung zu bitten, wenn man sich selbst manches noch nicht traut oder zutraut.

- Damit sich die Bindung zwischen Mutter und Kind auch in den Tagen nach der Geburt in Ruhe weiterentwickeln und stabilisieren kann und die Milchbildung gut in Gang kommt, ist es ratsam, **nicht zu viel Besuch** zu empfangen. Nutzen Sie diese erste Zeit, um ihr Kind richtig kennen zu lernen. In den meisten Kliniken darf der Partner natürlich tagsüber immerzu anwesend sein, so dass auch die junge Familie zusammenwachsen kann.

4 Erstmaßnahmen nach der Geburt

Hella Köster

Die Erstmaßnahmen beim Neugeborenen finden parallel zur postpartalen Überwachung und Betreuung der Mutter innerhalb der ersten zwei bis drei Stunden nach der Geburt statt und gehören zu den Aufgaben der Hebamme. Sie umfassen die **Erstversorgung** unmittelbar nach der Geburt sowie die Durchführung der **Erstuntersuchung (U1)** nach den Kinderrichtlinien im Rahmen der **endgültigen Versorgung** des Neugeborenen. Die erforderlichen Maßnahmen werden so reibungslos wie möglich in die **erste Kontaktaufnahme** zwischen Mutter/Vater und Kind sowie in das erste **Stillen** eingebettet.

In der Regel haben sich die Vitalfunktionen des Neugeborenen nach 2–3 Stunden so weit stabilisiert, dass die Hebamme es aus ihrer unmittelbaren Verantwortung entlassen kann. Ist das nicht der Fall, muss das Neugeborene so lange in ihrer Obhut bleiben, bis eine regelrechte Anpassung sichergestellt ist oder weitere Maßnahmen, in der Regel unter Hinzuziehung eines Pädiaters, eingeleitet wurden.

4.1 Erstversorgung nach der Geburt

In den ersten Minuten nach der Geburt finden die ersten und umfassendsten **Anpassungsleistungen des Kindes** statt:
- Einsetzen der Atmung
- Entfaltung der Lungen
- Herz- und Kreislaufumstellung
- Temperaturregulation
- Veränderte Sinneswahrnehmung

Die **Aufgabe der Hebamme** ist es, für optimale Voraussetzungen zu sorgen, welche eine störungsfreie Anpassung ermöglichen. Durch gezieltes Vorgehen unmittelbar nach der Geburt kann sie die Umstellung vom intrauterinen ins extrauterine Leben zusätzlich erleichtern. Darüber hinaus sind für den Fall, dass Probleme auftreten und weitergehende Maßnahmen erforderlich werden, Hilfsmittel bereitzuhalten.

Schritte
1. Abdunkeln des Geburtszimmers
2. Warmhalten des Kindes
3. Unterstützung der Spontanatmung/Freimachen der Atemwege
4. Durchführung der vorläufigen Abnabelung
5. Beurteilung des Allgemeinzustandes – APGAR-Score/Blutgasanalyse

Abdunkeln des Geburtszimmers

Das Öffnen der Augen und damit die erste unmittelbare visuelle Wahrnehmung der Umgebung wird durch starkes Licht beeinträchtigt. Dies beeinträchtigt die erste Kontaktaufnahme zwischen Mutter und Kind, die ja maßgeblich vom Blickkontakt bestimmt wird. Eine Reizüberflutung durch Licht führt zudem zu einer erhöhten Adrenalinausschüttung (Stresssituation), welche den Organismus unnötig beansprucht. Deshalb sollte es neben einem gedämpften Licht lediglich eine isolierte stärkere Lichtquelle zur Beobachtung des Dammes geben, die unmittelbar mit der Geburt des Kindes abgedreht werden kann. Tageslicht kann durch Vorhänge oder Jalousien gedämpft werden.

Warmhalten des Kindes

Das Kind wird aus einer warmen Umgebung mit einer nahezu gleich bleibenden Temperatur von ca. 37 °C in eine wesentlich kältere Umgebungstemperatur, die zudem Schwankungen unterworfen ist, geboren.

> Unter optimalen Bedingungen sinkt die Kerntemperatur innerhalb der ersten Minuten p.p. von 37,8 auf 36,5 °C ab.

Das initiale Absinken der Körpertemperatur nach der Geburt regt die Atemfunktion an und unterstützt die Kreislaufumstellung. Dabei sollte eine Kerntemperatur von 36,5 °C jedoch nicht unterschritten werden. Niedrigere Körpertemperaturen, insbesondere eine **Unterkühlung** (< 36 °C), beeinträchtigen die postpartalen Anpassungsvorgänge. Je größer das Temperaturgefälle zwischen Mutterleib und Umgebung ist, um so mehr Energie wird für die Aufrechterhaltung einer Kerntemperatur von 36,5–37,2 °C benötigt. Durch die kältebedingte periphere Vasokonstriktion kommt es zusätzlich zu einer O_2-Minderversorgung des Gewebes. Die damit einhergehende Zunahme des anaeroben Stoffwechsels führt zu einer im Weiteren gestörten Anpassung und zur Hypoglykämie. Das betrifft auch das gesunde, reife, normalgewichtige Neugeborene. Dabei ist zu berücksichtigen, dass ein Neugeborenes kein Kältezittern der Muskulatur aufweist, wenn es friert. Vielmehr gewinnt es die Energie für die Aufrechterhaltung der Körpertemperatur aus dem braunen Fettgewebe ohne Muskelbeteiligung.

Eine postpartale Unterkühlung kann darüber hinaus Stoffwechselvorgänge beim Neugeborenen nachhaltig beeinträchtigen. So findet man erfahrungsgemäß in solchen Fällen oftmals eine reduzierte Leberfunktion mit dem Erscheinungsbild eines **verstärkten Neugeborenenikterus** in der ersten Lebenswoche.

Schutzmechanismen des Neugeborenen gegen eine postpartale Unterkühlung:
- **Subkutanes Fettgewebe** bildet eine Isolationsschicht
- **Braunes Fettgewebe** liefert Wärmeenergie unter dem Einfluss des bei Kältestress freigesetzten Adreanlins bzw. Noradrenalins. Das braune Fettgewebe ist eine Besonderheit des Neugeborenen. Es befindet sich im Hals- und Nackenbereich, unter den Schulterblättern, im Mediastinum und um Nieren und Nebennieren. Seine braune Farbe bekommt es durch ein dichtes Gefäßnetz, eine hohe Anzahl an Mitochondrien und einen hohen Katecholamingehalt. Es ermöglicht eine schnelle Wärmegewinnung, ohne auf Glykogenreserven angewiesen zu sein.

Begünstigende Faktoren für eine postpartale Unterkühlung seitens des Kindes:
- Das Kind wird nass geboren, weshalb mit **Verdunstungskälte** zu rechnen ist.
- Die wärmeabgebende **Körperoberfläche** des Neugeborenen ist im Verhältnis zu seinem wärmeproduzierenden Körperkern relativ groß. Je kleiner ein Kind ist, um so mehr kommt dieser Faktor zum Tragen.

> Daraus folgt, dass kleine Kinder (< 3000 g), vor allem wenn sie **Früh- oder Mangelgeborene** sind, ein erhöhtes Risiko für eine postpartale Unterkühlung haben. Bei Frühgeborenen kommt ein unreifes Temperaturregulationszentrum im Gehirn erschwerend hinzu.

Vorbereitung:
- Fenster und Türen schließen (20–30 Min. vor der zu erwartenden Geburt)
- Raumtemperatur 24–26 °C
- Zugluft vermeiden
- 2–4 Stoffwindeln zum Abtrocknen bereitlegen

- 2–3 Frotteehandtücher zum Zudecken des Kindes vorwärmen

Die individuelle Wahrnehmung der Raumtemperatur, z. B. durch die Hebamme, ist kein Maßstab für eine angemessene Raumtemperatur. Vielmehr ist grundsätzlich 20–30 Min. vor der zu erwartenden Geburt die Raumtemperatur entsprechend zu erhöhen.

Maßnahmen in den ersten Minuten nach der Geburt:
- Das Kind sorgfältig mit einer Windel abtrocknen
- Aufnahme von Hautkontakt mit der Mutter (wichtig: Haut an Haut)
- Das Kind vollständig mit 2 vorgewärmten Handtüchern zudecken (auch den Kopf)
- Nasse Tücher unmittelbar auswechseln
- Ausreichende Körpertemperatur des Kindes durch Befühlen absichern

Beachte: Vor dem Zudecken des Kindes ist der Sitz der Nabelklemme zu überprüfen, da über ein ungenügend abgeklemmtes Nabelgefäß innerhalb kürzester Zeit ein großer Blutverlust erfolgen kann.

Wenn Neugeborene unmittelbaren **Hautkontakt mit der Mutter** haben, entstehen geringere Temperaturverluste als wenn sie allein im Bettchen liegen. Bei Frühgeborenen, auch wenn sie nahezu reif sind (36.–37. SSW), und bei Mangelgeborenen sollte in Abhängigkeit von den Gegebenheiten (Körpertemperatur, Raumtemperatur) erwogen werden, das Kind anzuziehen, bevor es einen ausgedehnten Kontakt zur Mutter aufnimmt und ausgiebig gestillt wird. Das Gleiche gilt für ein **Bad** in den ersten Stunden nach der Geburt. Bei einer **ambulanten Geburt** sind die Eltern bereits im Vorfeld darauf hinzuweisen, dass für den Weg nach Hause warme Kleidung und Decken für das Kind mitgebracht werden müssen.

Unterstützung der Spontanatmung/Freimachen der Atemwege

Das besondere Augenmerk liegt unmittelbar nach der Geburt auf dem Einsetzen der Atmung. Voraussetzung dafür ist, dass die oberen Atemwege – Mund, Rachen und Nase – so weit von Fruchtwasser und Schleim befreit sind, dass ein Einatmen möglich ist. Gleichzeitig soll eine Aspiration, das heißt das Einsaugen von Fruchtwasser und Schleim in die Lungen, mit den ersten Atemzügen verhindert werden.

Intrauterin sind die Lungen nicht entfaltet und deshalb von fleischiger, fester Konsistenz. Nur 10 % des Herzminutenvolumens fließen durch die Lunge, das heißt nur so viel, wie für das Wachstum und die Funktion des Lungengewebes erforderlich ist. Die Lungenarteriolen sind dementsprechend stark verengt. Die Lunge ist mit einer von den Lungen gebildeten Flüssigkeit angefüllt, welche für ihre Entwicklung notwendig ist. Täglich werden 250–300 ml davon vom Fetus gebildet. Um die 35. SSW wird vermehrt der sog. **Surfactant** oder **Antiatelektasefaktor** bestehend aus Lecithin und Sphingomyelin gebildet. Er dient der Herabsetzung der Oberflächenspannung der Alveolen, wodurch beim Einatmen ein geringerer Druck erforderlich ist und die Aleveolen beim Ausatmen ihre Form behalten, nicht atelektieren (in sich zusammenfallen). Um die 37. SSW sind die anatomischen Strukturen der Lunge vollständig ausgereift. Zur **unmittelbaren Vorbereitung auf die Geburt** nimmt die Lungenflüssigkeit bereits 2–3 Tage vor dem Einsetzen der spontanen Wehentätigkeit ab. Dieser Effekt bleibt bei einer primären Sectio, d. h. einer Sectio ohne vorherige Wehentätigkeit, aus, so dass häufig sog. „wet lungs" (feuchte Lungen) angetroffen werden.

Das **Einsetzen der Spontanatmung** nach der Geburt erfolgt im Mittel nach 6 bis maximal 20 Sekunden. Es wird angenommen, dass der CO_2-Anstieg und der pH-Abfall durch die nachlassende Sauerstoffversorgung über die Nabelschnur sowie Berührungs- und Kältereize der Haut die wesentlichen Faktoren für den Atemantrieb darstellen. Des Weiteren wird der Wegfall des so genannten Diving-Reflexes nach Verlassen des mit Flüssigkeit gefüllten Milieus des Uterus als auslösender Faktor diskutiert. Der Diving-Reflex bewirkt eine Atemlosigkeit mit Verschluss der Atemwege in Expirationsstellung, wenn Rezeptoren der Gesichtshaut um Mund und Nase herum mit Wasser in Berührung kommen. Das Einsetzen der Atmung erfolgt zunächst in Form einiger flacher Atemzüge und einer nachfolgenden vertieften Inspiration oder als tief schnappende Inspiration mit nachfolgendem Schrei.

Mit den ersten Atemzügen kommt es zur Entfaltung der bis dahin zu einem großen Teil ungenutzten Gefäßkapazität der Lunge, wodurch ein zusätzliches kindliches Blutvolumen von 20 % (150–200ml) erforderlich ist. Dies wird zum einen durch die physiologische Bluttransfusion von der Plazenta auf das Kind gewonnen, zum anderen durch die Reabsorption (Wiederaufnahme) der verbliebenen Lungenflüssigkeit in das Lungengewebe und von dort in die Lungenkapillaren. Die Reabsorption der Lungenflüssigkeit wird durch die geburtsbedingte Adrenalinausschüttung bewirkt und ist ca. 6 Stunden nach der Geburt abgeschlossen. Die vollständige Entfaltung der Lungenkapillaren dauert ca. 12 Stunden.

Bei der Geburt sind die **oberen Atemwege** des Neugeborenen mehr oder weniger mit Resten von **Fruchtwasser** und **u. U. blutig tinguiertem Schleim** aus dem Geburtskanal angefüllt. Ein Teil davon wurde bereits mit der Geburt des Kopfes ausgedrückt und ausgespuckt. Das gesunde reife Neugeborene ist zudem in der Lage, verbliebenes Fruchtwasser und Schleim in den ersten Minuten nach der Geburt aktiv hochzuwürgen und auszuspucken. In der Regel reichen unterstützende Maßnahmen aus, um diese Vorgänge zu erleichtern. Sie dienen zugleich der **Anregung der Atemmuskulatur**.

Unterstützung der spontanen Reinigung der Atemwege und der Spontanatmung
- Das Kind so lagern, dass es Fruchtwasser und Schleim ausspucken kann:
  – Seiten- oder Bauchlage
  – Kopf eher tief als hoch
- Stimulation durch Rückenmassage (geschieht beim Trockenreiben mit der Stoffwindel)
- Mund und Nase mit einem Tuch oder Tupfer abwischen (Schleim entfernen)
- Leichtes Klopfen auf die Fußsohlen
- Anpusten

Abtrocknen, Warmhalten, Lagerung zum Ausspucken des Schleims sowie Atemanregung gehen Hand in Hand! Es ist sinnvoll, das Kind einen Moment lang (in der Regel sind es 2–3 Minuten) „zu sich kommen zu lassen", d. h., es bei minimaler Unterstützung die erste Anpassung möglichst ungestört vollziehen zu lassen. Dabei soll es für Mutter und Hebamme gut sichtbar gelagert sein. Die Mutter kann den ersten Berührungskontakt aufnehmen und das Kind z. B. durch Rückenmassage selbst stimulieren!

In seltenen Fällen erfordert ein **unerwartet schlechter Zustand** des Neugeborenen das unmittelbare Absaugen der oberen Atemwege, um eine Spontanatmung zu ermöglichen. Ebenso kann die Spontanatmung im Weiteren erschwert sein und somit eine Sauerstoffzufuhr erforderlich werden. Auf diese Situationen muss eine Hebamme eingestellt sein.

In Abhängigkeit vom Entbindungsort sind bei jeder Geburt folgende **Vorbereitungen** zu treffen:
- Mundabsaugkatheter (Einmalmaterial) in Reichweite bereitlegen
- Die elektrische Absaugvorrichtung vorbereiten und überprüfen
- Die Einsatzbereitschaft der Reanimationseinheit sicherstellen

Steht keine Reanimationseinheit zur Verfügung:
- Ambubeutel in Einsatzbereitschaft halten (hygienisch und funktionell)
- Sauerstoffflasche mit Druckminderer und ausreichender Füllung bereithalten.

■ Indikationen für das Absaugen

- Reichlich Fruchtwasser und Schleim erschweren deutlich und nachhaltig die Atmung: „Das Kind tut sich schwer"
- Das Kind ist „schlapp", es hat nicht die Kraft, sich der Flüssigkeiten in den oberen Atemwegen selbst zu entledigen:
  - nach Sectio caesarea: Das Kind ist nicht ausreichend stimuliert worden. Auch können Narkosemittel in geringen Mengen auf das Kind übergegangen sein.
  - Frühgeborenes: unzureichende Muskulatur
- Die Atmung setzt nach 20 Sek. nicht spontan ein, der APGAR-Wert liegt nach 1 Minute < 7 } Erst absaugen, dann beatmen!
- Das Fruchtwasser ist **mekoniumhaltig**:
  - Klare Amnionflüssigkeit mit Flocken von frisch abgegangenem Mekonium
  - Grün, breiartig eingedickt („erbsbreiartig") In beiden Fällen muss abgesaugt werden, um einer Aspiration von Mekonium mit dem Risiko einer nachfolgenden Pneumonie vorzubeugen.

Breiartig eingedicktes Fruchtwasser erfordert ein besonderes Vorgehen, denn häufig befindet es sich nicht nur in den oberen Atemwegen. Vielmehr ist davon auszugehen, dass der ursächliche Stress für den Mekoniumabgang bereits zu vermehrten und vertieften Atembewegungen des Kindes im Uterus geführt hat, so dass die Lungen bis in die Alveolen hinein mit dem breiartigen Fruchtwasser angefüllt sind. Das erfordert eine **sofortige lebensrettende Intervention des Kinderarztes**, der bereits zur Geburt hinzuzurufen ist. (Ggf. Beendigung einer außerklinischen Geburt in der Klinik.)

■ Vorgehen bei breiartigem Fruchtwasser

- Unmittelbar, nachdem der Kopf geboren ist, Nase und Mund absaugen
- Nach der Geburt gründliches Absaugen der oberen Atemwege
- Absaugen des Magens, damit aufgestoßenes Fruchtwasser nicht nachträglich aspiriert wird
- Ggf. Absaugen unter Einsicht (Spateleinstellung) bis zur Bifurcatio tracheae
- Sind Areale der Lunge verlegt, ist eine sofortige Lungenspülung mit 0,9 %iger Kochsalzlösung erforderlich.

> Bei breiartigem Fruchtwasser ist ein Bebeuteln zur Atemunterstützung kontraindiziert! Das Fruchtwasser würde so erst recht in die Lungen gedrückt.

Vorläufige Abnabelung

Das Abklemmen und Durchtrennen der Nabelschnur erfolgt in großzügigem Abstand zum Nabelschnuransatz vor der Geburt der Plazenta. Entsprechend des Zeitpunkts der vorläufigen Abnabelung werden unterschieden:

- **Sofortabnabelung:** Die Nabelschnur wird abgeklemmt, sobald sie greifbar ist bzw. unmittelbar nachdem das Kind vollständig geboren ist.
- **Frühabnabelung:** Die Nabelschnur wird 1–1,5 Min. nach der Geburt abgeklemmt, d. h. die ersten Atemzüge des Kindes werden abgewartet. Die Nabelschnurpulsation wird nicht berücksichtigt.
- **Spätabnabelung:** Die Nabelschnur wird nach der Beendigung der Nabelschnurpulsation, ca. $1^{1}/_{2}$–20 Min. nach der Geburt, abgeklemmt.

Die vorläufige Abnabelung wurde und wird vor allem im Hinblick auf den **günstigsten Zeitpunkt** kontrovers diskutiert. Dabei stehen der Übertritt von Plazentablut zum Kind (die plazento-neonatale Transfusion) und der Übertritt von kindlichem Blut zur Plazenta (die neonato-plazentare Transfusion) im Mittelpunkt der Aufmerksamkeit. Vor allem soll die Folge einer Hypervolämie und der daraus entstehenden Polyglobulie mit all ihren Nachteilen verhindert werden. Andererseits beeinträchtigt ein zu geringer plazento-neonataler Transfer die Entfaltung der Lungenkapillaren und damit die Regulierung der Spontanatmung. Um dieser Frage nachzugehen ist es wichtig, den fetalen Kreislauf und seine Umstellung bei der Geburt zu kennen.

■ Die Umstellung des fetalen Kreislaufs

1. **Foramen ovale** (rundes Fenster): 2 Septen werden nach den ersten Atemzügen auf einander gepresst
   Verlauf: Öffnung zwischen rechtem und linkem Vorhof
   Funktion: O_2-reiches Blut aus der unteren Hohlvene gelangt, unter Umgehung des Lungenkreislaufs, direkt in den linken Vorhof

2. **Ductus arteriosus Botalli** (Arteriengang): Umkehrung der Flussrichtung nach den ersten Atemzügen und Verengung der Gefäßwände durch den hohen O_2-Gehalt des nun durchfließenden Blutes
   Verlauf: Verbindet den Stamm der Lungenarterien (Truncus pulmonalis) mit dem Aortenbogen
   Funktion: Ein großer Teil des Mischblutes im Truncus pulmonalis wird über den Ductus arteriosus Botalli direkt in die Aorta umgeleitet

3. **Arteriae umbilicales** (Nabelarterien): Kollabieren $1^1/_2$–20 Min. nach der Geburt (→Unterbrechung der Nabelschnurpulsation)
   Verlauf: gehen von den inneren Beckenarterien (Aa. iliac. intern.) ab, verlaufen durchs Becken und über den Nabelring zur Plazenta
   Funktion: Transport von O_2-armem Blut zur Sauerstoffanreicherung in die Plazenta

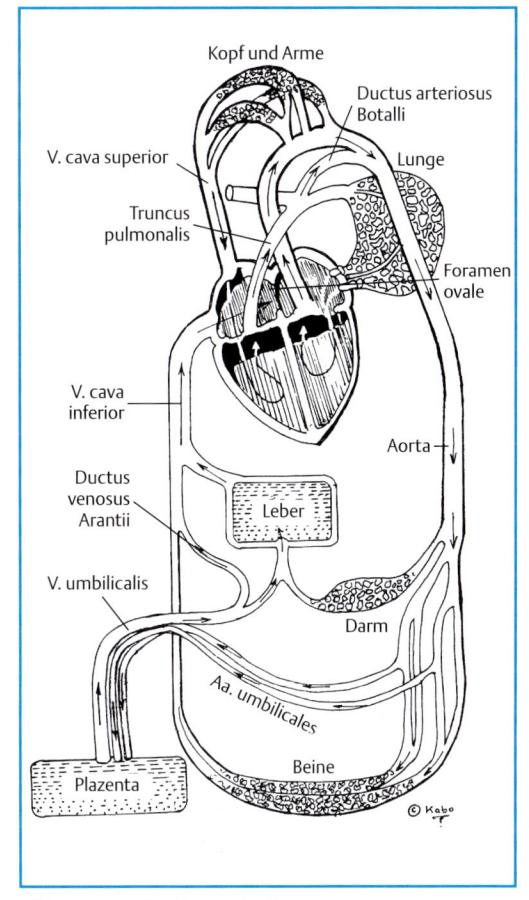

Abb. 4.1: Der fetale Kreislauf

4. **Vena umbilicalis** (Nabelvene): Kollabiert kurz nach den Nabelarterien (5–20 Min. nach der Geburt)
   Verlauf: von der Plazenta durch den Nabelring zur Leber
   Funktion: Transport eines Teils des O_2-angereicherten Blutes zur Leber

5. **Ductus venosus Arantii** (Venengang): Kollabiert wie die Nabelvene kurz nach den Nabelarterien;
   Verlauf: verbindet die Nabelvene mit der unteren Hohlvene (Vena cava)
   Funktion: Anreicherung des O_2-armen Blutes aus der unteren Körperhälfte mit O_2 unter Umgehung der Leber

Das **Prinzip der Kreislaufumstellung** besteht im Übergang von der Parallelschaltung von Lungen- und Körperkreislauf zur Serienschaltung. Die damit einhergehende Umverteilung der Blutvolumina ist entscheidend für die Auswahl des günstigsten Zeitpunkts für die vorläufige Abnabelung. Sie erfolgt folgendermaßen:

Inspirationsbewegung

Entfaltung der Lungen
↓
- Blutgefäße im Brustraum erweitern sich
- Die Arteriolen in der Lunge entfalten sich

↓
- Sog auf Vena cava, Nabelvene und Plazenta
- Blut aus Nabelvene und Plazenta wird angesaugt
- Umverteilung des Blutvolumens von der Plazenta auf die Lungengefäße

↓
- Verringerung der Blutmenge im rechten Vorhof
- Anstieg des Blutvolumens im linken Vorhof

↓
- Umkehrung des Druckgefälles
- Verschluss des Foramen ovale

↓
- Erweiterung des Gefäßvolumens in der Lunge
- Abnahme des Gefäßvolumens im Körper-/Plazentakreislauf

↓
- Umkehrung des Druckgefälles zwischen Aorta und Truncus pulmonalis
- Umkehrung der Flussrichtung im Ductus arteriosus Botalli

Abb. 4.2: Umverteilung des Blutvolumens nach der Geburt

■ **Schlussfolgerungen aus der Kreislaufumstellung**

1. Die **physiologische Transfusion** von der Plazenta zum Kind dient der Blutvolumenverschiebung vom Plazenta- zum Lungenkreislauf. Sie beträgt 60–80 ml und erfolgt im Wesentlichen in den ersten Minuten nach der Geburt.
2. Durch die Blutvolumenverschiebung von der Plazenta auf die kindlichen Lungenkapillaren sind die plazentaren Kapillaren nicht mehr ausreichend durchblutet, um eine Blutzirkulation und damit eine Sauerstoffanreicherung zu ermöglichen. Deshalb existiert nach den ersten Atemzügen **keine Sauerstoffversorgung** des Neugeborenen über die Plazenta mehr.
3. Solange die Nabelschnurpulsation andauert, ermöglicht die Verbindung zwischen Kind und Plazenta das langsame Einpendeln auf **veränderte Volumen- und Blutdruckverhältnisse**.
   Bei der Pulsation der Nabelschnur handelt es sich dann um eine stehende Blutsäule in den Nabelschnurarterien, auf die der Herzschlag des Kindes übertragen wird. Die Pulswelle verläuft in Form einer rücklaufenden Welle in Richtung Nabelring. Die Nabelschnurarterien haben somit bei der Umverteilung der Blutvolumina eine Windkesselfunktion in dem Sinn, dass diese vorübergehend dorthin verschoben werden können, bis ein langsamer Blutvolumenausgleich im kindlichen Organismus stattgefunden hat. Ein solcher Volumenpuffer schützt den Kreislauf des Neugeborenen vor Hypervolämie und Überdrücken.
4. Besonders bei der **Sofortabnabelung**, u. U. aber auch noch bei der Frühabnabelung, besteht das Risiko einer mehr oder weniger ausgeprägten Volumenmangelsituation und einer daraus folgenden Störung der Atemanpassung. Die Schwierigkeiten für das Kind entstehen dabei durch eine im Verhältnis zur Entfaltung der Lungenalveolen zu geringen Füllung der zugeordneten Lungenkapillaren.

5. Bei einem deutlichen Gefälle zwischen Plazenta und Kind ist eine **Übertransfusion** über die V. umbilicalis, auch noch nach dem Sistieren der Nabelschnurpulsation (die Nabelschnurvene kollabiert zuletzt), nicht auszuschließen.
6. Ein **Blutverlust** seitens des Kindes über die Aa. umbilicales ist nicht zu befürchten.

■ **Konsequenzen für die Abnabelung**

- Das **Sistieren der Nabelschnurpulsation**, das zwischen 1,5–20 Min. p.p. erfolgt, gilt als günstigster Zeitpunkt für die Abnabelung, die so genannte **Spätabnabelung**.
- Es sollte jedoch **mindestens einige Minuten** abgewartet werden, um eine ausreichende Blutvolumenverschiebung von der Plazenta zum Kind zu ermöglichen.
- Um einer denkbaren **Übertransfusion** bei einem ausgeprägten Gefälle zwischen Plazenta und Kind (Hockergeburt) vorzubeugen, sind Plazenta und Kind nach den ersten kräftigen Atemzügen in etwa auf die gleiche Höhe zu bringen. Entweder setzt sich die Mutter zum Kind auf die Matte oder sie nimmt das Kind zu sich, was heißt, dass es in Bauch-/Brusthöhe gelangt.
- Bei einer **Sectio caesarea** erfolgt die Abnabelung nach dem Ausstreichen der Nabelschnur zum Kind hin.

> Beachte: Nabelschnurumschlingungen müssen bei der Geburt immer als Erstes vollständig gelöst werden!

Ausnahmesituationen für die Sofortabnabelung
- **Nabelschnurumschlingungen** oder eine extrem **kurze Nabelschnur** verhindern die vollständige Geburt des Kindes. Die Nabelschnur wird durchtrennt, bevor das Kind ganz geboren ist.
- Bei bestehendem **Morbus haemolyticus neonatorum** ist sofort abzunabeln, um einen weiteren Übertritt mütterlicher Antikörper in die kindliche Blutbahn zu verhindern.
- Kinder mit **Reanimationsbedarf** sind nach gültigem Standard sofort abzunabeln, um sie ungehindert Hilfemaßnahmen zuleiten zu können. In der **Hebammengeburtshilfe** sollten die Vorteile der Spätabnabelung jedoch gerade diesen Kindern zukommen und die erste Reanimation bei pulsierender Nabelschnur am Geburtsort durchgeführt werden.

Die Entnahme von Nabelschnurblut zur Stammzellengewinnung

Seit einigen Jahren werden Hebammen zunehmend damit konfrontiert, im Rahmen der Abnabelung Nabelschnurblut für die Stammzellengewinnung abzunehmen. Dabei geht es um die Aussicht auf die zukünftige Heilung verschiedener Tumor- und Autoimmunerkrankungen, genetisch verursachter Erkrankungen sowie chronischer Krankheiten mit bleibenden Gewebeschäden. Einerseits sind es werdende Eltern, die, angeregt durch die Werbung der Betreiber von Nabelschnurblutbanken oder durch wissenschaftliche Darstellungen in den Medien, mit dem Wunsch nach einer Nabelschnurblutentnahme an das Kreißsaalteam herantreten. Sie selbst tragen die Kosten für Abnahme, Transport, Einfrieren und Lagerung des Eigenblutes ihres Kindes. Im Sinne einer „Gesundheitsvorsorge" soll es dann dem Kind im späteren Leben im Bedarfsfall zur **Eigenverwendung** (autolog) zur Verfügung stehen.

Andererseits gibt es die Zusammenarbeit von Entbindungsabteilungen mit **Fremdspenderbanken**, die Nabelschnurstammzellen stehen so anderen Menschen zur Verfügung (allogene Verwendung). In diesem Fall klärt die Hebamme die werdenden Eltern auf und holt bei deren Einverständnis eine Einwilligungserklärung ein.

Was sind Stammzellen?

> Die allerersten Zellen, die aus der befruchteten Eizelle durch Teilung hervorgegangen sind, bezeichnet man als **embryonale Stammzellen** („Urzellen"). Aus ihnen gehen sämtliche Zellen, das heißt Gewebearten, des menschlichen Organismus hervor.

Man nimmt an, dass sie bis zum Achtzellstadium des menschlichen Keims **totipotent** sind, d. h., dass sie sich, aus dem Zellverband herausgelöst, als eigenständiges Individuum weiterentwickeln können (spontan geschieht dies bei eineiigen Zwillingen). Im Laufe der weiteren Embryonalentwicklung sind sie **pluripotent**, d. h., sie können sich noch in verschiedenste Zelltypen differenzieren. Über das Embryonalstadium hinaus verlieren sie mit zunehmender Reifung diese Fähigkeit zugunsten einer **Spezialisierung** für bestimmte Gewebearten. Die Spezialisierung ist mit der abgeschlossenen Entwicklung des Feten, also bei der Geburt des reifen Kindes, beendet.

Als **adulte Stammzellen** erhalten bleiben jedoch die Blut bildenden Stammzellen des Knochenmarks (hämatopoetische Stammzellen) sowie vereinzelte Vorläuferzellen anderer Gewebe zu körpereigenen Reparaturzwecken.

Stammzellen besitzen eine weitere besondere Eigenschaft: Sie können sich als Vorläuferzellen der verschiedenen Gewebe **selbst vermehren**, indem bei jeder Zellteilung jeweils eine Stammzelle für eine erneute Teilung erhalten bleibt, während die andere ihrem Bestimmungszweck im Organismus, z. B. als Blutkörperchen dem Blut, zugeführt wird. Beide Eigenschaften macht man sich bei einer Therapie mit Stammzellen zu Nutze.

Die Nutzung von Stammzellen

Adulte Stammzellen des Erwachsenen: Hämatopoetische Stammzellen werden seit langem erfolgreich zur Therapie von Tumorerkrankungen, z. B. der Leukämie, eingesetzt. Die Stammzellen dafür werden entweder durch mehrfache Punktion direkt aus dem Knochenmark gewonnen, oder man gewinnt sie aus dem peripheren Blut (Blutkreislauf), nachdem sie durch bestimmte Medikamente aus dem Knochenmark mobilisiert wurden.

Embryonale Stammzellen: Eine bessere und darüber hinausgehende therapeutische Nutzung verspricht man sich von Stammzellen, die in der Stammzellhierarchie höher angesiedelt sind als die adulten Stammzellen eines Erwachsenen. Der Gewinnung und therapeutischen Nutzung der hierarchisch am höchsten stehenden embryonalen Stammzellen (pluripotent) stehen jedoch sowohl technische Schwierigkeiten (Klonierung) als auch gravierende ethische Einwände entgegen.

Stammzellen aus Nabelschnur-/Plazentarestblut: Sie sind in der Stammzellhierarchie hoch angesiedelt. Zudem liefern sie für die Eigennutzung (autolog) gesunde, idente Zellen mit denen des Empfängers, was für manche Therapien unumgänglich ist. Ihre Gewinnung und Nutzung ist ethisch weitgehend unbedenklich. Deshalb werden sie als viel versprechende Alternative zu adulten Stammzellen des Erwachsenen und zu embryonalen Stammzellen betrachtet.

Bei den Stammzellen im Nabelschnurblut handelt es sich um **adulte** Stammzellen. Dennoch bieten sie für die gewünschten Anwendungsbereiche gegenüber den „mitgealterten" Stammzellen aus dem Knochenmark eines Erwachsenen **wesentliche Vorteile**:
- Stammzellen sind im Nabelschnurblut in hoher Konzentration vorhanden.
- Sie sind biologisch jung und deshalb teilungsfreudiger.
- Sie ist zumeist infektionsfrei, das heißt, ihr Erbgut ist noch nicht mit viralem Erbgut verunreinigt.
- Nabelschnurblut ist in der Regel frei von Krebszellen.

- Es ist zum Zeitpunkt des Bedarfs vorrätig und schnell verfügbar.

Vorteile für den Empfänger:
- Stammzellen aus Nabelschnurblut sind verhältnismäßig unreif, weshalb sie auch von einem fremden Empfänger besser vertragen werden (geringeres Abstoßungsrisiko).
- Bei Eigennutzung ist ihr Erbgut identisch mit dem des Empfängers (keine Abstoßungsreaktion, besondere Einsatzmöglichkeiten).
- Geschwister können von Stammzellen verwandter Eigenschaften profitieren (geringeres Abstoßungsrisiko).

Bislang werden aus Nabelschnurblut **hämatopoetische** (Blut bildende) **Stammzellen** gewonnen. Sie sind den Knochenmarkstammzellen vergleichbar und werden für die bekannten therapeutischen Anwendungsgebiete der Knochenmarktransplantation (Blut- und Tumorerkrankungen) genutzt. **Nabelschnurbluttransplantationen** wurden dabei bislang nahezu ausschließlich mit Nabelschnurblut von Fremd- oder Geschwisterspenden erfolgreich durchgeführt. Stammzellen anderer Gewebe konnten im Nabelschnurblut zwar nachgewiesen, bisher jedoch nicht gewonnen werden. Die Stammzellforschung macht aber Hoffnung auf eine in einem absehbaren Zeitraum (5–10 Jahre) wesentlich breitere Nutzbarmachung insbesondere der Stammzellen aus Nabelschnurblut, z. B. durch die Herstellung von Zellverbänden zur Reparatur von Gewebedefekten verschiedener Organe (Tissue Engineering).

Nabelschnurblut wird dem Empfänger nicht frisch verabreicht, sondern es wird eingelagert, um bei Bedarf (autolog oder allogen) zur Verfügung zu stehen. Die Einlagerung erfolgt in Form einer **Kryokonservierung**, das heißt, in flüssigem Stickstoff bei -196 °C. Das Verfahren gewährleistet die Erhaltung der Lebensfähigkeit des biologischen Materials. Die Lagerfähigkeit ist zeitlich praktisch unbegrenzt, Qualitätseinbußen entstehen eher bei den Vorgängen des Einfrierens und Auftauens.

■ Durchführung der Nabelschnurblutentnahme für die Stammzellgewinnung

Für die Gewinnung, Lagerung und Übertragung von Stammzellen aus Nabelschnurblut gibt es **„Richtlinien zur Transplantation von Stammzellen aus Nabelschnurblut (CB = Cord Blood)"** von der Bundeskammer des Deutschen Ärztetages [Deutsches Ärzteblatt 1999; 96: A-11297–1304]. Dort sind weiterhin die fachlichen und rechtlichen Anforderungen einschließlich der Qualitätssicherung und Zertifizierung der Arbeitsgruppen, die diese Therapie anwenden, festgehalten. Sie bieten die Grundlage für die Verträge, die zwischen den werdenden Eltern und dem Verarbeitungszentrum (Aufbereitung und Einlagerung des Nabelschnurbluts) abgeschlossen werden. Unabhängig vom gewünschtem Einsatz, autolog (Eigenverwendung) oder allogen (Fremdspende), ist eine Untersuchung der Mutter auf Infektionskrankheiten (incl. Blutentnahme), die zu einer perinatalen Infektion führen können, erforderlich. Darüber hinaus sind anamnestische und klinische Hinweise für eine möglicherweise beeinträchtigte Blutqualität auszuschließen.

Eine Aufklärung und die Einholung einer Einverständniserklärung der Schwangeren sollen möglichst schon im Rahmen der Schwangerenvorsorge erfolgen. Nach dem Abschluss eines verbindlichen Vertrages mit dem Nabelschnurblut-Verarbeitungszentrum wird den werdenden Eltern ein **Entnahmepaket für das Nabelschnurblut** zugesandt. Im Fall der Fremdspende werden die Materialen bei der Geburt durch die Entbindungsabteilung bereitgehalten.

■ Einwände

- Die Argumentation, es handele sich um **Plazentarestblut**, welches als „Abfall" vom Kind nicht benötigt wird, hält nicht der Tatsache stand, dass sofort und kurz abgenabelt werden muss, um eine ausreichende Stammzellenmenge zu gewinnen (37). Das Auspulsieren der Nabelschnur kann also nicht

abgewartet werden. Die physiologische plazento-neonatale Transfusion wird unterbrochen, ein Blutvolumenmangel und eine Stammzellenreduzierung für das Neugeborene werden in Kauf genommen.
- Eigenblut eignet sich nicht für das häufigste Anwendungsgebiet der Stammzellen, die Leukämie. Der erwünschte Nebeneffekt einer Fremdspende, dass körpereigene entartete Leukozyten durch gesunde transplantierte Leukozyten eliminiert werden, die so genannte Transplantat-gegen-Leukämie-Reaktion (GvLR), bleibt aus, die Therapie ist weniger erfolgreich.
- Die mit dem Nabelschnurblut gewonnene Stammzellmenge reicht für eine Therapie eines Menschen von max. 40 kg Körpergewicht. Allerdings gibt es erste Meldungen über die erfolgreiche In-vitro-Vermehrung von Stammzellen.
- Es gibt zur Zeit noch **keine definitiv neuen Anwendungsgebiete** im Vergleich zur Knochenmarktransplantation. Dagegen steht die Euphorie der Forscher, schon bald relevante Ergebnisse auf neuen Gebieten zu erzielen.
- Qualitätseinbußen durch den Einfrier- und Auftauprozess sind möglich. Knochenmark- und Periphere Stammzelltransplantationen finden dagegen mit frisch entnommenem Transplantat statt.
- Es gibt weltweit zahlreiche, gut geführte Nabelschnurblutbanken, die zur Behandlung von Patienten mit Blut- und Tumorerkrankungen zur Verfügung stehen.
- Die **Nutzungswahrscheinlichkeit** des Eigenblutes wird zur Zeit auf ca. 1:15 000 geschätzt (37).

Vorteile einer Nabelschnurblutspende ergeben sich für Kinder, die von verwandten Spendern (z. B. Geschwistern) Nabelschnurblut mit einer Gewebeverträglichkeit nach dem HLA-System erhalten, gegenüber entsprechenden Fremdspenden (HLA = Humanes-Leukozyten-Antigen: Faktor für die Gewebeverträglichkeit der **Leukozyten** untereinander entgegen einem Abstoßungsrisiko). Eine andere gefürchtete Komplikation, die so genannte Transplantat-gegen-Wirt-Erkrankung (GvHD), ist in diesen Fällen seltener. Bei der GvHD handelt es sich um eine immunologische Reaktion der **Spenderlymphozyten** gegen verschiedene Empfängergewebe. Die Nabelschnurblutspende für ein bereits erkranktes Geschwisterkind, die „gerichtete" Spende, scheint zur Zeit die am meisten Gewinn bringende Form der Nabelschnurblutspende zu sein. Ansonsten ist die Therapie mit Stammzellen aus Nabelschnurblut den Therapien mit den frisch zu verabreichenden Stammzellpräparaten aus Knochenmark und peripherem Blut untergeordnet. Letztendlich wird von interdisziplinären Expertenkreisen nach wie vor diskutiert, ob die Nabelschnurblutentnahme für den späteren Eigenbedarf überhaupt sinnvoll und kosteneffizient ist. Schließlich erfolgt die Einlagerung für den Eigenbedarf über kommerzielle Anbieter. Ethische, rechtliche und medizinische Fragen sind noch offen (18).

Erhebung des APGAR-Scores

Der APGAR-Score ist ein Punkteschema für die Beurteilung des Allgemeinzustandes des Neugeborenen 1, 5 und 10 Minuten nach der Geburt. Er wurde 1952 von der amerikanischen Ärztin Virginia Apgar entwickelt. Als einfacher und zugleich leicht zu praktizierender Bewertungsmaßstab hat sich der Score weltweit etabliert und bewährt. Einerseits macht er früh auf gefährdete Kinder aufmerksam und hat in gewissem Umfang eine prognostische Bedeutung. Andererseits hilft er bei der Beurteilung angewandter Wiederbelebungsversuche sowie geburtshilflicher Vorgehensweisen.

Der **Allgemeinzustand des Neugeborenen** wird jeweils anhand von 5 Kriterien beurteilt:
- **A** tmung
- **P** uls
- **G** rundtonus
- **A** ussehen
- **R** eflexerregbarkeit

4.1 Erstversorgung nach der Geburt

Tab. 4.1: APGAR-Score

Kriterium	0 Punkte	1 Punkt	2 Punkte
Atmung	fehlt	flach unregelmäßig	regelmäßig Schreie
Puls (Herzfrequenz)	fehlt	unter 100	über 100
Grundtonus (Muskeltonus)	schlaff	träge, wenige Bewegungen	voller Beugetonus, aktive Bewegungen
Aussehen (Hautfarbe)	blau, blass	Körper rosig, Extremitäten blau	vollständig rosig
Reflexerregbarkeit	keine Reaktion	schwache Reaktion Grimassieren	kräftiger Schrei, Abwehr

Die Bewertung des klinischen Zustandes des Neugeborenen erfolgt anhand der Punktzahl pro Erhebungszeitraum.

APGAR-Wert / Klinischer Zustand:

- 10–9 Punkte – optimal lebensfrisch
- 8–7 Punkte – noch lebensfrisch (→ Beobachtung!)
- 6–5 Punkte – leichter Depressionszustand
- 4–3 Punkte – mittelgradiger Depressionszustand
- 2–0 Punkte – schwerer Depressionszustand

■ **Beurteilung**

- Der APGAR eines **lebensfrischen Neugeborenen** liegt meistens bei 9/10/10 oder 8/9/10.
- Bei einem **APGAR < 7** wird man Maßnahmen ergreifen, um dem Kind zu einer besseren Sauerstoffversorgung zu verhelfen, ggf. muss es reanimiert werden.
- Die Fähigkeit eines **reifen** Neugeborenen, sich in den ersten Minuten nach der Geburt vom Geburtsstress zu erholen, gibt Aufschluss über seinen allgemeinen Gesundheitszustand, besonders im Hinblick auf in der Schwangerschaft bereits erlittene Beeinträchtigungen, wie z. B. durch Infektionen.
- Der APGAR darf aber nicht allein als Hinweis auf eine neurologische Schädigung infolge eines Sauerstoffmangels unter der Geburt oder einer fehlerhaften Geburtsleitung gewertet werden.
- Ein **APGAR-Wert über 6 nach 10 Min.** spricht gegen eine abgelaufene Asphyxie (Atemnot) unter der Geburt.

Von einer **Geburtsasphyxie**, die eine akute neurologische Störung verursachen kann, darf nur gesprochen werden, wenn folgende Kriterien erfüllt sind:
1. Nabelschnurarterien-pH < 7,00
2. APGAR 0–3 für 5 Minuten und länger
3. Neurologische Symptome in der Neugeborenenperiode (z. B. Krämpfe, Bewusstlosigkeit, Muskelhypertonie)
4. Funktionsstörungen mehrerer Organe (Herz, Kreislauf, Magen-Darm-Trakt, Lunge, Niere)

- Zur Unterscheidung zwischen einer geburtsbedingten und einer nachgeburtlich erst auftretenden Anpassungsstörung ist es erforderlich, den APGAR-Wert nach **1 Minute** zu erheben und zu dokumentieren. Dabei sind Atmung und Puls **getrennt** zu erfassen. Denn eine geburtsbedingte Asphyxie (Atemlosigkeit) geht mit einer unmittelbaren postpartalen Bradykardie einher. Dagegen führen durch vorgeburtliche Einflüsse bedingte Defizite der Atemmuskulatur zu einer eingeschränkten Atemfunktion bei zunächst noch guter Herzfrequenz (41).
- Bei **Frühgeborenen** ist der APGAR-Score nur eingeschränkt aussagekräftig!

pH-Wert/ Blutgasanalyse

Der Nabelschnur-pH gibt Aufschluss über den Säuregehalt des Blutes und damit indirekt über die Sauerstoffversorgung des Kindes zum Ende der Geburt. Im weiteren Verlauf können Anpassungsstörungen, besonders der Atmung, mit Hilfe der Blutgasanalyse im Hinblick auf ihre Bedrohlichkeit für das Neugeborene besser beurteilt werden. Ein Anstieg des Säuregehalts (H±Ionen) im Blut bzw. die Abnahme des Blut-ph-Werts wird im klinischen Sprachgebrauch als **Azidose** bezeichnet.

Bei einer unzureichenden intrauterinen Sauerstoffversorgung, als auch bei einer alveolären **Hypoventilation** nach der Geburt wird CO_2 zurückgehalten und reichert sich im Blut an. Diese **respiratorische Azidose** entsteht z. B. postnatal bei einer Unreife der Lunge, bei Fruchtwasseraspiration und zentraler Atemdepression (z. B. Hirnblutungen, Folge von Medikamenten). Sie kann intra- und extrauterin bei längerer Dauer in eine metabolische Azidose übergehen.

Bei der **metabolischen Azidose** wurden zu viele Stoffwechselsäuren aus dem Gewebe ins Blut abgegeben. **Ursachen:**
- **Anaerobe Glykolyse:** Bei einer Energiegewinnung aus Glukose unter Abwesenheit von Sauerstoff wird unter hohem Energieverbrauch Laktat (Milchsäure) im Gewebe gebildet.
- **Abbau von Fetten bei Kohlenhydratmangel:** Auf Grund eines fehlenden Glukoseangebots wird Körperfett für die Energiegewinnung abgebaut. Das wiederum führt zur verstärkten Bildung von Ketonkörpern (Säuren). Bei einer verstärkten Ketonkörperbildung der Mutter können diese diaplazentar zum Kind übergehen und ebenso den pH beeinflussen.

Zur Differenzierung zwischen einer respiratorischen und einer metabolischen Azidose wird der **Säure-Basen-Status** erhoben. Die Bewertung des Säuregehalts im Nabelschnurblut erfolgt anhand der folgenden Stadieneinteilung nach Saling und Wulf:

Tab. 4.2: Stadieneinteilung der Azidität

pH	Bezeichnung	Kurzform
pH ≥ 7,30	Normoazidität	A V
7,29–7,20	Geringe bis mittelgradig erhöhte Azidität	A IV
7,19–7,10	Leichte bis mittelgradige Azidose	A III
7,09–7,00	Fortgeschrittene Azidose	A II
< 7,00	Schwere Azidose	A I

In den meisten Kreißsälen wird heute eine **Blutgasanalyse** und die Bestimmung des **Säure-Basen-Status** aus dem Nabelschnurblut vorgenommen. Dabei wird sowohl Blut aus der Nabelschnurarterie als auch aus der Nabelschnurvene untersucht. Im Vergleich zu den Normwerten beim Säugling zeigen sich geburtsbedingte, aber doch noch als physiologisch zu betrachtende Abweichungen. Eine **postpartale Azidose**, die unter anderem durch den Anfall saurer Valenzen aus dem zuvor minderdurchbluteten Gewebe hervorgerufen wurde, ist in der Regel 2 Stunden nach der Geburt kompensiert. Liegt bei einem **vitalen, unauffälligen** Kind eine **Nabelarterienazidose** vor, so sind keine Maßnahmen erforderlich. Der klinische Zustand des Kindes sollte jedoch gewissenhaft dokumentiert werden, um gegen eventuelle Regressansprüche der Eltern bei später auftretenden Beeinträchtigungen des Kindes abgesichert zu sein. Eine spätere Fersenblutentnahme zur Bestätigung der Erholung des pH-Werts bzw. des Säure-Basen-Status kann ggf. sinnvoll sein (54).

Abweichungen des Puffers **Standardbikarbonat** und des **Base excess** (Letzterer als Ausdruck für die Abweichung von der Gesamtpufferkapazität des Blutes) entsprechen dem Anfall der sauren Stoffwechselprodukte Laktat und Kreatinin. Es liegt primär eine metabolische Azidose vor, die, sofern sie bestehen bleibt, möglicherweise als kritisch für das Kind zu bewerten ist.

Tab. 4.3 Blutgasanalyse und Säure-Basen-Status: Normwerte

		NS-Arterie	NS-Vene	Säugling (venöses Blut)
pH	Säuregehalt	≥ 7,25	≥ 7,30	7,35–7,45
pCO_2 (mmHg)	Kohlensäurepartialdruck	35–50	35–50	32–47
pO_2 (mmHg)	Sauerstoffpartialdruck	≥ 16	≥ 27	80–108
St.B. (mmol/l)	Standardbikarbonat	20	20	22–28
BE (mmol/l)	Base excess: Basenabweichung	≥ -7	≥ -4	-3,5 – +2,5

> Ab wann eine neurologische Behinderung auftritt, hängt von der Dauer, der Schwere und von Risikofaktoren wie Wachstumsretardierung und Frühgeburtlichkeit ab. Für reife gesunde Neugeborene scheint die Gefährdung eher gering zu sein.

4.2 Das erste Stillen

Ein Neugeborenes sucht in der Regel innerhalb der ersten Stunde nach der Geburt nach der Brust und saugt dann ausgiebig, wenn es an die Brust genommen wird. So gewinnt es das Kolostrum (Vor- bzw. Erstmilch), das für die anfängliche Nahrungsaufnahme schon in der Schwangerschaft bereit gestellt wurde. Nach der Geburt der Plazenta und damit dem Wegfall der Plazentahormone, welche die Milchbildung gehemmt hatten, wird es nun vermehrt gebildet. Neben ernährungsphysiologischen Gesichtspunkten ist das erste Stillen für die Stärkung der Abwehrfunktionen beim Neugeborenen gegen möglicherweise pathogene Keime von großer Bedeutung. Für die Mutter bringt es den Vorteil einer guten Blutstillung an der Plazentahaftfläche nach der Geburt der Plazenta. Nicht zu unterschätzen ist das erste Stillen als ein integrativer Bestandteil der ersten Kontaktaufnahme zwischen Mutter und Kind im Anschluss an die Geburt (s. Kap. 3, S. 58).

Die Aufnahme des ersten Stillens

- Das Neugeborene fängt ca. 20–40 Minuten nach der Geburt an, aktiv nach der Brust zu suchen. Es bewegt den Kopf hin und her und führt die Hand zum Mund. Überlässt man das Neugeborene seiner Eigeninitiative während es nackt auf dem Bauch oder der Brust der Mutter liegt, versucht es mit Hilfe kriechender Bewegungen zur Brust zu gelangen. Dabei wird es vom speziellen Geruch der Brustwarze sowie der im Verhältnis zur umgebenden Haut um 0,5 °C höheren Temperatur der Brustwarze geleitet (7, 35). Im Mittel 55 Minuten nach der Geburt wird es ihm so gelungen sein, die Brustwarze selbständig zu fassen und daran zu saugen.
- In den ersten Stunden nach der Geburt ist eine Mutter durch die hohe Adrenalinausschüttung zum Ende der Geburt hellwach und bereit, für ihr Kind zu sorgen. Durch die

Geburtshormone befindet sie sich zudem in einem besonderen Bewusstseinszustand, der es ihr ermöglicht, ihr eigenes Verhalten mit dem des Neugeborenen beim ersten Stillen instinktiv zu koordinieren. Voraussetzung ist, dass sie und ihr Kind ungestört sind. Durch die Koordination von mütterlichem und kindlichem Verhalten erfolgt das erste Stillen meistens zwischen **20 und 40 Minuten nach der Geburt**.

- In der üblichen Kreißsaalroutine sind diese Voraussetzungen oft nicht uneingeschränkt zu verwirklichen. Um so wichtiger ist es, die ersten Hungerzeichen des Kindes wahrzunehmen und die Mutter dazu zu ermuntern, ihr Kind an die Brust zu nehmen.
- Ein gezieltes Anlegen des Kindes, bevor es nach der Brust sucht, wird selten zum Erfolg führen. Das wiederum entmutigt die Mutter und lässt sie an ihrer Fähigkeit und der des Kindes, erfolgreich zu stillen, zweifeln. Wird der richtige Zeitpunkt, der Höhepunkt des Saugreflexes, in den ersten 2 Stunden post partum verpasst, kann es mehrere Stunden dauern, bis das Kind erneut nach der Brust sucht.
- Die **Dauer des Stillens** in den ersten 2 Stunden nach der Geburt richtet sich ebenso wie der Zeitpunkt nach dem Bedarf des Kindes. Dabei kann es ohne weiteres sein, dass das Kind, mit Unterbrechungen, 30 Minuten und länger an jeder Brust saugt. Es gibt keinen vernünftigen Grund die Dauer zu beschränken.

Viele Frauen kommen oft mit einer großen Unsicherheit in Bezug auf das Stillen zur Geburt ins Krankenhaus, wodurch ihr instinktives Verhalten stark beeinträchtigt sein kann. Deshalb ist häufig mehr Hilfestellung erforderlich, als idealerweise vorgenommen werden sollte. Die Unterstützung erfolgt am besten in Form einer Hilfe zur Selbsthilfe, um die Selbständigkeit und Sicherheit der Mutter bereits zu Beginn der Stillbeziehung zu fördern.

In vielen Krankenhäusern ist es nach wie vor üblich, dem primär gestillten Neugeborenen während des postpartalen Betreuungszeitraums Tee oder Glukoselösung (5 %ig) anzubieten. Das geschieht meist im Anschluss an eine zu kurze Stilldauer, durch die das Kind nicht zufrieden gestellt wurde, oder als Ersatz für das frühe erste Stillen.

> Weder eine Glukosezufuhr, noch eine Flüssigkeitszufuhr sind beim gesunden, reifen, normalgewichtigen Neugeborenen ernährungsphysiologisch zu begründen. Jede Flaschenzufütterung bedeutet eine Verunsicherung der Mutter bezüglich ihrer Stillfähigkeit und beeinträchtigt somit nachgewiesenermaßen nachhaltig den Stillerfolg (49, 50).

Liegen Risikofaktoren für eine Hypoglykämie oder Exsikkose vor, wie z. B. Frühgeburtlichkeit, schwere Hypotrophie, diabetische Fetopathie, Hypoxie oder Polyzythämie, gelten andere Bedingungen und Vorgehensweisen (siehe Kapitel 5, S. 151).

Störfaktoren

- **Unterbrechung des kontinuierlichen Hautkontakts zwischen Mutter und Kind in der ersten Stunde nach der Geburt**
  Im Rahmen der Kreißsaalroutine finden das Messen und Wiegen des Kindes und die Erstuntersuchung (U1) häufig innerhalb der ersten Stunde nach der Geburt statt. Untersuchungen haben ergeben, dass durch solche Unterbrechungen das **richtige** Erfassen von Brustwarze und Warzenhof durch das Kind erschwert ist (7).
- **Die chirurgische Versorgung einer mütterlichen Geburtsverletzung**
  Die Durchführung einer Naht erschwert ein gleichzeitiges Stillen. Die Position kann nicht frei gewählt werden und die Mutter ist durch die Unannehmlichkeiten, die damit verbun-

den sind, abgelenkt. Das Stillen ist mit der Unterstützung durch die Hebamme jedoch auch währenddessen möglich. Besser ist es, die Versorgung von Geburtsverletzungen unmittelbar im Anschluss an die Geburt vorzunehmen, so dass das Kind **danach**, in zeitlicher Übereinstimmung mit seinem Suchverhalten, an die Brust genommen werden kann.
- **Unter der Geburt gegebene Medikamente, vor allem Schmerzmittel**
Die beste Voraussetzung für den unbeeinträchtigten Beginn der Stillbeziehung ist die interventionsfreie Geburt, bei der sich ein optimales hormonelles Gleichgewicht einstellen kann. Schmerzmittel, vor allem das Pethidin (Dolantin®), beeinträchtigen die Stillreflexe des Kindes, wodurch sich die Aufnahme des ersten Stillens verzögert.
- **Kaiserschnitt**
Nach einem Kaiserschnitt in Vollnarkose ist die Mutter in den ersten Stunden nach der Geburt schläfrig und benommen. Sie sollte das erste Mal stillen, sobald sie dazu in der Lage ist. Nach einer Periduralanästhesie dagegen ist sie wach und aufnahmefähig und kann bereits unmittelbar nach Verlassen des OPs (30–45 Minuten nach der Geburt) stillen. Wegen der eingeschränkten Beweglichkeit braucht sie jedoch viel Unterstützung durch die Hebamme. Der Übertritt von Narkose- und Schmerzmitteln ins Kolostrum und damit zum Neugeborenen wird auf Grund der zunächst noch geringen Kolostrummengen als zu vernachlässigendes Risiko betrachtet (7, 27). Die Medikamente sollten individuell angepasst, möglichst niedrig dosiert werden.

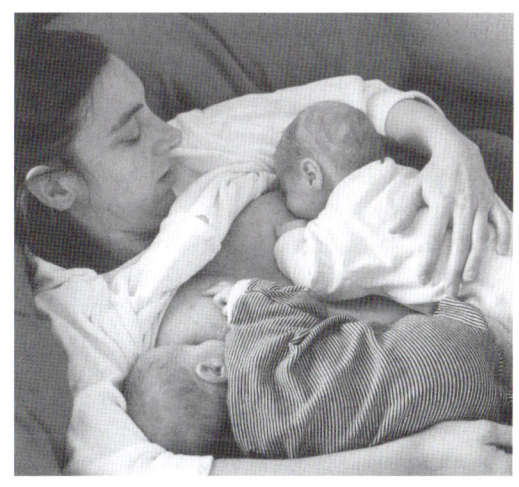

Abb. 4.3: Rücklingsstillen: das Kind liegt mehr oder weniger quer auf dem Bauch der Mutter.

Stillpositionen

Unter günstigen Voraussetzungen nimmt die Mutter ihr Kind spontan zu sich und nimmt selbständig eine geeignete Stillposition ein. Bei Unsicherheit der Mutter sollte die Hebamme eine günstige Position vorschlagen:
- **Rücklingsstillen:** während der Naht einer Geburtsverletzung nach einem Kaiserschnitt (siehe Abb. 4.3).
- **Auf der Seite liegend:** nach einer Dammnaht. Mit Hilfe von Kissen und Decken sollte es Mutter und Kind so bequem wie möglich gemacht werden. Es kann erforderlich sein, dass die Hebamme oder die Begleitperson das Kind während des gesamten Stillvorgangs hält und die Brust dabei unterstützt.

Wenn das Kind nicht gestillt wird

Wenn das Neugeborene, z. B. auf Wunsch der Mutter oder aus medizinischer Indikation, nicht gestillt wird, kann ihm bereits im Kreißsaal eine industriell hergestellte Säuglingsanfangsnahrung aus der Gruppe der „Pre"-Nahrungen angeboten werden, wenn es deutliche Zeichen von Hunger zeigt. Vor der Verabreichung der ersten Flasche sollte das familiäre Allergierisiko eindeutig geklärt sein, und bei einer Prädisposition ersatzweise eine hypoallergene Nahrung (HA-Nahrung) gefüttert werden.

4.3 Die Erstuntersuchung (U 1)

Die Neugeborenen-Erstuntersuchung (U1) erfolgt nach den im Sozialgesetzbuch verankerten Kinderrichtlinien des Bundesausschusses der Ärzte und Krankenkassen. Sie ist die erste von 9 Untersuchungen in dem Screening-Programm zur Früherkennung von Krankheiten. Sie wird im „gelben Heft" der kassenärztlichen Vereinigung dokumentiert. Die Erstuntersuchung (U1) ist im Krankenkassen-Gebührenrecht der Hebamme als abrechnungsfähige Leistung erfasst. Somit ist die Hebamme neben dem Arzt befugt, die Erstuntersuchung selbständig und eigenverantwortlich durchzuführen und zu dokumentieren. Gemäß der Richtlinien soll die Untersuchung unmittelbar nach der Geburt vorgenommen werden.

Folgende Gesichtspunkte werden dabei berücksichtigt:
- Allgemeinzustand
- Reife
- Äußerlich sichtbare Fehlbildungen
- Geburtsverletzungen
- Akut bedrohliche Erkrankungen

> Die U1 hat im Wesentlichen das Ziel, lebensbedrohliche Zustände zu erkennen, um gegebenenfalls Sofortmaßnahmen einzuleiten und Fehlbildungen, die sofort behandlungsbedürftig sind, festzustellen.

Allgemeine Grundsätze

- Bei der Untersuchung ist darauf zu achten, dass der Mutter-Kind-Kontakt nicht unnötig gestört wird, das heißt, in der Regel ist der erste Haut- und Stillkontakt abzuwarten. Es ist deshalb wichtig, dass sich die Hebamme unmittelbar nach der Geburt im Rahmen der Erstmaßnahmen so weit einen Eindruck vom Kind gemacht hat, dass unmittelbar zu behandelnde Zustände ausgeschlossen werden können. Bei einer erschwerten Anpassung und bei einer Verschlechterung des Allgemeinzustandes des Kindes ist sofort eine gründliche Erstuntersuchung vorzunehmen, um mögliche Ursachen zu erkennen.
- Die Durchführung erfolgt an einem **gut temperierten Arbeitsplatz**, am besten unter einer Wärmelampe oder bei einer Raumtemperatur von 24–26 °C. Alle Materialien sind vorzubereiten, um einen zügigen, reibungslosen Ablauf zu gewährleisten. Eine feste Reihenfolge unterstützt den Ablauf im Hinblick auf Sicherheit und Genauigkeit.
- Die Untersuchung des Kindes wird in Gegenwart der Mutter bzw. beider Eltern durchgeführt. Die Hebamme erläutert ihr Vorgehen und ihre Befunde, wobei sie deren Bedeutung wertet. Sie macht die Eltern auch auf harmlose Auffälligkeiten, z. B. bestimmte Hauterscheinungen, aufmerksam und erklärt ihre Entstehungsursache und weitere Entwicklung.

Allgemeinzustand

Der Allgemeinzustand wurde in den ersten 10 Minuten nach der Geburt bereits anhand des APGAR-Scores ermittelt. Im Verlauf des weiteren Beobachtungszeitraums, besonders aber im Rahmen der Erstuntersuchung, wird er in Anlehnung an den APGAR-Score kontinuierlich bzw. erneut erfasst. Er gibt Aufschluss über das weitere Anpassungsverhalten, kann aber auch auf innere Fehlbildungen oder Infektionskrankheiten hinweisen.

> Ergeben sich bei der Beurteilung des Allgemeinzustandes Abweichungen, und seien es auch nur Verdachtsmomente, so ist das Kind zur weiteren Abklärung unverzüglich einem Kinderarzt vorzustellen.

■ Atmung

In den ersten Stunden nach der Geburt ist mit 60–70 Atemzügen pro Minute zu rechnen. Die Atemfrequenz pendelt sich bei 40 Atemzügen/Min. ein.

> Typische Kennzeichen einer kontroll- und eventuell behandlungsbedürftigen **Atemnot** des Neugeborenen sind:
> - Einziehungen des Brustkorbs beim Einatmen
> - Blähen der Nasenflügel beim Einatmen („Nasenflügeln")
> - Stöhnen beim Ausatmen („Knorksen")

Besteht der Verdacht auf eine **Fruchtwasseraspiration**, werden beide Lungenflügel mit dem Stethoskop abgehört. Knarrende oder rasselnde Geräusche weisen auf das Vorhandensein von Flüssigkeit hin. Während klares Fruchtwasser in der Regel komplikationslos absorbiert wird, ist bei jeder Form von Mekonium-haltigem Fruchtwasser das Risiko einer Pneumonie gegeben und deshalb die Hinzuziehung eines Kinderarztes zur weiteren Abklärung erforderlich.

■ Puls / Herzfrequenz

Die Auskultation der Herzfrequenz erfolgt mit dem Schlauchstethoskop. In den ersten Stunden nach der Geburt liegt sie bei 130 ± 30 (100–160) Schlägen pro Minute und pendelt sich später bei 120–140 S/min ein. Arrhythmien und Extrasystolen, die in Zusammenhang mit der Atemaktivität stehen, sind nicht als pathologisch zu bewerten.

Eine Bradykardie setzt kurz nach Beginn eines Apnoeanfalls (Atemstillstand) ein. Bei einer anhaltenden Tachykardie besteht möglicherweise ein Zusammenhang mit einem Herzfehler. Sie kann ohne krankhafte Ursache auftreten, muss aber auf jeden Fall beobachtet werden. Bedingt durch die postpartale Kreislaufumstellung sind bei angeborenen Herzfehlern deutliche Herzveränderungen oft noch nicht ausgeprägt, weshalb pathologische Geräusche fehlen können.

■ Grundtonus/Muskeltonus (= Muskelspannung)

Die **Körperhaltung** des Neugeborenen steht in unmittelbarem Zusammenhang mit dem Spannungszustand seiner Muskulatur und ist somit ein wichtiges Beurteilungskriterium.

- **normoton: Tonus regelrecht**
  Haltung im Schlaf- und Wachzustand (Ruhehaltung): Arme und Beine sind angewinkelt, die Hände locker zur Faust geschlossen; Beine nach Beckenendlage hochgeschlagen (extended legs) und gestreckt
  Widerstand gegen passive Bewegungen: mittelstark beim wachen Kind
  Spontanbewegungen und Mimik: im wachen Zustand je nach Erregungszustand vorhanden
  Schreien: Das Kind schreit mit kräftiger Stimme

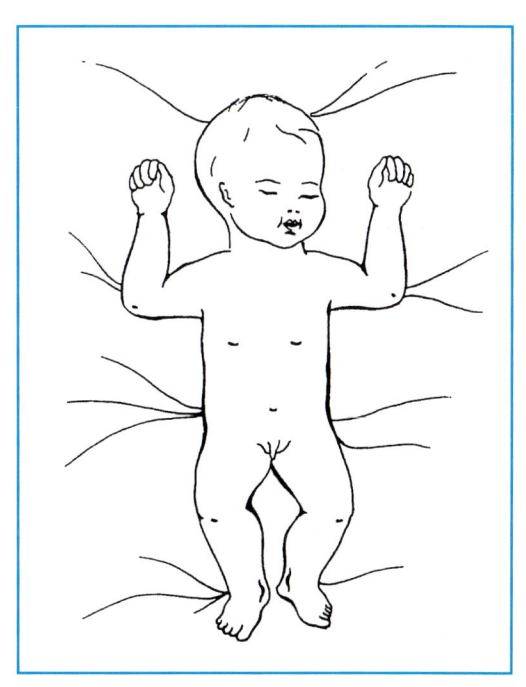

Abb. 4.4: Haltung bei Normotonie

- **hypoton: Tonus herabgesetzt**
  Haltung: schlaff; die Arme bleiben gestreckt bzw. herabhängend; die leicht angewinkelten Beine fallen ganz zur Seite
  Widerstand gegen passive Bewegungen: ist vermindert oder aufgehoben
  Spontanbewegungen: sind reduziert oder verlangsamt
  Schreien: Das Kind schreit schwach, wimmert
  Ursachen: Lähmungen, Verletzungen, Fehlbildungen des Rückenmarks, Down-Syndrom, Hirnschädigungen, Intoxikationen (Medikamente), Sepsis und andere schwerste Allgemeinerkrankungen

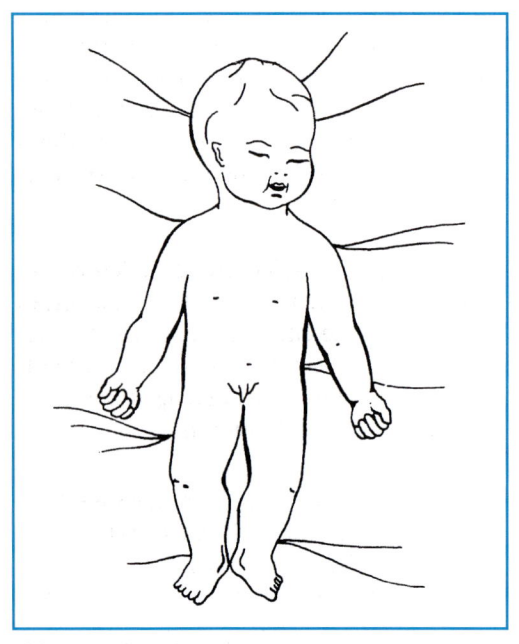

Abb. 4.5: Haltung bei Hypotonie

- **hyperton: Tonus erhöht**
  Haltung: die Rumpfmuskulatur ist überstreckt (Opisthotonus)
  Widerstand gegen passive Bewegungen: erhöht, beim Hochziehen stärkere Beugung der Arme

Übererregbarkeit (Hyperexabilität) der Reflexe
Schreien: das Kind schreit schrill und viel
Ursachen: Hirnschädigung durch Blutung, Hirnhautentzündung (Meningitis), Tetanus neonatorum, Entzugserscheinungen (z. B. Nikotin, Drogen). Eine leichte Überstreckung ist nach einer Geburt in Deflexionshaltung zu beobachten.

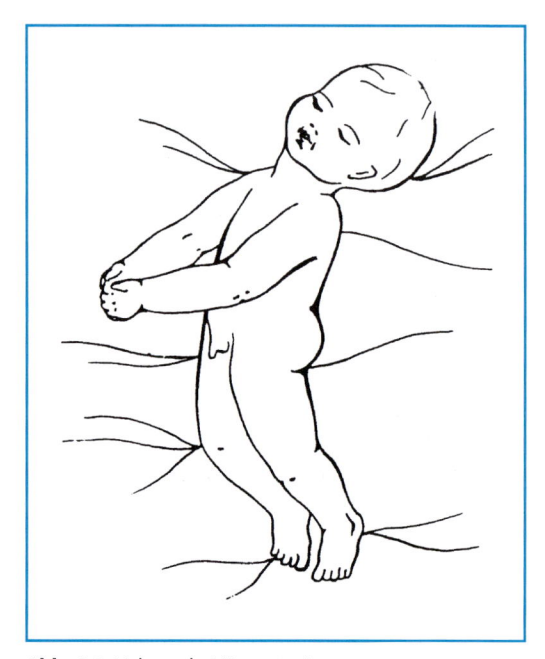

Abb. 4.6: Haltung bei Hypertonie

■ Reflexe

Im Gegensatz zur Überprüfung der Reflexerregbarkeit bei einem schlappen Neugeborenen in den ersten 10 Minuten nach der Geburt geht es hier um die Feststellung des **differenzierten, physiologischen Reflexverhaltens** des Neugeborenen. Bei der Erstuntersuchung unterzieht man die Reflexe jedoch keiner umfangreichen Erhebung, vielmehr ergeben sich die Befunde automatisch im Zusammenhang mit der Untersuchung des Kindes von Kopf bis Fuß auf Geburtsverletzungen und äußerlich sichtbare Fehlbildungen.

- **Suchreflex**
  Im hungrigen Zustand verzieht das Kind den Mund und dreht den Kopf in Richtung eines Berührungsreizes der Wange, ausgelöst z.B. durch die Brust oder den Finger.
- **Saugreflex**
  Wird durch die Berührung des Gaumens mit der Brustwarze oder dem Finger ausgelöst. Der **Schluckreflex** folgt bei der Nahrungsaufnahme dem Saugreflex, nachdem ausreichend Flüssigkeit im Schlund angesammelt wurde.
- **Handgreifreflex**
  Bei der Berührung der Handinnenfläche wird die Hand spontan um den berührenden Finger oder Gegenstand geschlossen. Der Schluss der Hände wird mindestens einige Sekunden beibehalten.
- **Fußgreifreflex**
  Bei Druck mit dem Finger auf die Fußsohle im Vorderfußbereich werden die Zehen eingekrallt.
- **Fluchtreflex**
  Nach leichtem Bestreichen der Fußsohle wird das Bein angezogen, die Großzehe wird dabei gestreckt (Babinski-Reflex).
- **Rückgratreflex** (Galant-Reflex)
  Beim Bestreichen des Rückens seitlich entlang der Wirbelsäule biegt sich diese auf der Seite des Reizes nach innen (Konkavität).

Das Auftreten und die Rückbildung dieser und anderer Reflexe spielen für die Beurteilung des Gesundheitszustandes und der Entwicklung des Kindes, besonders im Lauf des ersten Lebensjahrs eine wichtige Rolle.

■ Aussehen/Hautfarbe

Die Beurteilung der Hautfarbe gibt Hinweise auf mehr oder weniger pathologische Abweichungen des kindlichen Zustandes und kann für eine weitere Beobachtung und Untersuchung ausschlaggebend sein. Die Hautfarbe stellt sich entsprechend der Reife zunächst folgendermaßen dar:

- **rosig:**   reifes Neugeborenes
- **blass-rosa:**   übertragenes oder dystrophes Neugeborenes
- **rot:**   Frühgeborenes

Beim Neugeborenen ist im Rahmen der ersten Anpassungsvorgänge häufig eine **Blaufärbung der Hände und Füße**, manchmal auch des Munddreiecks, zu beobachten. Diese so genannte **Akrozyanose** verschwindet in der Regel innerhalb weniger Minuten nach der Geburt. Sollte sie bestehen bleiben, kann das ein Hinweis auf Unterkühlung oder Sauerstoffmangel sein. Tritt sie in den ersten Stunden lediglich während des Schreiens auf, ist das unbedenklich. Bei übertragenen und mangelgeborenen Kindern kommt eine Akrozyanose durch eine Minderdurchblutung und damit Minderversorgung des Gewebes mit Sauerstoff vor. Bei diesen Kindern führt die durch Flüssigkeitsmangel bedingte Polyglobulie des Blutes zu einer erhöhten Viskosität (Zähigkeit) und damit zu einer erschwerten Zirkulation.

Manchmal ist das **Gesicht isoliert bläulich** mit punktförmigen Einblutungen. Dann handelt es sich um die Folge einer geburtsbedingten Gesichtsprellung oder aber um eine Stauung infolge von Nabelschnurumschlingungen bzw. einer schweren Geburt der Schultern.

> Folgende Erscheinungsbilder sind dagegen als auffällig, d. h. **kontroll- und behandlungsbedürftig**, zu betrachten
> - anhaltend komplette oder teilweise Blauverfärbung der Haut
> - Gelbverfärbung (wenn nicht auf grünes Fruchtwasser zurückzuführen)
> - anhaltende Blässe

Bei einer **anhaltenden Zyanose** (Blaufärbung) oder wiederholten **zyanotischen Anfällen** ist zum Ausschluss einer Choanalatresie (Verschluss einer oder beider hinterer Nasengangöffnungen) oder Ösophagusatresie (Verschluss der Speiseröhre) eine Kontrolle der Sondendurchgängigkeit erforderlich. Bei einer schweren Zyanose mit Atemnot ist an eine Zwerchfellhernie zu denken (s. S. 105).

▪ Körpertemperatur

Die Temperaturregulation stellt eine neue Anforderung an das Neugeborene dar. Es ist also sicherzustellen, dass die Anpassung an die neue Umgebungstemperatur gelingt. Das gilt besonders für früh- und mangelgeborene Kinder. Bei einer Kerntemperatur unter 36,5 °C ist für zusätzliche Wärmehüllen zu sorgen. Außerdem ist auszuschließen, dass die Hypothermie in einem Zusammenhang mit anderen Störungen steht, z. B. einer Infektion (s. Kap. 6, S. 175).

Die Feststellung der Körpertemperatur erfolgt in der Klinik durch Messung der Rektaltemperatur, spätestens vor der Verlegung des Kindes aus dem Kreißsaal auf die Wochenstation. In der außerklinischen Geburtshilfe wird eine ausreichende Körpertemperatur eher durch Befühlen und Inspektion sichergestellt, lediglich beim Verdacht auf Abweichungen mit Hilfe eines Thermometers. Wird eine rektale Temperaturmessung vorgenommen, ist der Ausschluss einer bei der äußerlichen Untersuchung nicht zu erfassenden Rektumatresie ein beiläufiger Befund.

> **Beachte!**
> In den ersten 24 Stunden p.p. können intrapartal erworbene Infektionen bereits zu einer deutlichen Verschlechterung des Allgemeinzustandes führen (s. Kapitel 5, S. 137f).

Messbare Reifezeichen

▪ Körpergewicht

Nach den Richtlinien der WHO soll das Gewicht wegen des unmittelbar nach der Geburt einsetzenden Gewichtsverlusts innerhalb der ersten Stunde nach der Geburt ermittelt werden. Für die exakte Ermittlung des Geburtsgewichts ist es erforderlich, eine **geeichte** Waage zu benutzen.

Bei einer regelrechten intrauterinen Entwicklung wiegen die meisten **reifen** Neugeborenen 2800–4000 g. Ein reifes Neugeborenes mit einem entsprechenden Geburtsgewicht wird als **normotroph** (normalgewichtig) bezeichnet. Bei Abweichungen nach unten oder oben liegt das Gewicht außerhalb des Normbereichs, im Sinn einer **Hypotrophie** (Untergewichtigkeit) oder einer **Hypertrophie** (Übergewichtigkeit).

Das Ausmaß der Abweichung ist mit Hilfe der **Perzentilenkurve** genauer zu bestimmen (s. S. 92). Des Weiteren ist an Hand ergänzender Befunde abzuklären, ob es sich lediglich um anlagebedingte Abweichungen handelt oder ob andere, möglicherweise pathologische Ursachen zu Grunde liegen. Bei einem Geburtsgewicht unter 3000 g ist die Reife an Hand der sichtbaren Reifezeichen, unabhängig vom errechneten Schwangerschaftsalter, genau zu bestimmen, um eine Frühgeburtlichkeit sicher auszuschließen.

▪ Körperlänge

Die Körperlänge wird von der **Fußsohle** bis zum höchsten Punkt des **Scheitels** gemessen. Das Messen der Länge erfolgt in Seitenlage des Kindes. Das Maßband wird an der **Ferse** angelegt und bis zur **Kniebeuge** geführt und von dort aus durchgehend bis zum **Scheitel** bündig am Körper entlanggeführt. Auf Grund des starken Widerstandes gegen eine bis dahin ungewohnte Streckung und der geburtsbedingten Schädelverformung ist es schwierig, ein genaues Maß zu erheben. Bei der zweiten Vorsorgeuntersuchung, der U2 (3.–10. Lebenstag), kann ein genauerer Messwert als Ausgangswert für das weitere Wachstum des Kindes erhoben werden.

Auf keinen Fall darf ein Neugeborenes an den Füßen hängend gemessen werden! Eine extreme Streckung der Hüftgelenke kann die Gelenkkapsel schädigen.

Die Länge eines reifen Kindes beträgt bei regelrechter intrauteriner Entwicklung in der Regel **48–54 cm** (im Mittel **51 cm**).

■ Kopfumfang

Gemessen wird der Umfang **Circumferentia fronto-occipitalis** (großer Kopfumfang), auch als Hutmaß bezeichnet. Der hintere Orientierungspunkt ist der am weitesten nach hinten herausspringende Punkt des **Hinterhaupts**. Er liegt meist etwas unterhalb des oberen Winkels der kleinen Fontanelle. Der vordere Orientierungspunkt ist die **Glabella**, das „Glätzchen", zwischen den Augenbrauen. Der Kopfumfang eines reifen Neugeborenen beträgt bei regelrechter intrauteriner Entwicklung **33–37 cm** (im Mittel **35 cm**).

Alle erhobenen Maße müssen dokumentiert werden (Kinderheft, Mutterpass, Kinderkurve, Geburtsprotokoll, Geburtenbuch).

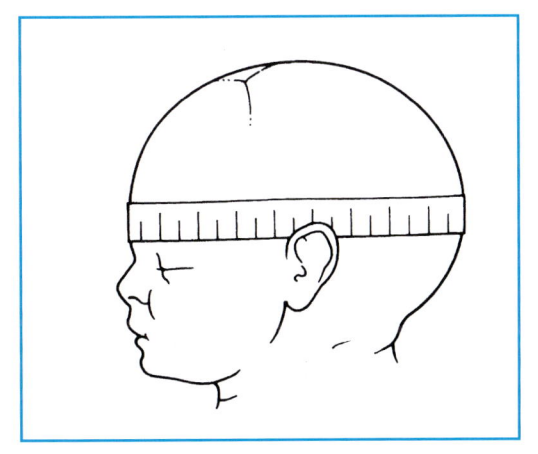

Abb. 4.7: Circumferentia fronto-occipitalis = großer Kopfumfang (Hutmaß)

Sichtbare Reifezeichen

Die Bestimmung der Reife gibt die Möglichkeit, sich einen Eindruck von der tatsächlichen Schwangerschaftsdauer, im Verhältnis zum errechneten Schwangerschaftsalter, zu verschaffen. Vor der vollendeten 37. SSW geborene Kinder gelten als **Frühgeborene**, nach der vollendeten 42. SSW geborene Kindern werden als **übertragen** bezeichnet. Besonders bei Frühgeborenen muss man mit Anpassungsstörungen rechnen, aber auch bei übertragenen Kindern sind Komplikationen möglich und ggf. spezielle pflegerische Maßnahmen erforderlich.

Die sichtbaren Reifezeichen (Tab. 4.4) können mit Hilfe verschiedener Punkteschemata (z. B. Petrussa, Farr) einer recht genauen Bestimmung des Gestationsalter dienen. Das ist besonders dann wichtig, wenn das Gestationsalter sehr kleiner Frühgeborener (>35. SSW) näher bestimmt werden soll. Auch bei Kindern, deren Reife der 35.–37. SSW entspricht, die also **nahezu reif** sind, treten häufig, wenn auch in abgeschwächter Form, noch einige typische Komplikationen der Frühgeburtlichkeit auf, wie z. B. Temperaturregulationsstörungen, Hypoglykämie und Saugschwäche. Dadurch werden besondere Beobachtungs- und Pflegeaspekte erforderlich, selbst wenn das Geburtsgewicht zwischen 2500 und 3000 g liegt (siehe Kapitel 6).

Ergänzend können folgende Kriterien für eine Grobeinschätzung hinzugezogen werden:

Fingernägel
- erreichen max. die Fingerkuppe
  < 37. SSW
- überragen die Fingerkuppe
  38.–42. SSW
- auffallend lang, beginnen sich abzuschälen
  > 42. SSW

Vernix caseosa (Käseschmiere)
- Sichtbare Reste in den Achselhöhlen und Leisten: reifes Neugeborenes

Tab. 4.4: Sichtbare Reifezeichen beim Neugeborenen

Merkmale	Frühgeburt (→ einschl. 37. SSW)	Reifgeburt (38.–42. SSW)	Übertragung (> 42. SSW)
Lanugo (Flaum- bzw. Wollhaare)	• ausgeprägt • mehr als der halbe Rücken bedeckt	• dünn • mindestens der halbe Rücken frei	
Hautfarbe	• rot • evtl. Gefäße durchschimmernd	• rosig • am ganzen Körper mit Nuancen	• blass-rosa • grünlich-gelb verfärbt durch mekoniumhaltiges Fruchtwasser
Hautbeschaffenheit	• dünn und weich • glasig, ödematös	• mittlere Dicke, weich • oberflächliche Schuppung	• dick, pergamentartig • großflächige Abschilferungen • Einrisse • Waschfrauenhände, Winzerfüße
Fußsohlenfalten (Plantare Hautfalten)	• keine bis max. vorderes Drittel • schwach ausgebildet	• mehr als vorderes Drittel • teilweise ausgeprägt	• ausgeprägt, tiefe Furchen
Brustdrüsen (Durchmesser)	• 2–5 mm • flach	• 0,5–1 cm • erhaben	• 1 cm und größer
Ohrmuschel	• flach und formlos • mehr oder weniger weich und faltbar • bei Verformung: langsame Rückkehr in die ursprüngliche Form	• deutliches Einrollen des gesamten oberen Ohrmuschelteils • fest, bei Verformung sofort zurückschnellend	
Labien	• große Labien bedecken nicht die kleinen Labien • klaffend	• große Labien bedecken die kleinen Labien vollständig • geschlossen	• stark gerötet • eventuell Hautabschilferungen
Genitale des männl. Neugeborenen	• kein oder nur 1 Testis hoch im Skrotum • wenig Falten (Rugae)	• mindestens ein Testis ganz deszendiert • viele Rugae	• Skrotum stark gerötet • tiefe Rugae • Hautabschilferungen

- Der ganze Körper ist sichtbar von Vernix überzogen: Neugeborenes um die **36. SSW**
- Es ist keine Vernix mehr zu sehen: übertragenes und hypotrophes Neugeborenes

> Ein Frühgeborenes, das einem Schwangerschaftsalter von **< 35 SSW** entspricht, ist für die weitere Betreuung in eine dafür speziell eingerichtete Neugeborenenabteilung oder Kinderklink zu verlegen.
>
> Frühgeborene, deren Reifezeichen der **35. bis 37. SSW** entsprechen, können bei einem guten Allgemeinzustand auf der Wochenstation oder im häuslichen Umfeld weiter betreut werden (kinderärztliches Konsil!).

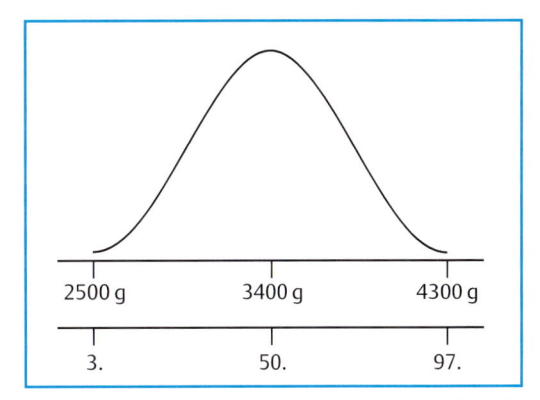

Abb. 4.8: Gauss-Verteilungskurve: Geburtsgewicht und Perzentile (Beispiel: 40. SSW)

Klassifikation des Neugeborenen nach Schwangerschaftsdauer und Geburtsgewicht

Die Einschätzung des Geburtsgewichts im Verhältnis zum Schwangerschaftsalter erfolgt im Hinblick auf die Diagnose einer Über- und Untergewichtigkeit. Sie dient des Weiteren zur Unterscheidung zwischen Mangel- und Frühgeburtlichkeit bei einem niedrigen Geburtsgewicht. Weil die individuellen Gewichtsunterschiede sehr groß sein können, werden so genannte **Perzentilenkurven** zu Hilfe genommen. Sie geben an, wie unterschiedlich schwer Neugeborene nach einer bestimmten Schwangerschaftsdauer sind. Dadurch kann erkannt werden, ob und in wieweit ein Kind von der Norm abweicht.

Die Gewichtsverteilung der Neugeborenen lässt sich je nach Schwangerschaftsalter in einer Gauss-Verteilungskurve (Normalverteilungskurve) erfassen. Die zwischen dem untersten und obersten Wert liegende Gewichtsspanne wird in Hundertstel unterteilt, die dann als Hundertstelwerte den ermittelten Gewichten zugeordnet werden können. Die Normalverteilung liegt auf der Linie zwischen dem 3. und 97. Hundertstel. Am häufigsten liegt das Gewicht zu einem bestimmten Schwangerschaftsalter bei der 50. Perzentile (Abb. 4.8).

Der unterschiedlichen Gewichtsverteilung bei männlichen und weiblichen Neugeborenen wird durch jeweils eigene Perzentilenkurven Rechnung getragen (Abb. 4.9 und Abb. 4.10).

Je weiter ein Gewicht nach oben oder unten von der 50. Perzentile abweicht, umso größer ist die Wahrscheinlichkeit, dass eine Auffälligkeit vorliegt. Andererseits kann ein Neugeborenes sogar aus den Perzentilenkurven herausfallen, ohne im pathologischen Sinn hyper- oder hypotroph zu sein. Perzentilen sind darüber hinaus nur **für bestimmte Populationen** anwendbar, z. B. für Westeuropa. Sie fallen in Abhängigkeit von der jeweiligen ethnischen Herkunft sehr unterschiedlich aus. So sind asiatische (z. B. türkische) Neugeborene im Mittel leichter als westeuropäische Neugeborene. Es gilt also, zusätzliche Merkmale zu erfassen.

Für die WHO und Westeuropa werden unterschiedliche Standards angegeben. Die folgenden Gewichtsangaben beziehen sich auf ein reifes Neugeborenes.

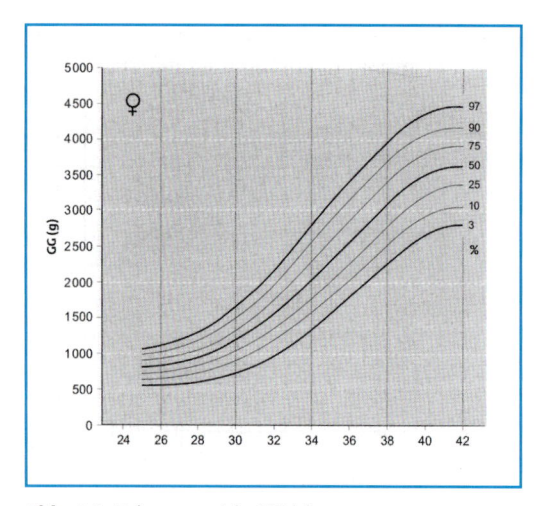

Abb. 4.9: Geburtsgewicht Mädchen

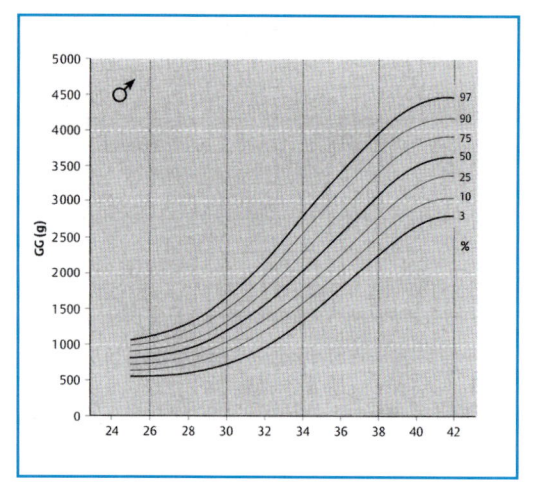

Abb. 4.10: Geburtsgewicht Jungen. Bei Jungen liegen die Werte ab der 36. SSW ca. 150–200 g über denen der Mädchen

- **Eutroph** (normalgewichtig):
  Westeuropa: 10.–90. Perzentile ($\cong$ 2800–4000 g)
  WHO: 3.–97. Perzentile ($\cong$ 2500–4300 g)
- **Hypotroph** (untergewichtig):
  Westeuropa: < 10. Perzentile (< 2800 g)
  WHO: < 3. Perzentile (< 2500 g)
- **Hypertroph** (übergewichtig):
  Westeuropa: > 90 Perzentile (> 4000 g)
  WHO: > 97. Perzentile (> 4300 g)

Im internationalen Vergleich werden alle Neugeborenen mit einem Geburtsgewicht unter 2500 g, unabhängig davon ob das Untergewicht auf Frühgeburtlichkeit oder Dystrophie zurückzuführen ist, unter dem Begriff **„infants with low birth weight"** erfasst.

■ Das eutrophe Reifgeborene

Andere Bezeichnung: appropriate for gestational age (AGA); die Haut ist rosig, das Kind hat einen guten Hautturgor und besitzt ein gut ausgebildetes subkutanes Fettgewebe.

■ Das hypotrophe Reifgeborene

Andere Bezeichnungen: small for gestational age (SGA), Mangelgeborenes, dystroph. Ein hypotrophes Neugeborenes weist allgemeine Zeichen der Austrocknung und Mangelernährung auf:
- blasse, trockene, schuppende Haut, fehlende Vernix
- schlaffer Hautturgor, eingesunkene große Fontanelle
- wenig subkutanes Fettgewebe, Faltenbildung am Hals, an Armen und Beinen
- greisenhafter „besorgter" Gesichtsausdruck (Stirnfalten)
- Anpassungsstörungen und Komplikationen (siehe Kapitel 5)

■ Das hypertrophe Termingeborene

Andere Bezeichnung: large for gestational age (LGA). Eine Hypertrophie des Neugeborenen kann im Zusammenhang mit einer Fetopathia diabetica auftreten, d. h. bei bekanntem oder unbekanntem Diabetes der Mutter während der Schwangerschaft. Bei einem Geburtsgewicht über 4000 g werden beim Neugeborenen im Anschluss an die Geburt Blutzuckerkontrollen durchgeführt (siehe Kapitel 5). Die Mutter wird im Wochenbett auf einen bis dahin möglicherweise unbekannten, bzw. in der Schwangerschaft erstmals in Erscheinung getretenen Diabetes hin untersucht.

Bei einer **Fetopathia diabetica** unterscheidet sich das Kind von einem anlagebedingt großen Kind durch folgende Merkmale:
- Makrosomie (übernormale Körpergröße)
- Cushingoides Aussehen mit Vollmondgesicht und Stammfettsucht
- Relative Unreife, nicht der tatsächlichen Schwangerschaftsdauer und Körpergröße entsprechend
- Erhöhte Fehlbildungsrate (Embryopathia diabetica: Herzfehler, Spina bifida, urogenitale Fehlbildungen)
- Atemnotsyndrom durch Unreife der Lungen
- Symptome einer Hypoglykämie (siehe Kapitel 5, S. 152)
- Später: verstärkter Neugeborenenikterus durch Unreife der Leber

Untersuchung auf äußerlich sichtbare Fehlbildungen und Geburtsverletzungen

Vor der systematischen Untersuchung von Kopf bis Fuß wird das Kind zunächst als Ganzes angeschaut und der **Allgemeinzustand** sowie **allgemeine Merkmale der Haut** beurteilt.

Die Ermittlung der sichtbaren Reifezeichen wird in den Ablauf integriert.

> **Beachte:**
> Für die endgültige Abnabelung und die Austastung des Mundes sind sterile Handschuhe zu tragen!

Tab. 4.5: Untersuchungsablauf (Die Durchnummerierung bezieht sich auf die **Reihenfolge** der Untersuchungen.)

	Rückenlage des Neugeborenen	
1	Nabelschnurgefäße	– 1 große Vene mittig – 2 kleinere Arterien seitlich **Endgültige Abnabelung:** Einmalklemme 1,5–2 cm oberhalb des Nabelschnuransatzes anlegen und fest zudrücken, den Nabelschnurrest abschneiden **Tipp:** Durch das Ausstreichen der Nabelschnur vom Ansatz her werden Blutreste entfernt, durch die der Nabelschnurrest sonst während der Heilung einen üblen Geruch entwickeln kann.
2	Mund	Lippen-Kiefer-Gaumen-Spalte
3	Schädeldach	Fontanellen, Konfiguration, Geburtsgeschwulst, Kephalhämatom
4	Ohren	Reifezeichen, Anlage und Sitz der Ohrmuscheln, Anlage des Gehörgangs

Fortsetzung: Rückenlage des Neugeborenen		
5	Augen	Abstand, Lidachsenstellung, das Kind schaut um sich
6	Nase	Formabweichungen
7	Klavikula	Klavikulafraktur
8	Arme	Erb-Lähmung, Klumpke-Lähmung, Schonhaltung
9	Hände	Reifezeichen, Anlage, Anzahl und Verwachsungen der Finger, Vierfingerfurche
10	Brustdrüsen	Reifezeichen, Anlage
11	Äußeres Genitale weiblich: männlich:	Reifezeichen, intersexuelles Genitale Reifezeichen, Hypospadie, Epispadie
12	Füße	Reifezeichen, Anlage und Anzahl der Zehen, Klumpfuß, Sichelfuß

Bauchlage des Neugeborenen

13	Wirbelsäule	Spina bifida
14	Anus	Analatresie
15	Gesäß- und Oberschenkelfalten	Hüftdysplasie

Bei der Untersuchung dient das Erscheinungsbild des gesunden Neugeborenen als Grundlage für die Feststellung von Abweichungen, die mehr oder weniger offensichtlich sein können. Es gibt Merkmale, die lediglich Abweichungen von der Norm, im Sinn von Besonderheiten, darstellen und keinen Krankheitswert haben. Ebenso gibt es auffällige Einzelmerkmale, die für sich allein genommen keinen Krankheitswert haben müssen, aber auch einen Hinweis auf ein komplexes Fehlbildungssyndrom oder eine schwer wiegende Krankheit darstellen können.

Wird ein auffälliges Merkmal festgestellt, ist häufig der Ausschluss weiterer äußerer und innerer Fehlbildungen bzw. zusätzlicher **Krankheitskriterien**, ggf. durch einen Kinderarzt, erforderlich.

In der außerklinischen Geburtshilfe ist das weitere Vorgehen vom Ausprägungsgrad, vom Umfang zusätzlicher sichtbare Fehlbildungen und vom Allgemeinzustand des Kindes abhängig. Der erste Mutter-Kind-Kontakt sollte, sofern kein akuter Notfall besteht, nicht jäh unterbrochen, sondern vielmehr, soweit wie möglich, fortgesetzt werden. Gerade wenn Unklarheiten bestehen, ist es sehr wichtig, die Eltern einzubeziehen und das weitere Vorgehen zu erklären.

Kopfform

Untersuchung: Der Kopf des Kindes wird durch beide, schalenförmig aneinander gelegten Hände gehalten. Das gilt für den gesamten Untersuchungsablauf am kindlichen Kopf. Die Befunde werden durch sorgfältiges, aber vorsichtiges Abtasten erhoben, der Kopf wird zusätzlich von allen Seiten genau betrachtet.

Geburts- oder lagebedingte Verformungen des knöchernen Schädels
- Flache Stirn, langgezogener Hinterkopf bei Hinterhauptslage (HHL)
- Flacher Hinterkopf: BEL, Vorderhauptslage, Kurzkopf
- Seitliche Abweichung des Unterkiefers („schiefer" Kopf):
  - Intrauterine Lage des Kindes
  - Langandauernder Fruchtwassermangel (Platzmangel)
  - Tiefer Sitz des Kopfes im Becken, lange vor der Geburt

Beurteilung: Spontane Rückbildung innerhalb weniger Tage

Schädelnähte

Die Knochen des Neugeborenenschädels sind noch nicht fest miteinander verwachsen. Sie sind durch eine dünne Schicht Bindegewebe (Membrana interossea) miteinander verbunden. Die bindegewebigen Strukturen stellen die Wachstumszentren für die Schädelknochen dar. An den Rändern weisen die Knochen eine federnde Elastizität auf. Die Schädelknochen liegen etwa auf gleicher Höhe nebeneinander oder sind konfiguriert. Das Ausmaß und die Art der Konfiguration lassen Rückschlüsse auf den erfolgten Anpassungsmechanismus des kindlichen Kopfes an den Geburtskanal zu. Sind die Scheitelbeine konfiguriert, lässt sich die Stellung des kindlichen Rückens unter der Geburt in Hinterhauptslage retrospektiv nachvollziehen:
- **Linkes** Scheitelbein erhaben: **II.** Stellung
- **Rechtes** Scheitelbein erhaben: **I.** Stellung

■ Auffällige Befunde
- **Die Nähte klaffen**
  - Vorübergehende Hirnschwellung bei sonst unauffälligem Neugeborenen → beobachten
  - Erhöhter Hirndruck z. B. bei Hirnblutungen, Hydrozephalus (Wasserkopf), Meningitis oder Osteogenesis imperfecta (Glasknochenkrankheit)

- **Die Knochen sind bereits miteinander verwachsen (Kraniosynostose)**
  - Die Naht ist als fester Wall zu tasten
  - Anlagebedingter vorzeitiger Verschluss der Schädelnähte
  - Einzelmerkmal eines Syndroms (typische komplexe Fehlbildungssymptomatik)
  - Wenn einzelne Nähte betroffen sind, wächst der Schädel in Richtung der offenen Schädelnähte. Es resultiert eine Schädeldeformierung, je nach Lage der geschlossenen Naht.
  - Sind alle Nähte betroffen, sind neurologische Störungen die Folge
  - **Therapie:** neurochirurgische Eröffnung des Schädeldachs

Große Fontanelle (Fonticulcus anterior)

Vom Stirnbein und den beiden Scheitelbeinen begrenzt, vierzipflig, rautenförmig, weich und pulsiert beim Betasten. Die große Fontanelle schließt sich im Laufe des 2. Lebensjahrs (bei 50 % der Kinder zwischen dem 9. und 18., spätestens bis zum 24.–27. Lebensmonat). Der

Durchmesser beträgt 1,5–2,5 cm (je nach Konfiguration) und nimmt in den ersten Lebenswochen nach einer termingerechten Geburt noch leicht zu. Er bleibt dann oft über Monate unverändert, bevor er sich dann innerhalb weniger Wochen verschließt.

■ **Auffällige Befunde**

- **Vorgewölbt** bei **verstärkter Pulsation**: Hydrozephalus, Hirnblutung
- **Eingesunken:** Turgorverlust durch Austrocknung bei dystrophem oder übertragenem Kind
- **Sehr groß:** dieselben Ursachen wie bei klaffenden Nähten
- **Sehr klein**, ohne dass eine ausgeprägte Konfiguration des Schädels vorliegt: vorzeitige Verknöcherung

Kleine Fontanelle (Fonticulus posterior)

Sie ist vom Hinterhauptsbein und den beiden Scheitelbeinen begrenzt, dreizipflig und verschließt sich frühestens nach **3 Monaten**. Unmittelbar nach der Geburt ist sie wegen der geburtsbedingten Konfiguration als prominenter, knöcherner Winkel der Scheitelbeine über dem Hinterhaupt tastbar.

Kopfgröße

■ **Auffällige Befunde**

- **Mikrozephalie:** Kopfumfang > 2 cm unter der 3. Perzentile
- **Makrozephalie:** Kopfumfang > 2 cm über der 97. Perzentile

Ursachen:
- Makro- und Mikrozephalie können ohne pathologischen Wert genetisch bedingt sein.
- Sie können mit anderen auffälligen Veränderungen der Schädelknochen, -nähte und Fontanellen einhergehen.

- Eine angeborene **Mikrozephalie** tritt auch in Verbindung mit verschiedenen Syndromen oder nach intrauterinen Infektionen und anderen von außen kommenden, schädigenden Einwirkungen in der Schwangerschaft auf.

Geburtsgeschwulst (= Caput succedaneum)

Definition: Ödem bzw. Serohämatom zwischen dem Periost (Knochenhaut) und der Kopfschwarte.

Ursachen:
- **Venöse Blutstauung** unterhalb des Weichteilschnürrings des Muttermundes unter der Geburt mit nachfolgender seröser Ausschwitzung.
- Entsteht über dem führenden Teil des Kopfes, bei Hinterhauptslagen also im Bereich der kleinen Fontanelle, als Folge der extra- und intrauterinen Druckdifferenz.
- Ob es eine Geburtsgeschwulst gibt und wie groß sie ist, hängt von der Geburtsdauer nach dem Blasensprung, den relativen Beckenverhältnissen, der Beschaffenheit des Muttermundes und von der Wehenintensität und -dauer ab.

Die Geburtsgeschwulst ist als **teigige** Anschwellung tastbar, verbreitet sich diffus **über die Nähte** hinweg und ist oft **zyanotisch** und mit **Petechien** (punktförmigen Einblutungen)

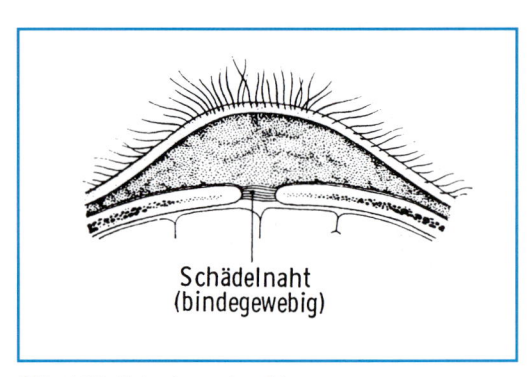

Abb. 4.11: Geburtsgeschwulst

bedeckt. Nach einer Geburt in Hinterhauptslage befindet sie sich seitlich über dem Hinterhaupt. Sie bildet sich innerhalb von 24–48 Stunden vollständig zurück.

Kephalhämatom (= Kopfblutgeschwulst)

Definition: Hämatom zwischen Periost (Knochenhaut) und Knochen, d. h. ein subperiostales Hämatom

Ursachen:
- Durch die Verschiebung der Weichteile gegenüber den platten Schädelknochen kommt es zur Abscherung des Periosts vom Knochen, dabei werden stets kleinere oder auch 1 bis 2 größere Gefäße aufgerissen.
- Starke Scherkräfte treten z. B. bei einer Vakuumextraktion, bei schnellem Durchtritt des Kopfes durchs Becken oder einer Scheitelbeineinstellung auf.

Das Kephalhämatom **überschreitet die Knochennähte nicht**. Es ist als **fluktuierende, prall elastisch** bis zu Hühnerei große, halbkugelige Anschwellung tastbar und nimmt innerhalb der ersten Tage an Größe zu. Innerhalb von Wochen bis Monaten bildet es sich spontan zurück.

> Eine **Vitamin-K-Prophylaxe** ist auf Grund des Blutverlustes anzuraten.
> Wegen der Gefahr der Abszessbildung darf **nicht punktiert** werden!

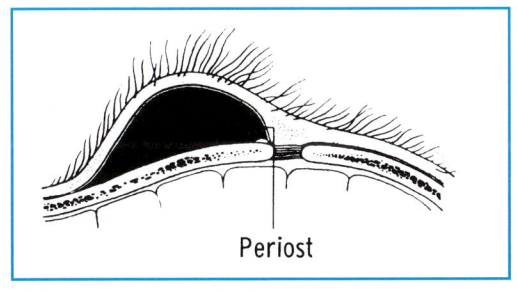

Abb. 4.12: Frisches Kephalhämatom

Wenn gleichzeitig eine **Kopfschwartenverletzung** vorliegt, z. B. durch eine Skalpelektrode, besteht die Gefahr einer Infektion → Anlegen eines sterilen Schutzverbandes. Manchmal verknöchern Kephalhämatome und bilden dann eine knöcherne Vorwölbung, die jedoch mit dem Schädelwachstum immer verschwindet.

Galeahämatom

Die Galea aponeurotica ist eine haubenartige, dem Schädeldach aufsitzende Sehne, die mit der Kopfhaut fest zur Kopfschwarte verbunden ist. **Einblutungen** in die Galea können sich über den ganzen Schädel ausbreiten. Neben einer deutlichen Zunahme des Kopfumfangs ist schwappendes Blut unter der Kopfhaut zu tasten. Eine Anämie kann die Folge sein.

Weitere Geburtsverletzungen

- **Saugglockenförmiges Ödem:** durch Vakuumextraktion
- **Hautabschürfungen:** Ablederung durch Vakuum
- **Punktionsverletzungen:** durch Skalpelektrode, Mikroblutuntersuchung
- **Schnittverletzungen:** durch Sectio caesarea
- **Druckmarken:** durch Zangenlöffel, knöchernes Becken

Ohren

Untersuchung: Betrachtet werden Ansatz und Reifezeichen der Ohrmuschel sowie Regelwidrigkeiten der Form. Es wird hinter und in das Ohr geschaut, wobei die Anlage des Gehörgangs überprüft wird.

■ Auffällige Befunde

- **Leichte Differenzierungsstörungen** der Ohrmuschel und **angewachsene Ohrläppchen** sind harmlose Dysplasien (Entwicklungsstörungen)

- **Tiefer** und/oder **nach vorne verschobener Ansatz:** Morbus Down, Alkoholembryofetopathie, im Verband mit Fehlbildungssyndromen
- **Anotie** (fehlende Ohrmuschel) oder **grobe Fehlbildungen, Gehörgangatresie:** Sie gehen meist mit anderen Fehlbildungen einher.
- Vor der Ohrmuschel sitzende **Ohranhängsel** treten häufig isoliert auf.

Augen

Untersuchung: Zunächst werden der Augenabstand und die Lidachsenstellung begutachtet. Außerdem wird nach Veränderungen der Augenlider und des Augapfels geschaut. Wenn das Kind die Augen nicht geöffnet hat, wird im Verlauf der weiteren Untersuchung das spontane Öffnen der Augen abgepasst.

Ein zufriedenes Neugeborenes schaut um sich! (Es darf aber nicht zu hell sein.) Die **Iris** (Regenbogenhaut) ist bei allen Neugeborenen zunächst blau-grau (hell → dunkel). Gegen Ende des 2. Lebensjahrs hat sie ihre endgültige Farbe.

■ Auffällige Befunde

- **Ein zu enger oder zu weiter Augenabstand**
  Er kann isoliert oder als Symptom verschiedener Syndrome auftreten, z. B. weiter Abstand bei Morbus Down und Alkoholembryofetopathie.
- Nach außen oben gerichtete **(mongoloide) Lidachsenstellung:** typisch für Morbus Down
- **Antimongoloide Lidachsenstellung:** Alkoholembryofetopathie und verschiedene andere Krankheitsbilder
- **Epikanthus:**
  Die vom Oberlid über den inneren Augenwinkel herunterziehende Augenfalte tritt gelegentlich isoliert als bedeutungslose Variante auf und wächst sich häufig aus. Sie kann aber auch als Symptom von Morbus Down oder anderen Syndromen vorkommen.
- **Schwellung** am inneren Augenwinkel: geburtsbedingter Sekretstau im **Tränensack**
- Geburtsbedingte **ödematöse** Schwellung der Augenlieder
- **„Storchenbiss":**
  Diese angeborene Hautgefäßveränderungen (Teleangiektasien) auf dem Oberlid oder zwischen den Augen zeigen sich als zartrosa-farbene Kapillarerweiterung, färben sich in den ersten Lebensmonaten beim Schreien rot und verblassen später durch das Dickerwerden der Haut.
- Leichtes **Schielen:**
  Es beruht auf einer anfänglichen Sehmuskelschwäche und reguliert sich im Laufe der Zeit.
- **„Blutfähnchen"** (subkonjunktivale Blutungen), meist kreisförmig um die Iris herum: Bluterguss durch Pressstauung unter der Geburt, ist nach 1–3 Wochen spontan ausgeheilt
- **Nystagmus** (Augenzittern):
  als vorübergehender Befund unbedenklich
- **Sonnenuntergangsphänomen:**
  Der Blick ist stark nach unten gewendet. Teilweise wird der Oberrand der Kornea (Hornhaut) sichtbar oder ein Teil der Pupille verschwindet unter dem unteren Lidrand. Ausgeprägt bei Hydrozephalus und Hirnirritation z. B. durch Ventrikelblutung
- **Sonstige pathologische Abweichungen:**
  Fehlende Augäpfel (Anophthalmie), kleine Augäpfel (Mikrophthalmie), Hornhauttrübungen, hervorstehende Augäpfel (Exophtalmus), Katarakt (Linsentrübung), Glaukom (erhöhter Augeninnendruck). Ursache können z. B. Fehlbildungsyndrome und intrauterine Infektionen sein.

Nase

- Ein Neugeborenes atmet immer durch die Nase, es sei denn, es schreit.
- Die Nase kann durch die Lage des Kindes, bzw. die Geburt etwas verformt sein, d. h. platt oder schief, was sich innerhalb der ersten Lebenstage selbst reguliert.

- Die Nasengänge sind noch eng und es sind noch keine Nebenhöhlen ausgebildet. So fällt bei Anstrengung eine **schnaufende Atmung** auf.

■ Auffällige Befunde

- **Verkürzter Nasenrücken mit aufgerichteter Nase** („Steckdosennase") bei Alkoholembryofetopathie
- **Eingesunkener Nasenrücken** („Sattelnase") bei konnataler (angeborener) Lues
- **„Nasenflügeln"**
  Das Blähen der Nasenflügel beim Einatmen ist ein Zeichen von Atemnot. Es sollte als passagere Anpassungsstörung nicht über eine halbe Stunde nach der Geburt hinaus bestehen bleiben.
- **Choanalatresie bzw. -stenose**
  Der Verschluss bzw. die Verengung der hinteren Öffnungen der Nasengänge zum Rachen hin führt zu einer Atembehinderung. Das Kind atmet anstatt durch die Nase dauernd durch den Mund. Besonders beim Versuch zu trinken treten Zyanoseanfälle auf. Überprüfung der Durchgängigkeit.

Mund

Untersuchung: Nach der Inspektion des Mundes wird der Gaumen mit einem Finger auf einen vollständigen Verschluss hin überprüft sowie die Zahnleisten abgetastet.

- Der Mund kann vollständig geschlossen werden, ohne dass die Zunge heraushängt.
- Das Kind lutscht bei Hunger an den Lippen oder Händen.
- Suchreflex und Saugreflex sind vorhanden.
- Berührt der untersuchende Finger den Gaumen, setzt der **Saugreflex** ein.

■ Auffällige Befunde

- **Epithelperlen** (Bohn-Perlen, Bohn-Drüsen)
  Beim Neugeborenen vorkommende, stecknadelkopfgroße, weiße Knötchen (Schleimretentionszysten) beidseits der Gaumennaht, am Übergangs vom harten zum weichen Gaumen. Sie bilden sich spontan zurück. Sie dürfen nicht mit Soor verwechselt werden.

- **Kurzes Zungenbändchen** (Ankyloglosson)
  Die Zunge ist mit dem Mundboden verwachsen. Manchmal ist sie durch das kurze Zungenbändchen an der Spitze zurückgezogen und erscheint beim Schreien in der Mitte wie eingekerbt. Unter Umständen kann sie nicht über die Unterkieferleiste geschoben werden, oder aber sie zieht sich beim Saugen hinter die Unterkieferleiste zurück. Dieser Befund stellt manchmal ein **massives Stillhindernis** dar.
  Meist kommt es zu einer spontanen Dehnung des Gewebes; der Befund verringert sich dadurch mit zunehmendem Alter. Mit einer Durchtrennung des verkürzten Zungenbändchens wird wegen der starken Blutung bei diesem Eingriff sehr zurückhaltend umgegangen. Neben anderen Gefäßen verläuft dort eine oft relativ dicke Arterie.

- **Angeborene Zähne** (Dentes natales)
  Bei der Abtastung der Zahnleisten stößt man in seltenen Fällen (1 : 2000–3000 Geburten) auf vereinzelte Zähne. Dabei kann es sich einerseits um zahnähnliche Rudimente mit inkompletter Zahnbildung handeln, deren Ursprung vor der eigentlichen Milchzahnbildung liegt (Dentes praelactales). Sie werden chirurgisch entfernt. Andererseits können vorzeitig durchgebrochene Milchzähne vorhanden sein, die dann nicht extrahiert werden.

- **Makroglossie**
  Der Mund steht offen und kann nicht vollständig geschlossen werden. Die Zunge liegt der unteren Zahnleiste an oder steht vor. Vorkommen: Morbus Down, angeborene Hypothyreose (Schilddrüsenunterfunktion) und andere Syndrome.

- **Asymmetrie des Mundes: Fazialisparese**
  Der Fazialisnerv läuft vor dem Ohr über das Jochbein und ist an dieser Stelle leicht zu schädigen. Betroffen sind meistens die motorischen Gesichtsnerven, so dass die Muskeln von Mund, Auge und Mittelgesicht betroffen sind.
  - **Symptome:** verzerrter Mund beim Schreien, der Mund öffnet sich auf der gesunden Seite. Es kommt zum Herausfließen der Nahrung auf der kranken Seite. Die teilweise Lähmung der Lidmuskulatur führt eventuell zu einem **unvollständigen Augenschluss** und damit zum Austrocknen der Hornhaut und Schädigungen des Auges.
  - **Ursachen:** Mechanische Druckbelastung durch das Promotorium oder eine Geburtszange, meist einhergehend mit Hautblutungen und Druckmarken, mit **peripherer** Nervenlähmung. In den meisten Fällen kommt es innerhalb weniger Tage zur spontanen Abheilung.
    Zentral durch Hirnschädigung bedingt und deshalb mit weiteren Hirnschädigungszeichen einhergehend: Die Lähmungserscheinungen nehmen in den ersten Tagen noch zu und bleiben bestehen.
  - **Therapie:** Abdecken des offen stehenden Auges mit Augensalbe gegen Austrocknung.

- **Schaumpilz**
  Wenn sich ein Schaumpilz aus Speichel vor dem Mund bildet und das Neugeborene anfallsweise zyanotisch wird, besteht der Verdacht auf **Ösphagusatresie** (Speiseröhrenverschluss) → Überprüfung der Sondendurchgängigkeit.

- **Lippen-Kiefer-Gaumen-Spalten (LKG-Spalten)**
  LKG-Spalten machen 11–15 % aller angeborenen Fehlbildungen aus, so dass etwa 1 von 500 Lebendgeborenen betroffen ist, mit zunehmender Tendenz.
  Die Ausprägung der Spaltfehlbildungen im Mundbereich variiert zwischen der Lippenkerbe (Lippenkolobom) als Minimalvariante und einer doppelseitigen, durchgehenden Lippen-Kiefer-Gaumen-Spalte als Maximalvariante. Dazwischen liegen verschiedene Übergangsformen mit folgenden Variabeln: Isolierte Lippen-Spalten (Abb. 4.13), Lippen-Kiefer-Spalten oder Lippen-Kiefer-Gaumen-Spalten, sie können jeweils unvollständig oder vollständig sein sowie **ein- oder beidseitig** auftreten. **Isolierte Gaumenspalten** betreffen entweder den harten und weichen Gaumen (ohne den zahntragenden Teil des Kiefers) oder nur den weichen Gaumen. Bei einer Lippenspalte ist stets ein mehr oder weniger knorpeliger, evtl. auch knöcherner **Anteil der Nase** betroffen.
  - **Ursachen:** Bei 30 % Vererbungskomponente (→ 4–5 %ige Wahrscheinlichkeit, wenn eines der Elternteile ebenfalls eine Lippen-Kiefer-Gaumen-Spalte aufweist), verschiedene exogene Einflüsse in der Embryonalphase (Stoffwechselstörungen, Ernährung, Infektionen, Strahlen), eindeutige Zusammenhänge sind jedoch nicht bekannt.
  - **Klinische Symptome:** Bei vollständigen Lippen-, Lippen-Kiefer-, Lippen-Kiefer-Gaumen-Spalten ist der Nasenboden zum Teil völlig, ein- oder doppelseitig zum Gaumen hin offen. Das heißt, es ist kein Abschluss zwischen dem Nasen- und Rachenraum mehr vorhanden. Die **Saugfunktion** ist sehr stark erschwert. Es treten gehäuft **Infektionen** der Schleimhäute im Hals-Nasen-Ohren-Bereich auf, u.U. mit Hörstörungen. Wird die Zunge eingerollt und in den Spalt geschoben, wird dieser offen gehalten oder sogar erweitert. Beim Kleinkind kommt es zu einer behinderten **Sprechfunktion**.
  Das **Stillen** oder zumindest die Muttermilchernährung, ist, wenn auch mit großem Aufwand verbunden, häufig möglich und förderlich.
  - **Therapie:** Vom Säuglings- bis zum Erwachsenenalter. Frühes Trinken aus der Flasche mit einem **Spezialsauger** oder das

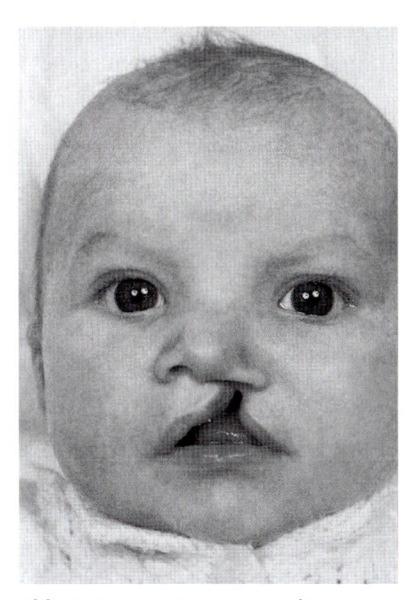

Abb. 4.13: Einseitige Lippenspalte

Saugen an der Brust halten den Schluckreflex, der ansonsten verloren gehen kann, aufrecht. Eine individuelle **Trinkplatte aus Kunststoff** sollte möglichst in der **1. Lebenswoche** angefertigt werden (Kieferorthopäde). Dadurch, dass sie den Oberkiefer und die Spalte abdeckt, normalisiert sich die Zungenlage. Zudem ist ein gewisser Abschluss zum Nasen-Rachen-Raum hergestellt, wodurch das Trinken mit dem Sauger oder an der Brust wesentlich erleichert wird.
- **Operative Maßnahmen:**
  - Die Lippenspaltplastik wird in aller Regel mit 5–6 Monaten durchgeführt, gleichzeitg wird der vordere Teil des offenen Nasenbodens rekonstruiert.
  - Ab Mitte des 2. Lebensjahrs findet die Plastik des Gaumens, eventuell in mehreren Teilschritten, statt.
  - Vor der Einschulung können u. U. ästhetische Korrekturen im Lippen- oder Nasenbereich vorgenommen werden (soziale und sprachliche Aspekte).
- Bei den ausgeprägteren Formen ist häufig eine **logopädische Therapie** erforderlich, die ab dem 3. Lebensjahr beginnt.

Hals

Die **physiologische Lordose** der Halswirbelsäule bedingt, dass der hintere Halsbereich nach vorn gewölbt erscheint.

■ Auffällige Befunde

- „Storchenbiss" im Nacken
  Eine angeborene bleibende Erweiterung kleiner, oberflächlicher Hautgefäße (Naevus flammeus) ist harmlos.

- **Struma**
  Im vorderen Halsbereich kann eventuell eine Vergrößerung der Schilddrüse zu sehen oder zu tasten sein. Sie ist meist symmetrisch und von gleichmäßiger Konsistenz. Der Kopf ist möglicherweise in Streckhaltung. Es handelt sich um ein Neugeborenenstruma auf Grund einer angeborenen Hypothyreose (Schilddrüsenunterfunktion). Weitere Untersuchungen sind erforderlich.

- **Pterigium colli**
  Die Flügelfellbildung am Hals. Es stellt sich beim Neugeborenen zunächst in Form einer lockeren Hautfaltenbildung im Nacken dar. Mit dem Wachstum entwickelt sich daraus eine große Hautfalte, die hinter dem Ohr beginnt und sich über die ganze Schulterblattbreite bis zu deren äußersten Ende, dem Akromion, erstreckt. Vorkommen: beim Turner-Syndrom (X0-Gonadendysgenesie) und beim Bonnevie-Ullrich-Syndrom, hier als Leitsymptom.

- **Schiefhals** (Torticollis)
  Meist ist es eine stark erschwerte Entwicklung der Schulter und des Rumpfes (Schulterdystokie, großes Kind), die zum Schiefhals führt. Es besteht eine eingeschränkte Beweglichkeit des rotierten und seitlich geneigten Kopfes. Der Kopf ist dabei zur kranken Seite leicht nach vorn gebeugt, das Kinn zur gesunden Seite gedreht.

Ursachen:
- **Muskulär:** Schädigung des M. sternocleidomastoideus durch ein geburtsmechanisch entstandenes organisiertes Hämatom („Kopfnickerhämatom") oder eine intrauterine Zwangshaltung mit Muskelschädigung und Durchblutungsstörung
- **Ossär** (Wirbelsäule): Fehlbildung der Halswirbelsäule oder Fraktur oder Luxation der Halswirbel

(siehe auch KISS, S. 153f).

Klavikula (Schlüsselbein)

■ Auffällige Befunde

- **Klavikulafraktur**
Dieses häufige, aber harmlose Geburtstrauma ist selten durch den Hochstand eines medialen Knochenfragments festzustellen, eher durch eine leichte Beweglichkeit der Knochenfragmente gegeneinander („Klaviertastenphänomen"), bei der mit leichtem Druck ausgeführten Untersuchung mit zwei Fingern. Oftmals wird der Bruch erst an der Kallusbildung (einer derben Auftreibung des Heilungsgewebes) ausgangs der ersten Woche erkannt. Schmerzäußerung bei Bewegung und eine Schonhaltung bzw. Scheinlähmung des Arms können begleitend auftreten. Dann wird das Kind auf die nicht betroffene Seite gelagert. Der Bruch heilt ohne Behandlung.

Arme

Untersuchung: Die Arme lassen sich im Ellenbogengelenk strecken und gehen gleich in die Beugung zurück, die Beweglichkeit muss beidseits vorhanden sein.

■ Auffällige Befunde

- **Schonhaltung**
Der Arm ist nicht physiologisch gebeugt und wird nicht spontan bewegt. Neben einer Klavikulafraktur können Knochenbrüche und Lähmungen zu Grunde liegen.

- **Oberarmlähmung (Erb-Lähmung, obere Plexuslähmung)**
Betroffen sind die Elevatoren des Schultergürtels und des Oberarmes sowie die Unterarmbeuger und -supinatoren (Außenrotation).
  - **Symptome:** der Arm ist bewegungslos gestreckt und beim liegenden Kind leicht nach innen gedreht. Die Finger werden bewegt und das Kind äußert keine Schmerzen bei einer passiven Armbewegung.
  - **Ursache:** In der Regel handelt es sich um Quetschungen (Ödem) und Dehnungen, selten um einen Abriss.
  - **Therapie:** Der Arm wird abgewinkelt fixiert und mit Massage und Bewegungsübungen bei guten Rückbildungsaussichten behandelt.

- **Unterarmlähmung (Klumpke-Lähmung, untere Plexuslähmung)**
Sie betrifft die Muskeln des Unterarms und der Hand und tritt meist in Kombination mit der oberen Plexuslähmung auf.
  - **Symptome:** Die Hand wird nicht bewegt („Fallhand") und der Greifreflex ist nicht auszulösen. Der Arm kann in der Schulter bewegt werden.
  - **Ursache:** Es handelt sich in der Regel um eine schwere Schädigung des Nervs durch Quetschungen und Dehnungen im Schulter-/Halsbereich.
  - **Therapie:** neurologische Behandlung und Krankengymnastik; die Lähmung ist nicht immer voll reparabel. Es kommt zu einer lähmungsbedingten Wachstumshemmung, der Unterarm bleibt verkürzt.

- **Dysmelie**
Als eine Störung der Extremitätenentwicklung kann eine Dysmelie je nach Zeitpunkt und Dauer des Einwirkens schädigender Einflüsse von außen (O_2-Mangel, Pharmaka etc.)

in der sensiblen embryonalen Phase sehr unterschiedlich ausfallen. Auch Abschnürungen durch die Nabelschnur kommen vor. Die Ausprägung reicht von der Unter- oder Fehlentwicklung einzelner oder mehrerer Röhrenknochen (z. B. Fingerglieder), über den unmittelbaren Ansatz der Hände an den Schultern oder der Füße an den Hüften, bis hin zum Fehlen eines ganzen Arms oder Beins.

Hände

Untersuchung: Die Hände sind zwanglos zur Faust geschlossen, der **Greifreflex** ist auslösbar.

■ Auffällige Befunde

- **Vierfingerfurche**
  Die Linienführung der Handflächen weist eine durchgehende Querfurche auf. Die Vierfingerfurche tritt zu 40 % beim **Down-Syndrom** auf. Sie kommt aber auch als Variante ohne pathologischen Wert vor.

- **Hand- und Fußrückenödeme**
  Eine lymph-ödematöse Schwellung der Hand- und Fußrücken kann eine vorübergehende Erscheinung beim Neugeborenen sein, aber auch ein erstes Hinweiszeichen auf das **Turner-Syndrom** (X0-Gonadendysgenesie) darstellen.

- **Syndaktylie**
  Bei einer Syndaktylie sind zwei oder mehrere Finger bzw. Zehen sind miteinander verwachsen. Die Verwachsung bzw. Nichttrennung kann häutig (kutan), knöchern (ossär) oder total sein. Sie tritt als Einzelsymptomatik oder im Verband mit Fehlbildungs-Syndromen auf.

- **Polydaktylie** (Vielfingerigkeit)
  Die Verdopplung eines Finger- bzw. Zehenstrahls kommt entweder auf der Seite des Daumens bzw. der Großzehe oder des kleinen Fingers bzw. der Kleinzehe vor. Als **rudimentäre Polydaktylie** wird das Vorkommen überzähliger, erbsen- bis bohnengroßer, verkümmerter Finger- bzw. Zehenanlagen bezeichnet.

Füße

■ Auffällige Befunde

- **Kletterfuß**
  Der Fuß ist nach innen abgeknickt, so dass die Fußsohlen aneinander legbar sind (hochgradige Supinationshaltung)

- **Hackenfuß**
  Der Fuß ist zum Schienbein hoch geknickt als laufe man auf den Fersen.
  Kletter- und Hackenfuß entstehen durch eine lagebedingte Fehlhaltung im Uterus. Es ist keine Therapie nötig, da es im Verlauf weniger Wochen meist zur **spontanen Korrektur** durch die Kräftigung der Fußmuskulatur kommt. Es wird lediglich empfohlen, durch regelmäßige **Massage**, d. h. über eine vorsichtige Beugung in Richtung Fußsohle, über einen längeren Zeitraum die Richtigstellung des Hackenfußes zu unterstützen

- **Sichelfuß** (Pes adductus congenitus)
  Beim Sichelfuß handelt es sich um eine angeborene, häufig beidseitige Adduktion des Vorfußes. Bei dieser halbmondartigen Krüm-

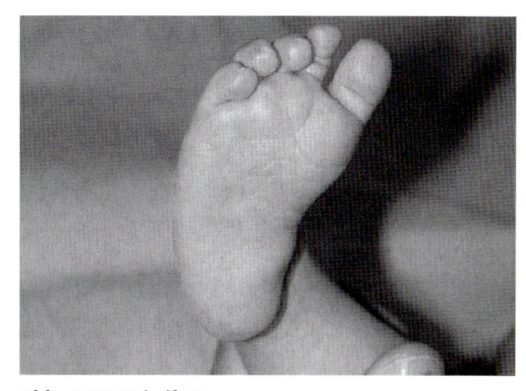

Abb. 4.14: Sichelfuß

mung des Fußes in seiner gesamten Länge sind Zehen und Ferse einwärts gerichtet. Die Therapie besteht aus Massage, redressierenden Gipsen und Krankengymnastik. Operative Maßnahmen sind selten erforderlich.

- **Klumpfuß** (Pes equinovarus)
  Der Klumpfuß ist die häufigste Fehlbildung der unteren Extremitäten.
  - **Symptome:** Hebung des inneren Fußrandes (Supinationsstellung), nach innen gekrümmte Stellung der Ferse (Varusstellung), Innendrehung des Vorfußes (Adduktion), Spitzfuß- oder Equinusstellung (Plantarflexion), Hohlfuß (Vertiefung des Längsgewölbes).
  - **Ursachen:**
    - **Genetisch, vererbt** (Fehlbildung)
    - **Lähmung:** Ungleichgewicht der Muskeln
    - **Fruchtwassermangel, Raumbeengung** im Uterus (Fehlhaltung)
  - **Therapie:** Zur Berichtigung (Redressement) der lagebedingten Fehlhaltung muss eine konservative orthopädische Therapie mit Gipsverband betreits in den ersten Lebenstagen beginnen, dann sind das Fußskelett und die Bänder noch formbar. Beim genetisch bedingten Klumpfuß findet sich eine fixierte und konservativ nicht völlig ausgleichbare kongenitale (angeborene) Fehlstellung der Gelenke mit Bewegungseinschränkungen, eine zusätzliche operative Korrektur ist erforderlich.

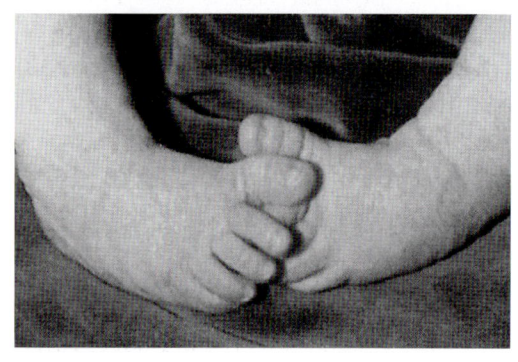

Abb. 4.15: Klumpfuß

- **Ödeme, Syndaktylie, Polydaktylie** (siehe Hände, S. 103).

Brust

Untersuchung: Die Brustdrüsen sind seitengleich angelegt. Reifezeichen: der Warzenhof (Areola) hat einen Durchmesser von ca. 10 mm und ist leicht erhaben. Das Brustbein (Sternum) ist gut tastbar, der Schwertfortsatz ragt manchmal etwas vor.

■ Auffällige Befunde

- **Kostale und sternale Einziehungen** sind Zeichen einer Atemnot.
- Eventuell gibt es entlang der Milchleiste **überzählige Brustwarzen** (häufiger bei Mädchen). Sie sind harmlos.

Bauch

Untersuchung: Das Abdomen wölbt sich seitlich gegenüber dem Brustkorb vor. Es ist weich, mit geringem Widerstand beim Betasten.

■ Auffällige Befunde

- **Nabelschnurbruch (Omphalozele)**
  Es handelt sich um eine angeborene Hemmungsfehlbildung der Bauchdecke mit Vorfall von Baucheingeweiden (meist Dünn- und Dickdarm, Teile der Leber) durch den Nabelring in den Nabelschnuransatz. Die Baucheingeweide liegen innerhalb der Nabelschnurhaut (Bruchsack). Manchmal ist der Burchsack rupturiert und die Eingeweide liegen frei.
  Sofortmaßnahmen:
  - Torquierte (verdrehte) Darmanteile sofort entdrehen.
  - Abdecken und Befeuchten des Darms mit sterilen mit temperierter, isotonischer Kochsalzlösung getränkten Kompressen. Anschließend den Unterleib des Kindes in trockene sterile Tücher, besser noch in ei-

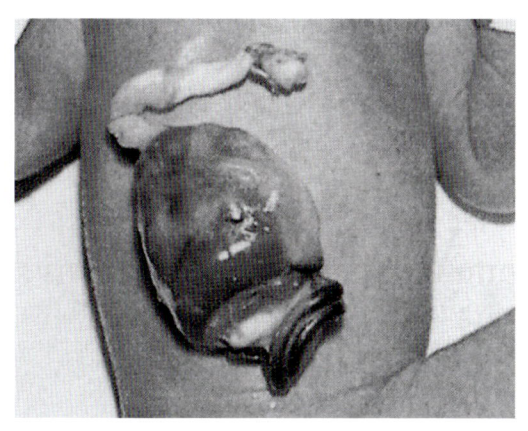

Abb. 4.16: Omphalozele (Nabelschnurbruch)

nen sterilen Plastiksack einpacken, um die Wärme und Feuchtigkeit zu erhalten.
- Sofortige OP notwendig.

- **Gastroschisis**
Die Gastroschisis ist ein angeborener paraumbilikaler, meist rechtsseitig neben der Nabelschnur gelegener Bauchwanddefekt mit vorgefallenen, gedrehten und ödematösen Darmschlingen (Dünn- und Dickdarm), häufig in Kombination mit einem Vorfall von Magenanteilen, Harnblase und bei Mädchen einer Mitbeteiligung des inneren Genitale, die Organe liegen frei, ohne Bruchsack.
Vorgehen wie bei der Omphalozele: feucht, warm und steril halten

- **Zwerchfellhernie**
Durch Lücken in der Muskulatur des Zwerchfells tritt ein perintonealer Bruchsack mit Baucheingeweiden (Darm, Milz, Teile der Leber) in den Brustraum über, verdrängt das Herz und komprimiert die Lungen.
  - **Symptome:** Das Neugeborene zeigt sofort nach der Geburt eine hochgradige Atemnot mit Zyanose. Der Oberbauch fällt mit der Inspiration ein, statt sich zu heben. Bei Hochlagerung bessern sich die Symptome.
  - **Therapie:**
    - Bebeuteln ist kontraindiziert, weil die Füllung des Magens und Darms mit Luft die Situation verschlechtert (→ primäre Intubation)
    - Notfallmäßige Verlegung in eine Kinderklinik
    - Plastische Operation, wenn sich das Kind stabilisiert hat
  - **Prognose:** Die Sterblichkeit liegt auch bei einer optimalen Versorgung bei ca. 40 %, abhängig vom Vorliegen weiterer Organfehlbildungen.

Äußeres Genitale (Mädchen)

Auffällige Befunde

- **Intersexuelles Genitale** (Zwischengeschlechtlichkeit)
Typische weibliche Merkmale sind mit männlichen Merkmalen unterschiedlicher Ausprägung kombiniert. Während die inneren weiblichen Genitale normal ausgebildet sind, reicht die Virilisierung der äußeren Geschlechtsmerkmale von einer Klitorishypertrophie bis zur Ausbildung eines Phallus und von der Verschmelzung der großen Labien bis hin zur Ausbildung eines vermeintlichen Skrotums. Im Skrotum sind dann keine Hoden zu tasten.
Der angeborene, genetisch bedingte Enzymdefekt der Synthese des Nebennierenrindenhormons Cortisol, das **Adrenogenitale Syndrom** (AGS), kann hier ursächlich zugrunde liegen. Die Irritation der Eltern, einschließlich der Frage nach der Namensgebung, erfordert eine zügige Abklärung des primären Geschlechts. Eine Diagnose erfolgt über eine Chromosomenanalyse und hormonelle bzw. biochemische Untersuchungen.

Äußeres Genitale (Jungen)

Auffällige Befunde

- **Hydrozele testis** (Wasserbruch des Hodens)
Es besteht eine Ansammlung seröser Flüssigkeit innerhalb der Hülle des Hodens und Nebenhodens, auch einseitig auftretend. Das

betroffene Skrotum ist sichtbar vergrößert und die Hydrozele stellt sich beim Abtasten als prallelastische, schmerzlose Schwellung dar. Sie beruht auf einem unvollständigen Verschluss des Processus vaginalis (Ausstülpung des Bauchfells in den Hodensack), wodurch ein kleiner Verbindungsgang zwischen Skrotum und Bauchhöhle besteht. Bei wechselndem Füllungszustand verschwindet sie im Laufe des ersten Lebensjahrs häufig spontan. Nur größere Hydrozelen müssen operiert werden.

- **Maldescensus testis** (Hodenhochstand)
  Ein entwicklungsbedingtes, verzögertes Deszendieren eines oder beider Hoden aus der Bauchhöhle ins Skrotum findet sich bei 2–4 % aller männlichen Neugeborenen. Bei einem großen Teil der Kinder deszendiert der Hoden im Lauf des 1. Lebensjahrs. Wenn der Hodenhochstand über das 2. Lebensjahr hinaus bestehen bleibt, führt die im Verhältnis zum Skrotum höhere Temperatur im Organismus zunehmend zur Schädigung des samenbildenden Epithels mit der Folge einer späteren Fertilitätsstörung. Die Hormontherapie mit Choriongonadotropinen sollte deshalb bereits zu Beginn des 2. Lebensjahrs durchgeführt werden. Bei erfolgloser Hormontherapie wird vor der Vollendung des 2. Lebensjahrs eine Operation angeschlossen.

- **Phimose** (Vorhautverengung)
  Die Ursache der Vorhautverengung ist eine epitheliale Verklebung der Vorhaut mit der Eichel, die beim Säugling und Kleinkind physiologisch ist. Sie löst sich oft erst zum Schulalter hin, maximal bis zum 10. Lebensjahr. Bei Manipulation, also dem Versuch, die Vorhaut zurückzustreifen, besteht die Gefahr der erworbenen Phimose durch Narbenbildung! Krankheitswert hat sie nur bei einer behinderten Harnentleerung, das heißt, wenn ein Urinieren im Strahl nicht möglich ist oder sich die Vorhaut beim Urinieren sackförmig aufbläht. Dann erfolgt eine chirurgische Behandlung in Form einer Beschneidung (Zirkumzision).

- **Hypospadie** (untere Harnröhrenspalte)
  Die Urethramündung liegt hier an der Unterseite des Penis, meist am Unterrand der Eichel, wobei die Vorhaut gespalten ist und die Harnröhre eine offene Rinne bis zur Urethramündung bildet. Der Penis kann mehr oder weniger ventralwärts gekrümmt sein. Je nach Ausprägungsgrad werden Aufrichtoperationen mit Harnröhrenplastik möglichst im 1. Lebensjahr durchgeführt. Um schwere Formen handelt es sich bei einer Verlagerung der Urethramündung in Richtung Skrotum oder Damm.

- **Epispadie** (obere Harnröhrenspalte)
  Bei der seltenen Epispadie, der dorsalen Harnröhrenspalte, ist der Penis meist kurz und breit. Die Spaltung der Harnröhre kann bis in den Blasenhals hineinreichen. Der Penis ist dann hochgeschlagen, so dass zur Einsicht der Urethralrinne der Penis erst nach unten gezogen werden muss. Es erfolgt ein schrittweiser Aufbau mit aufrichtenden und plastischen Operationen.

Hüftgelenke (Oberschenkelfalten)

Untersuchung: In Rückenlage sind die Beine normalerweise im Hüftgelenk leicht angewinkelt und werden etwas zur Seite hin gehalten. Die Unterschenkel weisen häufig eine physiologische O-Bein-Haltung auf. Im Rahmen der Erstuntersuchung werden die Beine auf eine Hüftdysplasie oder -luxation hin untersucht. Dazu wird das Kind auf den Bauch gelegt, die Beine mit beiden Händen seitlich umfasst und sanft zueinander geführt, so dass sie parallel zu liegen kommen.

Im Fall einer **Asymmetrie** der Oberschenkel- und Gesäßfalten oder einer Beinverkürzung besteht der Verdacht auf eine **einseitige** Dysplasie oder Luxation des Hüftgelenks. Ist sie doppelseitig, so sind keine Seitendifferenzen vorhanden. Das heute in der ersten Lebenswoche durchgeführte Hüft-Screening mit Ultraschall schafft eine größere diagnostische Sicherheit und erfasst doppelseitige Fehlentwicklungen des Hüftgelenks (siehe S. 301).

■ Auffällige Befunde

- **Hüftdysplasie**
  Die Hüftdysplasie beruht auf einer Fehlbildung des Hüftgelenks.
  - **Symptome:** Die **Hüftgelenkpfanne** ist nicht ausreichend ausgebildet, sondern eher flach und steil, d. h. nach oben und hinten ausgewalzt. Der **Hüftkopf** selbst kann deformiert, die Achsenkrümmung am hüftwärts gelegenen Ende des Oberschenkelknochens verändert sein (steile Aufrichtung der Oberschenkelhalses). Es besteht eine unzureichende Fähigkeit der zur Seite wegführenden (abduktorischen) **Mukulatur** sich zusammenzuziehen. Insgesamt resultiert eine eingeschränkte **Funktiontüchtigkeit** der Hüftgelenks
  - **Ursachen:** Unreife bei Frügeburten, nach Beckenendlage, familiäre Häufung
  - **Hüftluxation:** Das Gelenk ist ausgekugelt, verrenkt. Zwischen Hüftkopf und Hüftpfanne besteht keine anatomische Beziehung mehr. Die funktionelle Beeinträchtigung des Gelenks ist noch ausgeprägter
  - **Therapie:** Die möglichst frühe Fixierung der Oberschenkel in abgespreizter Stellung (Abduktionsstellung) mit Hilfe einer Spreizhose gewährleistet eine bestmögliche Prognose.

Anus

Untersuchung: Die Inspektion des Anus erfolgt zum Ausschluss eines angeborenen Verschlusses, der Analatresie. Die Analfalte wird dazu vorsichtig so weit gespreizt, dass der After gut sichtbar ist.

■ Auffällige Befunde

- **Analatresie**
  Ein Verschluss des Anus tritt in unterschiedlichen Ausprägungsgraden und an unterschiedlichen Manifestationsorten auf:
  - **Analstenose:** Verengung des Anus durch einen fibrinösen Ring in der Wand des Analkanals (kein vollständiger Verschluss)
  - **Isolierte Analatresie:** membranartiger Verschluss des Anus, das Rektum ist eventuell in geringem Umfang mit betroffen
  - **Anal- und Rektumatresie:** fehlende Anlage des Anus, mehr als 1,5cm des Rektums sind mit betroffen
  - **Isolierte Rektumatresie:** oberhalb des Anus beginnender Verschluss des Rektums, der Anus mündet in einem Blindsack. Sehr oft ist eine Analatresie von Fistelbildungen zum Urogenitaltrakt oder Damm und anderen Fehlbildungen begleitet.
  - **Erscheinungsbilder:**
    - Normal angelegter Sphinkter mit dünner Membran; eventuell schimmert Mekonium durch; die Membran wölbt sich beim Schreien des Kindes vor

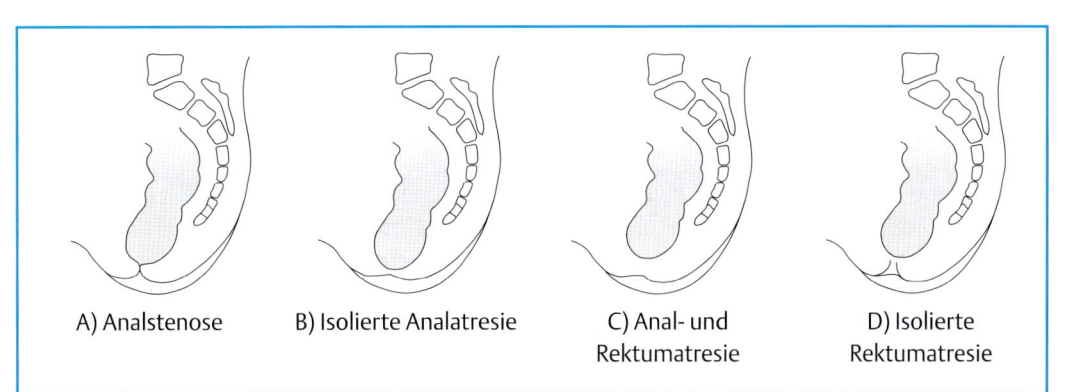

A) Analstenose   B) Isolierte Analatresie   C) Anal- und Rektumatresie   D) Isolierte Rektumatresie

Abb. 4.17: Analatresie

- Anstelle des Anus ist nur ein Hautgrübchen vorhanden
- Die etwas höher gelegene Rektumatresie ist u. U. von außen nicht sichtbar
– **Weitere Symptomatik:** Ausbleiben des Mekoniumabgangs; Widerstand bei der rektalen Temperaturkontrolle; Analstenose: zunächst unauffällig, später entwickelt sich eine hartnäckige Obstipation; es wird bandförmiger Stuhl entleert. Ileus- (Darmverschluss-) Symptomatik innerhalb weniger Tage nach der Geburt: massiv aufgeblähter Bauch, kolikartige Schmerzen, Erbrechen. Als Folge des gestauten Darminhalts kann es zur Mangeldurchblutung der Darmwand und infolgedessen zur Gewebeschädigung kommen
– **Ausschlussdiagnose:** Mekoniumabgang (Dokumentation des ersten Mekoniumabgangs)
– **Therapie:** Beim Vorliegen einer Analatresie erfolgt die zügige Weiterleitung an eine Kinderklinik zur weiteren Diagnostik und baldigen Operation.

Wirbelsäule

Untersuchung: Das Kind liegt längs auf dem Unterarm der untersuchenden Person, wobei der Kopf am Unterkiefer durch die Hand unterstützt wird. Durch den so erreichten vollständigen Ausgleich der Hals- und Lendenwirbellordose wird die Abtastung der Wirbelsäule erleichtert. Die Untersuchung kann aber auch auf einer Unterlage in Bauchlage durchgeführt werden. Im Anschluss an eine Inspektion auf Auffälligkeiten im Bereich der Wirbelsäule wird mit Zeige- und Mittelfinger unter sanftem Druck einmal vom Nacken bis zum Steißbein über die Wirbelsäule gestrichen. Die Untersuchung erfolgt zum Ausschluss von Spaltfehlbildungen der Wirbelkörper und des Neuralrohrs.

■ Auffällige Befunde

- **Spina bifida** (Wirbelspalt)
  Es handelt sich um eine durch das Fehlen eines oder mehrerer Dornfortsätze bzw. Wirbelbögen gespaltene Wirbelsäule, die mit einem fehlenden Verschluss des Neuralrohrs (Rückenmark mit Nervenwurzeln) einhergehen kann. Die Rückenmarkshäute und das Rückenmark wölben sich entsprechend der Größe des Wirbelspalts mehr oder weniger vor, teilweise als ein mit Liquor gefüllter Bruchsack. Der Spalt kann überhäutet oder offen sein. Die Spina bifida ist meistens (50 %) im Lumbal- oder Sakralbereich lokalisiert. Sie kann aber auch im sakrokokzygealen oder im zervikothorakalen und thorakolumbalen Bereich der Wirbelsäule auftreten.

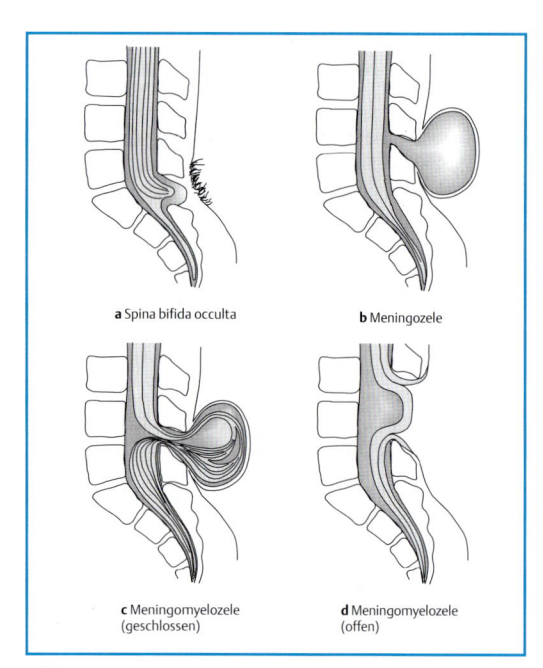

  Abb. 4.18: Formen der Spina bifida
  a Spina bifida occulta
  b Meningozele
  c Meningomyelozele (geschlossen)
  d Meningomyelozele (offen)

  – **Ursachen:** Es handelt sich um einen gestörten Verschluss des Neuralrohrs in der Embryonalperiode auf Grund unterschiedlicher äußerer Einflussfaktoren. Ein Folsäuremangel zu Beginn der Schwangerschaft wird in einen ursächlichen Zusammenhang mit Spina bifida gebracht, wie auch die Einnahme bestimmter Medikamente (z. B. Antikonvulsiva). Es besteht eine familiäre Häufung mit einem Wiederholungsrisiko bei einem Geschwisterkind von etwa 5 %.

Folgende Ausprägungsgrade kommen vor:
- **Spina bifida occulta:** verdeckter kleiner Spalt; in der Regel ohne Krankheitswert
- **Meningozele:** nur die Rückenmarkshäute wölben sich sackartig vor, überhäutet
- **Meningomyelozele, geschlossen:** Rückenmarkshäute und Rückenmark wölben sich sackartig vor, unvollständig überhäutet
- **Meningomyelozele, offen:** Das Rückenmark liegt offen und ist gespalten; es ist aufgeklappt und stellt sich deshalb flach liegend dar; eine dünne glasige Überhäutung kann durch die Geburt rupturiert sein und somit Liquor abtropfen
- **Dermalsinus:** ein feiner häutiger Kanal, von der Körperoberfläche bis in den Wirbelkanal hineinreichend (Achtung: Infektionsgefahr!); Differenzialdiagnose: Analgrübchen (harmlose, punktuelle häutige Einziehung oberhalb der Analfurche).

Eine **Meningomyelozele** ist von mehr oder weniger deutlichen neurologischen Schäden begleitet wie Lähmungsklumpfüßen, Beinlähmung, Lähmung der Schließmuskel von Blase und Anus. Ebenso ist sie häufig mit einer Fehlbildung des Stammhirns kombiniert, die zu einem Hydrozephalus führt.

> **Beachte:** Sichtbare, nicht überhäutete Spaltfehlbildungen **nicht berühren**!!!
> → Untergang von Nerven bei Berührung!
> → Hohes Infektionsrisiko!

Befunde bei verdeckten Formen:
- Fehlender Dornfortsatz
- Narbige Einziehung
- Leichte Vorwölbung (Lipom)
- Behaarung oder Pigmentierung der darüber liegenden Haut

■ Vorgehen

Bei sichtbaren Spaltfehlbildungen:
- Seitenlagerung des Kindes
- **Bei allen offenen Formen:** Abdecken des Defekts mit einer mit 0,9 %iger Kochsalzlösung (NaCl) durchtränkten, sterilen Kompresse, im Notfall mit der Plazenta abdecken; dann das Kind mit warmen Tüchern bedecken (Auskühlungsgefahr)
- Zügige Verlegung in eine Kinderklinik (mit Rettungswagen)

Bei unklarem Befund:
Vorstellung beim Kinderarzt oder eine Kinderklinik aufsuchen.
Zum Ausschluss eines **Dermalsinus** in Abgrenzung zu einem Analgrübchen sollte bei einer Hautpore der Grund dargestellt werden.

Therapie: je nach Ausprägungsgrad
- Plastische Operation
- Dauerhafte, interdisziplinäre Betreuung und Physiotherapie
- Soziale und psychologische Hilfen

Haut
■ Normale Erscheinungen

- **Hautschuppung**
  Trockene, schuppige Haut, oft mit blutigen Einrissen an den Gelenken, sieht man bei übertragenen und dystrophen Kindern. Innerhalb der ersten Woche beginnt sich auch bei termingerecht geborenen Kindern die Haut am gesamten Körper abzuschilfern, sie „häuten" sich. Die Ablösung erfolgt dann meistens in sehr kleinen Schuppen, die kaum bemerkt werden.

- **Milien**
  1–2 mm große, gelblich-weiße, leicht erhabene Pünktchen, welche die Nase oder auch das ganze Gesicht übersäen. Es handelt sich um mit Hornmaterial gefüllte Zysten der Talg- oder Schweißdrüsen, die nach wenigen Wochen von alleine verschwinden.

- **Vernix caseosa (Käseschmiere)**
  Vernix caseosa besteht aus Talgdrüsensekret, Epithelzellen, Fetten und Fettsäuren. Sie

schützt vor Wärmeverlust und Austrocknung und wirkt antibakteriell (bakterienabweisend). Sie überzieht als mehr oder weniger unsichtbarer Hautschutz den ganzen Körper des reifen Neugeborenen.

■ Auffällige Befunde

- **Mongolenfleck**
  Die häufig bei der Geburt bereits sichtbaren pigmentierten Stellen treten meist in der Ileosakralgegend auf, aber auch über den sonstigen Körperstamm verteilt. Sie sind unterschiedlich groß, haben eine graue bis tiefblaue Farbe (Lage in tieferen Hautschichten) und sind nicht erhaben. Besonders häufig sind sie bei Indern, Orientalen, schwarzen Kindern und Kindern, deren Eltern aus dem Mittelmeerraum stammen, anzutreffen.

- **Feuermal (Naevus flammeus)**
  Kongenitale (angeborene) Fehlbildung mit Vermehrung und Dauererweiterung der kapillaren Hautgefäße (Teleangiektasien). Median an der Stirn zur Nasenwurzel hin auslaufend, auf den Augenlidern und im Nacken wird sie im Volksmund als **Storchenbiss** bezeichnet. Die Stirnherde bilden sich meist noch in der Säuglingszeit zurück, im Nacken kann der Naevus flammeus von Haaren verdeckt ein Leben lang erhalten bleiben. Asymmetrische Feuermale des Gesichts oder der Extremitäten bleiben ebenfalls zeitlebens bestehen.

- **Lokalisierte „klassische" Hämangiome**
  Es handelt sich um gutartige Neubildungen von Gefäßen (Blutschwamm), die bei der Geburt bereits vorhanden sind oder sich aus einem blutleeren weißen Fleck in den ersten Monaten entwickeln.
  – Das **kutane** Hämangiom zeigt sich als scharf begrenzter, flacher oder erhabener, rötlicher Knoten. Obwohl es sich innerhalb von Jahren spontan zurückbildet, wird eine Entfernung bevorzugt.
  – Das **subkutane** Hämangiom zeigt eine unscharfe Begrenzung und stellt sich als weicher Tumor, der bläulich durch die Haut schimmert, dar (kavernöses Hämangiom). Eine spontane Rückbildung ist selten, weshalb eine medikamentöse Therapie oder Laser-Behandlung durchgeführt wird.

- **Exsikkose**
  Der vom Flüssigkeitsgehalt abhängige Spannungszustand der Haut ist bei einer Exsikkose (Austrocknung) vermindert, die Haut ist schlaff und in Falten abhebbar.

- **Ödeme**
  Eine Erhöhung des Hautturgors findet man bei Ödemen. Dazu gehören geburtsbedingte Lidödeme, Ödeme der Hand- und Fußrücken sowie der Genitalien; später lagerungsbedingte Ödeme einzelner Gliedmaßen und eine harmlose Schwellung über dem Schambein um den 5. Tag. Ausgedehnte, anhaltende und symmetrische Ödeme sind als pathologisch anzusehen (Kinder mit schlechtem Allgemeinzustand oder mit Allgemeininfektion).

- **Petechien**
  Kleinste, punktförmige Haut- oder Schleimhauteinblutungen. Petechien im Gesicht, auf dem Kopf und im Nacken sowie konjunktivale Blutungen sind meist die Folge einer venösen Stauung während der Geburt. Sie bilden sich innerhalb der ersten Lebenstage spontan zurück. Generalisiert auftretende Petechien können dagegen im Zusammenhang mit einer Sepsis oder Infektionen wie Zytomegalie oder Lues auftreten, als Zeichen für eine Thrombozytopenie.

(Hauterscheinungen siehe auch Kapitel 6)

4.4 Die endgültige Versorgung des Neugeborenen

Die endgültige Versorgung des Neugeborenen beinhaltet die Erstuntersuchung (U1), die Reinigung und das Anziehen des Kindes sowie die abschließende Temperaturkontrolle und Überprüfung des korrekten Sitzes der Nabelklemme zum Ende des postpartalen Betreuungs- und Überwachungszeitraums.

Das **Anziehen** des Kindes geschieht in der Regel im Anschluss an die Erstuntersuchung, wenn zuvor ein ausgiebiger Erstkontakt mit der Mutter, möglichst einschließlich des ersten Stillens, stattgefunden hat. Vorzugweise ist **vorgewärmte Kleidung** anzuziehen.

Schleim- und Blutreste werden zuvor vorsichtig mit einer trockenen oder angefeuchteten Stoffwindel, unter Belassung der Vernix caseosa grob entfernt. Ebenso kann ein **Vollbad** vorgenommen werden, was zusätzlich zur Beruhigung und Erholung des Kindes vom Geburtsstress beitragen kann. Am besten wird es nach der Erstuntersuchung durchgeführt und das Kind unmittelbar im Anschluss daran angezogen, damit es nicht auskühlt. Es empfiehlt sich, die übliche Kleidung durch Strickschühchen zu ergänzen. Zusätzlich wird jedes Neugeborene fest in eine Decke eingeschlagen, zum einen zur Wärmeisolierung, zum anderen, um ihm durch den begrenzten Raum ein Gefühl von Sicherheit zu geben.

4.5 Vitamin-K-Prophylaxe

Die Verabreichung des Vitamin K in der Postpartalperiode (U1) sowie bei der U 2 und U 3 zur Vorbeugung einer **Vitamin-K-Mangelblutung** gehört zum geburtshilflichen Standard beim Neugeborenen.

Vitamin K gehört neben den Vitaminen A, E und D zu den fettlöslichen Vitaminen. Eine natürliche Quelle von Vitamin K ist das mit der Nahrung, vor allem mit grünem Gemüse, Kohl, pflanzlichen Ölen und Fleisch aufgenommene **Vitamin K1** (Phyllochinon). Im Darm wird es mit Hilfe von Gallensäuren absorbiert und gelangt über den Blutkreislauf in die Leber. Als **Vitamin K2** (Menachonin) wird es zudem von verschiedenen Bakterien der physiologischen **Darmflora**, besonders Escherichia coli, produziert.

Im Körper laufen permanent Blutstillung und Gerinnselauflösung ab. Wenn beide Faktoren im Gleichgewicht sind, kommt es weder zur Blutung, noch zur Thrombose.

> Das Vorkommen von Vitamin K im Organismus ist unverzichtbar für das Funktionieren der Gerinnung.

Als Bestandteil eines Koenzyms ist es entscheidend an der Umwandlung der Vorstufen bestimmter Gerinnungsfaktoren in ihre aktive Form beteiligt. So können die Gerinnungsfaktoren II (Prothrombin), VII, IX, X nur in Gegenwart von Vitamin K in der Leber synthetisiert werden. Bei einem Mangel an Vitamin K kann es deshalb zu Spontanblutungen, z. B. der Darmschleimhaut, ohne äußere Einwirkung kommen sowie zu inadäquaten Blutungen bei Verletzungen.

Der physiologische Vitamin-K-„Mangel" des Neugeborenen

Vitamin-K-Versorgung des gestillten Neugeborenen
- Der **diaplazentare Übergang** von Vitamin K ist sehr gering. Beim Feten wird nur $1/10$ des Vitamin-K-Spiegels im mütterlichen Blut gefunden. (Gerinnungsfaktoren selbst passieren die Plazentaschranke nicht.)
- Zum Zeitpunkt der Geburt sind sehr niedrige **Vitamin-K-Speicher** angelegt, wie die Vita-

- min-K-Speicherung im Organismus überhaupt nur gering ist.
- Die dominierenden Keime der **Darmflora** des gestillten Kindes sind nicht Kolibakterien (Escherichia coli) wie bei Kuhmilch-ernährten Kindern, sondern Bifidusbakterien (Lactobacillus bifidus), die erheblich weniger Vitamin K produzieren.
- Der Vitamin-K-Gehalt in der **Muttermilch** ist niedrig (0,49 µg/100 ml) und zudem großen Schwankungen unterworfen (0,3–4 µg/100 ml). Adaptierten Milchnahrungen ist Vitamin K zugesetzt (2,7–6 µg/100 ml).
- Beim Neugeborenen ist die **Konzentration** von Vitamin K wie auch der vom Vitamin K abhängigen Gerinnungsfaktoren im Blut grundsätzlich, also physiologisch, sehr niedrig.

Die Vitamin-K-Zufuhr beim Neugeborenen ist von Natur aus gering. Warum das so ist, ist bislang nicht bekannt. Gleichzeitig resultiert daraus aber auch eine Störanfälligkeit mit dem Risiko eines tatsächlichen Vitamin-K-Mangels.

Risikofaktoren für einen Vitamin-K-Mangel:

1. **Später Fütterungsbeginn und unzureichende Nahrungsaufnahme** in den ersten Lebenstagen bei gestillten Kindern. Der im Verhältnis zur reifen Muttermilch hohe Vitamin-K-Gehalt des Kolostrums wird nicht voll ausgeschöpft.
2. **Vitamin-K-Mangel bei der Mutter** nach schwerer Schädigung der Darmflora durch:
   - Antibiotikaeinnahme (töten Kolibakterien ab)
   - Schwere Fehl- und Unterernährung
   - Schwere Durchfälle und Abführmittelmissbrauch in der Schwangerschaft
3. **Einnahme von Medikamenten in der Schwangerschaft**, die diaplazentar übergehen und die Leberfunktion des Neugeborenen beeinträchtigen:
   - Barbiturate (Schlafmittel, Narkotika)
   - Antibiotika (alle! über längere Zeit bis zur Geburt eingenommen)
   - Salicylsäure (Schmerz- und Rheumamittel, z. B. Aspirin®)
   - Arzneien für bestimmte Krankheiten (Epilepsie, Tuberkulose)
   - Vitamin-K-Antagonisten: Cumarine (Antikoagulanzien, z. B. bei Thrombose), Cumarinderivate
4. **Erhöhter Bedarf an Vitamin K** wegen besonderer Anforderungen an die Gerinnung:
   - Frühgeburten (gesteigerte Blutungsgefahr)
   - Hypoxie unter der Geburt (Ursache ungeklärt)
   - Traumatisierende Geburten (Vakuum, Forzeps, Sectio)
   - Kephalhämatom
5. **Geburtsfaktoren mit Beeinträchtigung der Leberfunktionen:**
   - Jede Form von Stress, so auch besonderer Stress bei der Geburt, stellt eine Leberbelastung dar und die damit einhergehenden übermäßigen Energieverluste beeinträchtigen die Leberfunktion zusätzlich.
   - Nach **Geburtstraumen** wie ausgeprägten Quetschungen und Verletzungen kommt es zu Stoffwechselbeeinträchtigungen mit vermindertem Gallefluss und damit zu einer reduzierter Vitamin-K-Resorption. Die bei einer Sektio auf das Kind übergehenden Narkosemittel belasten den Stoffwechsel des Neugeborenen zusätzlich in besonderer Weise (17).
6. **Fehlernährung der Mutter** mit unzureichender Vitamin-K-Gewinnung:
   - Vorwiegende Ernährung mit Dosen und Fertiggerichten (Konservierungsstoffe stören die Vitamin-K-Verwertung)
   - Einseitige, Gemüse-arme Ernährung
7. **Parenterale Ernährung bei gleichzeitiger Antibiotikagabe:**
   - Frühgeborene auf der Intensivstation

Tab. 4.6: Formen der Vitamin-K-Mangelblutung

PERINATALE Blutung 1. Lebenstag	FRÜHE Blutung bis 7. Lebenstag	SPÄTE Blutung 3.–12. Lebenswoche
Ursache: mütterliche Medikamenteneinnahme (Antikoagulanzien, Antikonvulsiva, Tuberkulostatika)	**Ursache:** Vitamin-K-Mangel; vor allem gestillte Kinder mit verspätetem Fütterungsbeginn	**Ursache:** Vitamin-K-Mangel, bes. voll gestillte Jungen, die keine Vitamin-K-Prophylaxe erhalten haben; prädisponierende Faktoren wie z.B. cholestatische Grunderkrankungen und Antibiotikatherapie
Symptome: • Blutungen in das ZNS, • Blutungen in die Bauch- und Pleurahöhle • Haut- und Nabelblutungen • Kephalhämatome	**Symptome:** • weinrotes oder schwarzes Mekonium (Melaena) • Hämatemesis (Bluterbrechen) • Haut- und Nabelblutungen • Blutungen in die Bauchhöhle • selten auch Hirnblutungen	**Symptome:** • > 50 % Blutungen ins ZNS, 25 % davon mit tödlichem Ausgang, sonst schwerwiegende neurologische Schäden, Epilepsie • Hautblutungen • gastrointestinale Blutungen
Häufigkeit: sehr selten	**Häufigkeit:** deutlich <1%	**Häufigkeit:** 7:100 000
Therapie: nicht durch Vitamin-K-Gaben zu beeinflussen	**Therapie:** Vitamin-K-Gaben	**Therapie:** Vitamin-K-Gaben

Die Vitamin-K-Mangelblutung (Morbus haemorrhagicus neonatorum)

Die durch einen Vitamin-K-Mangel bedingte verminderte Gerinnungsfähigkeit des Blutes beim Neugeborenen und jungen Säugling kann sich in drei Hauptformen der Blutungsstörung, je nach Zeitpunkt ihres Auftretens, äußern (Tab. 4.3). Die schweren späten Blutungen treten häufig mit Vorboten auf, z.B. einem verstärkten und verlängerten Ikterus oder Hämatomen.

Medikamentöse Vitamin-K- Prophylaxe

Die Prophylaxe erfolgt gemäß der Empfehlung der Ernährungskommission der Deutschen Gesellschaft für Kinderheilkunde. Die Deutsche Gesellschaft für Gynäkologie und Geburtshilfe hat sich den Empfehlungen angeschlossen.

1. Alle Kinder erhalten eine Vitamin-K-Prophylaxe zur Prävention (Vorbeugung) vor allem später Vitamin-K-Mangelblutungen
2. **Routineprophylaxe bei allen gesunden Neugeborenen:**
   2 mg (= 200 µg) Vitamin K (Vitamin K1); z. B. 1 Ampulle Konakion® MM 2 mg
3. **Zeitpunkte:**
   – Unmittelbar nach der Geburt (U1)
   – Zwischen dem 3.–10. Lebenstag (U2)
   – Zwischen der 4.–6. Lebenswoche (U3)
4. **Kranke** Neugeborene bzw. **Frühgeborene**: bei der Geburt 1–2 mg Konakion parenteral (i.m./s.c.)
   Begründung:
   – Eine orale Gabe ist nicht möglich
   – Es besteht eine erhöhte Blutungsgefahr

– Es ist eine schlechtere Resorption (Aufnahme) im Darm zu erwarten

Zur Prävention der späten Vitamin-K-Mangelblutungen sind weitere Vitamin-K-Gaben notwendig. Dosierung und Art der Gabe erfolgen in Abhängigkeit vom klinischen Zustand.

■ Risiken und Nebenwirkungen

Orale Gabe:
- Selten Überempfindlichkeitsreaktion (anaphylaktischer Schock) auf einen der Inhaltsstoffe
- Es wird davon ausgegangen, dass bei der oralen Aufnahme nur ein Teil des Vitamins absorbiert wird und in den kindlichen Organismus gelangt
- Auf Grund der geringen Speicherung ist eine Intoxikation nicht zu befürchten (im Gegensatz zum ebenfalls fettlöslichen Vitamin A)

Parenteral:
- Hautreaktionen und Übelkeit
- Es ist noch nicht abschließend geklärt, ob eine i. m.-Applikation mit einem erhöhten Tumorrisiko verbunden ist. Deshalb wird die orale Verabreichung beibehalten, auch wenn die parenterale Prophylaxe wirksamer ist

■ Aufklärung und Beratung

Die Aufklärung und Beratung bezüglich der prophylaktischen Vitamin-K-Gabe sollte möglichst früh, schon während der Schwangerschaft erfolgen.

Aspekte der Aufklärung:
1) Die Bedeutung des Vitamin K für den Organismus
2) Der physiologischerweise niedrige Vitamin-K-Spiegel beim Neugeborenen (Störanfälligkeit)
3) Störfaktoren einer ausreichenden Zufuhr beim gestillten Kind
4) Mögliche Folgen einer Mangelsituation
5) Art und Zeitpunkte der Verabreichung

Bestandteile der Beratung:
1) Erfassung von bereits bestehenden Risikofaktoren für einen Vitamin-K-Mangel
2) Einleitung von Maßnahmen zur Verbesserung der Situation (z. B. die Sanierung der Darmflora mit Milchsäurebakterien, Umstellung einer Medikation)
3) Auf Geburtsfaktoren, die eine Vitamin-K-Gabe notwendig erscheinen lassen, hinweisen (→ Planung günstiger Geburtsbedingungen)
4) Ernährungsberatung, ggf. zur Umstellung der Ernährungsgewohnheiten anregen. Lebensmittel mit hohem Vitamin-K-Gehalt: alle grünen Blattgemüse, alle Kohlarten, pflanzliche Öle, Weizenkeime, Pilze, Geflügel, Muskelfleisch von Rind und Lamm.
5) Nach der Geburt: Die Prophylaxe muss unter Berücksichtigung möglicherweise hinzugekommener Risikofaktoren durch den Geburtsverlauf erneut abgewogen werden.

Die **endgültige Entscheidung** für oder gegen die prophylaktische Verabreichung von Vitamin K kann also erst nach der Geburt, unter Abwägung aller Risikofaktoren getroffen werden.

Eine schriftliche Bestätigung über die erfolgte Aufklärung und Beratung muss auf jeden Fall eingeholt werden. Wird die Entscheidung **für** die Prophylaxe getroffen, ist ein schriftliches Einverständnis erforderlich.

Für die Aufklärung von Eltern, die der deutschen Sprache nicht mächtig sind, muss ein Dolmetscher hinzugezogen oder eine schriftliche Aufklärung in der Landessprache vorgelegt werden.

■ Alternative Prophylaxe

Aus der homöopathischen Praxis wird eine alternative Prophylaxe zur oralen Verabreichung von 3 x 2 mg Vitamin K angeboten. Sie ist für Kinder gedacht, bei denen **kein** besonderes Risiko für einen Vitamin-K-Mangel vorliegt, deren Eltern sich aber sicher fühlen möchten:

- Für die Schwangere in den letzten 4 Wochen Acidophilus Jura (2 x tgl. 1 Teelöffel)
- Für das Kind 6 Wochen lang $1/2$ Teelöffel Karottensaft täglich, über Pipette in den Mund (17)

4.6 Augenprophylaxe

Unter der Geburt können Erreger aus dem Geburtskanal von der Mutter auf das Kind übertragen werden und eine Konjunktivitis verursachen. Eine **Konjunktivitis** (Augenbindehautentzündung) äußert sich in der Kombination von Rötung und Schwellung der Augen sowie einer mehr oder weniger eitrigen Sekretion. Als Erreger kommen verschiedene Bakterien und Viren in Betracht. Zum Teil stammen sie aus der Zervix der Mutter, welche sie meist symptomlos besiedeln. Dazu gehören vorwiegend sexuell übertragene **Erreger** wie Gonokokken, Chlamydien, Streptokokken B und Herpes simplex II (Herpes genitalis). Des Weiteren kann es im Geburtsverlauf zur Verschleppung von Erregern aus dem Darm und der Blase als auch vom äußeren Genitale der Mutter in den Geburtskanal kommen und somit zur Kontamination des Kindes. Dabei spielen z. B. Escherichia coli, Coxsackie-Viren und Staphylokokken eine Rolle.

Gonokokken (Neisseria gonorrhoeae) sind besonders deshalb gefürchtet, weil die Gonoblennorrhoea neonatorum einen fulminanten Verlauf zeigt, auf die Hornhaut übergreifen und frühzeitig mit bleibenden Schäden einhergehen kann. Aber auch einige der anderen Erreger können zu schwerwiegenden, fulminant verlaufenden Augeninfektionen beim Neugeborenen und damit zur Erblindung führen.

Der Erreger **Chlamydia trachomatis** der Serogruppen D-K, der typischerweise eine Einschlusskörperchen-Konjunktivitis hervorruft, kann bei 10–20 % aller Schwangeren im Zervikalabstrich nachgewiesen werden. In 50 % der Fälle kommt es unter der Geburt zur Übertragung des Erregers auf das Kind. Davon wiederum entwickeln 30 % eine Konjunktivitis und 20 % eine Pneumonie. Die Konjunktivitis tritt zwischen dem 5. und 14. Tag nach der Geburt in Erscheinung. Sie nimmt in der Regel einen gutartigen Verlauf und heilt unbehandelt nach 3–16 Monaten spontan. Von einer unbehandelten Konjunktivitis ausgehend kann es aber zu einer Infektion der Atemwege mit nachfolgender Pneumonie kommen. Obwohl die Pneumonie meist leicht, wenn auch protrahiert, verläuft, gibt es auch schwere Verläufe mit starker gesundheitlicher Beeinträchtigung des Kindes (besonders bei Frühgeborenen).

Die medikamentösen Prophylaxen

Durch die medikamentösen Prophylaxen in den ersten 2 Stunden nach der Geburt soll bei erfolgter Kontamination der Augen des Kindes durch Desinfektion das Entstehen einer Infektion verhindert werden.

■ Credé-Prophylaxe

Die desinfizierende Augenprophylaxe mit einer 1 %igen Silbernitratlösung ($AgNO_3$) wirkt nicht nur gegen Gonokokken, sondern auch gegen andere Bakterien und Viren, deckt also ein breites Erregerspektrum ab. Sie stellt zudem eine einfach durchzuführende und kostengünstige Maßnahme dar. Gegen Chlamydien besitzt die Credé-Prophylaxe allerdings keine Wirksamkeit. Auch bei den anderen Erregern ist trotz verabreichter Prophylaxe das Entstehen einer Infektion nicht ganz ausgeschlossen.

Als **Nebenwirkung** tritt bei 30 % der Neugeborenen eine abakterielle, „chemische" Konjunktivitis, der so genannte Argentumkatarrh, auf, der jedoch nach drei Tagen folgenlos abklingt. Die Verabreichung verursacht zudem ein nachhaltiges Brennen in den Augen, was die Frage der Zumutbarkeit für das Kind aufgeworfen hat.

Antibiotikahaltige Augensalben

Die einmalige Verabreichung einer 1 %igen Tetrazyklin- oder 0,5 %igen Erythromycinsalbe hat den Vorteil, gegen Chlamydien wirksam zu sein und keine Bindehautreizung hervorzurufen. Über die Effektivität dieses Vorgehens gegen Chlamydien gibt es jedoch keine einheitliche Auffassung. Der Erfassung und Behandlung der Infektion während der Schwangerschaft wird zur Prävention der Chlamydienkonjuktivitis ein größeres Gewicht beigemessen.

> Nicht zuletzt wegen der Nebenwirkungen vor allem der Credé-Prophylaxe wird heute weitgehend zugunsten der Früherkennung und rechtzeitigen Therapie einer Konjunktivitis beim Neugeborenen ganz auf eine Prophylaxe verzichtet.

Möglichkeiten der Prävention durch die Hebamme

Schwangerschaft und Geburt
- Hygieneberatung der Schwangeren (Körperpflege, gesunde Lebensweise, Safer Sex)
- Veranlassung des Chlamydien-Abstrichs bei der ersten Vorsorgeuntersuchung in der Schwangerschaft (Mutterschafts-Richtlinien)
- Erfassung von vaginalen Infektionszeichen wie Rötung, Schwellung, Brennen, Juckreiz und verstärktem Fluor vaginalis und Veranlassung weiterer Untersuchungen bzw. einer Therapie
- Beachtung der Hygienemaßnahmen unter der Geburt

Wochenbett
Nicht zuletzt wird deshalb zunehmend auf eine medikamentöse Prophylaxe verzichtet, weil von einer guten nachgeburtlichen Betreuung der Neugeborenen ausgegangen wird. Die Kontrolle des Neugeborenen während der Wochenbettbetreuung und die rechtzeitige Durchführung einer gezielten Therapie, statt der Verabreichung einer Prophylaxe, stellt heute somit das Vorgehen der Wahl dar.

Voraussetzungen:
- Die Kontrolle der Augen durch eine Hebamme im Rahmen der Wochenbettbetreuung muss sichergestellt sein, um eine entstehende Konjunktivitis rechtzeitig zu erkennen und einer Behandlung zuführen zu können.
- Die Eltern müssen über die Symptome einer Konjunktivitis und zu ergreifende Maßnahmen aufgeklärt werden
- Vor einer Behandlung ist immer ein Bindehautabstrich notwendig, um den Erreger gezielt behandeln zu können. (Viren sprechen nicht auf Antibiotika an; Ausschluss von Antibiotika-Resistenzen)

Aufklärung und Beratung

Wegen des tatsächlichen Risikos einer geburtsbedingten Konjunktivitis ist eine Aufklärung und Beratung durch die Hebamme erforderlich.

Aspekte der Aufklärung
1) Darstellung der Möglichkeit einer Infektion des Kindes unter der Geburt mit der Folge einer Konjunktivitis
2) Hinweis auf die Gefährlichkeit der möglichen Erkrankungen
3) Gegenüberstellung der medikamentösen Prophylaxen und der Möglichkeit einer rechtzeitigen Diagnose und Therapie

Inhalte der Beratung
- Außer für Chlamydien gibt es keine spezifischen **Screening-Verfahren** in der Schwangerschaft für vaginale Infektionen. Schließlich ist eine frische Infektion der Frau bis zum Zeitpunkt der Geburt nicht auszuschließen und somit sind Untersuchungen im Vorfeld nur bedingt aussagekräftig.
- Liegt bei der Geburt eine **bekannte vaginale Infektion** der Mutter vor, so wird statt der Verabreichung einer medikamentösen Pro-

phylaxe, entsprechend der Anordnung des Arztes, unmittelbar mit einer gezielten lokalen und systemischen Behandlung begonnen.
- Bei einer primären Sectio besteht kein geburtsbedingtes Risiko für eine Konjunktivitis.

> Aufklärung und Entscheidung der Eltern müssen dokumentiert werden. Für die Durchführung einer medikamentösen Prophylaxe muss das schriftliche Einverständnis der Eltern vorliegen.

Literatur

1. Arbeitsgemeinschaft Freier Stillgruppen (AFS) (Hrsg.) (1998): *Stillen und Stillprobleme*. Stuttgart: Enke.
2. Beller, Fritz K. (1994): „Gutachterstreit: Bedingt eine perinatale Hypoxie Hirnschäden beim Neugeborenen?" *Geburtshilfe und Frauenheilkunde*, März, Leserforum, S. XLIII/XLIV.
3. Biesalski, Hans-K. (1996): *Vitamine: Aktiver Gesundheitsschutz – Bedarf, Mangel, Risiko*. Stuttgart: TRIAS Thieme Hippokrates Enke.
4. Böhles, H. (2003): „Vitaminmangelkrankheiten". In: Michael J. Lentze et al. (Hrsg.). *Pädiatrie: Grundlagen und Praxis*. Berlin, Heidelberg, New York u.a.: Springer, S. 218–232.
5. Brügmann, G.; Seydewitz, H. H. (2001): „Referenzwerte mit Quellenangaben". In: Karl-Heinz Niessen (Hrsg.). *Pädiatrie*. Stuttgart, New York: Thieme, S. 664–674.
6. Bundesärztekammer (1999): *Richtlinien zur Transplantation von Stammzellen aus Nabelschnurblut (CB = Cord Blood)*. Dt. Ärztebl. 96: A-11297–1304. Verfügbar über: http://Bundesärztekammer.de
7. Bundeszentrale für gesundheitliche Aufklärung (BZgA) (2001): *Stillen und Muttermilchernährung: Grundlagen, Erfahrungen und Empfehlungen*. Gesundheitsförderung konkret, Bd 3. Köln: BZgA.
8. Deutsches Grünes Kreuz © [o.J.]: *Stammzellen aus der Nabelschnur – ein kostbares Gut: wichtige Informationen für werdende Eltern über neue Wege der Gesundheitsvorsorge für ihr Kind*. Text: Ingolf Dürr. Deutsches Grünes Kreuz, im Kilian, Schuhmarkt 4, 35037 Marburg. Druck: Silber Druck, Niesetal.
9. Deutschsprachige Webseite zum Thema Klonen (2003): *Stammzellenproblematik: Herkunft und Anwendungsbereiche*. Verfügbar über: http://cloning.ch/cloning/stammzellen.html.
10. Dürr, Ingolf (2001): „Bessere Information erforderlich: Die Öffentlichkeit weiß zu wenig über Stammzellen und die großen Chancen." *Gesellschaftspolitische Kommentare (gpk)*, 42. Jahrgang, Sonder-Nr. 1, Rettung aus Nabelschnurblut: Perspektiven zur Behebung des Mangels an Spenderorganen und zur Regeneration krankhaft veränderter Organe. Bonn: Leo Schütze GmbH, Verlag Gesellschaftspolitische Kommentare, Sonderausgabe 1, S. 3–5.
11. Eickhoff, Heike; Moritzen, Katharina (1992): „Routine-pH-Kontrolle der Nabelschnur – ist sie gerechtfertigt?" *Deutsche Hebammen-Zeitschrift* 4, S. 151/152.
12. Eldering, G. (1999): „Die Wassergeburt". *Die Hebamme* 12, S. 116–122.
13a. Elmadfa, I.; Aign, W.; Muskat, E.; Fritzsche, D. (2001): *Die große GU Nährwert Kalorien Tabelle*. Neuausgabe 2002/2003. München: Gräfe und Unzer Verlag GmbH.
13b. Elmadfa, Ibrahim; Leitzmann, Claus (1990): *Ernährung des Menschen*. UTB für Wissenschaft: Große Reihe. Stuttgart: Ulmer.
14. Enkin, Murray W.; Keirse, Marc J. N. C.; Renfrew, Mary J.; Neilson, James P. (1998): *Effektive Betreuung während Schwangerschaft und Geburt: Handbuch für Hebammen und Geburtshelfer*. Dt. Ausg. hrsg. von Mechthild M. Groß und Joachim W. Dudenhausen. Wiesbaden: Ullstein Medical, 1998.
15. Gesellschaft für Neonatologie und Pädiatrische Intensivmedizin © (1999): *Betreuung des gesunden Neugeborenen im Kreißsaal und während des Wochenbetts der Mutter*. Leitlinien der Deutschen Gesellschaft für Neonatologie und pädia-

trischen Intensivmedizin und der Dt. Ges. f. Gynäkologie und Geburtshilfe. AWMF-Leitlinien-Register Nr 024/005. Verfügbar über: http://www.uni-duesseldorf.de/AWMF/ll/pneon-05.htm.
16. Goos, Bernd (1982): „Geburt ohne Gewalt – Sanfte Landung auf unserer Erde". In: Sepp Schindler (Hrsg.). *Geburt – Eintritt in eine neue Welt: Beiträge zu einer Ökologie der perinatalen Situation*. Göttingen, Toronto, Zürich: Verlag für Psychologie, Dr. C. J. Hogrefe, S. 215–225.
17. Graf, Friedrich P. (1996): *Das Vitamin K-Problem*. Verfügbar über: http://www.weikert.de/alexandra/vitak.html.
18. Gratwohl, A.; Passweg, J., Kühne, T. et al. (2002): „Hämatopoietische Stammzelltransplantation". Curriculum. *Schweiz Med Forum* Nr. 25, 19. Juni, S. 597–606.
19. Hahn, Helmut; Falke, Dietrich; Kaufmann, Stefan H. E.; Ullmann, Uwe (Hrsg.) (2001): *Medizinische Mikrobiologie und Infektiologie*. Berlin, Heidelberg, New York u.a.: Springer.
20. Haupt, Harald (1982): *Das Neugeborene: Untersuchung, Diagnose, Therapie*. Stuttgart, New York: Thieme.
21. Heller, G.; Schnell, R. R.; Misselwitz, Schmidt, S. (2003): „ Nabelschnurarterien-pH, APGAR-Scores und frühe neonatale Mortalität". *Zeitschrift für Geburtshilfe und Neonatologie* 3, Band 207, S. 84–89.
22. Illing, Stephan (1998): *Das gesunde und das kranke Neugeborene*. Bücherei der Hebamme; Bd. 2. Stuttgart: Enke.
23. Imhof, Martin (2001): „Stammzelltransplantationen: Gegenwärtiger Stand und zukünftige Perspektiven". *Gesellschaftspolitische Kommentare (gpk)*, 42. Jahrgang, Sonder-Nr.1, Rettung aus Nabelschnurblut: Perspektiven zur Behebung des Mangels an Spenderorganen und zur Regeneration krankhaft veränderter Organe. Bonn: Leo Schütze GmbH, Verlag Gesellschaftspolitische Kommentare, Sonderausgabe 1, S. 5–9.
24. Imhof, M.; Lipovac, M.; Steiner, G. (2002): *Kryopräservation von Stammzellen aus der Nabelschnur in autologer und allogener Technik*. Verfügbar über: http://www.stammzelle.at/pub_8.pdf.
25. Kasper, Heinrich (2000): *Ernährungsmedizin und Diätetik*. München, Jena: Urban & Fischer.
26. Kies, Rüdiger von; Göbel, Ulrich (1993): „Empfehlung der Ernährungskommission der Deutschen Gesellschaft für Kinderheilkunde". *Deutsche Hebammen-Zeitschrift* 3, S. 95.
27. La Leche Liga Deutschland e.V. (1996): *Stillen nach Kaiserschnitt*. La Leche Liga International, Inc. 1991, neu bearbeitet von LLL-Deutschland. Informationsblatt Nr. 80/D/96. München: La Leche Liga Deutschland e.V.
28. Largo, R. H. (2003): „Wachstum und Entwicklung". In: Michael J. Lentze et al. (Hrsg.). *Pädiatrie: Grundlagen und Praxis*. Berlin, Heidelberg, New York u.a.: Springer, S. 8–62.
29. Lentze, Michael J.; Schaub J.; Schulte, F. J.; Spranger, J. (Hrsg.) (2003): *Pädiatrie: Grundlagen und Praxis*. Berlin, Heidelberg, New York u.a.: Springer.
30. Loewenich, Volker von (1993): „Vitamin K-Prophylaxe bei Neugeborenen". *Deutsche Hebammen-Zeitschrift* 3, S. 94/95.
31. Mang, Karla (1989): „Vitamin K-Propylaxe beim Neugeborenen". *Deutsche Hebammen-Zeitschrift* 6, S. 194–196.
32. Nationale Stillkommission (bgvv) (2002): *Zur Frage der Zufütterung von gesunden, gestillten Neugeborenen*. Ausgearbeitet von H.-B. von Stockhausen. Verfügbar über: http://www.bgvv.de/sixcm_upload/media/113/zufuetterung.pdf.
33. Nehlsen, Erika (1998): Stillen von Kindern mit L-K-G [Lippen-Kiefer-Gaumen-Spalte]. Veröffentlichung der Selbsthilfevereinigung für Lippen-Kiefer-Gaumen-Fehlbildungen e. V. – Wolfgang Rosenthal Gesellschaft, Hauptstr. 184, 35625 Hüttenberg, 2.
34. Niessen, Karl-Heinz (Hrsg.) (2001): *Pädiatrie*. Stuttgart, New York: Thieme.
35. Odent, Michel (1994): *Geburt und Stillen: Über die Natur elementarer Erfahrungen*. Beck'sche Reihe 1028. München: Beck.
36. Peltner, Hans Ulrich (1992): „Prophylaxen beim Neugeborenen". *Deutsche Hebammen-Zeitschrift* 4, S. 130–133.
37. Petz, Doris (2003): *Stammzellen aus dem Nabelschnurblut: Soll eine Frau das Nabelschnur-*

blut ihres Neugeborenen konservieren lassen?: Eine Entscheidungshilfe des Frauengesundheitszentrums Graz*. Jänner. Verfügbar über: http://www.fgz.co.at/stammzelle.htm.
38. Pschyrembel, Willibald; Dudenhausen, Joachim W. (2001): *Praktische Geburtshilfe: mit geburtshilflichen Operationen*. Berlin, New York: de Gruyter.
39. *Richtlinien des Bundesausschusses der Ärzte und Krankenkassen über die Früherkennung von Krankheiten bei Kindern bis zur Vollendung des 6. Lebensjahres (Kinder-Richtlinien) – In der Fassung vom 26. April 1976 (...), zuletzt geändert am 22. August 1995 (veröffentlicht im Bundesanzeiger Nr. 215 vom 16. November 1995)*. Verfügbar über: http://www.medical-text.de/abrechnungebm/richtlinien/kinder/richtki1.htm.
40. Rockenschaub, Alfred (2001): *Gebären ohne Aberglaube: Fibel und Plädoyer für die Hebammenkunst*. Wien: Facultas-Univ.-Verl.
41. Rockenschaub, Alfred (2003): „Kaiserschnitt als Körperverletzung". *Deutsche Hebammen Zeitschrift* 6, S. 48–52.
42. Roemer, Volker M. (Hrsg.) (1992): *Frühgeburt und intrauterine Mangelentwicklung*. Stuttgart, New York: Schattauer.
43. Roos, R. (2003): „Vorwiegend perinatal und postnatal erworbene Infektionen". In: Michael J. Lentze et al. (Hrsg.). *Pädiatrie: Grundlagen und Praxis*. Berlin, Heidelberg, New York u.a.: Springer, S. 473–486.
44. Roos, R.; Proquitté, H.; Genzel-Boroviczény, O. (2000): *Neonatologie – Das Neo-ABC*. Checkliste. Stuttgart, New York: Thieme.
45. Scholz, H. et al. (2003): „Bakterielle Infektionen". In: Michael J. Lentze et al. (Hrsg.). *Pädiatrie: Grundlagen und Praxis*. Berlin, Heidelberg, New York u.a.: Springer, S. 725–727.
46. Silbernagl, Stefan; Despopoulos, Agamemnon (1991): *Taschenatlas der Physiologie*. Stuttgart, New York: Thieme.
47. Simon, Claus (1995): *Pädiatrie: Lehrbuch der Kinderheilkunde und Jugendmedizin*. Stuttgart, New York: Schattauer.
48. Singer, S.; Singer, D.; Speer, P. (1997): „Erstversorgung und Reanimation von Neu- und Frühgeborenen". *Die Hebamme* 10, S. 149–154.
49. Springer, Skadi (1997): *Stillen in den ersten Lebenstagen – Ist eine Ergänzung notwendig?* © Dr. med. Skadi Springer, IBCLC, Universitätskinderklinik Leipzig. Veröffentlicht durch das Ausbildungzentrum für Laktation und Stillen. Verfügbar über: http://www.stillen.de/vor_34.html.
50. Stockhausen, H.-B. von; Albrecht, K. (1997): „Leitlinien zur Betreuung des gesunden Neugeborenen im Kreißsaal und während des Wochenbetts der Mutter: Gemeinsame Stellungnahme der Deutschen Gesellschaft für perinatale Medizin, der Deutsch-Österreichischen Gesellschaft für Neonatologie und Pädiatrische Intensivmedizin und der Deutschen Gesellschaft für Gynäkologie und Geburtshilfe". *Die Hebamme* 10, S. 146–148.
51. Stögmann, W. (2001): „50 Jahre APGAR-Score". *HiPP-Service-Zeitung* Nr. 22, 2001, S. 5.
52. Wenzel, S.; Hauer, Th.; Daschner, F. (2003): „Epidemiologie und Prävention von nosokomialen Infektionen". In: Michael J. Lentze et al. (Hrsg.). *Pädiatrie: Grundlagen und Praxis*. Berlin, Heidelberg, New York u.a.: Springer, S. 692–709.
53. Wunder, Eckhart (2001): „Ausweg aus einem bioethischen Dilemma: Nabelschnurblut anstelle menschlicher Embryonen für die Stammzelltherapie". *Gesellschaftspolitische Kommentare (gpk)*, 42. Jahrgang, Sonder-Nr. 1, Rettung aus Nabelschnurblut: Perspektiven zur Behebung des Mangels an Spenderorganen und zur Regeneration krankhaft veränderter Organe. Bonn: Leo Schütze GmbH, Verlag Gesellschaftspolitische Kommentare, Sonderausgabe 1, S. 10–17.
54. Zimmermann, Andrea (2001): „Primäre Reanimation". In: Henning Schneider et al. (Hrsg.). *Geburtshilfe*. Berlin, Heidelberg, New York u.a.: Springer, S. 921–944.
55. Zintl, F. (2003): „Transplantation hämatopoetischer Stammzellen". In: Michael J. Lentze et al. (Hrsg.). *Pädiatrie: Grundlagen und Praxis*. Berlin, Heidelberg, New York u.a.: Springer, S. 1273–1280.

Information für Eltern

Die Erstmaßnahmen nach der Geburt

In den ersten Minuten und Stunden nach der Geburt muss sich Ihr neugeborenes Kind in vielfacher Hinsicht an die Gegebenheiten außerhalb der Gebärmutter anpassen. Gleichzeitig findet der erste Kontakt mit Ihnen statt und Sie stillen Ihr Kind zum ersten Mal.

Im Rahmen der Erstuntersuchung (U1) nach den Kinderrichtlinien werden sein Gesundheitszustand und seine körperliche Reife erfasst sowie das Geburtsgewicht, die Körperlänge und der Kopfumfang ermittelt. Darüber hinaus werden Sie zur Vitamin-K-Prophylaxe und zur Augen-Prophylaxe aufgeklärt und beraten. Diese werden dann in Abhängigkeit von Ihrer Entscheidung auch unmittelbar durchgeführt. (Siehe: Elterninformation – Prophylaxen nach der Geburt.) Nach einem Entspannungsbad bzw. einer sanften Reinigung wird Ihr Kind schließlich warm angezogen.

Die Versorgung Ihres Kindes findet parallel zur Überwachung der Mutter in den ersten 2–3 Stunden nach der Geburt statt. Bei einer Klinikentbindung werden Sie anschließend mit Ihrem Kind zusammen auf die Wochenstation gebracht. Bei einer ambulanten Geburt gehen Sie dann nach Hause, wo Ihre Nachsorgehebamme Sie und Ihr Kind weiter betreuen wird. Nach einer Hausgeburt wird sich die Hebamme nun wieder auf den Weg machen, jedoch für sie erreichbar bleiben und die anschließende Wochenbettbetreuung durchführen.

- Einige Sekunden nach der Geburt wird Ihr Kind die ersten Atemzüge machen und vielleicht einen ersten Schrei tun. Die Hebamme wird bei ihm Fruchtwasser und Schleim von Mund und Nase abwischen und es gut abtrocknen, damit es nicht auskühlt. Wenn die Atmung problemlos eingesetzt hat, können Sie Ihr Kind unmittelbar zu sich nehmen. **Haut an Haut und gut zugedeckt** wird es ihm in der ungewohnt kühlen Umgebung angenehm warm sein. In der Nähe zu Ihnen kann es sich bestens vom Geburtsstress erholen und Sie können sich miteinander vertraut machen. Wenn die Nabelschnur aufgehört hat zu pulsieren, wird sie von der Hebamme abgeklemmt und durchtrennt.

- Bereits 20–40 Minuten nach der Geburt wird Ihr Kind anfangen, nach der Brust zu suchen, indem es den Kopf hin und her wendet, an seinen Fäustchen lutscht oder schreit. Dies ist der günstigste Zeitpunkt, um es mit ein wenig Unterstützung durch die Hebamme **das erste Mal anzulegen**. Das Kolostrum (Erstmilch), das schon in der Schwangerschaft vorbereitet wurde, bietet ihm bei zunächst geringen Mengen eine hohe Konzentration an wichtigen Stoffen. Besonders reich ist es an Faktoren, welche seine Abwehr stärken, um es in der Welt der Keime außerhalb des Mutterleibs vor Infektionskrankheiten zu schützen. Zusätzlich enthält es ausreichend Kalorien, um die Energieverluste, die durch die Geburt entstanden sind, auszugleichen. Das frühe erste Stillen wirkt sich darüber hinaus positiv auf Ihre „Still-Sicherheit" und die Ihres Kindes aus und fördert das zügige Ingangkommen der Milchbildung. Und noch etwas: Durch das Saugen des Kindes an der Brust wird außerdem die Blutung aus der Gebärmutterwunde nach der Geburt des Mutterkuchens (Plazenta) gering gehalten.

© BDH – Das Neugeborene in der Hebammenpraxis, Hippokrates Verlag 2004

Information für Eltern

Fortsetzung: Die Erstmaßnahmen nach der Geburt

- Wird Ihr Kind vom Zeitpunkt der Geburt an nach Bedarf häufig und ausgiebig gestillt, erübrigt sich jede Form der Zufütterung, auch die mit Tee oder Glukoselösung (wässrige Zuckerlösung). Der Stoffwechsel eines reifen Neugeborenen verfügt außerdem über spezielle Möglichkeiten, um Schwankungen des Blutzuckerspiegels und der Flüssigkeitszufuhr ohne nachteilige Folgen auszugleichen.

- In den ersten Minuten nach der Geburt wird die Hebamme den Zustand Ihres Kindes mit Hilfe des APGAR-Schemas gezielt beurteilen. Spätestens nach dem ersten ausgiebigen Mutter-Kind-Kontakt und dem Stillen wird die Erstuntersuchung (U1) durchgeführt. Neben der Hebamme nimmt manchmal auch der zur Geburt hinzugezogene Arzt die Untersuchung vor. Die Ergebnisse werden ins gelbe Kinderheft eingetragen, das Sie später mit nach Hause nehmen. Gibt es Hinweise auf Anpassungsstörungen, schwere Geburtsverletzungen, Krankheiten oder Fehlbildungen, wird die Hebamme für die weitere Untersuchung und Versorgung einen Kinderarzt hinzuziehen.

- In seltenen Fällen treten unvorhergesehene Anpassungsstörungen oder schwerwiegende Krankheitsbilder bei Neugeborenen auf, die ein notfallmäßiges Eingreifen erforderlich machen. Entbindungsabteilungen, Geburtshäuser und Hausgeburts-Hebammen sind auf das Management solcher „Notfälle" vorbereitet. Durch die Zusammenarbeit mit dem kinderärztlichen Notfallteam der nächstgelegenen Kinderklinik ist eine zeitnahe Weiterversorgung des Kindes durch einen Kinderarzt sichergestellt.

- Je nach Bedarf und Situation, kann sich Ihr Kind bei einem **Entspannungsbad** vom Geburtsstress erholen. Dabei wird es nur oberflächlich gereinigt, damit die Fettschicht auf der Haut, die Käseschmiere (Vernix), noch als Wärmehülle und Bakterienschutz erhalten bleibt. Wird auf ein Bad verzichtet, wird Ihr Kind nur leicht mit einer Stoffwindel gesäubert. Anschließend wird es mit vorgewärmter Kleidung angezogen und fest in eine Decke eingehüllt. So ist es besonders in den ersten Stunden vor belastenden Temperaturverlusten geschützt.

Was können Sie selbst tun?

- Sobald Ihr Kind geboren ist, können Sie es sich gemeinsam mit der Hebamme anschauen, um sich zu vergewissern, dass alles in Ordnung ist. Auch können Sie ihm selbst ein wenig den Rücken massieren, um das Ingangkommen der Atmung zu unterstützen.

- Wenn Sie es als Vater wünschen, können Sie die Nabelschnur als symbolischen Akt der Trennung des Kindes von der Mutter selbst durchschneiden.

- Stillen Sie Ihr Kind an beiden Brüsten so lange, wie es das Bedürfnis danach zeigt. Ebenso wie es bereits richtig an der Brust saugen kann, weiß es selbst, wann es genug hat. Das erste Stillen kann so eine halbe Stunde und länger dauern.

© BDH – Das Neugeborene in der Hebammenpraxis, Hippokrates Verlag 2004

Information für Eltern

Fortsetzung: Die Erstmaßnahmen nach der Geburt

- Auch nach einem Kaiserschnitt sollten Sie Ihr Kind sobald wie möglich mit Hilfe der Hebamme anlegen.

- Wenn Sie nicht stillen möchten oder können, sollten sie möglichst frühzeitig klären, ob Ihr Kind eine adaptierte Säuglingsanfangsnahrung („Pré"-Nahrung) oder, bei einer allergischen Veranlagung in Ihrer Familie, eine hypoallergene Nahrung (HA-Nahrung) bekommen soll.

- Nehmen Sie die Gelegenheit war, die Erstuntersuchung (U1) mit eigenen Augen zu verfolgen und sich alles genau zeigen und erklären zu lassen. Bitten Sie ggf. darum.

- Das Baden nach der Geburt kann eine der ersten gemeinsamen Aktivitäten mit Ihrem Kind sein, weshalb Sie es als Mutter oder Vater am besten selbst vornehmen. Bei einer ambulanten Geburt sollte allerdings auf ein Bad verzichtet werden, um eine Auskühlung des Kindes auf dem Heimweg zu vermeiden.

- Wenn Sie eine ambulante Geburt planen, denken Sie daran, ausreichend warme Kleidung und Decken für die Heimfahrt mitzubringen.

© BDH – Das Neugeborene in der Hebammenpraxis, Hippokrates Verlag 2004

Information für Eltern

Die Vitamin-K-Prophylaxe

Die Vitamin-K-Prophylaxe hat das Ziel, Vitamin-K-Mangelblutungen, besonders beim voll gestillten Neugeborenen und jungen Säugling vorzubeugen. Sie wird aus medizinischer Sicht als Routinemaßnahme empfohlen. Sie erfolgt durch die Gabe von jeweils 2 mg Vitamin K in gelöster Form (0,2 ml) in den Mund (oral) des Neugeborenen bei der Erstuntersuchung nach der Geburt (U1) und bei der 2. und 3. Vorsorgeuntersuchung (U2 und U3). Weil es sich um eine medizinische Maßnahme am Kind handelt, ist eine Einwilligungserklärung der Eltern erforderlich.

- **Vitamin K** ist ein fettlösliches Vitamin, das einerseits mit der Nahrung aufgenommen wird und andererseits von natürlicherweise im Darm vorkommenden Bakterien produziert wird. Es ist an der Bildung mehrerer Gerinnungsfaktoren in der Leber beteiligt und darum ein wesentlicher Faktor für eine ausreichende Blutgerinnung. Bei einem Mangel an Vitamin K kann es zu verstärkten Blutungen kommen. In der ersten Lebenswoche auftretende Vitamin-K-Mangelblutungen betreffen z. B. die Darmschleimhaut oder Nabelwunde und verlaufen meistens harmlos, Hirnblutungen sind selten. Bei den später auftretenden Blutungen (3.-12. Lebenswoche) ist dagegen häufig das Gehirn betroffen. Die Folgen können bleibende Hirnschäden oder sogar der Tod des Kindes sein. Die späten Blutungen sind allerdings sehr selten und treten meistens in Verbindung mit bestimmten Grunderkrankungen des Kindes auf. Die Blutungen werden in beiden Fällen durch Vitamin-K-Gaben zum Stillstand gebracht.

- Vitamin-K geht in der Schwangerschaft grundsätzlich nur in geringen Mengen auf das Kind über und bei der Geburt ist lediglich ein kleiner Speichervorrat in der Leber vorhanden. Im Anschluss an die Geburt wird das gestillte Neugeborene zunächst durch das Kolostrum (Erstmilch), später durch die Muttermilch mit Vitamin K versorgt. Bereits nach einigen Tagen ist sein Darm mit Bifidusbakterien besiedelt, die zusätzlich Vitamin K bilden. Im Darm des mit Säuglingsnahrung ernährten Neugeborenen siedeln sich Kolibakterien an. Diese produzieren im Verhältnis zu den Bifidusbakterien wesentlich mehr Vitamin K. Außerdem ist industriell hergestellter Säuglingsnahrung grundsätzlich Vitamin K zugesetzt. Aus der insgesamt eher geringen Vitamin-K-Versorgung des voll gestillten Kindes ergibt sich schließlich seine erhöhte Anfälligkeit für einen Vitamin-K-Mangel.

- Der **Gehalt der Muttermilch an Vitamin K** ist vom Ernährungs- und Gesundheitszustand der stillenden Mutter abhängig und von daher starken Schwankungen unterworfen. Dabei spielt der Zustand der Darmflora (natürlicher Bakterienbestand des Darms) der Mutter eine entscheidende Rolle. Die Darmflora kann z. B. durch eine Antibiotikatherapie oder schwere Durchfälle so weit geschädigt sein, dass die für die Vitamin-K-Bildung zuständigen Bakterien nicht mehr in einer ausreichenden Menge vorhanden sind. Von besonderer Bedeutung ist der Einfluss von Medikamenten, die während der Schwangerschaft oder unter der Geburt eingenommen wurden. Sie beeinträchtigen möglicherweise die Leberfunktion des Neugeborenen und verhindern dadurch die Wirkung von vorhandenem Vitamin K.

Information für Eltern

Fortsetzung: Die Vitamin-K-Prophylaxe

- Neben einer zu geringen Zufuhr kann ein **erhöhter Bedarf des Neugeborenen** an Gerinnungsfaktoren und damit an Vitamin K bestehen, z. B. bei einer Frühgeburt, einem Bluterguss, einer Saugglockengeburt oder einem Kaiserschnitt.

- Bei der oralen Verabreichung treten **selten Überempfindlichkeitsreaktionen** auf einen der Inhaltsstoffe auf. Diese äußern sich unmittelbar nach der Gabe in Form eines Schocks. Untersuchungen zur früher üblichen Injektion (Einspritzung) in den Muskel haben ein möglicherweise erhöhtes Tumorrisiko im Kindesalter ergeben, weshalb der oralen Gabe gegenüber der Injektion in den Muskel oder unter die Haut grundsätzlich der Vorzug gegeben wird. Bei Frühgeborenen und kranken Neugeborenen wird das Vitamin K (1mg) jedoch wegen des höheren Blutungsrisikos und der erschwerten oralen Aufnahme nach wie vor unter die Haut gespritzt. So ist sichergestellt, dass eine ausreichende Menge in den Organismus gelangt.

Was können Sie selbst tun?

- Sorgen Sie für eine ausgewogene, gemüsereiche **Ernährung** während der Schwangerschaft und Stillzeit, um ihre Darmflora intakt zu halten und um ausreichend Vitamin K aufzunehmen. Vitamin-K-reiche Lebensmittel sind z. B.: grünes Blattgemüse, alle Kohlsorten, pflanzliche Öle, Muskelfleisch (Lamm und Rind), Geflügel, Vollkorngetreide, Kartoffeln, Butter, Quark.

- Nach schweren Durchfällen und Antibiotikabehandlungen in der Schwangerschaft kann die **Darmflora** durch die Einnahme eines Präparates mit Acidophilus-Bakterien wieder aufgebaut werden.

- Wenn Sie auf Grund einer eigenen Grunderkrankung regelmäßig **Medikamente** einnehmen, klären Sie mit Ihrem Arzt ab, inwieweit diese die Leberfunktion Ihres Kindes nach der Geburt beeinträchtigen können. Stellen Sie die Medikation gegebenenfalls um.

- Nicht nur Medikamente, sondern auch **Stress** beeinträchtigt die Leberfunktion Ihres Kindes. Umso „sanfter" die Geburt verläuft, das heißt, umso weniger unnötig in den Geburtsverlauf eingegriffen wird, desto stressfreier ist sie für Ihr Kind. Auch während des Wochenbetts sollten Sie und Ihr Kind zur Ruhe kommen.

- Klären Sie mit der Hebamme ab, ob durch die Schwangerschaft, die Geburt oder Besonderheiten bei Ihrem Kind bestimmte **Risikofaktoren** für eine Vitamin-K-Mangelblutung vorliegen. In diesen Fällen ist die Prophylaxe dringend anzuraten. Eine endgültige Entscheidung für oder gegen die Prophylaxe kann also erst nach der Geburt getroffen werden!

- **Stillen** Sie Ihr Kind von Geburt an nach Bedarf häufig und ohne Zeitbeschränkung. Die Hebamme wird Ihnen helfen zu erkennen, wann Ihr Kind Hunger hat und wann es satt ist.

- Durch die regelmäßige Teilnahme an den **Vorsorge-Untersuchungen** beim Kinderarzt können Grunderkrankungen mit einem Risiko für eine Vitamin-K-Mangelblutung bei Ihrem Kind frühzeitig erkannt und behandelt werden.

© BDH – Das Neugeborene in der Hebammenpraxis, Hippokrates Verlag 2004

Information für Eltern

Die Augen-Prophylaxe

Durch eine Augen-Prophylaxe soll verhindert werden, dass sich nach dem Kontakt mit Erregern unter der Geburt eine Entzündung der Augenbindehaut (Konjunktivitis) beim Neugeborenen entwickelt. Sie erfolgt durch die Verabreichung von desinfizierenden Substanzen in die Augen des Neugeborenen unmittelbar nach der Geburt. In vielen Kliniken wird die Durchführung einer Prophylaxe noch empfohlen, zunehmend wird jedoch zugunsten der Früherkennung und rechtzeitigen Therapie einer Konjunktivitis ganz darauf verzichtet. Schließlich liegt die Entscheidung bei Ihnen als Eltern und die Durchführung einer Prophylaxe bedarf Ihrer Einwilligung.

- Während der Geburt bzw. beim Durchtritt durch den Geburtskanal besteht die Möglichkeit, dass das Kind mit Erregern, die eine Konjunktivitis hervorrufen können, in Kontakt kommt. Zum einen gibt es sexuell übertragene Bakterien und Viren, wie Chlamydien, Streptokokken B, Gonokokken und Herpesviren, die im Gebärmutterhals angesiedelt sein können, ohne dass eine Frau Krankheitssymptome aufweist. Zum anderen können Keime, die normalerweise auf der Haut und Darmschleimhaut der Frau vorkommen, während der Geburt in die Scheide und Gebärmutter einwandern oder dort eingebracht werden (z. B. im Zusammenhang mit geburtshilflichen Maßnahmen).

- Ein Kind kommt bei der Geburt in der Regel zum ersten Mal mit Erregern in Berührung, während seine Abwehrmechanismen noch voll ausgebildet sind. Daraus ergibt sich einerseits eine erhöhte Anfälligkeit des Neugeborenen für eine Konjunktivitis (Bindehautentzündung). Andererseits verläuft die Infektion mit einigen Erregern sehr rasch und kann bereits innerhalb weniger Tage zu bleibenden Schäden am Auge führen, im Einzelfall sogar zur Erblindung.

- Eine **Bindehautentzündung** äußert sich in einer zunehmenden Rötung und Schwellung der Augen(innen)lider und der umgebenden Haut. Gleichzeitig wird reichlich Sekret, das wässrig, weißlich oder gelb-grün sein kann, abgesondert. Es können sowohl ein Auge als auch beide Augen betroffen sein.

- Bei der so genannten **Credé-Prophylaxe** wird einmalig jeweils ein Tropfen einer 1 %igen Silbernitratlösung in die Augen des Neugeborenen eingebracht. Sie besitzt eine hohe Wirksamkeit gegen Bakterien, Pilze und Viren, nicht jedoch gegen die heute sehr häufig vorkommenden Chlamydien. Dadurch, dass sie ein anhaltendes Brennen in den Augen des Neugeborenen verursacht, wird der erste Blickkontakt mit der Mutter nach der Geburt beeinträchtigt. Außerdem ist die Augenbindehaut durch das Silbernitrat oftmals für eine Dauer von 3 Tagen stark gereizt.

- Alternativ zur Credé-Prophylaxe werden **antibiotikahaltige Salben** für eine Augen-Prophylaxe verwendet. Sie wirken gegen Chlamydien und andere Bakterien. Pilze und Viren werden dagegen nicht erfasst. Die ausreichende Wirksamkeit der einmaligen Antibiotikagabe ist umstritten.

Information für Eltern

Fortsetzung: Die Augen-Prophylaxe

- Wegen der ungenügenden Wirksamkeit und der möglichen Nebenwirkungen der Prophylaxen ist ihre Bedeutung zurückgegangen. Die Aufmerksamkeit wird stärker darauf gerichtet, **Infektionen** in der Schwangerschaft **frühzeitig zu erkennen und zu behandeln**. Gleichzeitig wird davon ausgegangen, dass durch eine gute Betreuung des Neugeborenen nach der Geburt auch Augeninfektionen rechtzeitig erkannt und behandelt werden können.

- Bei einem Kaiserschnitt, dem kein Blasensprung vorausging, ist grundsätzlich keine Prophylaxe erforderlich.

Was können Sie selbst tun?

- Lassen Sie sich von Ihrer Hebamme oder Ihrem Frauenarzt zur **Hygiene in der Schwangerschaft** und damit zur Vorbeugung von Infektionen beraten.

- Zu Beginn der Schwangerschaft wird im Rahmen der Vorsorgeuntersuchungen ein **Abstrich zur Früherkennung einer Chlamydienbesiedelung** des Gebärmutterhalses gemacht. Eine anschließende Behandlung schließt eine erneute Infektion zum Zeitpunkt der Geburt jedoch nicht aus. Deshalb sollte der Abstrich möglichst in den letzten Wochen vor dem Geburtstermin wiederholt werden.

- Durch die **wöchentliche Bestimmung des Säuregehalts (pH-Wert) in der Scheide** können Sie das Risiko eines Befalls mit Krankheitserregern selbst ermitteln. Die Messung erfolgt mit Hilfe von Teststreifen, die einen Farbumschlag entsprechend des pH-Werts zeigen. Bei Abweichungen kann der Arzt eine genaue Diagnose stellen. Den Test erhalten Sie in der Apotheke.

- Nach der Entlassung aus dem Krankenhaus erfolgt die **Früherkennung einer Bindehautentzündung** am besten durch die Hebamme im Rahmen der häuslichen Wochenbettbetreuung (Nachsorge). Achten Sie selbst ebenfalls auf die Symptome einer Konjunktivits und suchen Sie ggf. zur Abklärung den Kinderarzt auf.

- Um bleibende Schäden am Auge des Kindes zu verhindern, sollte eine **Behandlung spätestens 3 Tage nach dem Beginn der Symptome** einsetzen. Vor dem Beginn der Therapie ist es sinnvoll, einen Abstrich vornehmen zu lassen, um den Erreger genau zu bestimmen und eine gezielte Behandlung durchführen zu können.

- **Es gibt keine 100 %ig wirksame Prophylaxe**, weshalb auch nach einer erfolgten Prophylaxe eine geburtsbedingte Konjunktivitis auftreten kann. Ebenso können Infektionen der Augenbindehaut nach der Geburt erfolgen. Sie sind dann genauso ernst zu nehmen.

- **Stillen Sie Ihr Kind** von Geburt an nach Bedarf, häufig und ohne Zeitbeschränkung. Dann kommen ihm die Abwehrstoffe des Kolostrums (Erstmilch) gegen Infektionen in vollem Umfang zugute.

© BDH – Das Neugeborene in der Hebammenpraxis, Hippokrates Verlag 2004

Das Risikoneugeborene

Hella Köster und Clarissa Schwarz

5.1 Definitionen

Hella Köster

Das Personenstandsgesetz (§29) definiert:

Lebendgeburt
(1) Eine Lebendgeburt (…) liegt vor, wenn bei einem Kind nach der Scheidung vom Mutterleib entweder das **Herz geschlagen** oder die **Nabelschnur pulsiert** oder die **natürliche Lungenatmung** eingesetzt hat.

Totgeburt
(2) Hat sich keines der in Absatz 1 genannten Merkmale des Lebens gezeigt, beträgt das Gewicht der Leibesfrucht jedoch **mindestens 500 g**, so gilt sie (…) als **totgeborenes** oder **in der Geburt verstorbenes** Kind.

Fehlgeburt
(3) Hat sich keines der in Absatz 1 genannten Merkmale des Lebens gezeigt und beträgt das Gewicht der Leibesfrucht **weniger als 500 g**, so ist die Frucht eine **Fehlgeburt**. Sie wird in den Personenstandsbüchern nicht bekundet.

Neugeborenes: Lebendgeborenes Kind in der Zeit vom ersten Atemzug bis zum Alter von 4 Wochen (1.–28. Lebenstag)

- Frühe Neugeborenenperiode: 1.–7. Lebenstag
- Späte Neugeborenenperiode: 8.–28. Lebenstag

Säugling: 29. Lebenstag bis zum Ende des ersten Lebensjahrs (danach Kleinkind)

Perinatalperiode: zwischen der 28. SSW und dem 7. Lebenstag.

Perinatale Mortalität: Sterblichkeit von der potentiellen Lebensfähigkeit des Kindes im Mutterleib an, d. h. Totgeburten und Sterbefälle bis zum einschließlich 7. Lebenstag
Neonatalsterblichkeit: 1.–28. Lebenstag
Frühsterblichkeit: 1.–7. Lebenstag
Spätsterblichkeit: 8.–365. Lebenstag
Nachsterblichkeit: 29.–365. Lebenstag

5.2 Anamnese/ Risikoerfassung

Hella Köster

Die Ermittlung von anamnestischen Risikofaktoren bezieht sich neben Krankheiten auch auf möglicherweise entwicklungshemmende oder krankheitsfördernde Faktoren des häuslichen und familiären Umfelds. Ebenso spielen psychosoziale Faktoren unter dem Aspekt ausreichender Ressourcen für die Versorgung des Neugeborenen und Säuglings eine wichtige Rolle. Dazu gehören finanzielle Mittel genauso wie die körperliche und psychische Belastbarkeit der Mutter bzw. Eltern und deren soziales Stützsystem (Hilfspersonen aus dem näheren sozialen Umfeld). Durch einen Hausbesuch, auch schon vor der Geburt, können Risikofaktoren für Versorgungsdefizite erkannt werden. Die Hebamme kann dann durch die Aufklärung und Beratung der Eltern dazu beitragen, dass die vorhandenen Ressourcen optimal genutzt bzw. die Bedingungen verbessert werden, um die Risiken für das Kind zu minimieren.

Sozialanamnese
- Wohnverhältnisse (Haustiere, Schimmelpilze)
- Soziale Verhältnisse (Arbeit, finanzielle Situation, soziales Stützsystem)
- Familienstatus, Anzahl der Kinder

Mütterliche Anamnese
- Alter (z. B. Morbus Down)
- Blutgruppe; Rhesusfaktor (z. B. Rhesus-Inkompatibilität; AB0-Erythroblastose)
- Ernährung (z. B. schwere Fehl- oder Mangelernährung)
- Stoffwechselerkrankungen (z. B. Diabetes, Hyperthyreose)
- Epilepsie (z. B. mehrfach erhöhtes Fehlbildungsrisiko v. a. durch die Dauermedikation)
- Psychiatrische Erkrankungen (z. B. Schizophrenie, endogene Depression)

Familienanamnese
Mütterlicher- und väterlicherseits
- Erbkrankheiten: dominante, autosomal-rezessive, X-chromosomal-dominant, multifaktoriell-genetisch (familiäres Wiederholungsrisiko)
- **Multifaktoriell-genetische Erkrankungen**
  Diese Erkrankungen entstehen auf der Basis mehrerer Erbanlagen. Das prozentuale Wiederholungsrisiko für Verwandte 1. Grades ist von der Anzahl der Betroffenen in einer Familie abhängig (Prozentzahlen in Klammern).
  - Atopischer Formenkreis (Allergien) (10–20 %): Neurodermitis, Heuschnupfen, Asthma bronchiale, Nahrungsmittelallergien
  - Herzfehler (2–4 %)
  - Hüftgelenksdysplasie (0–11 %)
  - Lippen-Kiefer-Gaumen-Spalte (4 %)
  - Neuralrohrschlussdefekte (5 %)
  - Pylorusstenose (2–10 %)

Geburtenanamnese/Geschwister
- Geschlecht, Gewicht, Länge, Zustand nach der Geburt
- Besonderheiten im Wochenbett (Stillen, Umgang mit dem Kind)
- Erkrankungen/Sterbefälle im Neugeborenen- und Säuglingsalter, z. B.
  - Muttermilchikterus
  - Plötzlicher Kindstod
- Heutiger Gesundheitszustand (Spätkomplikationen, z. B. nach Infektionen in der Schwangerschaft)

Die Erhebung der Daten erfolgt unter dem Aspekt des Wiederholungsrisikos.

Schwangerschaftsanamnese
- **Mehrlinge**
  - Frühgeburt (vorzeitige Wehentätigkeit, Zervixinsuffizienz)
  - Mangelgeburt (Plazentainsuffizienz: diskordantes Wachstum, intrauterine Wachstumsabflachung; hypertensive Schwangerschaftserkrankungen)
  - Feto-fetales Transfusionssyndrom (15 %):
    - Donor: Anämie, Hypovolämie, Mangelgeburtlichkeit, Hydrops (Anämie)
    - Akzeptor: Polyzythämie, Hypervolämie, kardialer Hydrops
  - Asphyxie (geburtshilfliche Komplikationen, Frühgeburtlichkeit)
- **Intrauterine Retardierung** (siehe: das Mangelgeborene, S. 148f)
- **Chorioamnionitis** (Frühgeburt, Amnioninfektiossyndrom, perinatale Asphyxie)
- **Rhesusinkompatibilität**
- **Infektionskrankheiten**
- **Suchtmittelexposition**
- **Fehlbildungen, Chromosomenanomalien** (Pränatale Diagnostik)

Geburtsrisiken
- **Frühgeburtlichkeit**
- **Übertragung (> 42. SSW)**
  Folgen einer intrauterinen Mangelernährung und eines intrauterinen O_2-Mangels:
  – Asphyxie
  – Mekoniumaspiration ($\rightarrow$ Respiratorische Insuffizienz, Pneumonie)
  – Hypoglykämie
  – Polyglobulie: Hämatokrit > 65 % ($\rightarrow$ hohe Viskosität des Blutes)
  – Hautläsionen ($\rightarrow$ Infektionsrisiko)
- **Regelwidrige Schädellage**
  – Hypoxie, Geburtsverletzungen
- **Beckenendlage**
  – Geburtsverletzungen (KISS), Hypoxie
- **Amnioninfektionssyndrom**
- **Intrauterine Asphyxie**
  – Infantile Zerebralparese (zerebrale Kinderlähmung): nur bei ca. jedem 10. Kind ist eine perinatale Asphyxie tatsächlich der Auslöser für eine Zerebralparese; prädisponierend wirken vielmehr **mütterliche Infektionen** in der Schwangerschaft und unter der Geburt (Achtung: Neugeborenenkrämpfe!)
- **Operative Geburt – Vakuum, Forzeps, Sektio**
  – Hypoxie
  – Geburtsverletzungen (KISS, Klavikularfraktur, Druckmarken)
  – Blutungen (Kephalhämatom, intrazerebrale Blutungen)
- **Medikamente unter der Geburt – Vollnarkose, Dolantin®**
  – Adaptionsstörungen nach der Geburt, -Ikterus, Gerinnungsstörungen

5.3 Rhesusinkompatibilität

Hella Köster

Die Rhesusinkompatibilität (Rh-Inkompatibilität) bezeichnet die Unverträglichkeit mütterlicher und kindlicher Erythroztenmerkmale.

Eine Unverträglichkeitsreaktion kann dann auftreten, wenn der Mutter das Erythrozytenantigen Rh fehlt (rh-negativ), während das Kind durch das Erbgut des Vaters Träger des Rh-Antigens ist (Rh-positiv). Die rh-negative Mutter produziert **Antikörper (IgG)**, die gegen die Rh-positiven kindlichen Erythrozyten gerichtet sind und die Plazentaschranke passieren können. Durch die nachfolgende **Antigen-Antikörper-Reaktion** kommt es zur Zerstörung der kindlichen Erythrozyten (Hämolyse).

Voraussetzung für die Bildung von Antikörpern ist das Übertreten kindlicher, Rh-positiver Erythrozyten in die mütterliche Blutbahn, die so genannte **Sensibilisierung**. Sie erfolgt meist bei der Geburt durch Gefäßeinrisse in der Plazenta, so dass in der Regel erst bei der Folgeschwangerschaft (Kind: Rh-positiv) eine Gefährdung besteht. Eine Sensibilisierung kann aber auch erfolgen durch:
- Fehlgeburten
- Schwangerschaftsabbruch
- Fehlerhafte Bluttransfusion
- Placenta praevia
- Amniozentese

Im Mittelpunkt der Erkrankung des Kindes bei einer Rh-Inkompatibilität steht die Hämolyse. Je nach Ausprägungsgrad gibt es zwei Erscheinungsformen.

Krankheitsbilder

■ Hydrops congenitus universalis

Bei einem massiven Übertritt mütterlicher Antikörper auf das ungeborene Kind kommt es bereits während der Schwangerschaft zu einer fortschreitenden Anämie. Die Anämie führt in schwerer Form zur generalisierten Wassersucht. Durch eine intrauterine Bluttransfusion von rh-negativem Blut (Blutgruppe 0) in die Nabelvene kann die Krankheit aufgehalten werden. Eine vorzeitige Entbindung (35. SSW) verhindert den weiteren Übertritt mütterlicher Antikörper zum Kind. Unbehandelt versterben die Kinder häufig bereits im Mutterleib oder wenige Tage nach der Geburt.

■ Morbus haemolyticus neonatorum/ Rh-Erythroblastose

Beim Übertritt einer geringeren Antikörpermenge äußert sich die Rh-Inkompatibilität in einer früh auftretenden, schweren Hyperbilirubinämie beim Neugeborenen (Icterus praecox und gravis). Sie geht mit einer Kompensation der Hämolyse durch eine Zunahme der unreifen, kernhaltigen Vorstufen der Erythrozyten (Erythroblasten) einher. Das durch den verstärkten Abbau der Erythrozyten in größeren Mengen anfallende Bilirubin wird nun nicht mehr über die Plazenta abgebaut und überfordert die kindliche Leber. Bedingt durch die hohen Blutkonzentrationen und eine möglicherweise anämiebedingte Vorschädigung der Blut-Liquor-Schranke im Gehirn, ist das Risiko für einen Übertritt des Bilirubins ins Gehirn (**Kernikterus**) mehrfach erhöht. Die Therapie erfolgt durch eine frühe, konsequente Phototherapie (s. S. 193).

Anti-D-Prophylaxe

Das Antigen D ist als eines von mehreren Antigenen im Rh-System (C, D, E, c,e) wesentlich für die Ausbildung einer ausgeprägten Hämolyse verantwortlich, weshalb Anti-D-Immunglobuline zur Prophylaxe verabreicht werden. Sie eliminieren die von der Mutter gebildeten Antikörper bei einer Sensibilisierung im Sinne einer passiven Impfung.
- Verabreichung von 3 ml (= 300 µg) Anti-D-Immunglobulin i.m. **bei jeder rh-negativen Frau** in der 28. SSW (nach Antikörper-Suchtest in der 25.–27. SSW))
- 3 ml Anti-D-Immunglobulin i.m. innerhalb von max. 72 Std. **nach der Geburt** des Kindes, wenn es Rh-positiv ist (Bestimmung von Blutgruppe und Rhesusfaktor im Nabelschnurblut)
- **Immer nach:** Fehlgeburt, Schwangerschaftsabbruch, Extrauteringravidität, Amniozentese, Chorionzottenbiopsie, Placenta-praevia-Blutung

Durch die Möglichkeit der Prophylaxe ist die Rh-Inkompatibilität heute selten. Dagegen nimmt die AB0-Inkompatibilität (AB0-Erythroblastose, Hyperbilirubinämie) zu. Auch seltene Antigene wie Kell, Duffy, E, C und e spielen heute eine größere Rolle.

5.4 Infektionen in der Schwangerschaft

Hella Köster

Embryonale Infektionen: 3.–12. SSW
→ **Embryopathie**
- **Abort**
- **Strukturelle Defekte** (z. B. Rötelnembryopathie mit Herzfehlern, Augendefekten, Innenohrschäden, Schädigungen des ZNS)

Fetale Infektionen nach der 12. SSW
→ **Fetopathie**
- **Entwicklungsstörungen**:
  - **Mangelgeburt**
  - **Unreife** des Kindes bei der Geburt (Entwicklungsverzögerung)
  - **Schädigung eines Organsystems** (z. B. Syphilis mit Knochenveränderungen, Toxoplasmose mit Störungen des ZNS, Hämolyse bei Ringelröteln)
- **Akute oder chronische Infektion bei der Geburt, mit oder ohne Symptome** (akut z. B. Varizellen; chron. z. B. Zytomegalie)
- **Totgeburt**

Infektionen um den Geburtszeitpunkt
- **Akute Erkrankung in der Neugeborenenperiode**
  - **asymptomatisch** (z. B. Zytomegalie, Toxoplasmose, Hepatitis B)

- disseminierte, sepsisähnliche Erkrankung (z. B. Herpes simplex, Varizellen)
- **Spätmanifestationen** (z. B. Zytomegalie, Hepatitis B, Toxoplasmose, HIV)

Im Voraus kann keine definitive Aussage über die Auswirkung einer Infektion in der Schwangerschaft auf die Frucht gemacht werden!

Röteln

Erreger: Rötelnvirus
Übertragungsrisiko: Folgen für das Kind bei einer Erstinfektion der Mutter in der Schwangerschaft bis zur 17. SSW

■ Rötelnembryopathie

- **Herzfehler,** besonders offener Ductus arteriosus Botalli
- **Augendefekte:** Katarakt, Retinopathie, Glaukom
- **Schwerhörigkeit bis Taubheit** durch Innenohrschäden
- **Schädigungen des ZNS:** Mikrozephalie, Spina bifida

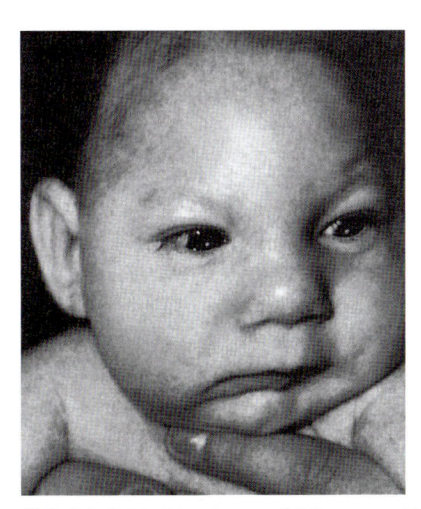

Abb. 5.1: Beidseitige Augenschädigung und Mikrozephalie nach Röteln der Mutter in der Schwangerschaft

Die Fehlbildungsrate nimmt vom 1.–4. SS-Monat von 50–60 % bis auf 7 % ab.

Prophylaxe:
- Grundimmunisierung im Kindesalter, spätestens zu Beginn der Pubertät
- Auffrischungsimpfung bei der jungen erwachsenen Frau
- Screening in der Schwangerenvorsorge: ab einem Titer von 1 : 32 liegt Immunität vor
- Seronegative Schwangere (Titer < 32):
  - Erneutes Screening in der 16. SSW
  - Immunglobulingabe bei (Verdacht auf) Rötelnkontakt, spätestens innerhalb von 8 Tagen

Ringelröteln (Erythema toxicum)

Erreger: Parvovirus B19
Übertragungsrisiko: Bei **Erstinfektion** in der Schwangerschaft kommt es in 30 % der Fälle zur transplazentaren Übertragung auf den Feten. Die Zeitspanne zwischen der mütterlichen Infektion und der fetalen Komplikation kann 2–6–8 Wochen betragen. Die intrauterine Infektion und Manifestation sind während der gesamten Schwangerschaft möglich.

■ Intrauterine Infektion

Infektion der Erythroblasten (Vorstufen der Erythrozyten in Knochenmark und Leber) → Hemmung der Erythropoese → steiler Abfall des Hb-Wertes < 3g/dl (norm. 18–21 g/dl) → schwere Anämie → massiver Aszites → Herzdekompensation → Fruchttod

Fetale Komplikationen:
- Spontan-Abort/IUF   12 %
- Hydrops fetalis (Wassersucht)   17 %
- Fehlbildungen   bisher nicht bekannt
- Anhaltende Anämie bei der Geburt

Das Kind ist im **3.–6. SS-Monat** besonders gefährdet, auf Grund der in diesem Zeitraum verstärkten Erythropoese bei gleichzeitig verkürzter Lebenszeit der roten Blutkörperchen.

Diagnose und Therapie beim Neugeborenen
- Entnahme von Nabelschnurblut und mütterlichem Blut bei der Geburt (Antikörper-Kontrolle); ggf. Erreger-DNA-Nachweis
- Behandlung der Anämie

Zytomegalie

Erreger: Zytomegalie-Virus (CMV); Familie der Herpesviren

> Wahrscheinlich ist die pränatale CMV-Infektion eine der häufigsten erkennbaren Ursachen für geistige Retardierung und Schwerhörigkeit!

Infektionsrate: 1 % aller Neugeborenen sind angeboren infiziert, 0,1 % angeboren krank

Übertragungsrisiko:
- Erstinfektion in der Schwangerschaft: transplazentar → hohes Schädigungsrisiko!
- Reaktivierte Infektion: diaplazentar, aber besonders durch Aszension aus dem Genitalbereich → geringe Infektionsrate, geringes Schädigungsrisiko
- Unter der Geburt: Kontakt mit den infizierten genitalen Sekreten → Erkrankung 3–4 Wochen p.p.
- Frühpostnatale Infektion: Muttermilch → Spätmanifestation

■ Zytomegalie-Fetopathie
- Hepatosplenomegalie (Leber-, Milzschwellung) → Hyperbilirubinämie
- Thrombozytopenie → Blutungsneigung, Petechien
- Enzephalitis → Krämpfe, zerebrale Verkalkungen, Mikrozephalie, Hydrozephalus

- Spätschäden: geistiger und körperlicher Entwicklungsrückstand, Sprach- und Hörstörungen

Therapie:
- Nicht möglich wegen der schwachen Verläufe und begrenzter Therapiemöglichkeiten
- Bei sehr unreifen Frühgeborenen (>32. SSW) besteht ein hohes Risiko, durch Muttermilch infiziert zu werden und schwer zu erkranken. Prophylaxe: serologisches CMV-Screening bei der Mutter. Seronegativ → Muttermilch; seropositiv → Milch bei 60 °C pasteurisieren (45 Minuten, inklusive Aufwärmphase)

Herpes-simplex-Infektion, Typ 1 und Typ 2

Erreger: Herpes-simplex-Virus (HSV)
- Herpes-simplex Typ 1: Mund- und Gesichtsbereich (Herpes labialis)
- Herpes-simplex Typ 2: Genitalbereich (Herpes genitalis)

Übertragungsrisiko:
- Intrauterin: 5 % der infizierten Kinder (Typ 2)
- Intrapartal bei florider (stark ausgeprägter) Primärinfektion oder Rezidiv (Typ 2)
- Postpartal durch Eltern, Pflegepersonal, andere Neugeborene; angeblich selten, vorwiegend bei abwehrgeschwächten Neugeborenen (Typ 1)

> Zu einer Infektion des Kindes kommt es besonders bei einer (evtl. symptomlosen) Primärinfektion der Mutter mit Typ 2 während der Schwangerschaft. Die Übertragung erfolgt häufig vom Partner auf die schwangere Frau.

Auswirkungen auf den Feten
- Spontanabortrate erhöht (bis 20. SSW)
- Frühgeburtenrate erhöht
- Wachstumsretardierung
- Herpes neonatorum

■ Herpes neonatorum

Nach intrauteriner Infektion: Hydrozephalus, Hautnarben, Bläschen, Chorioretinitis (Aderhaut-Netzhautentzündung des Auges)

Nach intrapartaler und postnataler Infektion:
- **SEM** (skin, eye, mouth) tritt nach 3–4 Tagen auf: Haut- und Schleimhautsymptome
  - Hautausschlag besonders am vorangehenden Teil
  - Auge: Keratokonjunktivitis
  - Mund: Entzündung der Mundschleimhaut
- **Enzephalitis**
  - Tritt am 16./17. Lebenstag auf
  - Fieber, Lethargie, Nahrungsverweigerung, Krämpfe
- **Disseminierte (gestreute) sepsisähnliche Erkrankung**
  - Tritt am 9.–11. Lebenstag auf
  - Viele Organe sind betroffen (Lunge, Leber, Niere, Gehirn, SEM)
- **Symptome der sepsisähnlichen Erkrankung:**
  - Herabgesetzter Allgemeinzustand
  - Thrombozytopenische Purpura
  - Hepatomegalie (Leberschwellung) mit Ikterus; Splenomegalie (Milzschwellung)
  - Myokarditis (Herzmuskelentzündung)
  - Evtl. generalisierte Lymphknotenentzündung
- **Folgen:**
  - Hohe Letalität
  - Bleibende Nerven- und Augenschäden (trotz Behandlung)

Geburtshilfliches Vorgehen: Bei einer bekannten Primärinfektion (Symptome oder Kultur positiv) und bei einem Rezidiv (Herpesläsionen in Zervix und Vagina) mit Typ 2 wird eine **primäre Sectio** durchgeführt.

Prophylaxe und Therapie beim Neugeborenen:
- Beachtung der Grundregeln der Hygiene seitens Eltern und Personal (Desinfektion)
- Tragen eines Mundschutzes bei einem Herpes-Rezidiv bis zum Abfallen der Kruste (am besten vom Arbeitsplatz fernbleiben; Vertretung suchen)
- Eine primäre mukokutane HSV-Infektion (Befall der Haut bzw. Schleimhaut) der Hebamme verbietet jeglichen Neugeborenenkontakt (22)
- Aciclovir, Vidarabin als Salbe und/oder oral; Aciclovir ist nicht toxisch und somit für die Behandlung des Neugeborenen geeignet. Es führt zu einer deutlichen Senkung der Sterblichkeit bei Neugeborenen

> **Wichtig** ist eine rechtzeitige Behandlung, eventuell bereits beim Verdacht beginnen.

Hepatitis-B-Virus (HBV)

Erreger: Hepatitis-B-Virus (HBV)
Übertragungsrisiko:
- **Akute** Hepatitis der Mutter (HBsAg und HBeAg positiv) – ab dem 2. Trimenon bis zur Geburt zunehmend von 20 % bis 80 %
- **Trägerstatus** der Mutter (HBsAg positiv) – max. 6 % unter der Geburt

Auswirkungen auf den Feten:
- Keine Fehlbildungen, keine erhöhte Abortrate
- Alle Formen der Hepatitis B-Infektion des Erwachsenen sind möglich
- Chronische Verläufe bei 90 % der infizierten Neugeborenen

Diagnose und Prophylaxe:
- HBsAg-Screening in der Schwangerschaft nach der 32. SSW
- Mutter HBsAg-positiv:
  - Entnahme von **Nabelschnurblut** beim Neugeborenen
  - Aktive und passive Immunisierung des Neugeborenen innerhalb von max. 48 Std. nach der Geburt (nach 1 und 6 Monaten Vervollständigung der Grundimmunisierung nach vorausgegangenen Antikörper-Kontrollen); hat die Infektion schon vor der Geburt stattgefunden, bleibt die Imp-

fung ohne Erfolg, d. h., die Erkrankung des Kindes kann nicht verhindert werden
- Bei geimpften Kindern ist Abstillen nicht erforderlich

HIV und AIDS

HIV = **H**uman **I**mmunodeficiency **V**irus/Humanes Immunschwäche Virus (Retrovirus)
AIDS = **A**quired **I**mmuno**d**eficiency **S**yndrom – Erworbenes Immunschwäche Syndrom
Definition von AIDS: durch die Infektion mit dem Retrovirus HIV erworbene zelluläre Immunschwäche, die von opportunistischen Infektionen und/oder vom Auftreten des Kaposi-Sarkoms und anderer maligner (bösartiger) Tumoren begleitet wird.

> AIDS-Kranke sterben an den **opportunistischen Infektionen** und **Tumoren**.

Als Beurteilungkriterien für das Fortschreiten der Infektion werden die CD4-Zellzahl (befallene Zellen des Immunsystems) und die Virusmenge im Blut (Viruslast) zu Grunde gelegt.

■ HIV/AIDS und Schwangerschaft

Übertragungsrisiko: Die Übertragung erfolgt vor allem unter der Geburt durch den Druck auf die Plazentagefäße und die Einwanderung virushaltiger Abwehrzellen in die Plazenta bei Wehen sowie durch Blut und Vaginalsekret. Postpartal wird das Virus durch Muttermilch übertragen.

Begünstigende Faktoren:
- Mütterlich: CD4-Zellzahl < 29 %, hohe Viruslast, i.v. Drogengebrauch
- Geburtsmedizinisch: vorzeitige Wehentätigkeit, Blasensprung > 4 Std. vor der Geburt, Amnioninfektionssyndrom

Auswirkungen auf den Feten:
- Abort bei Infektion des Kindes in der Frühschwangerschaft
- Frühgeburt
- Geburt eines infizierten Kindes: senkbar < 2 %, abhängig vom geburtshilflichen Vorgehen
- Nebenwirkungen durch die Medikamenteneinnahme der Mutter (evtl. teratogen, kanzerogen)

■ HIV-Infektion beim Neugeborenen

- Bei der Geburt sind fast alle Kinder HIV-infizierter Mütter klinisch gesund.
- Klinische Frühsymptome entsprechend der Kategorie A (CDC-Klassifikation): Lymphadenopathie, Hepatosplenomegalie, Dermatitis, beidseitige Parotisschwellung, rezidivierende oder persistierende Infektionen der oberen Atemwege
- Bei den AIDS-definierenden Erkrankungen dominieren Infektionen

Prognose für HIV-infizierte Kinder:
AIDS-Erkrankung
  25 % im 1. Lebensjahr
  36 % bis Ende des 6. Lebensjahres
Sterblichkeit
  26 % bis Ende des 6. Lebensjahres
Protrahierter Verlauf
  bis weit über das 10. Lebensjahr hinaus (auch ohne Therapie)

Prophylaxe – Geburtshilfliches Vorgehen:
- **Medikamentöse Behandlung** in der Schwangerschaft nach Bedarf der Mutter; bei nicht therapiebedürftigen Frauen: Zidovudin (Retrovir®) ab der 32+0 SSW
- **Primäre Sectio** am wehenlosen Uterus: 36+0 – 37+6 SSW, unter Zidovudin-Infusion
- **Sofortige Abnabelung**, kein Ausstreichen der Nabelschnur zum Kind hin!
- **Kein Absaugen**!!! Im Notfall: vorherige Reinigung von Mund und Nase mit NaCl
- Vorsichtige Reinigung des Neugeborenen, besonders der Körperöffnungen, mit 0,9 %iger NaCl-Lösung
- **Handschuhwechsel** vor der Versorgung der Nabelschnur

> Das Neugeborene einer HIV-positiven Mutter wird 24 Std. lang nur **mit Handschuhen** versorgt (Selbstschutz).

Stillen: absolut kontraindiziert!!!

Diagnose:
- HIV-Test in der Schwangerenvorsorge nur nach Aufklärung und auf Wunsch der Frau
- Das Untersuchungsergebnis wird nicht im Mutterpass dokumentiert, lediglich die Durchführung des Tests. Es besteht Meldepflicht des Labors mit anonymisierten Daten
- Beim Neugeborenen: PCR (Erreger – DNA-Nachweis im Blut) am 1./2. Lebenstag, nach 4 Wochen, nach 6–8 Wochen. Beachte: Nabelschnurblut entnehmen! (zusätzlich, für weitere Untersuchungen)
- HIV-AK-Test: mit 18 Monaten; dieser Test gibt endgültige Sicherheit über den HIV-Status des Kindes (IgG-Antikörper der Mutter überdauern so lange und die kindlichen Antikörper können nicht von ihnen unterschieden werden)

Prophylaxe und Therapie beim Neugeborenen:
- Alle Neugeborenen HIV-positiver Mütter erhalten ab 48 Std. nach der Geburt eine antiretrovirale Therapie (Retrovir®)
- Die Therapie wird bis zum Ausschluss der HIV-Infektion beim Kind bzw. beim infizierten Kind unbegrenzt fortgeführt

Listeriose

Erreger: Listeria monocytogenes; grampositives Stäbchenbakterium (bildet Hämolysin)
Übertragungsrisiko: Schwangere haben ein ca. 12fach höheres Risiko, an einer Listeriose zu erkranken, als die Durchschnittsbevölkerung! (Häufigkeit: 0,3 % der Schwangeren). Listerioseerkrankungen treten meist gegen Ende des 2. und im 3. Trimenon auf, besonders in den Frühjahrs- und Sommermonaten.

■ Schwangerenlisteriose

Meist **zweiphasischer** Verlauf:
1. Phase: Kreuzschmerzen, Harnwegsinfekt, grippaler Infekt (Fieber, Schüttelfrost, Diarrhoe, Pharyngitis, Lymphknotenschwellung)
2. Phase: nach 10–14 Tagen; erneuter Fieberanstieg, Zeichen eines Amnioninfektionssyndroms: Kontraktionen, druckschmerzhafter Uterus → rasche Ausstoßung der Frucht:
   – febriler Abort
   – Totgeburt (25 %)
   – Geburt eines infizierten Kindes

■ Listeriose beim Neugeborenen

- **Frühform:** Auftreten der Symptome bis zu 2 Tagen nach der Geburt (pränatale Infektion)
- **Intermediärform:** Symptome zwischen dem 3. und 5. Lebenstag (perinatale Infektion)
- **Spätform:** Symptombeginn zwischen dem 6. und 40. Tag

Früh- und Intermediärform:
- Symptome einer Sepsis
- Trinkschwäche, Dyspnoe, Erbrechen, Krämpfe, Aspirationspneumonie, schleimige Stühle
- Granulomatosis infantiseptica = Hautausschlag; stecknadelkopfgroße, gelblich-weiße Knötchen, die von einem roten Hof umgeben sind

Spätform:
- Meningitis, Meningoenzephalitis

Therapie: Die Antibiotikatherapie muss bereits bei verdächtigen Symptomen einsetzen, d. h. oft vor dem Eintreffen der Befunde.

Die Neugeborenenlisteriose stellt die dritthäufigste Ursache der **neonatalen Sepsis** nach einer Infektion mit Streptokokken B und Kolibakterien dar. Sie ist **meldepflichtig**! Es besteht unbehandelt eine Letalität von 33–70 % und mehr. Bei der Entbindung und Betreuung von Wöchnerinnen und Neugeborenen stellt sie eine Gefahr für die Umgebung dar → Isolierungsmaßnahmen!

Syphilis (Lues)

Erreger: das Bakterium Treponema pallidum

Übertragungsrisiko: Die Infektion des Feten erfolgt bei einer unbehandelten Syphilis diaplazentar ab dem 4. Schwangerschaftsmonat. Im akuten Stadium I und II besteht ein besonders hohes Infektionsrisiko für den Feten.

Fetale Komplikationen:
- 50 % Spätabort bzw. intrauteriner Fruchttod
- 4 % der Kinder sterben in der Perinatalzeit
- 40 % werden mit einer Syphilis connata geboren

Die Häufigkeit der kongenitalen Syphilis beträgt 0,1 pro tausend Geburten.

■ Syphilis connata

Syphilis connata: akute Infektion entsprechend dem Stadium II beim Erwachsenen
- Typisch beim Neugeborenen ist ein blutiger Dauerschnupfen (= Coryza)
- **Pemphigus syphiliticus** (Schälblasenausschlag, besonders an Händen und Füßen)

Syphilis connata tarda: Spätsymptomatik nach 2–3 Jahren
- Unspezifische Gedeihstörungen und Entwicklungsverzögerung
- Veränderungen des Skelettsystems: Tonnenzähne, Sattelnase, Knochenveränderungen des Schienbeins, Gaumenfehlbildungen
- Hör- und Sehstörungen
- Symptomatik des Stadiums III (selten)

Diagnose und Therapie
- Screening bei der 1. Vorsorgeuntersuchung in der Schwangerschaft: LSR (Luessuchreaktion) bzw. TPHA-Test (Treponema-pallidum-Hämagglutinationstest)
- IgM-Nachweis im Nabelschnurblut bei Mutter mit Syphilisanamnese
- Ggf. Penicillintherapie

Toxoplasmose

Erreger: Toxoplasma gondii (Protozoe)

Übertragungsrisiko: Eine Gefährdung besteht nur bei einer Erstinfektion der Mutter in der Schwangerschaft (Häufigkeit: 0,7–1 %). Die Infektionsrate der Frucht beträgt ca. 50 % (ab der 16. SSW).
Ein Screening in der Schwangerschaft wird nur auf Wunsch der Mutter (keine Kostenübernahme durch die Krankenkasse) oder bei Verdacht auf eine akute Infektion durchgeführt.

■ Fetale Toxoplasmoseinfektion
- Spätabort
- Intrazerebrale Verkalkungen, Chorioretinitis, Hydrozephalus, Mangelgeburt (selten)
- Schwere akute Erkrankung bei der Geburt (selten)
- Spätmanifestation von Intelligenzdefekten und epilepsieartigen Anfällen (2.–7. Lebensjahr) mit 86–95 % am häufigsten; hier liegen meist unauffällige Infektionsverläufe zugrunde

Diagnose und Therapie:
- Nabelschnurblutuntersuchung (direkter Erregernachweis mit PCR möglich)
- Chemotherapeutika über mindestens 4 Wochen
- Evtl. Nachbehandlung im Laufe des 1. Lebensjahrs.

> Neugeborene mit nachgewiesener konnataler Toxoplasmose sind **Risikokinder**, auch nach erfolgter Chemotherapie!

5.5 Amnioninfektionssyndrom (AIS)

Hella Köster

Definition: Unspezifische bakterielle Infektion von Plazenta und Eihäuten mit Gefährdung von Mutter und Fetus infolge einer Keimaszension. Diese erfolgt in der Regel bei einem vorzeitigen Blasensprung und einem protrahierten Geburtsverlauf.

Erregerspektrum: Escherichia coli (wichtigster!), Streptokokken B (Darm, Zervix), Enterobacter (Darm), Streptokokken D (Darm), Staphylococcus epidermidis (Haut und Schleimhaut), Staphylococcus aureus (Naseneingangsraum, Perineum), Chlamydien (Zervix)

Symptome:
- Mütterlicher Temperaturanstieg (>38 °C)
- CRP-Erhöhung/-Anstieg (Normalwert: <1)
- Leukozytose mit Linksverschiebung (jugendliche und stabkernige Granulozyten)
- Fetale Tachykardie und Oszillationsverlust
- Übel riechendes Fruchtwasser, evtl. grün (distress) oder weiß-trüb (Leukozyteninfiltrat)

Mögliche Folgen für das Neugeborene:
- Sepsis (Inzidenz: 2,1 % bei reifen Neugeborenen)
- Meningitis
- Pneumonie
- Andere Lokalinfektionen: Konjunktivitis, Pyodermie, Otitis media, Omphalitis, Harnwegsinfekt

Langzeitfolgen bei überlebenden Neugeborenen:
- Neurologisches Handicap (20%) infolge einer begleitenden oder fokalen Meningitis (nach B-Streptokokken-Spätsepsis 50%)
- Lebenslange motorische Beeinträchtigungen durch Entzündung des Knochengewebes

Neonatale Streptokokken-B-Infektion

1. Frühform (early onset):
- In utero beginnendes Amnioninfektionssyndrom durch Streptokokken B
- Ausbruch innerhalb von 48 Std. p.p. (Häufig schon in den ersten Stunden p.p.)
- Krankheitsbild: fulminant verlaufende unspezifische Sepsis (Letalität: 30–40 %)

2. Spätform (late onset):
- Bei geringer Besiedelung mit Streptokokken B unter der Geburt oder durch postpartale Übertragung
- Ausbruch 1–8 Wochen p.p.
- Krankheitsbild: Sepsis, eitrige Meningitis (Letalität 10–20 %)

Die eitrige **Meningitis** ähnelt einer septischen Allgemeininfektion. Trinkunlust, Erbrechen, Nackensteife und eine vorgewölbte große Fontanelle sind Spätzeichen. Die spezifische Diagnose erfolgt über den Erregernachweis im durch Lumbalpunktion gewonnenen Liquor cerebrospinalis. Die Behandlung erfolgt mit Antibiotika.

Weitere durch Streptokokken B hervorgerufene Erkrankungen: Mittelohrentzündung, Nabelentzündung, Konjunktivitis, Harnwegsinfekt, eitriger Hautausschlag (= Impetigo contagiosa)

Sepsis beim Neugeborenen

Intrapartal erworbene bakterielle Infektionen können bereits im postpartalen Überwachungszeitraum und in den ersten 24 Stunden p.p. in eine Sepsis münden. Das trifft besonders für fulminant verlaufende Infektionen, z. B. durch Streptokokken B oder Escherichia coli, zu. Sofern eine Infektion nicht bereits intrapartal erworben wurde, geht eine Sepsis beim Neugeborenen meist von einer Pneumonie, einer Haut-, Schleimhaut- oder Nabelinfektion aus.

Symptome:
Charakteristisch: ein schleichender Beginn, das Fehlen typischer Krankheitssymptome (Fieber, Schüttelfrost, Leukozytose).

Unspezifische Hinweiszeichen:
- Verschlechterung des Allgemeinzustandes („Das Kind gefällt mir nicht!")
- Schlaffheit oder Krampfneigung
- Zyanose, Blässe
- Atemdepression (beschleunigte Atmung, sternale Einziehungen)
- Blutungsneigung (Hämatome, Petechien)
- Temperaturregulationsstörungen (Hypothermie, Hyperthermie)

Labordiagnose beim Verdacht:
- Erregernachweis in der Blutkultur
- CRP-Anstieg (häufig bereits wenige Stunden nach Krankheitsbeginn)
- Blutbild: Leukozytose oder Leukopenie (!), Linksverschiebung

Therapie: Sofortige Antibiotikagabe

5.6 Fetales Alkoholsyndrom

Hella Köster

Die Auswirkungen von Alkoholismus in der Schwangerschaft zeigen sich in einem spezifischen Symptomenkomplex, der angeborene organische und funktionelle Entwicklungsstörungen umfasst, dem Fetalen Alkoholsyndrom (FAS). Heute wird auch von einem Risiko für unspezifische, funktionelle Störungen, den so genannten Fetalen Alkoholeffekten (FES), bei einem geringfügigen Alkoholkonsum ausgegangen. Sie machen sich als Hirnleistungsstörungen in Form einer „minimalen cerebralen Dysfunktion (MCD)" bemerkbar.

Der gelegentliche Alkoholkonsum in der Schwangerschaft ist stark verbreitet.

> Es gibt jedoch keine exakte Prognose, bei welcher Menge konsumierten Alkohols mit welcher Schädigung zu rechnen ist.

Als gesichert gilt, dass ein täglicher Alkoholkonsum von 30 g/Tag zu einer milden Form des FAS führt und bei einem Konsum von 60 g/Tag schwere Formen des FAS vorkommen. Nach einem regelmäßigen Konsum von täglich etwa 15 g reinen Alkohols in der Schwangerschaft sind Beeinträchtigungen der geistigen Entwicklung statistisch belegt. Besonders in der Frühschwangerschaft, während der Embryonalentwicklung, wird vor dem gelegentlichem Trinken größerer Alkoholmengen (mehr als 5 „drinks" pro Gelegenheit), dem binging, gewarnt. Der Ernährungszustand und damit der Sozialstatus der Mutter scheint für die Auswirkungen des Alkohols auf den Feten zusätzlich eine wesentliche Rolle zu spielen (26). Nicht zuletzt werden sie von genetischen Faktoren und dem Alkoholstoffwechsel der Mutter mitbestimmt.

In der Bundesrepublik sind 1–2 % aller Frauen im gebärfähigen Alter alkoholkrank, so dass ca. 2200 Kinder jährlich mit dem klinischen Vollbild des FAS geboren werden. Bei alkoholabhängigen Schwangeren ist bei einem Viertel bis zur Hälfte mit einem embryo-fetal gestörten Kind zu rechnen (7). Schätzungen gehen davon aus, dass eines von 200–400 Kindern Zeichen einer Alkoholexposition trägt.

Klinisches Erscheinungsbild

Im Vordergrund der Erkrankung des Kindes steht die unmittelbare toxische Wirkung des Alkohols, der den Feten in der gleichen Konzentration wie im mütterlichen Blut erreicht. Während der Organogenese stehen Fehlbildungen im Vordergrund. Im weiteren Schwangerschaftsverlauf verursacht der Alkohol Störun-

gen des Zellwachstums und beeinträchtigt den Stoffwechsel. Eine besondere Rolle spielt dabei die hohe Sensibilität des zentralen Nervensystems für Alkohol mit der Folge komplexer Funktionsdefizite:
1. **Prä- und postnatale Wachstumsstörungen** (Dystrophie)
2. **Störungen des ZNS** (Intelligenzminderung, Verhaltensauffälligkeiten)
3. **Kraniofaziale Dysmorphie**
4. **Angeborene Fehlbildungen**: Herzfehler (29 %), Urogenitalfehlbildungen (10 %), Gaumenspalte, Extremitäten- und Skelettfehlbildungen

Kraniofaziale Dysmorphie
- Mikrozephalie
- Typische Gesichtsveränderungen (Abb. 5.2):
  - Augen: klein und schmal, nach unten gestellte Lidachsen (antimongoloid), Epikanthus (Lidfalte am inneren Augenwinkel)
  - Ohren: tief angesetzt, schräg stehend, nach hinten gedreht
  - Nase: verkürzter Nasenrücken, vorstehende Nasenlöcher („Steckdosennase")
  - Mund: schmales Oberlippenrot, wenig modelliertes Philtrum (Rinne in der Mitte der Oberlippe)

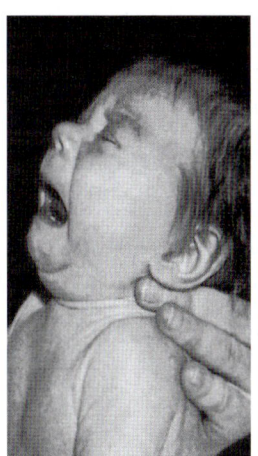

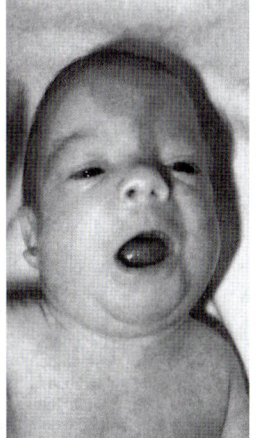

Abb. 5.2 a + b: Kraniofaziale Dysmorphie beim Fetalen Alkoholsyndrom

Komplikationen bei der Geburt

Bei der Geburt stehen, unter Umständen lebensbedrohliche, intensivmedizinisch zu behandelnde **Entzugserscheinungen** im Vordergrund (siehe Opiate/Heroin). Wenn die Mutter unter der Geburt alkoholisiert ist, wird das Kind mit dem Alkoholspiegel geboren, den die Mutter zum Zeitpunkt der Austreibung hatte, es besteht die Gefahr der **Atemlähmung**. Das Neugeborene kann den Alkohol noch nicht selbst abbauen, sondern lediglich ausscheiden, so dass der Alkoholspiegel sehr lange erhalten bleibt.

Alkohol und Stillen

Die Alkoholkonzentration in der Muttermilch entspricht in etwa der Konzentration im Blut. Regelmäßiger Alkoholkonsum während der Stillzeit (ab 2 Drinks täglich) zeigt Auswirkungen auf die geistige und motorische Entwicklung des Kindes mit einem Jahr. Abgesehen davon, dass regelmäßig in größeren Mengen aufgenommener Alkohol ohnehin eine Minderung der Oxytocinausschüttung und damit eine Laktationshemmung bewirkt, muss bei regelmäßigem massiven Alkoholkonsum abgestillt werden. Gelegentlicher geringer Alkoholgenuss, z. B. 1–2 Gläschen Sekt pro Woche, sind mit dem Stillen vereinbar.

5.7 Folgen des Nikotinkonsums in der Schwangerschaft

Hella Köster

Zu Beginn der Schwangerschaft rauchen 30 % aller Schwangeren. Ein Drittel davon gibt das Rauchen beim Bekanntwerden der Schwangerschaft auf. Demzufolge raucht jede 5. Schwangere während der gesamten Schwangerschaft, und zwar im Mittel 13 Zigaretten/Tag. Aus Zigarettenrauch sind 2000 Substanzen isoliert worden, die potentiell Schäden hervorrufen können. Für die Schwangerschaft sind besonders die gefäßschädigende und zelltoxische Wirkung des Nikotins und des Kohlenmonoxids von Bedeutung. Nikotin passiert ungehindert die Plazentaschranke und entfaltet seine toxische Wirkung in allen Organen. Das Kohlenmonoxid geht eine stabile Verbindung mit dem fetalen Hämoglobin ein, mit einer doppelten Konzentration von COHb wie im mütterlichen Blut, was einen Sauerstoffmangel bedingt.

Folgen:
- Frühgeburtlichkeit (15 %, doppeltes Risiko im Vergleich zu Nichtraucherinnen)
- Geringeres Geburtsgewicht (20–30 %): je nach Anzahl der Zigaretten/Tag zwischen 120–350 g (im Mittel 200 g) geringer als bei Nichtraucherinnen
- Fehlbildungen: Lippen-Kiefer-Gaumen-Spalte
- Vorzeitige Plazentalösung: je nach der Anzahl der Zigaretten pro Tag besteht ein bis zweimal so großes Risiko im Vergleich zu nichtrauchenden Müttern
- Beeinträchtigung der vorgeburtlichen Entwicklung der Lunge – verminderte Lungenfunktion mindestens in den ersten Lebensjahren
- Risikoerhöhung für den plötzlichen Kindstod (SIDS)

> Nach neueren Ergebnissen ist bei Kindern raucheder Schwangerer die **gesamte perinatale Sterblichkeit** um **150 %** erhöht.

Das tatsächliche Schädigungsrisiko für das ungeborene Kind hängt zusätzlich von **biosozialen Faktoren** ab, z. B. dem Alter und Beruf der Mutter, welche die Folge des Rauchens potenzieren können (6). Für das Neugeborene setzt sich die Gesundheitsgefährdung in der Regel nach der Geburt durch das **Passivrauchen** fort, wodurch vorgeburtliche Schädigungen verstärkt werden und das Risiko für den plötzlichen Kindstod weiter zunimmt (s. S. 242f).

Rauchen und Stillen

Das Nikotin dringt auf Grund seiner Fettlöslichkeit sehr schnell in die Muttermilch ein und erreicht dort eine 3fach höhere Konzentration als im Blut. Sein wichtigster Metabolit, das Cotinin, geht ebenfalls rasch in die Muttermilch über; beide haben eine Halbwertszeit von 90 Minuten. Die jeweilige Nikotinkonzentration in der Muttermilch hängt deshalb sowohl von der Zahl der täglich gerauchten Zigaretten als auch von der Länge der Rauchpause seit der letzten Zigarette ab. Ein starker Tabakkonsum kann sich in einem reduzierten Saugvermögen des Kindes, Unruhe, Koliken und einer verminderten kindlichen Gewichtszunahme bemerkbar machen.

Trotzdem ist auch bei rauchenden Müttern eine **Senkung des Erkrankungsrisikos** für das Kind durch die Muttermilch gegeben, weshalb die Vorteile des Stillens die Nachteile überwiegen. Die Vorteile relativieren sich allerdings häufig dadurch, dass stark rauchende Mütter (ab 10–15 Zigaretten täglich) eine geringere Milchproduktion aufweisen und ihre Kinder seltener länger als 4 Wochen stillen. Die reduzierte Milchbildung ist dabei jedoch eher auf psychosoziale Faktoren als auf physiologische Ursachen zurückzuführen.

> **Fazit:** Trotz der Nachteile des Rauchens beim Stillen ist die Muttermilch für den Säugling in vielfacher Hinsicht bedeutsam, weshalb auch Raucherinnen zum Stillen geraten werden kann (8).

> **Beratung von rauchenden Stillenden**
> (Nationale Stillkommission Deutschlands, 2001)
> 1. Ideal ist, während der Monate des Stillens nicht zu rauchen.
> 2. Wenn geraucht wird, sollte sich die Stillende um eine ständige Reduktion der Zigarettenzahl bemühen. Ein sehr starker Konsum ist mit der Stillfähigkeit und

dem Gedeihen des Kindes schlecht vereinbar.
3. Angesichts der Möglichkeit der passiven Aufnahme von Rauchbestandteilen sollte in der Nähe des Kindes nie geraucht werden.
4. Die Belastung der Milch mit einigen der schädlichen Stoffe kann die Mutter durch bewusste Rauchpausen vor dem Stillen reduzieren. Ein typisches Beispiel ist das Nikotin, dessen Konzentration in der Milch während einer z. B. einstündigen Rauchpause deutlich abnimmt (32).

5.8 Drogenkonsum in der Schwangerschaft

Hella Köster

Im deutschsprachigen Raum gibt es nur wenige Daten über die Verbreitung des Konsums illegaler Drogen in der Schwangerschaft. Es lassen sich allenfalls Rückschlüsse aus der Anzahl der Kinder von Drogenabhängigen ziehen. Eine Untersuchung der Ambulanz der Rheinischen Kliniken Essen, in der Patienten wegen Drogenabhängigkeit behandelt wurden, ergab zum Beispiel, dass 56 % der Frauen und 29 % der Männer eigene Kinder hatten (17). Unter Metadonsubstitution steigt die Zahl der Schwangerschaften, weil sich die opiatbedingten Zyklusstörungen (Amenorrhoen) regulieren, wäh- rend sich das Verhütungsverhalten nicht verändert.

Neben den eigentlichen Nebenwirkungen der jeweiligen Droge haben viele Drogenabhängige somatische und psychische Erkrankungen. Während Infektionskrankheiten und Organschäden bei der Schwangerenvorsorge auffallen, werden psychische Krankheiten, wie sie besonders bei Opiatabhängigen in $2/3$ der Fälle bestehen können, häufig übersehen. Zudem muss man davon ausgehen, dass die meisten suchtkranken Frauen mehrere Drogen zur Potenzierung der Suchtwirkung einnehmen. Die Beschaffungsproblematik geht mit gesundheitlichen und psychosozialen Folgeerscheinungen einher, was sich unter anderem in einem schlechten Ernährungszustand und einer Hepatitis- oder HIV-Infektion äußern kann.

Heroin/Opiate

Dosisschwankungen im Mutterleib führen bis hin zur lebensbedrohlichen Entzugssymptomatik durch intrauterine Hypoxie.

Auswirkungen des Heroinkonsums auf den Fetus:
- Keine teratogene Wirkung
- Niedriges Geburtsgewicht
- Frühgeburt
- Vorzeitiger Blasensprung
- Depression des Neugeborenen
- Erhöhte perinatale Sterblichkeit
- Erhöhtes Risiko für den plötzlichen Kindstod (SIDS)

> Im Vordergrund steht die schwere Entzugssymptomatik des körperlich abhängigen Kindes.

Die angestrebte **Methadonsubstitution** in der Schwangerschaft ermöglicht der werdenden Mutter einen regelmäßigen Konsum und schützt den Fetus vor Unreinheiten des „Straßenheroins" und vor risikoreichen Dosisschwankungen. Sie zielt weiterhin auf eine Verbesserung des Gesundheits- und Ernährungszustands der Mutter ab.

■ Neonatales Abstinenzsyndrom (NAS)
- Heroin und Methadon weisen eine ähnliche Entzugssymptomatik auf. Die Schwere der Symptomatik ist nur bedingt dosisabhängig
- **Häufigkeit:** 60–90 % der betroffenen Neugeborenen

- **Beginn:** meistens 24 bis 48 Stunden nach der Geburt (bei Methadon manchmal erst nach 1–2 Wochen)
- **Dauer:** 2–4, gelegentlich 8–16 Wochen, mit abnehmender Intensität. Die Dauer ist von der Schwere der initialen Symptome abhängig

---

Symptome des Neonatalen Abstinenzsyndroms

Leicht: Zitterigkeit, allgemeine Unruhe, Schlaflosigkeit, hyperaktive Reflexe, Muskelhypertonie, Hautabschürfungen durch Reiben/Kratzen, übermäßige Saugversuche, schrilles Schreien

Mittel: Trinkprobleme, Gähnen, Niesen, verstopfte Nase, Erbrechen und Durchfall, Tachypnoe, Schwitzen

Schwer: Fieber, Krampfanfälle (treten besonders bei Mehrfachabhängigkeit der Mutter auf)

(nach Vogt, bei Reis, 1998)

Therapie:
Damit die Kinder den Entzug überleben, ist eine medikamentöse Therapie zur Beruhigung unter stationärer Intensivüberwachung erforderlich. Gelegentlich geben drogenabhängige Mütter ihren Neugeborenen geringe Dosen ihrer Droge, um die Entzugssymptome während des Klinikaufenthalts zu verschleiern (38). Methadon ist als Therapie ungeeignet, weil es zu einem verstärkten Neugeborenenikterus bis hin zum Kernikterus führt.

Neben Opiaten können auch folgende Pharmaka und Suchtmittel ein Neonatales Abstinenzsyndrom verursachen:
- Alkohol
- Kokain
- Barbiturate (Schlafmittel, Antiepileptika)
- Benzodiazepine (z.B. Diazepam)

Stillen unter Methadon
Stillen wird grundsätzlich empfohlen, vor allem um die Mutter-Kind-Bindung zu fördern. Methadon geht nur in geringen Mengen in die Muttermilch über (bis 30 mg/Tag ist kein Methadon im Urin des gestillten Kindes nachweisbar). Bei zusätzlicher Einnahme anderer Drogen (Beikonsum) sollte nicht gestillt werden und bei Müttern mit Infektionskrankheiten müssen jeweils die entsprechenden Kontraindikationen für das Stillen berücksichtigt werden (s. auch Kap. 8, 9).

Kokain/Crack

Kokain ist plazentagängig und führt vorrangig zu einer ausgeprägten Vasokonstriktion (Gefäßengstellung). Kokainkonsumentinnen sind meist auch starke Raucherinnen und schlecht ernährt, was eine klare Abgrenzung der Auswirkungen erschwert. Die **Auswirkungen** sind zudem stark vom Ausprägungsgrad des Konsums in der Schwangerschaft abhängig:
- Erhöhte Rate an Fehlgeburten, Frühgeburten und Totgeburten
- Intrauterine Wachstumsretardierung
- Vorzeitige Plazentalösung
- Akuter Sauerstoffmangel unter der Geburt
- Entwicklungsstörungen, vor allem des Gehirns, aber auch anderer Organe durch die Gefäßengstellung
- Verschiedene Fehlbildungen (Gehirn) und Krankheiten (partielle Hirninfarkte) werden in Zusammenhang mit dem Kokainkonsum gebracht. Statistisch signifikant konnte bislang nur eine erhöhte Fehlbildungsrate des Urogenitalsystems nachgewiesen werden

Die **Entzugserscheinungen** fallen schwächer als nach einer Opiatexposition aus.

Cannabis (Marihuana/Haschisch)

Nach Alkohol ist Marihuana oder Haschisch die zweithäufigste Droge bei Frauen im gebärfähigen Alter. Auffallend ist lediglich eine erhöhte Häufigkeit vorzeitiger Wehen (30 %). Postpartal sind keine wesentlichen Störungen zu erwarten.

5.9 Morbus Down (Trisomie 21)

Hella Köster

Die Trisomie 21 mit einem dreifach vorhandenen Chromosom 21 stellt die mit Abstand häufigste Chromosomenabweichung dar und macht zugleich ein Drittel aller geistigen Behinderungen aus. In 95 % der Fälle liegt das überzählige Chromosom 21 frei vor, bei 2,5 % als Translokationstrisomie an ein anderes Chromosom gebunden (meist Nr. 13, 14 oder 21). Eine so genannte Mosaiktrisomie besteht bei weiteren 2,5 % der klinisch Betroffenen, wobei es sowohl Zellen mit normalen als auch Zellen mit Trisomie 21 gibt. In Abhängigkeit von der Anzahl der betroffenen Zellen variiert das Erscheinungsbild vom typischen Morbus Down bis hin zum nahezu normalen Phänotyp und Intellekt.

Häufigkeit

Die Trisomie 21 tritt insgesamt bei etwa 1 : 650 Geburten auf, wobei das Risiko ab einem Alter der Mutter von 35 Jahren allmählich zunimmt und nach dem 40. Lebensjahr deutlich erhöht ist (20 Jahre: 0,1 %; 35 Jahre: 0,2 %; 40 Jahre: 1 %; 45 Jahre: 3 %). Die Translokationstrisomie ist meistens erblich, die freie Trisomie hat ohne bekannte Ursache ein Wiederholungsrisiko von 1 %, wenn ein Geschwisterkind betroffen war.

Klinisches Bild

Klinisch fällt zunächst das typische Erscheinungsbild des Morbus Down auf (Abb. 5.3):
- Brachyzephalie (Kurzköpfigkeit)
- Lidspalten schräg nach außen oben (mongoloide Augenstellung)

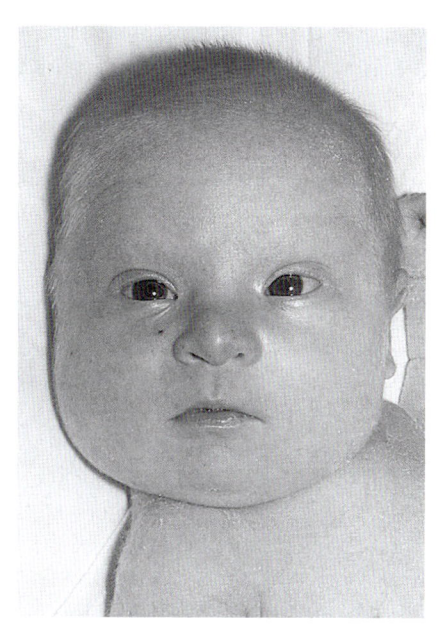

Abb. 5.3: Morbus Down, typisches Erscheinungsbild

- Epikanthus (Lidfalte am inneren Augenwinkel)
- Brushfield-Flecken (weiße Tüpfelung der Iris)
- Zunge vorstehend, trocken, gefurcht
- Kurzer Nacken mit losen Hautfalten
- Vierfingerfurche
- Sandalenlücke (verbreiterter Abstand zwischen der 1. und 2. Zehe)
- Muskelhypotonie, überstreckbare Gelenke

Das Erscheinungsbild kann so ausgeprägt sein, dass es eindeutig auf eine Trisomie 21 hinweist. Es können aber auch nur einzelne oder schwach ausgeprägte Merkmale vorhanden sein, so dass eine Unterscheidung zwischen individuellen Besonderheiten und Morbus Down nicht sicher möglich ist. Eine endgültige Diagnose ist in jedem Fall durch eine Chromosomenanalyse (Blutprobe) möglich. Mit den Eltern sollte über die Verdachtsdiagnose gesprochen werden.

Weitere Besonderheiten:
- Herzfehler 40 %: besonders AV-Kanal (= artrioventrikulärer Kanal); der AV-Kanal ist zunächst symptomarm, später Herzinsuffizienz und gehäufte Lungenentzündungen

- Stenosen und Atresien im Magen-Darm-Kanal (besonders Duodenalatresie, Pancreas annulare)
- Immunschwäche – erhöhte Infektanfälligkeit
- Leukämierate 1 %

Betreuung nach der Geburt

Wegen der möglichen inneren Fehlbildungen wird häufig ein mehrtägiger Aufenthalt des Neugeborenen in einer Kinderklinik, meist bis zur endgültigen Diagnose, empfohlen. Eine Trennung von Mutter/Eltern und Kind verzögert erfahrungsgemäß das Bonding, was eine zusätzliche Erschwernis für eine positive Auseinandersetzung mit der Behinderung des Kindes darstellt. Werden bei der Erstuntersuchung (U1) keine Fehlbildungen festgestellt und besteht auf Grund des Allgemeinzustands kein akuter Bedarf für eine weitere Diagnostik oder Therapie, reicht es, wenn ein Kinderarzt im Laufe des ersten Lebenstags das Kind untersucht und die Chromosomenanalyse einleitet (mit Einverständnis der Eltern). Auch weitere Untersuchungen, wenn erforderlich, sollten möglichst ambulant durchgeführt werden.

Die Hebamme ist als Begleiterin der Familie bei der Geburt und während der Wochenbettzeit in die Auseinandersetzung der Eltern mit der Krankheit ihres Kindes involviert und kann durch positve Bestärkung die Integration des Kindes in die Familie unterstützen. Dabei ist viel Einfühlungsvermögen erforderlich, denn das Verhalten der Eltern kann sich zwischen einer spontanen Akzeptanz der Situation als besondere Lebensaufgabe, bis hin zu einer nahezu unüberwindlichen Leugnung/Ablehnung der Tatsache der Behinderung bewegen.

Entwicklung/Prognose

Neben dem abweichenden Erscheinungsbild, den Fehlbildungen und organischen Störungen wird das Krankheitsbild wesentlich von einer deutlich verzögerten und begrenzten **motorischen** (unbeholfene, auffällige Bewegungsmuster) und **geistigen** Entwicklung (Debilität: IQ von 50) bestimmt. Auf Grund von **Minderwüchsigkeit** liegt die Erwachsenengröße der Betroffenen bei maximal 140–150 cm. Schließlich beträgt die Lebenserwartung, auch bei herzgesunden Betroffenen, wegen beschleunigter Alterungsprozesse die Hälfte des Durchschnitts.

Bei geduldiger Anleitung kann das Leistungsniveau der betroffenen Kinder in begrenztem Umfang verbessert oder zumindest gehalten werden. Wegen ihres lebensfrohen und meistens gutmütigen Naturells können sie in der Regel gut in eine Familie integriert werden.

5.10 Das Frühgeborene

Hella Köster

Definition: Geburt vor der vollendeten 37. SSW (< 260 Tage)
Häufigkeit: insgesamt ca. 6,5 %, < 32. SSW (<1500 g) ca. 1,5 % aller Geburten (47)

Mögliche Komplikationen:
- Atemstörungen (Surfactantmangel, schwache Atemhilfsmuskulatur, unreifes Atemzentrum)
- Hypothermie (wenig subkutanes und braunes Fettgewebe)
- Hypoglykämie (geringe Glykogenreserven)
- Hyperbilirubinämie (Leberunreife)
- Trinkschwäche (mangelhaftes Saugen und Schlucken)
- Infektionsneigung (unreifes Immunsystem)
- Verletzungen, Blutungen (dünne Haut, weiche Knochen, fragile Gefäße)
- Unvollständige kardio-vaskuläre Adaptation (persistierender Ductus arteriosus)
- Frühgeborenenretinopathie (unvollständige Gefäßbildung in der Netzhaut des Auges: Kapillarsprossung, Netzhautablösung, später Sehstörungen)

5.10 Das Frühgeborene

Die Häufigkeit und Schwere von Komplikationen nehmen mit zunehmendem Gestationsalter ab. Nach der 35. SSW ist in der Regel nicht mehr mit schwerwiegenden Verläufen zu rechen.

Reanimationsstrategie (bei gesichertem Gestationsalter):
- < 23. Lebenswoche: keine lebenserhaltenden Maßnahmen
- 23.–24. SSW:
  - bei Aktivität des Kindes: Wärme, taktile Stimulation, O_2-Gabe über die Maske
  - vitales Kind (Eigenatmung, Schreien): umfassende Reanimation
- ab 25. SSW (24+0): umfassende Reanimation

Versorgung:
- 35.–37. SSW: Wochenstation, häusliches Umfeld (bei gutem Allgemeinzustand)
- < 35. SSW: Neugeborenenintensivstation
- Frühgeborene < 1800: Inkubatorpflege; Monitoring, ggf. Intensivbehandlung (Beatmung, parenterale Ernährung)

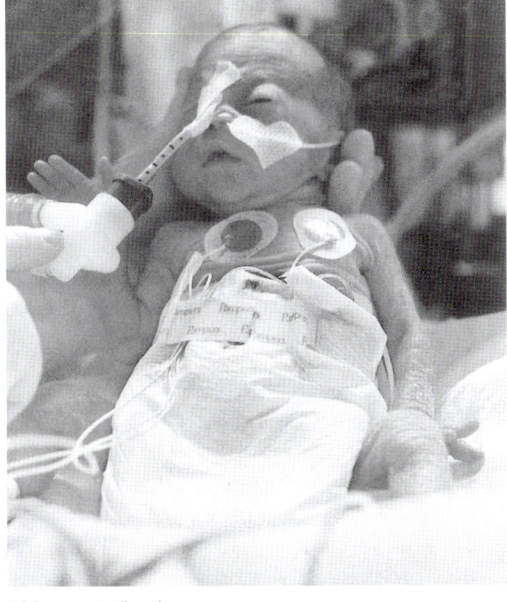

Abb. 5.4: Frühgeborenes

Die Pflege Frühgeborener zwischen der 35. und 37. SSW

1. Sicherstellung einer ausreichenden Anpassung der **Atmung**
2. Beachtung einer guten **Wärmeerhaltung** zur Vorbeugung einer Asphyxie, einer Hypoglykämie und einer Hyperbilirubinämie.
3. Kontrollen des Blutzuckers zum Ausschluss von **Hypoglykämien** (siehe S. 149f)
4. Sicherstellung einer **ausreichenden Nahrungsaufnahme**:
   - Füttern nach Bedarf: das Stillen bzw. die Flaschenfütterung bei den ersten Hungerzeichen aufnehmen, d. h. bevor das Kind wieder ermüdet. Im Einzelfall muss erwogen werden, das Kind für die Nahrungsaufnahme zu wecken (Müdigkeit durch Hypoglykämie!)
   - Häufige, kleine Mahlzeiten (bis zu 10–12/Tag)
   - Bei schwacher Saugleistung: Unterstützung des Stillens, z. B. durch ein Milchernährungsset
   - Regelmäßige Gewichtskontrollen
5. Strenge Einhaltung der allgemeinen **Hygieneregeln** zur Infektionsprophylaxe (siehe auch Kapitel 6, S. 199f)

Besonderheiten der Pflege kleiner Frühgeborener (< 35. SS)

■ Minimal Handling

Die intensivmedizinische Betreuung Frühgeborener wird nach wie vor von einer hochentwickelten Technik bestimmt. Diese soll bei den organisch unreifen Kindern die fehlende Versorgung im Mutterleib so gut wie möglich ersetzen. Zunehmend wird jedoch erkannt, dass von routinemäßigen medizinischen und pflegerischen Maßnahmen, wie z. B. Intubation, großzügige Medikamentengabe und häufige Blutuntersuchungen, ein zusätzlicher Stress zur Unreife ausgeht und die Anpassung des Frühgeborenen dadurch sogar erschwert werden kann.

Darüber hinaus verfügen auch sehr kleine Frühgeborene bereits bei der Geburt über ein mehr oder weniger ausgeprägtes Potential, die Vitalfunktionen selbständig zu regulieren.

> Bei der **sanften Frühgeborenenpflege** im Sinne des Minimal Handling werden deshalb die erforderlichen medizinischen und pflegerischen Maßnahmen auf ein Minimum beschränkt. Ebenso werden sie möglichst zeitlich konzentriert durchgeführt, um dem Frühgeborenen ausgedehnte Ruhephasen zu verschaffen.

Durch die Minimierung von negativem Stress wird es ihm schließlich möglich, sein ohnehin begrenztes Energiepotential für die lebensnotwendigen Funktionen, wie z. B. Atmung, Herzaktion und Temperaturregulation, optimal zu nutzen. Wird gleichzeitig für sein körperliches und seelisches **Wohlbefinden** gesorgt, kann es seine eigenen Kräfte voll entfalten (29). Ein solches Vorgehen führt u.a. maßgeblich zur **Senkung des O_2-Bedarfs** und reduziert somit die Notwendigkeit bzw. Dauer einer Sauerstoffzufuhr oder Beatmung.

■ Optimale Lagerung

Frühgeborene liegen wochen-, manchmal sogar monatelang im Inkubator. Dabei haben sie meist weder die Fähigkeit noch die Kraft, ihre Lage selbständig zu wählen. Eine optimale Lagerung ist deshalb besonders wichtig und sollte zugleich mehrere Aspekte berücksichtigen:
- Vermittlung von Sicherheit und Geborgenheit durch die Schaffung von **Begrenzungen** (Kissen, Rollen, Tücher zum Zudecken)
- Spannungsabbau und Schmerzvermeidung durch die gezielte Unterstützung aller Körperteile sowie **regelmäßiger Lagewechsel**
- Unterstützung der Lebensfunktionen, z. B. wird durch das Anheben des Schultergürtels der Brustkorb erweitert und somit die Atmung erleichtert
- Anregung der Eigenaktivität durch die Schaffung der Voraussetzungen für eine normale Haltungs- und Bewegungsentwicklung (physiologischen Gesetzen folgend)
- Verhinderung von Funktionseinbußen (z. B. Saug- und Schluckstörungen, Atemprobleme), Deformierungen („Frühchenschädel": schmal, seitlich abgeflacht, ausladender Hinterkopf), Fehlstellungen (z. B. Froschhaltung der Beine), Gelenkkontrakturen und Druckstellen

Eine Lagerung nach diesen Gesichtspunkten trägt nicht unwesentlich zu einer störungsfreien Anpassung der Vitalfunktionen und einer frühen Entwicklung der Spontanmotorik bei (9).

■ Kinästhetik Infant Handling

Unter Kinästhetik Infant Handling wird die alltägliche „Handhabung" des Frühgeborenen (auch Neugeborenen) unter Berücksichtigung seines kinästhetischen Empfindens (Wahrnehmung der eigenen Bewegungen) verstanden. Durch die zu frühe Geburt hat das Frühgeborene nur wenige Haltungs- und Bewegungserfahrungen im Mutterleib gemacht und ist zudem durch seine extrem eingeschränkten Möglichkeiten, sich selbst zu bewegen, besonders darauf angewiesen, bewegt zu werden.

> Indem beim Hochnehmen, Hinlegen, Wickeln, Baden und Tragen physiologische Haltungs- und Bewegungsmuster nachvollzogen werden, wird vor allem die psychomotorische Entwicklung gefördert.

Die **Ziele** im Einzelnen sind:
- Erlernen und Differenzieren von Bewegungen
- Aktivierung der Muskulatur
- Massage der Organe (Unterstützung der Atmung und Verdauung)
- Vermittlung von Sicherheit und Geborgenheit
- Kommunikation zwischen Eltern (Personal) und Kind durch aufeinander abgestimmte Bewegungsmuster

Ein Beispiel: Bekommt das Kind zuerst mit dem Po Kontakt zum Bettchen und wird dann über die Seite hingelegt, behält es durch die spürbare Gewichtsverlagerung die Orientierung in seinem Körper und kann entspannt weiterschlafen (24).

■ Aktive Stimulation

Auch Frühgeborene sind für ihr Wohlbefinden und ihre Entwicklung auf positive Sinneseindrücke, Erfahrungen und zwischenmenschlichen Kontakt angewiesen. Wesentlich ist dabei häufiger und ausgiebiger **Körperkontakt** mit den Eltern oder dem Stationspersonal in der Form, gestreichelt, im Arm gehalten oder herumgetragen zu werden.

Musik oder der **mütterliche Herzschlag**, abgespielt über einen Walkman im Inkubator, können anregend oder beruhigend wirken. Die Vermittlung von Reizen sollte auf den Allgemeinzustand und die individuellen Bedürfnisse des Frühgeborenen abgestimmt sein, was voraussetzt, das seine Stresssignale und Bedürfnisäußerungen erkannt werden.

■ Förderung des Eltern-Kind-Kontakts

Die intensivmedizinische Betreuung des Frühgeborenen verursacht Distanz und Unsicherheit der Eltern gegenüber ihrem Kind. Deshalb sollten sie jederzeit Zugang zu ihrem Kind haben und sobald und so viel wie möglich in die alltägliche **pflegerische Versorgung** einbezogen werden. Sie gewinnen, z. B. durch das selbständige Wickeln, Baden und Füttern, frühzeitig Vertrauen in ihre elterliche Kompetenz.

Sobald ein Frühgeborenes nicht mehr beatmet werden muss, kann es der Mutter oder dem Vater auf die nackte Brust gelegt werden (ggf. unter O_2-Zufuhr über einen Schlauch). Als ein selbstverständlicher Bestandteil der Eltern-Kind-Beziehung vermittelt ein häufiger und ausgiebiger Haut-an-Haut-Kontakt in dieser Form, das so genannte „**Känguruhing**", Geborgenheit, gegenseitige Beruhigung und Bestärkung. Nebenbei wird das Frühgeborene dadurch zum Saugen an der Brust angeregt und die Milchbildung sowie die Stilldauer werden positiv beeinflusst.

■ Ernährung und Fütterung

Je nach Zustand des Frühgeborenen erfolgt die Ernährung rein parenteral, parenteral und oral oder ausschließlich oral. Für die orale Ernährung ist **Muttermilch** auch für das Frühgeborene die den Bedürfnissen am besten angepasste Nahrung (gute Verdaulichkeit, Immunfaktoren, Vorbeugung einer nekrotisierenden Enterokolitis). Um eine rasche Gewichtszunahme zu erzielen, wie sie sich natürlicherweise im Mutterleib vollzieht, wird empfohlen, die Muttermilch bei einem Gewicht des Kindes unter 1500 g mit Eiweiß, Kalorien, Calcium und Phosphat anzureichern. Alternativ steht spezielle, hochkalorische **Frühgeborenennahrung** zur Verfügung. Eine forcierte Flüssigkeits- und Nahrungszufuhr (auch per Infusion) wird jedoch auch kritisch bewertet, denn ein hohes Körpergewicht belastet den Organismus, so dass dem Frühgeborenen für die Aufrechterhaltung der Vitalfunktionen weniger Energie zur Verfügung steht (28).

Der Nahrungsaufbau erfolgt in der Regel zunächst über die Sonde. Allgemein wird davon ausgegangen, dass ab der 32. SSW Saug- und Atemmuster soweit ausgereift sind, dass allmählich das Saugen an der Brust bzw. das Trinken aus der Flasche aufgenommen werden kann (ggf. zusätzliche Sondenfütterung). Erfahrungen haben allerdings gezeigt, dass der Saug- und Schluckreflex sowie die Fähigkeit, diese mit der Atmung zu koordinieren, bereits bei sehr kleinen Frühgeborenen (<1500 g) vorhanden sein können. Das ist besonders dann der Fall, wenn entwicklungsfördernde Maßnahmen umfassend eingesetzt werden und eine medikamentöse Sedierung vermieden wird (28, 29). Das Stillen wird bei schwacher Saugleistung zunächst durch Sondenernährung unterstützt.

Umgang mit abgepumpter Muttermilch:
- Sie wird vorzugsweise unmittelbar nach dem Abpumpen über die Magensonde zugeführt.
- Bei **Aufbewahrung und Transport:** strikte Einhaltung der Hygienemaßnahmen, besonders bei der Gewinnung (Anleitung durch die Neugeborenenintensivabteilung); bakteriologische Untersuchungen erfolgen nur stichprobenartig (ggf. Pasteurisierung).
- Bei unzureichender Muttermilchmenge steht Frauenmilch von Frauenmilchspendebanken zur Verfügung (sie wird infektiologisch kontrolliert wie Blutspenden).

Entlassung und Nachbetreuung

Die frühere Gewichtsgrenze von 2500 g als Orientierung für den Zeitpunkt der Entlassung des Frühgeborenen nach Hause wird zunehmend in Frage gestellt. Die Entscheidung zur Entlassung des Kindes wird stattdessen vom Gesundheitszustand des Frühgeborenen und der Sicherheit der Eltern in der Versorgung ihres Kindes abhängig gemacht. Bei einer frühen Entlassung entfallen belastende Faktoren der Klinikumgebung, wobei insbesondere das Infektionsrisiko zu Hause deutlich geringer ist. Gleichzeitig wird die Integration des Kindes in die Familie erleichtert.

Vor der Entlassung wird bei noch bestehenden Gesundheits- und Entwicklungsdefiziten ein **individuelles Nachsorgeprogramm** (z. B. Physiotherapie, Augenarztbesuch) erstellt. Ergeben sich bei der anamnestischen Befragung der Eltern psychische oder soziale Belastungsfaktoren, können entsprechende Hilfen vermittelt werden.

Prognose

- Eine erhöhte Erkrankungsanfälligkeit besteht bei ehemaligen Frühgeborenen in Bezug auf Atemwegsinfektionen, Magen-Darm-Erkrankungen, Gedeihstörungen und neurologische Erkrankungen.
- Das Risiko für neurologische Folgeerscheinungen steigt proportional zur Abnahme des Gestationsalters. Sie treten z. B. in Form von Entwicklungsstörungen, Epilepsie oder infantiler Zerebralparese (zerebrale Kinderlähmung) sowie Schwerhörigkeit und Sehstörungen auf.
- Die Überlebensrate bei einem Geburtsgewicht <1500 g liegt inzwischen bei mehr als 90 %.
- Zur gesamten Säuglingssterblichkeit (0,7 %) tragen Frühgeborene zur Hälfte bei.
- Die Prognose verbessert sich deutlich bei einer Geburt in einem Perinatalzentrum, d. h. wenn nach der Geburt kein Transport erfolgen muss.

5.11 Das Mangelgeborene

Hella Köster

Definition: Untergewichtigkeit im Verhältnis zum Schwangerschaftsalter
Geburtsgewicht: < 10. Perzentile = < 2800 g (WHO: < 3. Perzentile = < 2500 g).

Ursache: Intrauterine Wachstumsretardierung
- Symmetrische Retardierung von Gewicht, Länge und Kopfumfang (genetische Faktoren und Mangelversorgung vor der 28. SSW)
- Niedriges Gewicht bei altersentsprechenden Maßen (Schwangerschaftshypertonie, Rauchen nach der 28. SSW)

Häufig war ein Geschwisterkind bereits untergewichtig!

> Häufig sind Mangelgeborene zugleich Frühgeborene, weil die Ursachen der intrauterinen Wachstumsretardierung zur Frühgeburt führen.

Mangelgeborene und **Frühgeborene** werden unter folgenden Kategorien zusammengefasst:

5.11 Das Mangelgeborene

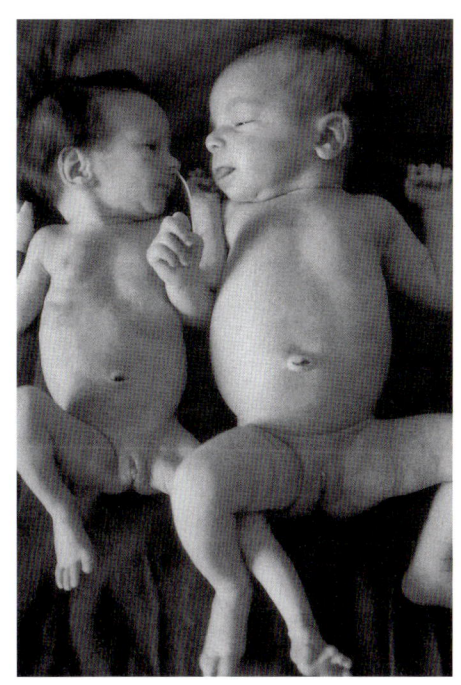

Abb. 5.5: Mangelgeborenes (links) und normalgewichtiges Neugeborenes

- Gewicht < 2500 g: **low birth weight infants (LBW)**
- Gewicht < 1500 g: **very low birth weight infants (VLBW)**
- Gewicht < 1000 g: **extremly low birth weight infants (ELBW)**

Mögliche Komplikationen:
Die akuten postnatalen Symptome beruhen auf einer **Mangelernährung**:
- Hypothermie (niedriges Körpergewicht, geringes Fettpolster, wenig braunes Fettgewebe)
- Hypoglykämie (geringe Glykogenreserven)
- Hypokalzämie
- Chronischer Sauerstoffmangel (Polyglobulie, geringe Hypoxietoleranz)

Meist ab dem 3. Lebenstag durch Erschöpfung der Fett- und Glykogenreserven:
- Hyperbilirubinämie
- Hyperexitabilität, Zittrigkeit

Tab. 5.1: Unterscheidungsmerkmale von Früh- und Mangelgeborenen

	FRÜH-GEBORENES	MANGEL-GEBORENES
Geburtsgewicht	gering	gering
Reifezeichen	–	+
Hautbeschaffenheit	dünn, glasig-ödematös	trocken, schuppend
Hautfarbe	rot	blass
Vernix	reichlich	nicht vorhanden
Fettgewebe	gering	gering
Glykogenreserven	gering	gering
Hämatokrit	niedrig	hoch
Atemnotsyndrom	++	–
Angeborene Infektionen	+	++
Temperaturregulationsstörungen	++	++
Saug- und Schluckstörung	++	+
Nekrotisierende Enterokolitis	++	++
Infektionsrisiko	++	+
Zerebralparese	+	++

(erstellt in Anlehnung an Niessen, 2001)

- Hypotonie und Hypertonie im Wechsel (Dystonie)
- Krämpfe

Pflege des untergewichtigen reifen Neugeborenen

- **Wärmepflege** zur Vermeidung von Azidose und Hypoglykämie
  - Inkubatorpflege bis zu einem Gewicht von 1800 g
  - Bedding-in: Mutter und Kind bleiben in engem Körperkontakt (Hautkontakt)
- **Blutzuckerkontrollen:** am 1. Lebenstag und ggf. darüber hinaus bei niedrigen Blutzuckerwerten oder Symptomen einer Hypoglykämie.

Ernährung:
Mangelgeborene zeigen im Gegensatz zum Frühgeborenen ein ausgeprägtes Saugbedürfnis. Lässt man sie vom 1. Lebenstag an nach Bedarf häufig und ausgiebig an der Brust saugen, stimulieren sie das zügige Ingangkommen einer ausreichenden Milchproduktion. Stoffwechselentgleisungen sind dann kaum zu erwarten und es erfolgt eine zügige Gewichtszunahme.

Bei **ausgeprägter Dystrophie** können Saug- und Schluckstörungen sowie eine gestörte Darmtätigkeit mit der Folge einer unzureichenden enteralen Nahrungszufuhr vorhanden sein. Eine ergänzende parenterale Ernährung (Infusionslösung) oder die zusätzliche Sondenernährung mit abgepumpter Muttermilch sind dann erforderlich. Auch beim dystrophen Kind trägt die Ernährung mit Muttermilch wesentlich zur Senkung des Risikos einer nekrotisierenden Enterokolitis bei.

Prognose

- Mangelgeborene nehmen in den ersten Lebensmonaten schneller zu als normalgewichtige reife Kinder.
- Am Ende des 1. Lebensjahrs haben die meisten Mangelgeborenen den Gewichts- bzw. Wachstumsrückstand aufgeholt.
- Mangelgeborene mit symmetrischer Retardierung bleiben häufig klein.
- Besonders bei schwergradig dystrophen Neugeborenen besteht ein erhöhtes Risiko für neurologische Erkrankungen (z. B. minimale zerebrale Dysfunktion).
- Im Erwachsenenalter treten häufiger Übergewicht, Typ-II-Diabetes und Herz-Kreislauf-Erkrankungen auf.
- Die perinatale Mortalität ist im Allgemeinen geringer als bei Frühgeborenen.

5.12 Atemnotsyndrom

Hella Köster

Um die 35. SSW wird vermehrt der sog. **Surfactant** oder **Antiatelektasefaktor** bestehend aus Lecithin und Sphingomyelin gebildet. Er dient der Herabsetzung der Oberflächenspannung der Alveolen, wodurch beim Einatmen ein geringerer Druck erforderlich ist und die Aleveolen beim Ausatmen ihre Form behalten. Um die 37. SSW sind die anatomischen Strukturen der Lunge vollständig ausgereift.

Ein **Surfactantmangel** verhindert die Entfaltung zahlreicher kleiner Bronchioli bzw. Alveolen, was zu einer ungleichmäßigen Luftverteilung, zu Durchblutungsstörungen der Lunge und einem gestörten Gasaustausch führt. Sauerstoffmangel, Azidose, Schockzeichen und schließlich die Schädigung der Lunge durch die Ausbildung hyaliner Membranen sind die Folge.

Betroffen sind:
- Frühgeborene: vor der 30. SSW > 80 %, um die 34. SSW ca. 20 %
- bei 1–2 % der reifen Kinder durch Diabetes mellitus der Mutter
- Begünstigend wirken Auskühlung, Hypoglykämie, Hirnblutung, Sectio

> Die geplante Sectio geht mit einem erhöhten Risiko für ein Atemnotsyndrom bis zur 39+0 SSW einher, wenn sie ohne vorausgegangene Wehentätigkeit durchgeführt wird! (52)

Symptome
- Stöhnende Atmung (exspiratorische Gurgelgeräusche, Knorksen)
- Nasenflügeln
- Sternale, interkostale und thorakale Einziehungen
- Zyanose in den ersten 24 Stunden
- Atemfrequenz > 70 Atemzüge/Min. $^2/_3$ Std. nach der Geburt

Therapie
- Surfactantsubstitution
- Beatmung

5.13 Hypoglykämie

Hella Köster

Eine Hypoglykämie ist die häufigste postnatal auftretende Stoffwechselentgleisung. Sie ist an sich keine Krankheit, sondern tritt als Begleiterscheinung einer Krankheit auf. Ebenso kann sie Ausdruck einer mangelnden Anpassung an die in Abständen erfolgende Nahrungszufuhr nach der Geburt sein, im Gegensatz zur kontinuierlichen Zufuhr im fetalen Zustand. Eine Hypoglykämie ist besonders deshalb gefürchtet, weil das Gehirn bei einem ausgeglichenen Ernährungszustand seine Energie normalerweise ausschließlich aus Glukose bezieht.

Das gesunde reife Neugeborene verfügt dagegen in den ersten Lebenstagen über besondere Mechanismen zur „Gegenregulierung" einer Hyopkglykämie. Die klare Festlegung von unteren Grenzwerten für eine gesundheitsgefährdende Hypoglykämie ist nicht möglich, weil bei einem Neugeborenen auf Grund seiner besonderen Stoffwechselsituation auch sehr niedrige Blutzuckerspiegel ohne Symptome und Folgeschäden bleiben können.

Als normale **untere Grenzwerte** des Blutzuckers gelten:

Neugeborene:	30 mg/dl erste 3 Lebenstage 40 mg/dl ab 4. Lebenstag/ 1. Lebenswoche
Frühgeborene:	20 mg/dl in der 1. Lebenswoche 40 mg/dl nach der 1. Lebenswoche

Besonderheiten des Glukosestoffwechsels beim Neugeborenen

Der **Energiehaushalt** des Neugeborenen ist nach heutigen Kenntnissen auf das langsam zunehmende natürliche Nahrungsgebot nach der Geburt eingestellt. Bei der Geburt verfügt das Neugeborene über Glykogenreserven von 30–40 mg, die nach 10–20 Stunden zur Neige gehen und über 450 bis 600 g Fettreserven, die für mehr als 2 Wochen ausreichen. Gleichzeitig ist der Energieverbrauch in den ersten 3 Lebenstagen bei einer guten Wärmepflege und Stressvermeidung sehr gering.

Postpartal sinkt der Blutzucker zunächst, steigt aber bereits im Alter von 2 Stunden auch ohne exogene Zufuhr wieder an. Ursache dafür sind erstens ein rasches Ingangkommen der Glykogenolyse und zweitens die Glukoneogenese (Glukoseneubildung) aus Laktat (Milchsäure), Alanin (Aminosäure) und Glyzerin. Die überwiegende Energiegewinnung erfolgt jedoch durch den **Abbau** von Fett aus dem braunen Fettgewebe des Neugeborenen. Eine Besonderheit beim Neugeborenen besteht darin, dass sein **Gehirn** – im Gegensatz zum Erwachsenen – noch in der Lage ist, auch Laktat und Ketonkörper aus dem Fettstoffwechsel für die Energiegewinnung zu verwenden.

Für den Abbau von Fett ist eine ausreichende Sauerstoffversorgung notwendig. Sauerstoffmangel und Kälte sind damit entscheidende Faktoren für eine mangelhafte Energieversorgung bei natürlicher Ernährung ohne Zufütterung (31).

Die **hormonelle Steuerung des Glukosestoffwechsels** nach der Abnabelung hebt sich in charakteristischer Weise von der des älteren Kindes ab. Sie sorgt für eine Aufrechterhaltung eines ausreichenden Blutzuckers durch eine Abnahme der **Insulinrezeptoren** als Folge der raschen Abnahme des Insulins und eine Zunahme des **Glukagonspiegels** (Hormon, das die Glykogenspaltung induziert) und der Glukagonrezeptoren. Das unter der Geburt vermehrt freigesetzte Adrenalin fördert diese Mechanismen zusammen mit dem am ersten Lebenstag vermehrt ausgeschütteten Wachstumshormon und Cortisol.

Nach der Zufuhr von Glukose geht beim reifen Neugeborenen die endogene Glukoseproduktion von normalerweise 3–6 mg/kg/Min auf 0–2 mg/kg/Min zurück (31).

Fazit: Angesichts der Besonderheiten des Energiestoffwechsels beim Neugeborenen in den ersten Lebenstagen sind sowohl die Sorge um eine Unterzuckerung als auch eine Zufütterung von Glukose oder Nahrung physiologisch nicht begründet.

Risikofaktoren für eine Hypoglykämie (Ursachen)

Vermindertes Glukoseangebot:
- Mangelgeburt (verminderte Reserven, Polyglobulie)
- Frühgeburt (verminderte Reserven, Unreife des Stoffwechsels)
- Sehr lange und stressreiche Geburten (vorzeitiges Aufbrauchen der Reserven)
- Asphyxie (bereits unter des Geburt verbrauchte Reserven)

Erhöhter Glukosebedarf:
- Asphyxie (hoher Verbrauch bei anaerober Glykolyse)
- Unterkühlung
- Stress
- Infektionen
- Erhöhte Insulinausschüttung bei Kindern diabetischer Mütter

Klinisches Bild

Symptome:
- Zittrigkeit, Unruhe
- Gesteigerter Such- und Saugreflex (Hunger)
- Hypotonie, Blässe, Trinkschwäche
- Sinkt der Glukosespiegel weiter, können Krampfanfälle auftreten
- Wenn fast keine Glukose mehr vorhanden ist, wird das Neugeborene bewusstlos und kann in diesem Zustand auch versterben

Maßnahmen

Blutzuckerkontrollen bei Risikokindern:
Kontrollen sind erforderlich bei einem Geburtsgewicht unter der 10. oder über der 90. Perzentile, bei Diabetes mellitus der Mutter, Gestationsdiabetes, bei einem Nabelarterien-pH unter 7,1 oder bei klinischer Auffälligkeit (Hyperexabilität oder Hypotonie).

Die Messung erfolgt 4–6 Stunden nach der Geburt vor einer Mahlzeit (frühestens jedoch 2 Stunden post partum), eine Wiederholung der Messung 1 Stunde nach der Mahlzeit. Risikokinder werden am besten voll gestillt oder mit einer vollwertigen Säuglinganfangsnahrung ernährt.

Tritt eine Hypoglykämie mehrfach auf oder dauert sie länger als 48–72 Stunden nach der Geburt, ist an eine Grunderkrankung zu denken (z. B. an eine angeborene Stoffwechselstörung oder endokrinologische Störung).

Zufütterung:
- Bei Werten unter 47 mg/dl (2,6 mmol) sollte eine Zufütterung, vorzugsweise mit Milchnahrung, erwogen werden (Symptome beachten!).
- Bei anhaltend niedrigen Werten ist eine intravenöse Glukosezufuhr nötig.
- Überschreitet die Gewichtsabnahme bis zu 10 % des Geburtsgewichts, ist der postnatale Stoffwechsel nicht mehr in der Lage, Energiedefizite zu kompensieren, was sich in einem gesteigerten Hunger des Kindes zeigt. Entweder erfolgt eine Steigerung der Milchbildung durch häufigeres Anlegen oder es wird Milchersatznahrung zugefüttert.

Beachte: Der unkontrollierte Einsatz von elektrolytfreier Glukoselösung kann zu gefährlichen Hyponatriämien und -kaliämien führen (38).

Prophylaxe der Hypoglykämie

Die wichtigsten Grundsätze lauten:
- Schonende Geburtsleitung
- Ausreichende Energieversorgung der Mutter unter der Geburt
- Warmhalten des Neugeborenen!!!
- Unmittelbares, ausgiebiges Stillen nach der Geburt (Kolostrum: 67 kcal/100 ml)
- Uneingeschränkte Stilldauer und -häufigkeit bereits in den ersten Lebenstagen
- Stressfreie Umgebung für Mutter und Kind; keine Trennung, wenig Schreien
- Keine Glukosegaben (Aushebelung der Gegenregulierung)

5.14 KISS = Kopfgelenkinduzierte Symmetriestörung

Hella Köster

KISS steht für schmerzbedingte Funktionsstörungen der Halswirbelsäule beim Säugling mit Abweichungen der Haltung von der Mittelstellung. Sie stellt sich entweder in Form eines Schiefhalses (KISS I) oder in Form einer fixierten Retroflexion (KISS II) dar. Betroffen ist vor allem die obere Halswirbelsäule am zervikookzipitalen Übergang. Es handelt sich um den Bereich der Wirbel Atlas und Axis, den Trägern des Kopfes, mit dem oberen und unteren Kopfgelenk, in denen sich der Kopf gegen die Halswirbelsäule bewegen kann (Nick- und Drehbewegung). Reflektorisch entstehen u.a. Störungen des sensomotorischen Systems mit Zwangshaltungen, vegetativen Begleitsymptomen und Tonusregulationsstörungen.

Der **Entstehungszusammenhang** ist nicht eindeutig geklärt. Erschwerte Geburten mit besonderer Belastung der Halswirbelsäule oder Besonderheiten in der Spätschwangerschaft scheinen die ausschlaggebende Rolle zu spielen. Die Halswirbelsäule reagiert durch ihre verminderte Elastizität und noch fehlende muskuläre und ligamentäre Schutzmechanismen besonders empfindlich auf **Verdrehung** sowie extreme **Druck-** und **Zugbelastung**. Peripartale Traumen führen somit indirekt durch eine übermäßige **Gewebespannung** (insbesondere Gefäß- und Nervenbündel) reflektorisch zu funktionellen Störungen.

Risikofaktoren:
- Intrauterine Zwangshaltung (z. B. bei Schieflage)
- Protrahierte Geburt, besonders die „Pressphase" betreffend
- Schwere Entwicklung des Kopfes (Forzeps, Vakuum, Sectio, Beckenendlage)
- Gemini

KISS tritt häufig in Verbindung mit einer Klavikularfraktur und einer Schonhaltung auf!

Klinische Zeichen

KISS I (Abb. 5.6)
- Asymmetrische Haltung des Kopfes, Kopfrotation
- Gesichtsasymmetrie (Hypoplasie einer Gesichtshälfte)
- C-Stellung des Körpers mit Neigung des Kopfes zur Rumpfkonkavität
- Einseitigkeit der Blickrichtung und der Handaktivität

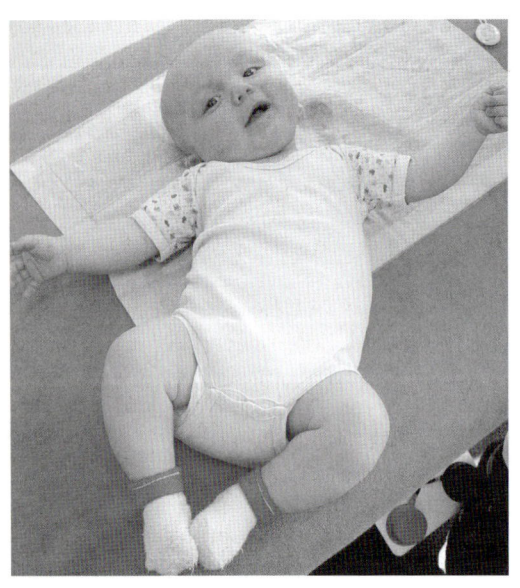

Abb. 5.6: KISS I-Syndrom: C-Stellung des Körpers

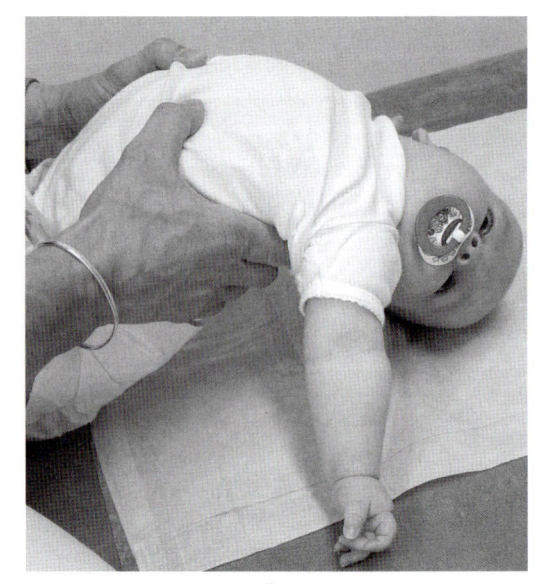

Abb. 5.7: KISS II-Syndrom: Überstreckungsneigung

KISS II (Abb. 5.7)
- Überstreckungsneigung (Opisthotonus)
- Unruhe, Unzufriedenheit
- Ausgeprägte Schreiattacken
- Stillprobleme
- Häufiges Spucken
- „headbanging" – Kopfschlagen

Jedes Kind nimmt hin und wieder eine C-Stellung oder Opisthotonushaltung ein oder neigt den Kopf zur Seite. Problematisch wird es, wenn es Schwierigkeiten hat, überhaupt aus dieser einseitigen Position wieder herauszukommen.

Eltern berichten häufig:
- Das gestillte Kind trinkt nur an einer Seite
- Schiefhaltung und ausgeprägte Asymmetrie bereits bei der Geburt
- Schlafstörungen, unruhiges Kind, dauerndes Weinen
- Trink- und Schluckstörungen (durch verkrampfte Halsmuskulatur)

Diagnose
Jeder Kinderarzt kann eine einfache Vordiagnose durch das Abtasten des Halses und die Prüfung der Drehfähigkeit des Kopfes stellen. Gegebenenfalls ist eine differenzialdiagnostische Abklärung durch den Neuropädiater erforderlich.

Therapie

- Solange Neugeborene keine extremen Störungen aufweisen, wird abgewartet.

Maßnahmen:
- Korrigierende Lagerung über 4–6 Wochen
- Physiotherapie
- Röntgen → **Manualtherapie** durch manualtherapeutischen Spezialisten. In den meisten Fällen tritt bereits nach 1–2 manualtherapeutischen Sitzungen eine deutliche Besserung ein. Die Begleitsymptome können schlagartig verschwunden sein.

5.15 Reanimation des Neugeborenen

Hella Köster

Die Erstversorgung des Neugeborenen nach der Geburt umfasst zunächst die Maßnahmen, die es bei seiner kardiopulmonalen Adaptation unterstützen. In erster Linie gehören dazu das Abtrocknen, die Wärmeerhaltung, die sanfte Atemstimulierung durch Rückenmassage und eine Lagerung, die ihm das Hochbringen und Ausspucken von Fruchtwasser und Schleim aus den oberen Atemwegen erleichtert sowie schließlich die Abnabelung. Das erfolgreiche Ingangkommen der Eigenatmung spiegelt sich im Allgemeinzustand wider, der anhand des Apgar-Scores (siehe S. 78) beurteilt wird. Somit dient der Apgar-Score zugleich der Orientierung für weiterführende unterstützende Maßnahmen bis hin zur Wiederbelebung des Neugeborenen. Normalerweise setzt die Spontanatmung innerhalb der ersten 20 Sek. p.p. ein und der 1-Minuten-Apgar beträgt 9–10 Punkte. Bei 7–8 Punkten sollte er sich unter strenger Beobachtung, evtl. mit Sauerstoffvorlage, zunehmend zu einem 5-Minuten-Apgar von 9–10 hin erholen.

> Wann muss reanimiert werden?
> 1. Wenn die Spontanatmung setzt nicht innerhalb von 20 Sek. einsetzt
> 2. Wenn der 1-Minuten-Apgar < 7 liegt

Vorbereitung

In **größeren Entbindungsabteilungen** wird immer eine **Reanimationseinheit** in Einsatzbereitschaft gehalten. Sofern auf Grund der Schwangerschaftsanamnese und/oder des Geburtsverlaufs ein deprimiertes Kind erwartet wird, ist die Funktionstüchtigkeit, ggf. erneut, sicherzustellen und es sind spezielle Vorbereitungen zu treffen:

- Wärmestrahler 10–20 Minuten vor der zu erwartenden Geburt einschalten
- Elektrisches Absauggerät: Sog überprüfen, Absaugkatheter bereitlegen (8 bis 10 Ch)
- Beatmungsbeutel auf Funktion prüfen, Sauerstoffreservoir bereithalten
- Passende Masken bereitlegen (Größen 0–2)
- O_2-Zufuhr sicherstellen (ausreichende Flaschenfüllung)
- Aspyhxieverdacht: passende Tuben, Laryngoskopgriff (Kontrolle: Licht! Ersatzbirne und Batterie), passende Laryngoskopspatel, Magill-Zange
- Stethoskop bereitlegen
- Mehrere vorgewärmte Tücher bereithalten

In der **außerklinischen Geburtshilfe** sind griffbereit zu halten:
- Sterile Mundabsaugkatheter (Einmalmaterial)
- Beatmungsbeutel für Säuglinge (selbstaufblähender Beutel mit Nicht-Rückatmungsventil und O_2-Reservoir)
- Masken in mindestens 2 Größen (rund mit weichem Rand)
- Tragbares Sauerstoffgerät (Sauerstoffflasche, z. B. 0,8 l Füllmenge, und Druckminderer mit Inhaltsmanometer)
- Stethoskop
- Mehrere vorgewärmte Tücher

Voraussetzungen

■ Wärmeerhaltung

> Maßnahmen zur Vermeidung von Wärmeverlusten stellen die Grundvoraussetzung für eine erfolgreiche Reanimation dar.

Kältebelastung bedeutet eine akute Gefährdung für eine Hypoxie, metabolische Azidose und Hypoglykämie, insbesondere bei untergewichtigen Kindern mit ungünstigen physiologischen Voraussetzungen für die Wärmeregulation. Frühgeborene und kranke Kinder sind zudem nicht in der Lage, eine Flexionshaltung einzunehmen, die sie zusätzlich vor Wärmeverlusten schützen würde. Um eine Wärmeabgabe an die umliegende Luft (Konvektion) und den Wärmeaustausch mit der Umgebung wie Fenster, Türen, Wände (Strahlung) so gering wie möglich zu halten, sollte die Reanimation **in einem gut beheizten Raum** und möglichst weit von kalten Fenstern, Wänden und Türen stattfinden. Zugluft ist absolut zu vermeiden und der Reanimationsplatz sollte zusätzlich durch leistungsstarke Wärmequellen, z. B. Heizstrahler, angewärmt werden.

■ Abnabelung

Im Krankenhaus ist es weitgehend üblich, bei Reanimationsbedarf sofort abzunabeln, um das Kind so schnell wie möglich auf der Reanimationseinheit adäquat versorgen zu können. Die Vorteile der **Spätabnabelung** (siehe S. 72), wie der Blutvolumenausgleich und die vorübergehende Weiterversorgung mit Sauerstoff über die noch nicht gelöste Plazenta bis zum ersten Atemzug, sollten gerade dem deprimierten Neugeborenen zugute kommen. Auf jeden Fall ist **lang abzunabeln**, um das Legen eines Nabelvenenkatheters für eine eventuell erforderliche medikamentöse Therapie zu ermöglichen.

■ Hygiene

„Der Erfolg der Reanimation steht in Frage, wenn das Kind durch die lebensrettenden Maßnahmen infiziert wird" (37). Die Grundsätze der Asepsis sollten so weit wie möglich eingehalten werden: Händedesinfektion, sterile Handschuhe, desinfizierte Flächen und Geräte, steriles Einmalmaterial, sterilisierte Masken und Laryngoskopspatel.

Abtrocknen und Stimulation

Zur Vermeidung von Verdunstungskälte wird das Kind mit **vorgewärmten Tüchern** abgetrocknet und anschließend zur Wärmeisolierung in trockene warme Tücher eingehüllt. Die Stimulation der Atmung erfolgt bereits beim Abtrocknen durch das Abreiben des Rückens und wird durch das Reiben der Fußsohlen oder die Massage der Interkostalräume fortgeführt. Unter Beobachtung sollten sich die Herzfrequenz, die Atmung und die Hautfarbe kontinuierlich erholen und nach $1/2$ Minute weitgehend zufriedenstellend sein. Ansonsten (Apgar ≤ 7) sind spezielle Reanimationsmaßnahmen einzuleiten.

Absaugen

Das Freimachen der Atemwege durch Absaugen ist immer die erste Maßnahme bei der Reanimation, es sollte **kurz** und **effektiv** durchgeführt werden. Zur Vermeidung einer Aspiration geschieht das Absaugen in der **Reihenfolge**:
1) Backentaschen,
2) Mund-Rachen-Raum,
3) Nase.

Der Sog bei einer elektrischen Absaugvorrichtung wird auf maximal 200 mbar eingestellt, um Verletzungen der Schleimhaut zu vermeiden. Besonders bei mekoniumhaltigem und blutig tingiiertem Fruchtwasser ist das Absaugen auf jeden Fall **vor** dem ersten Atemzug vorzunehmen. (Vorgehen bei grünem Fruchtwasser: siehe S. 72.)

Beachte:
Energisches blindes Stochern in Richtung Rachen-Kehlkopf kann durch den mechanischen Reiz, einen Kehlkopfspasmus mit Apnoe und Schlaffheit verursachen.

Tiefes Einschieben des Absaugkatheters in die Nasenlöcher kann durch Verletzung zur Schwellung der Nasenschleimhaut mit nachfolgender Atembehinderung führen. Eine routinemäßige Überprüfung der Sondendurchgängigkeit ist demzufolge kontraindiziert.

> Wenn die Atmung nach dem Absaugen nicht unmittelbar einsetzt, ist mit der Beatmung zu beginnen!

„Blähen" und Maskenbeatmung

Die Beatmung mit Maske und Beutel stellt sowohl in der Klink als auch außerklinisch zunächst das Mittel der Wahl zur Unterstützung der Atmung dar. Normalerweise reicht die Beatmung mit Raumluft aus, bei schweren Depressionszuständen ist der notfallmäßige Einsatz von 100 %igem Sauerstoff angezeigt (Anschluss des Sauerstoffgeräts an den Beatmungsbeutel). Wenn eine hohe Sauerstoffkonzentration erforderlich ist, sollte das O_2-Reservoir benutzt werden.

Sauerstoff ist als Medikament zu betrachten und der Einsatz wird wegen folgender Risiken immer wieder kontrovers diskutiert: Sauerstofftoxizität (freie Radikale), Minderung des Atemantriebs, irreversible Schädigung des Lungenparenchyms, Augenschädigung (Retinopathie).

■ 1) Lagerung des Kindes auf einer festen Unterlage

- Den Kopf mäßig deflektieren („Schnüffelposition") – maximale Öffnung der Luftwege! (Abb. 5.8)
- Durch zusätzliches Anheben des Unterkiefers im Kieferwinkel wird die zurückgefallene Zunge wieder nach vorn geführt.
- **Beachte:** Den Kopf nicht überdeflektieren, weil sonst der beim Neugeborenen spitz einragende Kehlkopf die Trachea verengt!

> Kopf leicht überstrecken („Schnüffelposition"), Unterkiefer vorziehen.

■ 2) Maske fest auf Nase und Mund des Kindes aufsetzen

- Daumen und Zeigefinger halten die Maske.
- Die übrigen Finger halten die Deflexion aufrecht.
- Kleinfinger und Ringfinger heben dabei den Unterkiefer an.
- **Beachte:** Daumen der Hand, die die Deflexion aufrechterhält, an die Maske und nicht an den Kopf! Beim Druck auf die große Fontanelle kann sonst ein Vagusreiz mit nachfolgender Bradykardie ausgelöst werden. Eine unzureichende Abdichtung der Maske am Gesicht des Kindes beeinträchtigt den Erfolg der Beatmung maßgeblich!

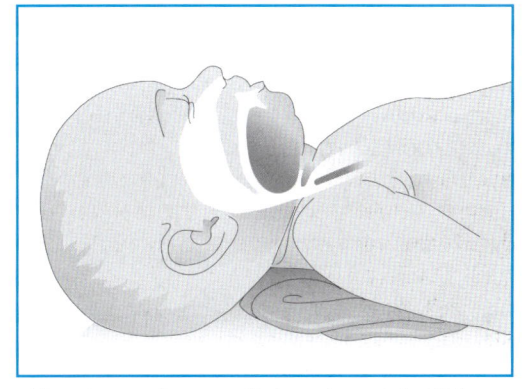

Abb. 5.8: Die richtige Kopfhaltung (sog. „Schnüffelposition")

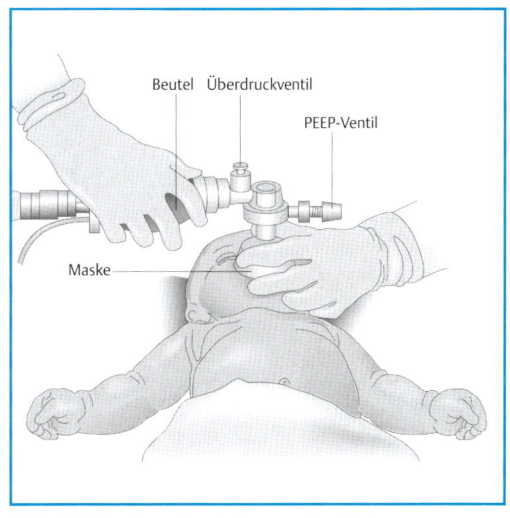

Abb. 5.9: Das korrekte Aufsetzen der Maske

> Maske luftdicht aufsetzen und mit Daumen und Zeigefinger fixieren.

3) Fassen des Beutels – Beatmungsdruck-/volumen regulieren

Der Beatmungsdruck wird über die Anzahl der Finger, die den Beutel umfassen, reguliert.
- **Frühgeborene:** Daumen + Zeigefingerspitze (15–20 cm O_2)
- **Reife Neugeborene:** Daumen + Zeigefinger + Mittelfinger (ca. 25 cm O_2)
- Mit jedem zusätzlichen Finger steigt der Beatmungsdruck um ca. 5 cm O_2
- Beatmung **ohne** O_2: So viel Volumen, dass sich der Thorax deutlich sichtbar hebt
- Beatmung **mit** O_2: So viel Volumen, dass sich der Thorax sichtbar hebt
- Eine forcierte Maskenbeatmung mit zu hohem Druck kann durch Überblähung der Alveolen zum Pneumothorax führen.

> Beatmungsdruck: Daumen und 2 Finger

4) Beatmungsrhythmus

- **„Blähen":** Zu Beginn der Beatmung **2–3 initiale** Beatmungshübe mit hohem Druck (25–30 cm O_2 = Daumen + 3 Finger); den Druck mehrere Sekunden (3–10) lang aufrechterhalten. Ziel: Entfaltung der Lungen, Abdrücken von Fruchtwasser ins Interstitium
- **Beatmungsrhythmus:** Entsprechend der physiologischen Atemfrequenz **40–60** Beatmungshübe pro Minute (am einfachsten im Sekundenrhythmus = 60 × pro Minute); Druck senken (20–25 cm O_2 = Daumen + 2 Finger)

> Beatmungsfrequenz: 40–60 Hübe /Minute („Sekundentakt")

Erfolgskontrolle: Die Kontrolle der Beatmung erfolgt über den Allgemeinzustand des Kindes und die Auskultation der Belüftung beider Lungenflügel mit dem Stethoskop. Bei einer Choanalatresie bleibt die Beatmung weitgehend erfolglos.

Kontraindikationen: Mekoniumhaltiges Fruchtwasser, Zwerchfellhernie

Mund-zu-Mund-und-Nase-Beatmung

> Die Mund-zu-Mund-und-Nase-Beatmung wird eingesetzt, wenn keine Hilfsmittel zur Verfügung stehen.

Sie kann bei der kardiopulmonalen Reanimation nach der Ein-Helfer-Methode von Vorteil sein, wenn sich das korrekte Aufsetzen der Maske im Wechsel mit einer Herzmassage als zu aufwändig erweist und die Reanimation damit ineffektiv wird. Der O_2-Gehalt der Inspirationsluft ist bei der Mund-zu-Mund-und-Nase-Beatmung allerdings sehr niedrig im Gegensatz zur Beutelbeatmung mit 100 % O_2.

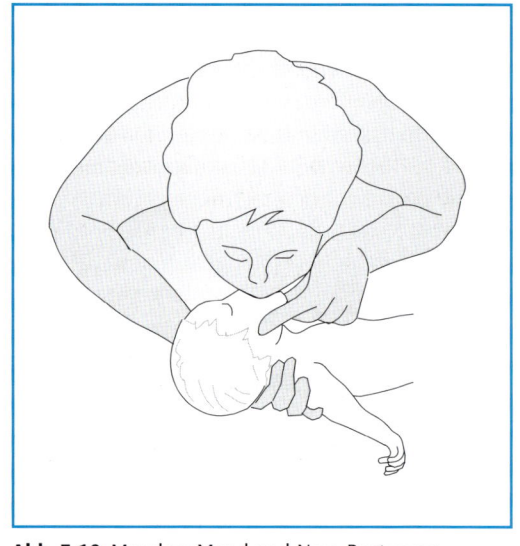

Abb. 5.10: Mund-zu-Mund-und-Nase-Beatmung

5.15 Reanimation des Neugeborenen

Vorgehen:
- Lagerung des Kindes auf einer **festen Unterlage**
- **Überstreckung** des kindlichen Kopfes durch eine Hand im Nacken (oder aufgerolltes Tuch)
- Mit Daumen und Zeigefinger der anderen Hand den **Unterkiefer vorziehen und halten**
- Mund über **Nase und Mund** des Neugeborenen legen (Abb. 5.10)
- Luftinhalt der **eigenen Mundhöhle** einblasen
- Rhythmus: **40–60/Min.**

Beachte: Wegen des niedrigen O_2-Gehalts ist darauf zu achten, dass sich der Thorax **deutlich sichtbar** hebt.

Herzmassage/Kardiopulmonale Reanimation

Die externe Herzdruckmassage dient der Aufrechterhaltung der Blutzirkulation. Sie kommt zum Einsatz, wenn die **Herzfrequenz < 60/Min** beträgt und die Beatmung erfolglos bleibt. Sie erfolgt immer im Wechsel mit der Beatmung.

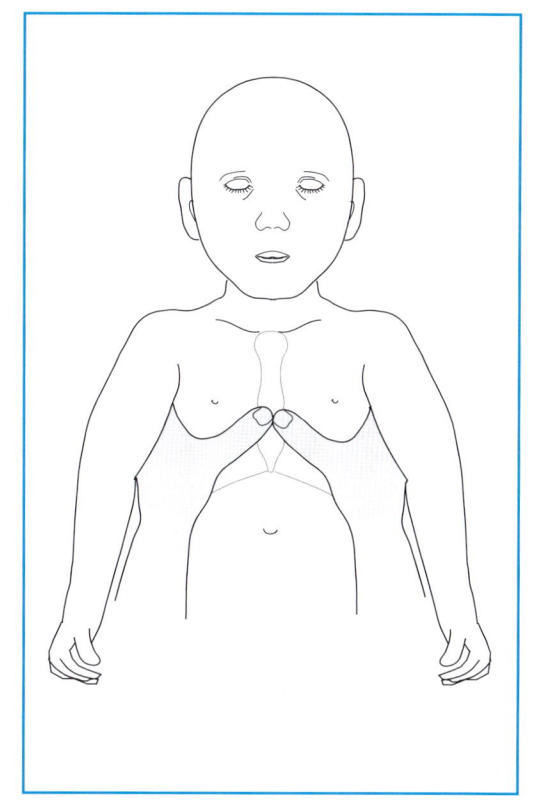

Abb. 5.11: Herzmassage

Vorgehen:
- Lagerung auf einer **festen Unterlage**
- Den Brustkorb des Kindes mit beiden Händen umfassen, so dass beide Daumen übereinander oder nebeneinander auf dem Sternum zu liegen kommen und die anderen Finger im Rücken als Widerlager dienen (Abbildung 5.11)
  oder
- Zeige- und Mittelfinger drücken das Sternum senkrecht gegen den Daumen der anderen Hand, die im Rücken des Kindes liegt (Abbildung 5.12)
- **Druckpunkt:** Sternum, unterhalb der Intermamillarlinie, jedoch oberhalb des Schwertfortsatzes (durch das Eindrücken des Schwertfortsatzes kann die große und hoch-

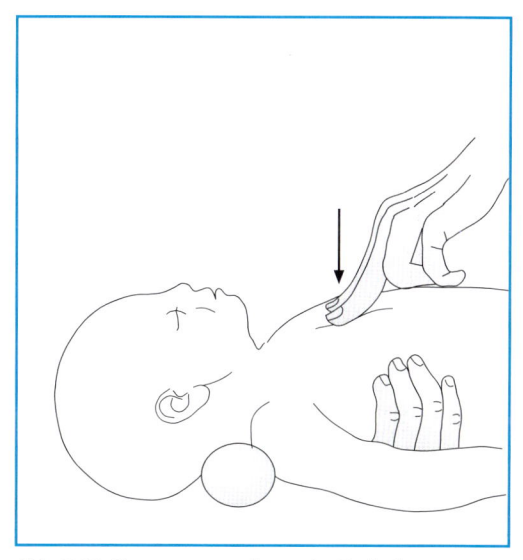

Abb. 5.12: Herzmassage, alternative Technik

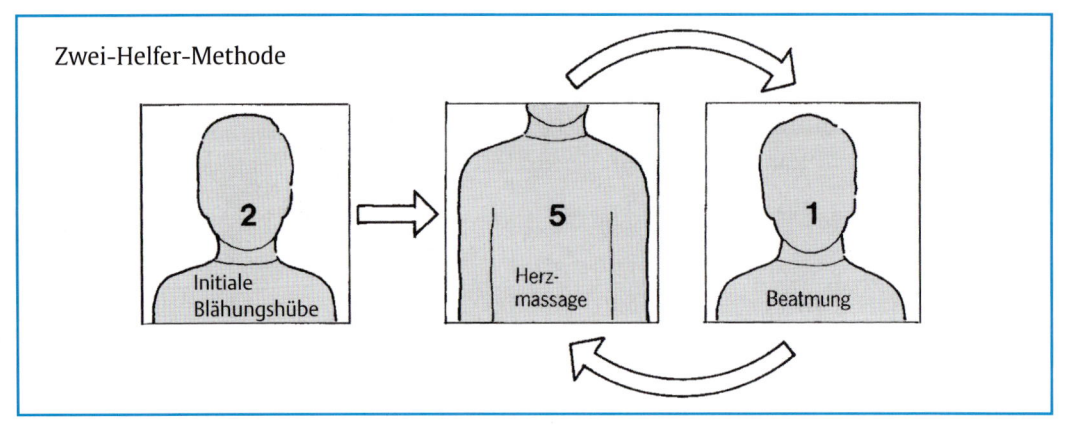

Abb. 5.13: Zwei-Helfer-Methode

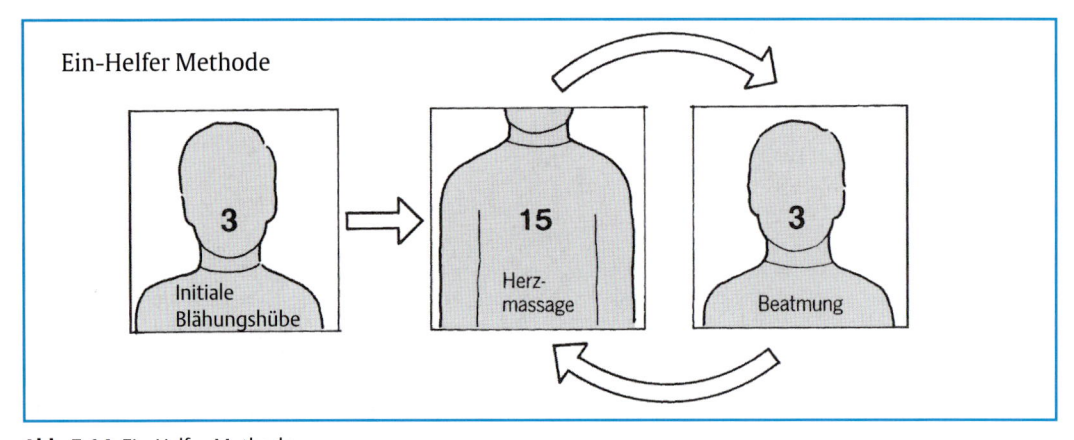

Abb. 5.14: Ein-Helfer-Methode

stehende Leber des Neugeborenen verletzt werden!)
- **Drucktiefe:** $1/3$ des Brustkorbs (ca. 1,5 cm)
- **Druckfrequenz: 120/Min.** (zähle „ein – und – zwan – zig" für 2 Massagen)

Beachte:
- Nicht ruckartig, sondern **weich** massieren
- **Entlastungsverhältnis** Kompression/Relaxation: $1/1$
- Kein Anheben der Hände in der Entlastungsphase, aber auf **vollständige Entlastung** achten

Effektivitätskontrolle: Bei einer korrekten Durchführung sind die Pulse an der A. carotis (Halsschlagader) und an der A. femoralis (Leiste) mit jeder Kompression tastbar.

> Die Herzmassage wird für die Beatmung 1 Sekunde lang unterbrochen.

Die Reanimation sollte **ohne Unterbrechung** fortgesetzt werden, bis sich das Kind erholt hat oder der kinderärztliche Notdienst eintrifft. Weiterführende Maßnahmen durch den Pädiater sind: die Intubation, Notfallmedikation (einschl. Infusionstherapie) und Ermittlung der Ursache des Herz- und Atemstillstandes.

5.16 Versorgung eines toten Kindes

Clarissa Schwarz

Das Sterben und der Tod sind in unserer Gesellschaft heute aus unserem Erfahrungsbereich ausgeklammert, man bemüht sich, den Tod „unsichtbar" zu machen. Vor allem der tote Mensch ist tabu (64). Fallen Geburt und Tod zusammen, ist dies ein besonders krisenhaftes Erlebnis, das emotional außerordentlich schwer auszuhalten ist. Es ist nur zu verständlich, dass alle Beteiligten in diesem Fall eine besonders starke Tendenz haben, sich davor schützen zu wollen.

In Krankenhäusern versucht das Personal sich durch einen entsprechenden Sprachgebrauch zu schützen. Ich spreche dagegen – ganz bewusst – vom „toten Kind", das geboren wird. Worte wie „Infans" oder „ausstoßen" wirken nicht nur auf die Betroffenen sehr verletzend, sie zeugen auch von wenig Respekt vor einem toten Menschen, auch wenn er noch so klein ist. Auf Englisch werden diese Kinder als „stillgeboren" bezeichnet. Dieser Begriff wird auch im Deutschen zunehmend gebräuchlich. Gerade betroffene Mütter scheinen ihn stimmig und passend zu finden.

Eine **schwangere Frau**, die erfährt, dass ihr Kind tot ist, tut sich schwer, diese Information als Realität zu begreifen. Auch für ein noch so kleines Kind hat eine Frau bereits einen Platz in ihrem Leben geschaffen. Sie hat sich auf das Kind eingestellt, freut sich auf ihr Baby. Nun ist es tot. Diese Information führt zu einem Schockzustand und dieser hat zunächst eine heilsame Funktion. Elisabeth Kübler-Ross nennt ihn einen Puffer, der sich zwischen das schreckliche Geschehen und die Gefühle schiebt. Indem er sich nach und nach langsam verringert, gibt er Zeit, die Realität langsam, Schritt für Schritt, an sich heranzulassen.

Ein totes Kind im Bauch macht Angst. Viele versuchen sich vor diesem „Alptraum" zu schützen, indem sie am liebsten alles möglichst schnell hinter sich bringen wollen. Ein Kaiserschnitt in Vollnarkose erscheint dann als eine angemessene Lösung. Für die Eltern ist es wichtig zu wissen, dass von ihrem toten Kind keine Gefahr ausgeht und dass es keinen Grund zur Eile gibt (Ausnahme: intrauterine Infektion), zumal in vielen Köpfen noch der unsinnige Gedanke vom „Leichengift" existiert. „Auch wenn es für die Pragmatik der Abläufe ungünstig erscheint, so ist doch das Abwarten, manchmal nur über Nacht oder auch mehrere Tage, für das innere Einverständnis zum äußeren Abschiednehmen elementar bedeutungsvoll. Dafür sprechen auch handfeste medizinische Gründe. Erfahrungsgemäß sind Eingriffe um so komplikationsärmer, je umfänglicher das innere Einverständnis des Patienten dazu ist." (58)

Nach der Geburt

> Die Hebamme ist Vorbild und „Modell" im Umgang mit dem Kind, auch wenn das Kind gestorben ist.

Geht die Hebamme selbstverständlich mit dem Kind um, wird dies auch der Mutter leicht fallen. Für viele Menschen ist heute das eigene Kind das erste Baby, das sie im Arm haben. Wird es tot geboren, ist es oft auch gleichzeitig der erste tote Mensch, mit dem sie es zu tun haben.

Für den Ablauf der Geburt hat es keine wesentlichen Folgen, wenn ein Kind tot zur Welt kommt (61). Nach der Geburt wird das tote Kind behandelt, ähnlich wie wir es mit einem lebenden gewöhnt sind: es wird abgenabelt, abgetrocknet und in ein Tuch eingeschlagen.

■ Begegnung

Dann kann es der Mutter langsam in den Arm gelegt werden, langsam, denn sie wird vielleicht Zeit brauchen, um ihre Scheu zu überwinden. Sie wird es zunächst vielleicht nur anschauen wollen. Hebammen wissen, wie lange Mütter ihre Neugeborenen anschauen ... dieses Bedürfnis haben sie auch, wenn das Kind tot ist. Die meisten Frauen berühren das noch feuchte und warme Kind nach einer Weile im Gesicht und an den Händchen. Wenn sie genügend Zeit haben, fangen die meisten irgendwann an es auszuwickeln, um es genauer anzuschauen.

■ Reinigung

Ein stillgeborenes Kind sollte nach einiger Zeit **gebadet oder gewaschen** werden, evtl. im Zusammenhang mit dem Wiegen und Messen des Kindes. In den ersten Stunden fällt es noch leicht, das Gesicht und die Haare zu reinigen, auch von Käseschmiere, die sich später nur noch schwer entfernen lässt. Die leicht verletzbare Haut sollte dabei ganz besonders sanft und vorsichtig behandelt werden, insbesondere wenn Zeichen der Mazeration vorhanden sind, ebenso beim Abtrocknen mit einem möglichst weichen Tuch.

Der gesamte Körper des Kindes kann schließlich **eingeölt** werden, mit Ausnahme des behaarten Kopfes, entweder direkt im Anschluss oder auch zu einem späteren Zeitpunkt. Dazu kann man eine spezielle Ölmischung verwenden, die die Poren verschließt und kräftig riechende Aromaöle enthält, die adstringierend und desinfizierend wirken. In einer Berliner Apotheke wurden speziell für diesen Zweck Öl-Mischungen in Zusammenarbeit mit der Hebamme Erika Pichler und dem Bestattungsunternehmer Ulrich Gscheidel entwickelt (www.ZietenApotheke.de). Danach kann das Kind, eingeschlagen in ein frisches Tuch, in ein Moseskörbchen oder ein übliches Kinderbettchen gelegt werden.

■ Kleidung

Es gibt mehrere Gründe, die dafür sprechen, das Kind zunächst nur in ein Tuch einzuschlagen und nicht zu schnell zur üblichen Klinikkleidung zu greifen. Manche Eltern möchten es noch anschauen und berühren, brauchen vielleicht noch viel Zeit, um die Realität zu begreifen, was ihnen leichter fällt, wenn sie es direkt anfassen können. Manche finden es unpassend ihrem stillgeborenen Kind Kleidung anzuziehen und sie wollen es nur in ein Tuch oder eine kleine Decke einschlagen. Vielleicht gibt es besonders für dieses Kind angeschaffte Kleidung, die erst jemand von zu Hause holen muss. Manche brauchen einfach mehr Zeit um die Entscheidung zu treffen, welche Kleidung die richtige ist für dieses Kind und es gibt schließlich keinen Grund zur Eile.

■ Erinnerungsstücke

Die wenigen Spuren, die ein stillgeborenes Kind hinterlässt, gilt es zu bewahren. Die Geburtsurkunde, eine Namenskarte mit einem Fußabdruck, ein Namensbändchen sind nicht nur die ersten wichtigen Erinnerungsstücke. Durch seinen Namen gewinnt das Kind an Realität für die Familie und man kann mit seinem **Namen** von ihm sprechen, nicht nur vom „Baby" oder vom „toten Kind".

Für viele ist es sehr tröstlich, wenn für ihr Kind eine Kerze angezündet wird, jemand Blumen bringt, ein Gebet oder Segen gesprochen wird. Manche SeelsorgerInnen übergeben den gesprochenen Text den Eltern schriftlich und überlassen ihnen die Kerze. Beides kann als „Memento" dienen. Ein Memento (lateinisch „memento" – ich gedenke) ist mit einem aktiven, bewussten Prozess des Gedenkens verbunden und ist damit mehr als nur ein Erinnerungsstück.

Auch **Fotos** haben eine solche Funktion. Sie bieten die Möglichkeit anderen Menschen von der Existenz des Kindes zu berichten, die es nie gesehen haben. Sie können in Krisenzeiten stabilisierend wirken und dadurch zu einem heilsamen Trauerprozess beitragen (60).

■ Raum und Zeit zum Abschied nehmen

Viele Eltern haben im Nachhinein bereut, ihr Kind nicht gesehen zu haben, es nicht selbst versorgt zu haben oder nicht genügend Zeit und Ruhe gehabt zu haben, um sich von ihrem Kind zu verabschieden. Es bleibt der Eindruck, alles zu schnell „erledigt" zu haben (63). Andere fühlten sich nicht ausreichend informiert oder unterstützt und bedauern die verpasste Gelegenheit, die nicht mehr nachzuholen ist: „Schade, dass wir nicht wussten, dass wir uns das Kind hätten häufiger ansehen können. Ich dachte der 20-Minuten-Abschied wäre der einzig mögliche gewesen." (65)

Aufgrund solcher Erfahrungen wird immer häufiger dafür gesorgt, dass ein **Raum** für die Mutter und den Vater mit ihrem stillgeborenen Kind zur Verfügung steht. Nach einer anfänglichen Scheu entwickeln viele das Bedürfnis eine längere Zeit alleine und ungestört mit ihrem Kind zu verbringen. Dies ist ihre einzige Chance, ihr Baby kennen zu lernen, „eine kostbare Zeit, die für den Trauerprozess und ihre Erinnerung überaus wichtig ist. Wenn es sich um ihr erstes Kind handelt, erleben junge Erwachsene in dieser intensiven gemeinsamen Zeit eine Art Initiation: sie werden zu Eltern. Das tote Kind bekommt seinen Platz in der Familie" (56). Oft kommen auch andere Familienangehörige wie Geschwister und Großeltern oder Freunde. Denn auch sie können es zunächst gar nicht fassen und auch für sie ist es schwer zu begreifen, dass das Kind nun nicht mehr lebt. Vor allem im Nachhinein sind viele sehr glücklich und dankbar für die gemeinsame Zeit und sie erscheint in der Erinnerung als besonders kostbar.

Obduktion

Manchen Eltern ist der Gedanke an eine Obduktion unerträglich. Ihnen kann die Vorstellung helfen, dass es sich dabei um eine **Operation** handelt, wenn auch an einem toten Körper, die von ausgebildeten Ärzten durchgeführt wird. Die aus einer Obduktion gewonnenen Informationen über die Todesursache können in der Zukunft wichtig werden, um einzuschätzen, ob bei einem weiteren Kind eine Wiederholung zu erwarten ist.

Auch nach einer Obduktion kann das tote Kind noch angeschaut und weiter selbst versorgt werden. Die Schnitte werden fortlaufend vernäht, ähnlich wie nach einer Operation. Soll das Kind nach der Obduktion noch angeschaut bzw. selbst weiter versorgt werden, empfiehlt es sich, dies dem pathologischen Institut im Voraus mitzuteilen.

Bestattung

Manche würden ihr Kind am liebsten mit nach Hause nehmen. Dies ist durchaus möglich, allerdings entsprechend der Bestattungsgesetze in den meisten Bundesländern nur innerhalb von 36 Stunden nach dem Zeitpunkt des Todes bzw. der Totgeburt. Für den Transport ist ein dafür genehmigtes Transportfahrzeug (Leichenwagen) vorgeschrieben, weswegen zumeist ein Bestattungsunternehmen damit beauftragt werden muss.

Da die Bestattungsgesetze der Länder nur Gültigkeit für „Leichen" haben, unterliegen **sehr kleine tot geborene Kinder**, die nicht als Leiche gelten (in den meisten Bundesländern sind dies Kinder unter 500 g, in Berlin, Brandenburg und Hamburg unter 1000 g) diesen gesetzlichen Regelungen nicht. Für ihren Transport ist kein Leichenwagen notwendig. Als Sarg kann auch ein anderes Behältnis z.B. ein „Schatzkästchen" dienen und auch zeitliche Begrenzungen entfallen.

Das tote Kind nach einer Unterbrechung wieder zu sehen, in Ruhe anschauen und Veränderungen feststellen zu können (die Haut, das Gewebe fühlt sich anders an, ist kalt) helfen den Schockzustand zu überwinden, zu begreifen, was geschehen ist, und zu beginnen, das Schwerbegreifliche zu akzeptieren. Dies ist in einer Leichenhalle ebenso möglich wie in den Räumen einer Pathologie. Für viele ist **Begleitung in dieser Situation** eine wesentliche Unterstützung entweder durch die Hebamme, eine Seelsorgerin oder eine andere Person. Es empfiehlt sich, sich vorher zu vergewissern, wie das Kind „präsentiert" wird und evtl. ein Mützchen, eine Windel oder ein Tuch mitzunehmen, um das Kind anzuziehen oder einzuhüllen, bevor die Eltern es sehen. Mütter scheinen weniger Angst vor dem Anblick ihres Kindes zu haben als vor der Art und Weise, wie es ihnen präsentiert wird („nackt auf einer Stahlplatte") (62).

Die weiteren Schritte finden zumeist in Zusammenarbeit mit BestatterInnen statt. Die verwaisten Eltern können entscheiden, was sie selbst tun wollen, wo sie dabei sein wollen und was sie den BestatterInnen überlassen. Manche wählen nur den Sarg, die Kleidung und Beigaben selbst aus, andere wollen den Sarg selbst bauen oder ihn bemalen, ihr Kind selbst in den Sarg legen und dabei sein, wenn er verschlossen wird. Eltern, die nicht selbst anwesend sein wollen, können den Bestatter um ein Foto des offenen Sarges bitten, denn es ist auf jeden Fall für alle beruhigend zu wissen, wie das tote Kind im Sarg gebettet ist, und dass liebevolle Sargbeigaben es auf seinem letzten Weg begleiten. Die Bilder von Trauerfeiern sind zumeist vertrauter: ein geschmückter Sarg, Reden, Musik, ein Trauerzug, eine Handvoll Erde, die ins Grab geworfen wird. Die Bestattung ist ein wichtiger Schritt auf dem Weg der Trauer. Am Ende dieses Prozesses steht eine Situation, wo der tote Körper des Kindes seine „letzte Ruhestätte" gefunden hat. Es tut den Betroffenen gut, einen Ort der Trauer und des Andenkens zu haben. Viele sind daran verzweifelt, dass sie nicht wussten, wo der Körper ihres Kindes geblieben ist.

Literatur

1. Biedermann, Heiner (1999): „KISS-Kinder: Kopfgelenk-induzierte Symmetriestörungen beim Neugeborenen". *Deutsche Hebammen Zeitschrift* 11, S. 615–620.
2. Biedermann, Heiner (2001): *KISS-Kinder: Ursachen, (Spät-) Folgen und manualtherapeutische Behandlung frühkindlicher Asymmetrie.* Stuttgart, New York: Thieme.
3. Blesius, M. (2003): „Stressreduzierende – entwicklungsfördernde Pflege für Frühgeborene". *Zeitschrift für Geburtshilfe und Neonatologie* 207, Supplement 1: 78.
4. Bundesausschuss der Ärzte und Krankenkassen (2002): *Richtlinien des Bundesausschusses der Ärzte und Krankenkassen über die ärztliche Betreuung während der Schwangerschaft und nach der Entbindung („Mutterschaftsrichtlinien") in der Fassung vom 10. Dezember 1985 (veröffentlicht im Bundesanzeiger Nr. 60 a vom 27. März 1986), zuletzt geändert am 28. Oktober 2002 (veröffentlicht im Bundesanzeiger Nr. 242 vom 31.12.2002) in Kraft getreten am 1. Januar 2003.* 73. Ergänzungslieferung.
5. Bundeszentrale für gesundheitliche Aufklärung (BZgA) (Hrsg.) (2001): *Alkoholfrei durch die Schwangerschaft: Beratungsmanual für die Schwangerenvorsorge.* Köln: BZgA.
6. Bundeszentrale für gesundheitliche Aufklärung (BZgA) (2001): *Stillen und Muttermilchernährung: Grundlagen, Erfahrungen und Empfehlungen.* Gesundheitsförderung konkret. Bd. 3. Köln: BZgA.
7. Burchardie, Hilmar (Hrsg.) (1985): *Akute Notfälle: Pathophysiologie – Diagnostik – Erstbehandlung; mit Schlüssel zum Gegenstandskatalog.* Stuttgart, New York: Thieme.
8. Deutsches Krebsforschungszentrum (dkfz) (2003): *Passivrauchende Kinder in Deutschland – Frühe Schädigungen für ein ganzes Leben.* Rote Reihe – Tabakprävention und Tabakkontrolle. Band 2. Heidelberg: Deutsches Krebsforschungszentrum.
9. Eisele, Ursula (2003): „Die Lagerung des Frühgeborenen". *Heilberufe – Das Pflegemagazin* 9, S. 14/15.
10. Enders, Gisela (1991): *Infektionen und Impfungen in der Schwangerschaft: Infektionen der Mutter und des Feten; Schutzimpfungen in der Schwangerschaft.* München, Wien, Baltimore: Urban & Schwarzenberg.
11. Enkin, Murray W; Keirse, Marc J. N. C.; Renfrew, Mary J.; Neilson, James P. (1998): *Effektive Betreuung während Schwangerschaft und Geburt: Handbuch für Hebammen und Geburtshelfer.* Dt. Ausg. hrsg. von Mechthild Groß und Joachim W. Dudenhausen. Wiesbaden: Ullstein Medical.
12. Fanconi, S.; Fischer, J. (2003): „Kardiopulmonale Reanimation". In: Michael J. Lentze et al. (Hrsg.). *Pädiatrie: Grundlagen und Praxis.* Berlin, Heidelberg, New York u.a.: Springer, S. 1005–1008.
13. Friese, Klaus (1999): *Infektionserkrankungen der Schwangeren und des Neugeborenen.* Berlin, Heidelberg, New York u.a.: Springer.
14. Fuchs, Christoph (2003): „Morbidität und Mortalität von Mehrlingen". *Die Hebamme* 1, S. 32–36.
15. Garnier, Yves; Berger, Richard (2002): „Die Bedeutung der intrauterinen Infektion für Frühgeburtlichkeit und perinatale Hirnschäden". *Die Hebamme* 4, S. 201–206.
16. Gaskin, Ina May (1988): *Praktische Hebammen: Handbuch der natürlichen Geburt.* Hamburg: Papyrus-Verlag (Papyrus extra).
17. Gastpar, Markus; Mann, Karl; Rommelspacher, Hans (Hrsg.) (1999): *Lehrbuch der Suchterkrankungen.* Stuttgart, New York: Thieme.
18. Göhmann, Ulrich (2003): „KISS-Kinder: Behandlungsergebnisse bei über 500 Kleinkindern". *Die Hebamme* 2, S. 124–126.
19. Grospietsch, Gerhard (2000): *Erkrankungen in der Schwangerschaft: Ein Leitfaden mit Therapieempfehlungen für die Klinik und Praxis.* Stuttgart: Wiss. Verl.-Ges.
20. Hahn, Helmut; Falke, Dietrich; Kaufmann, Stefan H. E.; Ullmanns, Uwe (Hrsg.) (2001): *Medizinische Mikrobiologie und Infektiologie.* Berlin, Heidelberg, New York u.a.: Springer.
21. Harms, E. (2003): „Hypoglykämie". In: Michael J. Lentze et al. (Hrsg.). *Pädiatrie: Grundlagen und*

Praxis. Berlin, Heidelberg, New York u.a.: Springer, S. 334–341.
22. Hoppen, Thomas (2002): „Herpes-Simplex-Infektionen in der Schwangerschaft." *Deutsche Hebammen Zeitschrift* 3, S. 15–17.
23. Illing, Stephan (2003): *Kinderheilkunde für Hebammen.* Stuttgart: Hippokrates.
24. Jäckle, Karin (2001): „Kinästhetik Infant Handling in der Neonatologie". *Pflege aktuell* 1, S. 14–16.
25. Lentze, Michael J.; Schaub, J.; Schulte, F. J.; Spranger, J. (Hrsg.) (2003): *Pädiatrie: Grundlagen und Praxis.* Berlin, Heidelberg, New York u.a.: Springer.
26. Löser, Hermann (1998): „Alkohol in der Schwangerschaft – und die Folgen beim Kind". *Kinderkrankenschwester*, 17 Jg., Nr. 1, S. 3–6.
27. Maietta, Lenny (1997): „Kinästhetik Infant Handling: Umgebung für fötale Bewegung und die Bewegung des Neugeborenen". *Kinästhetik Zeitschrift*, Erstausgabe, Januar 1997.
28. Marcovich, Marina; de Jong, Theresia Maria (1999): *Frühgeborene – zu klein zum Leben?: Die Methode nach Marcovich.* Frankfurt am Main: Fischer Taschenbuch Verlag GmbH.
29. Marcovich, Marina (2003): „Frühes Vertrauen". *Deutsche Hebammen Zeitschrift* 1, S. 6–8.
30. Martius, J. (1998): „Welche Bedeutung kommt dem Herpes simplex-Virus in der Schwangerschaft zu?". *Die Hebamme* 11, S. 111–113.
31. Nationale Stillkommission (bgvv) (2002): *Zur Frage der Zufütterung von gesunden, gestillten Neugeborenen.* Ausgearbeitet von H.-B. von Stockhausen. Verfügbar über: http://www.bgvv.de/sixcm_upload/media/113/zufuetterung.pdf.
32. Nationale Stillkommission Deutschlands (Hildegard Pschyrembel) (2001): „Stillen und Rauchen". Ausgearbeitet von R. Huch. *HIPP-Service-Zeitung* 22, S.12. Verfügbar über: http://www.obstetric.ch/archiv/publikationen/huch_stillen_rauchen.pdf.
33. Niessen, Karl-Heinz (Hrsg.) (2001): *Pädiatrie.* Stuttgart, New York: Thieme.
34. Rath, W.; Vetter, K. (2002): „Der Kaiserschnitt zwischen Selbstbestimmungsrecht der Schwangeren, Mangel an gesichertem Wissen und ärztlicher Entscheidung". *Geburtshilfe und Frauenheilkunde* 62: 838–842.
35. Reis, Karin (1997): „Suchterkrankungen bei Frauen: Auswirkungen auf Schwangerschaft und Geburt". *Deutsche Hebammen Zeitschrift* 1, S. 2–7.
36. Reis, Karin (1998): „Auswirkungen von Suchtmitteln auf Schwangerschaft, Geburt und das Neugeborene". *Kinderkrankenschwester*, 17. Jg., Nr. 1, S. 7–12.
37. Roemer, Volker M. (1992): *Frühgeburt und intrauterine Mangelentwicklung.* Stuttgart, New York: Schauttauer.
38. Roos, R.; Proquitté, H.; Genzel-Boroviczény, O. (2000): *Neonatologie – Das Neo-ABC.* Checkliste. Stuttgart, New York: Thieme.
39. Sacher, Robby (2003): „Die Belastung der kindlichen Halswirbelsäule unter der Geburt". *Die Hebamme* 2, S. 119–123.
40. Schaefer, Christof; Spielmann, Horst (2001): *Arzneiverordnung in Schwangerschaft und Stillzeit.* Unter Mitarbeit von Klaus Vetter. München, Jena: Urban & Fischer.
41. Schnelle, Ralf (2002): *Kardiopulmonale Reanimation.* Verfügbar über: http://www.malteser-stuttgart.de/offen/rettung/crp-skript-v-4-0.pdf.
42. Schröder, Willibald (Hrsg.) (2001): *Mehrlingsschwangerschaft und Geburt: Ein Leitfaden für die Praxis.* Stuttgart, New York: Thieme.
43. Seehafer, Peggy; Huter, Beate (2002): „Die sanfte Frühgeborenenpflege nach Marina Marcovich". *Die Hebamme* 4, S. 221–225.
44. Seiler, Thomas (1989): *Erste Hilfe bei Säuglingen und Kindern: Was Sie über akute, lebensbedrohliche Situationen und bei Unfällen wissen müssen, um schnell und richtig zu handeln.* Stuttgart: TRIAS – Thieme Hippokrates Enke.
45. Simon, Claus (1995): *Pädiatrie: Lehrbuch der Kinderheilkunde und Jugendmedizin.* Stuttgart, New York: Schattauer.
46. Singer, S.; Singer, D.; Speer, Ch. P. (1997): „Erstversorgung und Reanimation von Neu- und Frühgeborenen". *Die Hebamme* 10, S. 149–154.
47. Speer, C.P. (2003): „Grundlagen der Neonatologie". In: Michael J. Lentze et al. (Hrsg.). *Pädiatrie: Grundlagen und Praxis.* Berlin, Heidelberg, New York u.a.: Springer, S. 423–429.
48. Springer, Skadi (1997): *Stillen in den ersten Le-*

benstagen – Ist eine Ergänzung notwendig? © Skadi Springer, IBCLC, Universitätskinderklinik Leipzig. Verfügbar über: http://www.stillen.de/vor_34.html.
49. Stockhausen, H.-B. von; Albrecht, K. (1997): „Leitlinien zur Betreuung des gesunden Neugeborenen im Kreißsaal und während des Wochenbetts der Mutter: Gemeinsame Stellungnahme der Deutschen Gesellschaft für perinatale Medizin, der Deutsch-Österreichischen Gesellschaft für Neonatologie und Pädiatrische Intensivmedizin und der Deutschen Gesellschaft für Gynäkologie und Geburtshilfe". *Die Hebamme* 10, S. 146–148.
50. Stopfkuchen, H. (2002): *Reanimation im Kindesalter (MID 2/01).* Verfügbar über: http://www.medizindialog.com/mid2_01/MID2_01Reanimation_im_Kindesalter.htm.
51. Strobel, Cornelia (1988): *Frühgeborene brauchen Liebe: Was Eltern für ihr „Frühchen" tun können.* München: Kösel.
52. Van den Berg, A.; Elburg, R.M.; van Geijn, H.P. et al. (2003): „Atemnotsyndrom nach geplanter Sectio am Termin: Eine Literaturübersicht und retrospektive Studie über fünf Jahre". *Die Hebamme* 2, HeLiDi 11 (2), S. 4.
53. Wahn, U.; Grosch-Wörner, I. (2003): „HIV-Infektion und AIDS". In: Michael J. Lentze et al. (Hrsg.). *Pädiatrie: Grundlagen und Praxis.* Berlin, Heidelberg, New York u.a.: Springer, S. 612–616.
54. Williams, A.F. (1999): „Hypoglykämie des Neugeborenen: Zusammenfassung der Expertenmeinungen der WHO." *Die Hebamme* 12, S. 139/140.
55. Zimmermann, Andrea (1999): „Primäre Reanimation". In: Henning Schneider et al. (Hrsg.). *Geburtshilfe.* Berlin, Heidelberg, New York u.a.: Springer, S. 922–944.
56. Bode S, Roth F, 2002: Wenn die Wiege leer bleibt. Hilfe für trauernde Eltern. Ehrenwirth, Bergisch-Gladbach
57. Harder U, 2003: Wochenbettbetreuung in der Klinik und zu Hause. Hippokrates Verlag, Stuttgart
58. Hemmerich FH, 2000: In den Tod geboren. Ein Weg für Eltern und Helfer bei Fehlgeburt, Abbruch, Totgeburt. Hygias-Verlag, Westheim
59. Lothrop H, 2002: Gute Hoffnung – jähes Ende. Fehlgeburt, Totgeburt und Verlust in der frühen Lebenszeit. Begleitung und neue Hoffnung für Eltern. Kösel-Verlag, 10. Auflage (1. Auflage 1991)
60. Nijs M, 1999: Trauern hat seine Zeit. Abschiedsrituale beim frühen Tod eines Kindes. Verlag für angewandte Psychologie, Göttingen
61. Schwarz C, 1998a: Geburt eines toten Kindes. In: Geist Ch, Harder U, Stiefel A (Hrsg.): Hebammenkunde. De Gruyter, Berlin, New York, 2. Auflage, S. 301-306
62. Schwarz C, 1998b: Betreuung verwaister Mütter. In: Geist Ch, Harder U, Stiefel A (Hrsg.): Hebammenkunde. De Gruyter, Berlin, New York, 2. Auflage, S. 366-371
63. Tausch-Flammer S, Bickel L, 1995: Wenn ein Mensch gestorben ist – wie gehen wir mit den Toten um? Verlag Herder, Freiburg
64. Thomas C, 1994: Berührungsängste? Vom Umgang mit der Leiche. VGS Verlagsgesellschaft, Köln
65. Tutsch H et al, 2002: Fehlgeburt – Totgeburt – Neugeborenentod. Wie können Hebammen, Ärzte und Schwestern betroffene Eltern angemessen betreuen? Forschungsarbeit der Hebammenschule am Vinzenz Pallotti Hospital Bensberg, KURS IX

Internetadressen:

Initiative REGENBOGEN „Glücklose Schwangerschaft" e.V.: www.initiative-regenbogen.de
Tabea e.V.: www.TABEA-eV.de
Verwaiste Eltern in Deutschland e.V.: www.veid.de
Verwaiste Eltern Hamburg e.V.: www.verwaiste-eltern.de
GEPS, Gemeinsame Elterninitiative Plötzlicher Säuglingstod e.V.: www.sids.de
Der Tod in Recht und Ordnung (incl. Bestattungsrecht aller Bundesländer): www.postmortal.de/Recht/recht.html
Netz von Bestattern, die aktive Mitwirkung von Angehörigen fördern: www.bestatter-netz.net

Information für Eltern

Information für Eltern beim Vorliegen besonderer Risiken

In der Gebärmutter befindet sich Ihr Kind in einem geschützten Raum, in dem es sich weitgehend unbeeinträchtigt von äußeren Einflüssen entwickeln kann. Durch den ständigen Stoffaustausch zwischen dem mütterlichen und dem kindlichen Blut über die Plazenta (Mutterkuchen) besteht gleichzeitig eine enge körperliche Verbindung. Die aus feinen Membranen bestehende so genannte Plazentaschranke verhindert jedoch den Übertritt vieler unerwünschter Substanzen in die kindliche Blutbahn. Darüber hinaus ist das Kind in der Lage, einige mögliche Belastungen in der Gebärmutter unbeschadet zu überstehen. Trotz dieser Schutzmechanismen werden jedoch immer wieder Kinder mit mehr oder weniger schweren Störungen oder Krankheiten geboren, häufig völlig unerwartet.

- Neben genetischen Vorbelastungen, z. B. mit Erbrankheiten, spielt die Gesamtheit der Lebensumstände und Lebensgewohnheiten der werdenden Mutter eine entscheidende Rolle für die Entwicklung des Kindes. Dabei gibt es einzelne Faktoren, die nach heutigen Erkenntnissen mit einem **besonderen Risiko für das Kind** einhergehen. Dazu gehören zum Beispiel: die Einnahme bestimmter Medikamente, der Konsum von Nikotin, Alkohol und illegalen Drogen, Infektionskrankheiten, schwere Ernährungsstörungen, extremer oder anhaltender körperlicher und seelischer Stress. Besonderheiten im Schwangerschafts- und Geburtsverlauf selbst, wie auch geburtshilflich erforderliche Maßnahmen können ebenso eine Rolle spielen.

- Die **möglichen Auswirkungen auf das Kind** sind sehr unterschiedlich. Frühgeburt und Mangelgeburt sind eine häufige Folgeerscheinung. Möglicherweise wird das Kind mit einer Anlagestörung eines einzelnen Organs, z. B. einem Herzfehler, geboren oder einzelne Organe sind in ihrer Funktion beeinträchtigt, z. B. das Gehirn. Ebenso kann das Kind selbst an einer Infektionskrankheit, welche die Mutter während der Schwangerschaft hatte, erkrankt sein. Bei einer guten Betreuung unter der Geburt und der Möglichkeit, Risiken rechtzeitig abzuwenden, ist das Schädigungsrisiko durch die Geburt selbst stark zurückgegangen. Dennoch können Verletzungen, geburtsbedingte Infektionen, Auswirkungen von Medikamenten und durch Sauerstoffmangel bedingte Störungen auftreten.

- Die Auswirkungen schwangerschafts- und geburtsbedingter Rikofaktoren können sich bereits unmittelbar nach der Geburt in einer Krankheit oder einer gestörten Anpassung zeigen, durch Probleme in der Neugeborenenperiode oder erst in einer über die Jahre gestörten Entwicklung äußern (Langzeit- oder Spätfolgen).

Was können Sie selbst tun?

- Durch regelmäßige **Vorsorgeuntersuchungen** können Risikofaktoren erkannt werden.

- **Informieren Sie die Hebamme und den Kinderarzt** bei Fragen nach Risikofaktoren möglichst umfassend und teilen Sie ihnen Unregelmäßigkeiten, die Ihnen selbst auffallen, mit.

© BDH – Das Neugeborene in der Hebammenpraxis, Hippokrates Verlag 2004

Information für Eltern

Fortsetzung: Information für Eltern beim Vorliegen besonderer Risiken

- Nehmen Sie die Möglichkeit einer **individuellen Beratung** durch die Hebamme oder den Arzt wahr. Sie beinhaltet im Wesentlichen folgende Aspekte:
  - Gesundheitsfördernde Lebensweise (Ernährung, Bewegung, Reisen, Hygiene)
  - Veränderung belastender Lebensumstände (z. B. Umorganisation im Haushalt, Verbesserung von Arbeitsplatzbedingungen)
  - Umstellung risikoreicher Lebensgewohnheiten (z. B. Raucherentwöhnung, Alkoholverzicht)
  - Inanspruchnahme staatlicher Hilfen und gesetzlicher Regelungen zum Schutz von Mutter und Kind (z. B. Mutterschutzgesetz)

- Lassen Sie sich beim Vorliegen von Risikofaktoren zur **Wahl des günstigsten Geburtsortes** beraten. Folgende Fragen sind dazu zu berücksichtigen:
  - Ist eine bestmögliche Versorgung des Kindes gewährleistet?
  - Wird der Erstkontakt mit dem Kind nach der Geburt unterstützt?
  - Haben Sie jederzeit Zugang zu Ihrem Kind, falls ein Aufenthalt in einer Kinderklinik notwendig werden sollte?
  - Werden Sie in die Versorgung Ihres Kindes mit einbezogen?

- Bemühen Sie sich darum, Ihr Kind mit **Muttermilch** (ggf. abgepumpt) zu ernähren, sofern kein Stillhindernis vorliegt. Gerade für ein Risikokind hat die Muttermilch viele Vorteile.

- **Versorgen Sie Ihr Kind** bei einem Klinikaufenthalt, soweit es Ihnen möglich ist, **selbst**. Ein regelmäßiger und intensiver Kontakt tut Ihnen beiden gut und Sie fühlen sich als Eltern bald sicher im Umgang mit Ihrem Kind.

- Sorgen Sie dafür, dass sich ein **Klinikaufenthalt** so kurz wie möglich gestaltet, um unnötige Belastungen, auch für die Familie, zu reduzieren. Voraussetzung dafür ist Ihre eigene Sicherheit in der Versorgung Ihres Kindes. (Einige Untersuchungen und Therapien können auch ambulant durchgeführt werden).

- Nehmen Sie nach der Geburt die **Hilfe einer Hebamme** in Anspruch. Sie umfasst u. a.:
  - die Beratung und Anleitung zur Ernährung Ihres Kindes mit Muttermilch, auch bei einem längeren Klinikaufenthalt
  - die Weiterbetreuung Ihres Kindes im häuslichen Umfeld nach einem Klinikaufenthalt, einschließlich der Anleitung zur Pflege und Ernährung
  - die Vermittlung von speziellen Beratungs- und Hilfsangeboten sowie von Selbsthilfegruppen

6 Beobachtung und Unterstützung der Anpassungsvorgänge während des Wochenbetts der Mutter

Hella Köster

Die Anpassung an das extrauterine Leben ist mit der ersten akuten Umstellung unmittelbar nach der Geburt nicht abgeschlossen. Die Neugeborenenperiode ist von weiteren entscheidenden Anpassungsvorgängen geprägt.

Frühe Neugeborenenperiode: 1.–7. Lebenstag
- Rückgang der geburtsbedingten Schädelverformung
- Stabilisierung der Temperaturregulation
- Ingangkommen der enteralen Ernährung
- Ingangkommen der Verdauung
- Ausgleich des initialen Gewichtsverlustes
- Ausbildung der physiologischen Darmflora
- Ingangkommen des Bilirubinstoffwechsels
- Abfall des Nabelschnurrestes
- Ingangkommen der eigenen Immunabwehr

In dieser Phase ist noch mit einer erhöhten Störanfälligkeit zu rechnen, weshalb das Neugeborene der besonderen Aufmerksamkeit bedarf!

Späte Neugeborenenperiode: 8.–28. Lebenstag
- Phase der zunehmenden Stabilisierung der Vitalfunktionen, welche mit einer geringer werdenden Anfälligkeit gegenüber äußeren Einflüssen einhergeht

Die **Kontrolle der Aufnahme der Vitalfunktionen** und die Unterstützung der Anpassungsvorgänge beim Neugeborenen stellen einen maßgeblichen Aufgabenbereich der Hebamme dar. Die Wochenbettbetreuung ist sowohl in den Berufsordnungen als auch in der Krankenkassen-Gebührenverordnung in Form eines täglichen Besuchs bis zum einschließlich 10. Wochenbetttag vorgesehen. Darüber hinaus sind bis acht Wochen nach der Geburt, bis zu 8 zusätzliche Besuche beim Vorliegen besonderer Erschwernisse vorgesehen. Bis zum Ende der Abstillphase können im Zusammenhang mit Stillschwierigkeiten jeweils 2 weitere Besuche und fernmündliche Beratungen vorgenommen werden.

Beim **ersten Wochenbettbesuch** sollte eine erneute Untersuchung des Neugeborenen in Anlehnung an die U1 durchgeführt werden, um sich eine eigene Beurteilungsgrundlage zu verschaffen.

Checkliste:
- **Allgemeinzustand**
  - tägl. – Inspektion, Befragung
- **Nabel**
  - tägliche Inspektion bis zur Verheilung der Nabelwunde (ggf. über den 10. Tag hinaus in Abständen)
- **Haut**
  - tägl. – Inspektion
- **Temperatur**
  - tägl. – Inspektion, Palpation, ggf. Messung
- **Stuhlgang**
  - tägl. – Inspektion, Befragung
- **Miktion**
  - tägl. – Inspektion der Windel oder Befragung

- **Spucken, Speien, Erbrechen**
  - situationsbezogen – Inspektion, Befragung
- **Ernährungszustand**
  - tägl. – Inspektion
- **Ernährungsverhalten**
  - tägl. – Inspektion und Befragung; bis 5. Lebenstag – mindest. eine vollständige Mahlzeit beobachten
- **Neugeborenenikterus**
  - tägl. – Inspektion

Tab. 6.1: Anpassungsvorgänge beim Neugeborenen: Zeittafel

	1. Woche								2. Woche							3. Woche					
Tage	1	2	3	4	5	6	7	8	9	10	11	12	13	14	15	16	17	18	19	20	21
Nabelheilung	Eintrocknen und Abfallen der Nabelschnur											Endgültige Abheilung der Nabelwunde: – leichtes Nässen – gelegentlich 1 Tropfen Blut								
Stuhl	Mekonium – schwarz-grün – zäh-klebrig		Übergangsstuhl – weich – bräunlich-gelb		Frauenmilchstuhl – gold-gelb bis grün-gelb – dünn bis breiig – 1 bis 10-mal täglich									Kunstmilchstuhl – hellgelb bis lehmbraun – breiig bis pastenartig – 2 bis 3-mal täglich							
Miktion	Windel feucht		– 6–8 nasse Windeln täglich – Farbe: hell strohgelb																		
Gewicht	Gewichtsabnahme maximal 10% des Geburtsgewichts				Wiedererlangen des Geburtsgewichts									Erstes Lebensjahr 1. Quartal: – 200 g/Woche 2. Quartal: – 150 g/Woche 3. Quartal: – 100 g/Woche 4. Quartal: – 80 g/Woche							
Spucken, Erbrechen	Fruchtwasser Schleim		– unregelmäßiges Spucken – unterschiedlich großer Mengen – unverdauter oder angedauter Nahrung – nach der Mahlzeit											Lässt mit zunehmendem Alter nach (8–12 Wochen)							
Ikterus			Physiologischer Verlauf Gipfel: 3.–6. Lebenstag (36. Std.–8. Tag)																		
Tage	1	2	3	4	5	6	7	8	9	10	11	12	13	14	15	16	17	18	19	20	21
			1. Woche							2. Woche						3. Woche					

Ergeben sich bei einer Kontrolle Abweichungen vom Normbereich oder pathologische Veränderungen, sind engmaschigere, genauere und nachgehende Kontrollen erforderlich (z. B. tägliches Wiegen).

6.1 Nabelheilung

Nach der Geburt ist ein Nabelschnurrest von ca. 2 cm Länge vorhanden, der in der Regel mit einer Einmalplastikklemme verschlossen ist. Er ist ca. 1,5 cm dick und enthält zwei Arterien und eine Vene, die in die gallertartige Wharton-Sulze eingebettet sind, umhüllt von Amnionhaut. Der Nabel selbst liegt in einer ausgesparten Lücke der Linea alba, dem Nabelring (Anulus umbilicalis), einer häutigen Umschlagfalte. In den Nabelschnurgefäßen sind noch Blutreste vorhanden, es erfolgt aber kein neuer Blutzustrom mehr, weil die Arteriae umbilicales kollabiert sind. Das führt dazu, dass das Nabelschnurgewebe abstirbt, austrocknet, sich zersetzt (Mumifikation), und schließlich abfällt. Der Prozess der Nabelheilung schließt mit der Wundheilung des Nabelschnuransatzes im Nabelgrund ab.

Schritte der Nabelheilung:
1) Absterben, Austrocknung und Zersetzung des Nabelschnurrests
2) Abfallen des Nabelschnurrests, ca. 3.–12. Lebenstag
3) Überhäutung der Nabelwunde, nach 2–3 Wochen abgeschlossen
4) Verschluss der Nabellücke in den Bauchmuskelsehnen
5) Verschluss der physiologischen Rektusdiastase

Nach dem Abfallen des Nabelschnurrests ist die Nabelwunde durch die Bildung von Granulationsgewebe zunächst meistens hügelig vorgewölbt. Sie ist bis zu ihrer endgültigen Verhei-

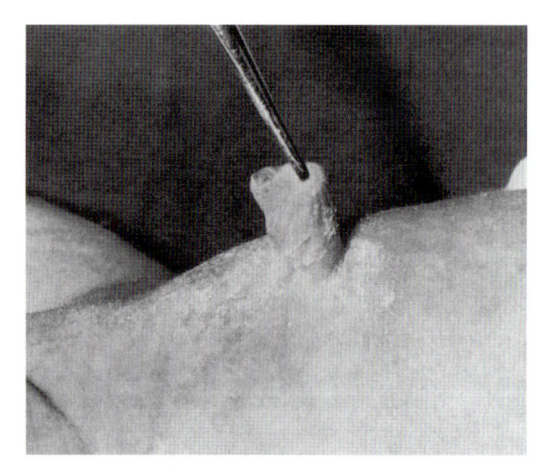

Abb. 6.1: Hautnabel nach Abfall des Nabelschnurrestes

lung feucht und nässt mehr oder weniger stark mit abnehmender Tendenz. In den ersten Tagen, nachdem der Nabelschnurrest abgefallen ist, können vereinzelt Tropfen von frischem oder eingetrocknetem Blut vorkommen.

Sonderformen des Nabels

- **Hautnabel**
  Die Bauchhaut umfasst den Anfang der Nabelschnur röhrenförmig in einer Höhe von bis zu 3 cm. Nach dem Abfallen des Nabelschnurrests liegt die Nabelwunde zunächst auf der Höhe eines Nabelstumpfs. Mit der Heilung der Wunde zieht sich der Hautansatz weitgehend zurück.

- **Amnionnabel**
  Die Amnionhülle der Nabelschnur geht in die Bauchdecke über. Nach dem Abfallen des Nabelschnurrests entsteht ein runder Hautdefekt, der sich nach und nach durch Epithelialisierung des Amnions verschließt.

Besonderheiten der Nabelheilung (nicht pathologisch)

■ Nabelgangrän

Nabelschnurrest oder Nabelwunde ist stark nässend und übel riechend

- **Therapie:**
  - Anwendung eines antibakteriellen Nabelpuders (ca. 3×tägl.)
  - Anwendung verdünnter Calendulaessenz (Ringelblumenauszug) für die Reinigung
  - Keinen Alkohol anwenden! Hautreizung, Konservierung des Nabelschnurrests)

■ Hautreizungen

Oberflächliche Rötung des Nabelrings

- **Ursache:** Feuchtigkeit, Reibung, reizende Substanzen im Nabelpuder
- **Therapie:**
  - Wundheilsalbe
  - Gute Abdeckung

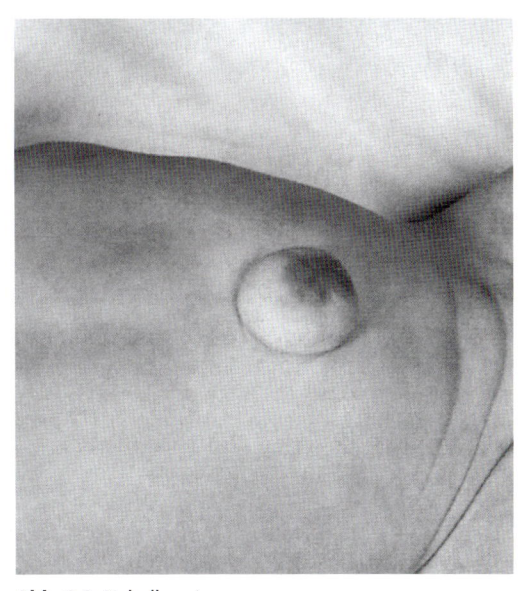

Abb. 6.3: Nabelhernie

■ Nabelgranulom

Überschießendes Heilungsgewebe (Abb. 6.2), auch in gestielter Form (Fungus), spontane Rückbildung innerhalb von max. 3–4 Wochen

- **Therapie:**
  - Reichlich pudern
  - Nabelbinde oder Netzschlauch anwenden
  - Regelmäßige Kontrollen bis zur endgültigen Abheilung der Nabelwunde

■ Nabelhernie (Nabelbruch)

Vorwölbung des Nabels mit einem Durchmesser von 1–3 cm (Abb. 6.3).

- **Ursache:** Bestehenbleiben der Rektusdiastase und der Faszienlücke
- **Diagnose:** Rektusdiastase tastbar
- **Verlauf:** Spontane Rückbildung im Laufe des 1.– max. 5. Lebensjahr durch Kräftigung der Bauchmuskulatur

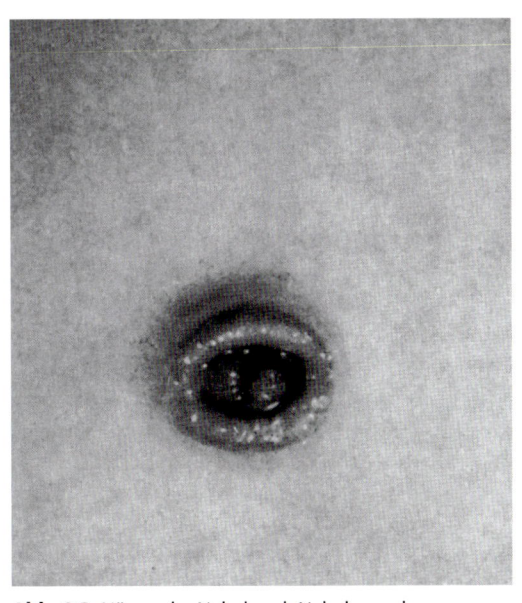

Abb. 6.2: Nässender Nabel nach Nabelgranulom

Pathologische Abweichungen der Nabelheilung

■ Nabelblutung

Regelmäßige frische Blutung oder anhaltende Sickerblutung

- **Ursachen:** Vitamin-K-Mangel, infektiös-septische Prozesse, angeborene Herzfehler
- Ärztliche Diagnose und Therapie

■ Nabelinfektion

Entzündung der Nabelwunde und der Umgebung des Nabels

- **Symptome:** radiär um den Nabel sich ausbreitende Rötung, ödematöse Schwellung, vermehrte bzw. eitrige Sekretion und Druckschmerzhaftigkeit
- **Komplikation: Nabelsepsis**
- **Ursache:** Amnioninfektionssyndrom, mangelhafte Hygiene
- **Erreger:** Z. B. Escherichia coli, Streptokokken B, Staphylokokken
- **Seltene Sonderformen:** Nabeldiphtherie, Nabeltetanus (Verunreinigung!)
- **Therapie:** Antibiotika. (lokal, ggf. systemisch)

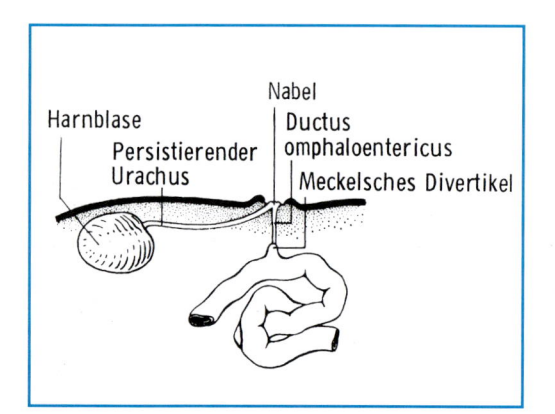

Abb. 6.4: Persistierender Ductus omphaloentericus und Urachusfistel

■ Ductus omphaloentericus und Urachusfistel

Bestehen gebliebene Verbindung zwischen Darm und Nabel aus der Embryonalzeit bzw. Verbindung zwischen Harnblase und Nabel (Urachusfistel) (s. Abb. 6.4)

- **Symptome:** Vermehrte Wundsekretion über 3 Wochen hinaus, säuerlich oder nach Stuhl riechende Nabelwunde, ausbleibende Rückbildung eines Granuloms
- **Diagnose:** Röntgenologische Darstellung
- **Therapie:** Operation

6.2 Temperaturregulation

Nach anfänglich leichter Hypothermie von 36,5 °C pendelt sich die Körpertemperatur des Neugeborenen ziemlich gleich bleibend bei 37 °C ein. Die bei Kindern und Erwachsenen typischen Tagesschwankungen (morgens niedrigere, nachmittags höhere Rektaltemperatur) treten erst nach ca. 6 Wochen auf. Wegen der im Verhältnis zum wärmeproduzierenden Körperkern großen wärmeabgebenden Körperschale beim Neugeborenen ergibt sich zusätzlich eine Instabilität der Temperaturregulierung. Zu bedenken ist, dass nicht nur Untertemperatur, sondern auch Übertemperatur eine Belastung für den Organismus darstellen.

> Der normale Schwankungsbereich der Körperkerntemperatur (rektal gemessen) eines reifen Neugeborenen liegt zwischen 36,5–37,2 °C und sollte die Grenzen von 36 °C und 37,4 °C nicht unter- bzw. überschreiten.

Indifferenztemperatur
Die Indifferenztemperatur ist die Umgebungstemperatur, bei der der geringste Abbau von Energiereserven stattfindet. Die Temperatur-

einstellung eines **Inkubators** bzw. **Wärmebettchens** erfolgt in Orientierung daran.
- **Reifes Neugeborenes:** 32 °C
- **Frühgeborenes:** 36 °C

Hypothermie (< 36 °C)

Ursachen:
- Zu niedrige Umgebungstemperatur, Zugluft
- Zu dünne Bekleidung, Bettdecke umhüllt das Kind nicht ausreichend
- Baden und Wickeln erfolgte bei zu niedriger Raumtemperatur
- Hypoxie (Sauerstoffmangel): bei einem O_2-Mangel findet keine ausreichende Fettverbrennung statt und es kann keine Wärmeenergie gewonnen werden.
- Infektion: Neugeborene reagieren noch nicht unbedingt mit Fieber auf eine Infektion, sondern können auch Untertemperatur entwickeln.

Begleitsymptome beachten, ggf. Abklärung durch den Arzt!

Folgen:
- **Metabolische Azidose:** Wegen der peripheren Minderdurchblutung bei Kälte setzt der anaerobe Stoffwechsel ein. Aus Glukose wird Laktat (Milchsäure), das sich im Gewebe einlagert.
- **Hypoglykämie:** Der anaerobe Stoffwechsel verbraucht für denselben Energiegewinn wesentlich mehr Glukose.
- **Hyperbilirubinämie:** Die Verlangsamung des Stoffwechsels und der hohe Glukosebedarf für die Energiegewinnung schränken die Leberfunktion für die Umwandlung des indirekten Bilirubins in direktes Bilirubin ein.

> Besonders anfällig für eine Hypothermie sind **mangelgeborene** und **frühgeborene** Kinder, auch wenn sie bereits zwischen der 35. und 37. SSW geboren wurden. Neben dem noch ungünstigeren Verhältnis Körperkern/Körperschale besitzen sie eine dünnere Isolationsschicht aus Fettgewebe und verfügen über geringere Energiereserven.

Maßnahmen:
Bereits ab einer Temperatur von **36,5 °C** sollten Maßnahmen ergriffen werden, um den Erhalt der Körpertemperatur zu sichern.
- Körperwärme der Mutter (zur Mutter ins Bett oder ins Tragetuch)
- Angewärmtes Kirschkernsäckchen
- Wärmflasche: Wegen der dünnen Haut des Neugeborenen kommt es leicht zu Verbrennungen, deshalb, wenn überhaupt, nur gut Körpertemperatur-warmes Wasser verwenden
- Schühchen anziehen, am besten aus reiner Wolle zum Binden
- Baumwollmütze, auch in der Wohnung
- In eine Decke einschlagen, „Pucken", so entsteht ein Wärmespeicher
- Raumtemperatur erhöhen
- Wärmebettchen

> **Beachte:** Ist die Körpertemperatur bereits unter 36,5 °C, muss dem Neugeborenen zunächst Wärme zugeführt werde, bevor es wärmer eingepackt wird. Es darf nicht ausgekühlt in eine Folie (Silver swaddler) gewickelt werden!

Hyperthermie (> 37,5 °C)

Ursachen:
- Hitzestau – das Kind ist zu warm angezogen, Höschenwindeln mit Folie, hohe Raumtemperatur, heißer Sommertag (Achtung: nicht im Auto lassen!)
- Flüssigkeitsmangel (Salzstau) – Störung der Wärmeabgabe durch Schwitzen
- Lang anhaltendes Schreien (> $1/2$ Std.), besonders bei Frühgeborenen
- Infektion

> **Beachte:** Neugeborene entwickeln bei Infektionen in der Regel noch kein Fieber. Sie reagieren meist mit Untertemperatur oder Temperaturschwankungen!

Folgen:
- Steigerung des Stoffwechsels
- SIDS: Überhitzung gilt als eines der Hauptrisiken für den plötzlichen Kindstod (s. S. 242f)

Maßnahmen:
- Umgebungstemperatur senken (wenn möglich)
- Kleidung und Decken lüften
- Flüssigkeitszufuhr

> Erst Temperaturen > 38 °C sind als bedenklich einzustufen und müssen abgeklärt werden!

Temperaturkontrolle

Beim Umgang mit dem Neugeborenen wird die Körpertemperatur mehr oder weniger beiläufig erfasst. Die Hände müssen nicht ganz warm sein. Arme, Füße, Beine und Kopf sollten sich dagegen warm anfühlen. Hat das Kind Schweiß im Nacken, ist es überhitzt.

Normalerweise ist ein Neugeborenes rosig, mit unterschiedlichen Abstufungen. Ist ein Kind zu kalt, ist die Haut marmoriert oder blass-bläulich. Das kann sich auf die Extremitäten beschränken, aber auch den Rumpf mit betreffen. Ein überhitztes Kind hat meist einen deutlich hochroten Kopf und ist unter Umständen sehr müde und trinkfaul oder aber es schreit vor Durst und Unwohlsein.

Beratung der Eltern

- Bei üblicher Bekleidung ist eine **Raumtemperatur** von tagsüber **18–21 °C** und nachts **15–18 °C** angemessen.
- In den ersten Wochen sollte für das Wickeln eine zusätzliche Wärmequelle zur Verfügung stehen (z. B. Wärmestrahler, Heizlüfter, Bad mit Heizung).
- Auch Neugeborene und Säuglinge haben schon einen individuell unterschiedlichen Wärmebedarf!
- Die Temperaturregulation stabilisiert sich zunehmend nach der ersten Lebenswoche.
- Der Aufenthalt im Freien bei unterschiedlichen Witterungen ist dem Neugeborenen zuzumuten. Bei Extremtemperaturen ist allerdings Zurückhaltung geboten (Frost, Hitze).
- Zur Gewöhnung an niedrige Außentemperaturen kann das Kind gut eingepackt täglich für eine halbe Stunde in der Nähe eines offenen Fensters stehen.
- Bei hohen Außentemperaturen reguliert das gestillte Kind seinen Flüssigkeitsbedarf weiterhin über das Prinzip von Angebot und Nachfrage mit Muttermilch.

6.3 Stuhlgang

Die Beurteilung des Stuhls gibt in vielfacher Hinsicht Aufschluss über die Gesundheit und über den Ernährungszustand des Neugeborenen. Die Bewertung des Muttermilchstuhls ist nicht immer unproblematisch, weil er eine große Variationsbreite im Normbereich aufweist. Abweichungen des Stuhls können aber auch einen hohen Krankheitswert besitzen, weshalb Zusatzkriterien, z. B. der Allgemeinzustand und das Körpergewicht, für die Beurteilung hinzuzuziehen sind. Die Abgrenzung zwischen Physiologie und Pathologie ist bei Kuhmilchstuhl relativ einfach, mit ihm gehen eher Probleme der Verdauung einher.

Beurteilungskriterien:
- Zeitpunkt des Einsetzens
- Häufigkeit
- Menge
- Farbe
- Konsistenz
- Geruch
- Begleiterscheinungen

Vorgehen:
- Begutachtung der Windel, ggf. eine benutzte Windel aufheben lassen
- Genaue Befragung bezüglich des Ausscheidungsverhaltens im Laufe der letzten 24 Stunden

Ingangkommen der Verdauung

Mekonium, das so genannte Kindspech, sammelt sich während der Schwangerschaft im Darm des Kindes an. Es ist schwarzbraun-grün, zäh-klebrig und steril. Manchmal ist es bei der Ausscheidung mit einem grau-weißen Schleimpfropf umgeben.

Häufig wird das erste Mekonium schon vor, unter oder unmittelbar nach der Geburt abgesetzt. Ansonsten kommt die Verdauung in der Regel im Laufe der ersten 24 Stunden nach der Geburt in Gang und ist dann häufig von Unruhe des Kindes begleitet. Die vollständige Ausscheidung erfolgt innerhalb der ersten 3 Lebenstage in Abhängigkeit von der Nahrungsaufnahme. Verdauungshormone in der Muttermilch unterstützen diesen Vorgang, sofern von Anfang an ausschließlich und nach Bedarf des Kindes gestillt wird. Eine verzögerte Ausscheidung des Mekoniums, das heißt über den 3. Lebenstag hinaus, steht meist in Verbindung mit einer unzureichenden Stillpraktik. Sie geht deshalb erfahrungsgemäß auch mit einer relativ großen initialen Gewichtsabnahme des Neugeborenen einher.

Der erste Mekoniumabgang muss **dokumentiert** werden, denn er schließt eine **Anal- oder Rektumatresie** aus! Das Ausbleiben des Mekoniumabgangs kann auch durch einen **Mekoniumileus** (z. B. bei Mukoviszidose) verursacht sein. In diesem Fall kommt es zur zunehmenden Auftreibung des Abdomens und Erbrechen.

Ausbildung der Standortkeimflora des Darms

Die physiologische Besiedelung des bei der Geburt noch sterilen Darms mit Bakterien findet innerhalb der ersten 2–4 Lebenstage statt. Es sind vor allem die Keime der Mutter, mit der das Neugeborene im engsten Körperkontakt steht. Beim **voll gestillten Neugeborenen** überwiegt bald die so genannte **Bifidusflora**, deren Wachstum durch verschiedene Inhaltsstoffe der Muttermilch gefördert wird. Die Bifidobakterien (Lactobacillus bifidus) sorgen dadurch, dass sie Milchzucker (Laktose) zu Essigsäure vergären, für ein saures Milieu im Darm mit einem pH von 4,5–6,0. Diese für Krankheitserreger ungünstigen Bedingungen verhindern deren Ansiedelung und stellen somit einen wichtigen Infektionsschutz für das Neugeborene dar. Zusätzlich sind Bifidobakterien harmlose Mitbewohner, die keine Infektionen z. B. der Nabelwunde hervorrufen können, sie sind apathogen.

Bei Neugeborenen, die mit **industriell hergestellter Säuglingsnahrung** ernährt werden, bildet sich dagegen eine Darmflora mit **Kolibakterien** (Escherichia coli) aus. Sie säuern das Darmmilieu nicht an, weshalb der Stuhl einen pH von 6,5–7,5 hat. Kolibakterien können außerhalb des Darms **Infektionen** hervorrufen.

Übergangsstuhl

Je nach der aufgenommenen Nahrungsmenge vermischt sich das Mekonium schon ab dem

2. Lebenstag zunehmend mit den ersten Nahrungsstühlen. Diese Mischung ist **bräunlich** bis **grünlich-gelb** und in ihrer Konsistenz weicher als das reine Mekonium.

Beim Übergang vom Mekonium zu den ersten Nahrungsstühlen tritt manchmal eine „Verdauungslücke" von 1–2 Tagen auf. Muttermilch ist bei Bedarf vollständig verwertbar. So kann es sein, dass hypotrophe oder hypertrophe Kinder zwar ausreichend gestillt werden, zunächst aber ihren hohen Bedarf decken, so dass kurzzeitig kein Stuhl gebildet wird.

Muttermilchstuhl

Mit dem Milcheinschuss, in der Regel am 3. Lebenstag, werden größere Mengen Nahrung aufgenommen und entsprechend mehr Stuhl gebildet. Ab dem 4.–7. Lebenstag wird dann reiner Muttermilchstuhl ausgeschieden, mit einer Häufigkeit von 2–10 Stühlen in 24 Stunden. 100 ml Frauenmilch liefern etwa 3 g Stuhl.

Muttermilchstuhl ist gold-gelb und von cremig-breiiger Konsistenz, er riecht aromatisch und leicht säuerlich. Im Zuge der Anpassung der Verdauung ist er meist flüssig mit einer Beimengung von festen Krümeln, schaumig oder aber mit Schleimbeimengungen versehen. Ein solcher „Übergangskatarrh" kann bis zu 2 Wochen nach der Geburt auftreten.

Das Saugen an der Brust löst beim Kind häufig Stuhlgang aus, der so genannte **gastrokolitische Effekt**. Eine kurze Stillunterbrechung kann erforderlich sein, bis sich der Darm wieder beruhigt hat. Die Verdauung erfolgt ansonsten meist im Anschluss an das ausgiebige Stillen, wodurch das Kind, obwohl es satt ist, vorübergehend (ca. $1/2$ Std.) sehr unruhig sein kann.

Stuhllücken von 2–3 Tagen können während der gesamten Stillperiode immer mal wieder vorkommen, z. B. bei Krankheit des Kindes oder kurzzeitig verringertem Nahrungsangebot. Sollten sie über einen Zeitraum von 3 Tagen hinaus bestehen, sind die Ursachen zu klären und zu beheben. Einige Säuglinge haben grundsätzlich selten Stuhlgang, d. h. nur jeden 3.– 4. Tag, bei guter Gewichtszunahme. Eine regelrechte Gewichtszunahme sollte bei diesen Kindern jedoch besonders in den ersten Lebensmonaten durch häufigeres Wiegen sichergestellt werden.

■ Physiologische Farbabweichungen

- **Leuchtend hellgrün:** grünes Gemüse in der Nahrung der Mutter (Salat, Spinat, Schlangengurke)
- **Gelb-grün:** Oxidationsvorgänge bei längerer Verweildauer in der Windel
- **Gelb-weißlich:** nur teilweise verdaute Frauenmilch auf Grund einer zu schnellen Darmpassage. Zu beobachten bei:
    - Kaffeegenuss der Mutter, nachdem in der Schwangerschaft auf Kaffee verzichtet wurde
    - Methergineinnahme der Mutter
    - Darmstörungen nach medikamentöser Behandlung des Kindes (z. B. Therapie bei Mundsoor)
- **Dunkel, schwärzlich tinguiert:** Eisensubstitution bei Mutter oder Kind
- **Dunkelgrün, etwas flüssiger:** Phototherapie bei Hyperbilirubinämie
- **Teerstuhl, schwarz:** Beimengungen von verschlucktem Blut aus wunden Brustwarzen, das durch den Kontakt mit Magensäure schwarz wurde. Er weist im Gegensatz zum Mekonium einen roten Hof in der Windel auf. Bluterbrechen ist eine häufige Begleiterscheinung.

■ Pathologische Stuhlveränderungen

- **Melaena neonatorum (Blutstuhl):** Beimischung von dunkel- oder hellrotem Blut aus Schleimhautblutungen der unteren Darmabschnitte, u. a. bei Vitamin-K-Mangelblutungen (Morbus haemorrhagicus neonatorum). Bei Beimengungen von Teerstuhl aus den

oberen Abschnitten des Verdauungstraktes auch schwärzliche Färbung.
- **Säuglingsenteritis (Dyspepsie):**
  Akutes Krankheitsbild: lebensbedrohlich!
  – Wässrige, z. T. schleimige und blutige Stühle (Durchfall)
  – Häufige Entleerung in großen Mengen
  – Schmutzige, braun-grüne Farbe
  – Übel riechend
  Begleitsymptome:
  – Anfänglich: Koliken, Unruhe, Schreien
  – Fortschreitende Exsikkose, Gewichtsverlust
  – Gefahr einer Sepsis
  – „Das Kind baut zusehends ab" (u. U. innerhalb weniger Stunden)
  Ursachen: v. a. Infektionen
  Erreger:
  – Säuglingspathogene Escherichia-coli-Stämme (EPEC, EaggEC)
  – Salmonellen (epidemisch auf Neugeborenen- und Säuglingsstationen)
  – Rotaviren (nach dem 3. Lebensmonat)
- **Schleimige Stühle:** Anhaltend, über den Zeitraum des Übergangskatarrhs hinaus, können auf einer Infektion (auch angeborene, z. B. Listeriose) oder Lebensmittelallergie bzw. -intoleranz beruhen
- **Ausbleiben des Stuhlgangs:** Trotz erfolgten Mekoniumabgangs folgen keine weiteren Stühle bei:
  – Darmstenosen
  – Aushungerung
- **Abstilldyspepsie:** Beim Abstillen auftretende akute Ernährungsstörung des Säuglings mit leichtem Durchfall.
  Ursachen:
  – Nicht altersgerechte Säuglingsernährung
  – Infekte
  – Nahrungsmittelunverträglichkeiten (z. B. Kuhmilchallergie)
- **Laktoseintoleranz** (Milchzuckerunverträglichkeit): Infolge einer verminderten oder fehlenden Laktaseaktivität (milchzuckerspaltendes Enzym) kann Laktose nicht aufgespalten und resorbiert werden. Sie gelangt in tiefere Darmabschnitte und wird dort bakteriell abgebaut. Die Folge sind Koliken, Durchfälle mit unzureichender Gewichtszunahme und andere gesundheitliche Beeinträchtigungen. Auch Muttermilch wird nicht vertragen, eine spezielle Diät ist erforderlich.
- **Neonatales Abstinenzsyndrom (NAS):** Entzugserscheinung nach Alkoholkonsum, Drogengebrauch und Einnahme bestimmter Medikamente durch die Mutter während der Schwangerschaft führen zu dünnen bis wässrigen Stühlen beim Neugeborenen.

Kuhmilchstuhl

Der Stuhl eines mit adaptierter Kuhmilchnahrung ernährten Neugeborenen weist deutliche Unterschiede zum Muttermilchstuhl auf. Eine ernährungsbedingte Stuhllücke tritt nicht auf. Der Stuhlgang erfolgt mit 2–3-mal täglich seltener als bei frauenmilchernährten Kindern, bedingt durch die schwerere Verdaulichkeit einiger Nahrungsbestandteile. Dazu gehören der hohe Gehalt an schwer verdaulichem Molkeneiweiß (Casein) und die schwerer verdaulichen gesättigten Fettsäuren der industriell hergestellten Säuglingsnahrung. Mütterliche Verdauungsenzyme und -hormone zur Unterstützung der Verdauungsvorgänge sind ebenfalls nicht enthalten. Auf Grund der geringeren Verwertbarkeit fallen von 100 g aufgenommener Nahrung 5 g Stuhl an.

Die Stühle sind meist fest und pastenartig geformt bei hellgelber bis lehmbrauner Farbe. Sie riechen leicht fäkal und sind auf Grund ihres Gehalts an Kolibakterien potentiell infektiös (außerhalb des Darms).

■ Besonderheiten

- **Vorübergehendes Ausbleiben des Stuhls**
  Bei der Umstellung von Muttermilch auf Kuhmilchnahrung muss sich die Verdauung umstellen und es kann zu einer 1- bis 2-tägigen Stuhllücke kommen.

- **Der Stuhlgang ist regelmäßig erschwert.**
Eine schmerzhafte Verdauung mit Obstipationsneigung tritt häufig bei einer zu frühen Umstellung von Pré-Nahrung auf eine Folgenahrung auf. Pré-Nahrung sollte mindestens 6 Wochen, besser noch 3 Monate gegeben werden, um Verdauungsprobleme zu vermeiden. 1–2 Mahlzeiten mehr täglich stellen den einzigen möglichen Nachteil dar, ersparen dem Kind (und der Mutter) aber die Prozedur der täglichen Behandlung von Verdauungsschwierigkeiten. Manchmal ist die Umstellung auf eine andere Marke Erfolg versprechend, es sollten jedoch niemals verschiedene Produkte in beliebigem Wechsel gefüttert werden. Zur Erleichterung der Verdauung kann die eine oder andere Milchflasche mit Fencheltee zubereitet werden. Es ist sicherzustellen, dass die Nahrung richtig zubereitet wird, besonders im Hinblick auf das Mischungsverhältnis des Milchpulvers mit Wasser. Bei eingedickter Nahrung bekommt das Kind nicht ausreichend Flüssigkeit.

■ **Pathologische Abweichungen**

Bei Kuhmilchstuhl sind **alle** Abweichungen als kritisch zu bewerten:
- Grüne, dünne Stühle
- Stühle mit Schleimbeimengungen
- Feste, kötelartige Stühle mit Obstipation
- Knollenartige Stühle

Tipps zur Unterstützung der Verdauung

- Das Kind in warmer Umgebung mit nacktem Unterkörper 10–20 Minuten strampeln lassen.
- Das Kind längs über den Unterarm legen, die warme Hand am Bauch des Kindes. So kann es auch umhergetragen werden.
- Den Bauch im Uhrzeigersinn mit 10%igem Kümmelöl, Melissenöl, Schlehenblütenöl oder einer vergleichbaren Mischung massieren.

- Bei Bauchschmerzen wegen Überfüllung des Magens, z. B. nach hastigem Trinken, beengende Kleidung und Windel entfernen.

Unverträgliche oder blähende Substanzen in der Muttermilch wirken sich innerhalb von 2–24 Stunden nach der Nahrungsaufnahme auf den Darm und die Verdauung aus. In Frage kommen vor allem: blähendes Gemüse, Hülsenfrüchte, Schokolade, Weintrauben, Kirschen, reine Kuhmilch, Milchkaffee, reines Sauerteigbrot und Vollkorngetreide in Verbindung mit raffiniertem Zucker.

> Als Faustregel gilt: Was bei der Mutter bläht, bläht auch beim Kind.

6.4 Miktion

Bei der Geburt beträgt die Blasenfüllung im Mittel 45 ml, sie stammt von im Uterus getrunkenem Fruchtwasser. In den ersten 2 Lebenstagen werden normalerweise 20–50 ml Urin pro Tag ausgeschieden. Eine vorübergehende Anurie bis zu 24 Stunden ist beim gesunden reifen Neugeborenen als eine physiologische Übergangserscheinung zu betrachten, jedoch bei Früh- und Mangelgeborenen nicht tolerierbar.

Die **erste Miktion** sollte dokumentiert werden, weil sie auf durchgängige Harnwege hinweist. Bei einer ausgeprägten Phimose kann es zu einer sackartigen Aufblähung der Vorhaut kommen, was einen operativen Eingriff erfordert.

Nach dem 2. Lebenstag, während der restlichen Neugeborenenperiode, werden **täglich 100–300 ml** Urin ausgeschieden, bei einer Miktionshäufigkeit von 10- bis 20-mal. Das entspricht 8–10 nassen Windeln täglich. Eine Windel sollte also bei jedem Wickeln nass sein. Das Wasserlassen erfolgt zudem häufig sichtbar bei geöffneter Windel. Bei Unsicherheit – Höschenwindeln nehmen teilweise Feuchtigkeit sehr gut auf – kann die benutzte Windel im Vergleich mit einer unbenutzten gewogen werden. Die Urinmenge ist ein wichtiges Kriterium für die Beurteilung einer ausreichenden Nahrungsaufnahme beim Stillen.

Der **Urin** ist normalerweise hell strohgelb und beim voll gestillten Kind geruchsneutral. Eine physiologische Besonderheit ist das Vorkommen von **Ziegelmehlsediment** im Urin. Es handelt sich um harnsaure Salze aus der Niere, die 1- bis 3-mal innerhalb der ersten Lebenswoche ausgeschieden werden können. Sie sind als ziegelmehlfarbener Fleck in der Windel auf der Höhe der Urethramündung zu sehen und dürfen nicht mit Blut verwechselt werden.

Bei einer zu geringen Flüssigkeitszufuhr ist der Urin konzentriert und von dunkelgelber Farbe. Bei einer hohen Bilirubinkonzentration im Blut färbt sich der Urin orange-gelb (wasserlösliche Bilirubinderivate werden ausnahmsweise in größeren Mengen über die Niere ausgeschieden).

6.5 Gewichtsentwicklung

Initialer Gewichtsverlust
Der Gewichtsverlust beim Neugeborenen in den ersten Tagen nach der Geburt ist auf Grund der mitgebrachten Energiereserven in einem bestimmten Rahmen als physiologisch zu betrachten.
- Maximale Gewichtsabnahme am 5. Tag p.p.
- **Reife eutrophe Neugeborene:** 10 % des Geburtsgewichts
- **Früh- oder Mangelgeborene:** 5 % des Geburtsgewichts
  Begründung:
  – Flüssigkeitsbedarf ↑ (hypotroph: bestehende Exsikkose, frühgeboren: Flüssigkeitsverlust über die Haut, höherer Wasseranteil im Organismus)
  – Energiebedarf ↑ (Temperaturregulation)
  – Energiereserven ↓ (Glykogenreserven, braunes Fettgewebe)

Wiedererlangen des Geburtsgewichts
Nach dem 5. Lebenstag sollte ein Gewichtsanstieg erfolgen, so dass spätestens nach 14 Tagen das Geburtsgewicht wieder erreicht ist. Im Einzelfall kann ein Zeitraum von 3 Wochen toleriert werden, solange eine nachvollziehbare, wenn auch verzögerte Gewichtsentwicklung stattfindet.

Gewichtszunahme im ersten Lebensjahr: Durchschnittswerte
- 1. Quartal: 200 g/Woche (25 g/Tag)
- 2. Quartal: 150 g/Woche
- 3. Quartal: 100 g/Woche
- 4. Quartal: 80 g/Woche

Wachstumskurven
- 1. Lebenshalbjahr (4.–5. Monat): Verdoppelung des Geburtsgewichts
- 1. Lebensjahr: Verdreifachung des Geburtsgewichts

Beachte:
- Voll gestillte Kinder nehmen in den ersten Monaten schneller (ohne Gefahr der Überernährung), vom 3.–12. Monat an langsamer zu als mit Kuhmilchnahrung ernährte Kinder. Dies führt zu einem Knick in der Gewichtskurve. Gefahr: Unnötigerweise wird die Zufütterung von Kuhmilchnahrung empfohlen!
- Mit einem Jahr wiegen voll gestillte Kinder im Schnitt 500 g weniger als mit Kuhmilch ernährte Kinder.
- Die Perzentilenkurven für das Gewicht zeigen eine hohe Spannweite zwischen einer Zunahme von 400–1200 g/Monat.
- Wichtig ist, dass die Gewichtsentwicklung im gesamten 1. Lebensjahr in etwa parallel zur Perzentilenkurve verläuft.

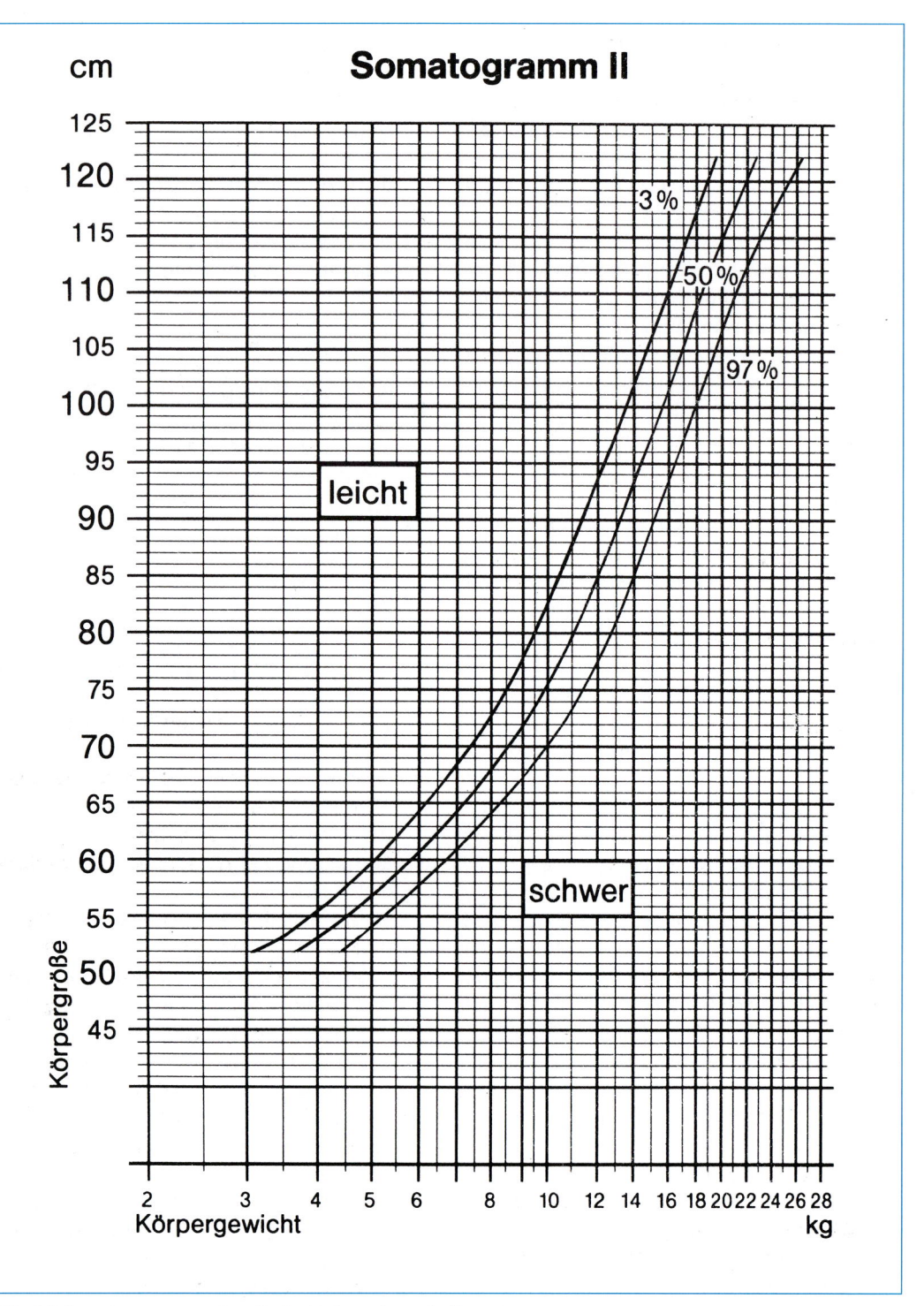

Abb. 6.5: Somatogramm aus dem Kinder-Untersuchungsheft

Empfehlung:
Größe und Gewicht simultan messen, um Sorgen wegen einer zu geringen Gewichtszunahme zu vermeiden! (Somatogramm, s. Abb. 6.5)

Wachstumsschübe
Zu bestimmten Zeitpunkten steigt der Nahrungsbedarf eines Neugeborenen bzw. Säuglings:
- 10. Tag, nach 6 Wochen, nach 3 Monaten
- Häufigeres Saugen an der Brust zur Steigerung der Milchmenge
- Nach 2–3 Tagen reguliert sich der Stillrhythmus wieder

Die Sorge um eine ausreichende Ernährung des gestillten Kindes, wenn es zu diesen Zeitpunkten mehr Nahrung einfordert, verleitet Eltern häufig zur Zufütterung von Säuglingsnahrung. Bei Kuhmilchernährung wird dann oft zu früh auf die Folgenahrung umgestellt, mit der Folge einer schwereren Verdaulichkeit.

Kontrolle der Gewichtszunahme

Gewichtskontrolle durch Wiegen, vorgesehene Zeitpunkte
- U2 – 3.–10. Lebenstag
  Zum Abschluss der Wochenbettbetreuung durch die Hebamme sollte das Wiedererlangen des Geburtsgewichts möglichst sicher gestellt sein. Wenn die U2 schon sehr früh stattgefunden hat, wird die Hebamme das Kind dann erneut wiegen.
- U3 – 4.–6. Lebenswoche
- Bei allen weiteren **Vorsorgeuntersuchungen** nach den Kinderrichtlinien

Merkmale für eine ausreichende Gewichtszunahme:
- Mindestens 5 Mahlzeiten/Tag (bis zu 8/Tag)
- Stilldauer: mindestens 10–15 Min./Seite
- **6–8 nasse Windeln/Tag**
- **1–3-mal Stuhlgang/Tag** (bis zu 10-mal bei gestillten Kindern)
- Das Kind ist mindestens **2 Stunden zufrie-**

den oder schläft so lange nach einer ausgiebigen Mahlzeit
- **Der Bauch ist ausladend**
- Die **Fettpölsterchen auf den Fingern** nehmen sichtbar zu

Wenn aufgrund des Verhaltens oder Aussehens des Kindes Zweifel an einer ausreichenden Nahrungsaufnahme bestehen, sind **zusätzliche Gewichtskontrollen** notwendig.

Beurteilung der Gewichtskontrolle, Kriterien für einen Handlungsbedarf:
- Das Kind hat mehr als 10 % bzw. 5 % seines Geburtsgewichts abgenommen
- Das Kind hat nach 14 Tagen sein Geburtsgewicht noch nicht wieder erreicht
- Keine tägliche Gewichtszunahme von 20–30 g (im Mittel)

Maßnahmen bei einer unzureichenden Gewichtszunahme

1. **Ermittlung der zugrunde liegenden Ursache:**
   - **Eingehende Befragung der Mutter zum Kind** (ggf. Buch führen lassen)
     - Stillverhalten des Kindes
     - Häufigkeit und Dauer der Stillmahlzeiten über 24 Std.
     - Ausscheidungsverhalten des Kindes
     - Spucken, Erbrechen
     - Zufütterung von Tee, Glukose oder Kuhmilchnahrung
     - Schlaf- und Wachverhalten
     - Korrekte Zubereitung von Babynahrung
     - Wird die Babynahrung nach Bedarf gefüttert?
   - **Beobachtung einer vollständigen Stillmahlzeit**
   - **Beobachtung und Befragung zur Mutter**
     - Ernährungsverhalten (Diät, Fehlernährung)
     - Ruhe, Schlaf, Entspannung
     - Häuslicher Stress

- Familiärer Stress
- Psychische Verfassung – Adaptation an die Mutterrolle
- Innere Haltung zum Stillen
- Verunsicherung durch Verwandte, Freunde
- **Genaue Untersuchung des Kindes**
  - Unreife, Hypotrophie
  - Unterernährung, Exsikkose
  - Allgemeinzustand: Reflexe, Muskeltonus, Hautfarbe, Atmung
  - Bislang unerkannte Fehlbildungen (Ösophagusatresie, Choanalatresie, Gaumenspalte, Herzfehler u.a.)
  - Infektionen (Darm, Atemwege, Sepsis)
  - Ikterus
  - Hypoglykämie
  - Pylorusstenose
  - KISS-Syndrom (Kopfgelenk-induzierte Symmetriestörung)
  - Stoffwechselstörungen: Laktoseintoleranz, Galaktosämie, Hypothyreose

2. **Stilltagebuch führen lassen**
   Häufigkeit und Dauer der Stillmahlzeiten

3. **Ermittlung der Trinkmenge**
   Die Ermittlung der Trinkmenge ist nur sinnvoll, wenn die **gesamte Tagestrinkmenge** ermittelt wird, d. h. es muss über einen Zeitraum von **24 Std.** vor und nach **jedem** Anlegen gewogen werden. Wenn die Eltern selbst wiegen, ist eine genaue Einweisung einschließlich der Fehlerquellen erforderlich.

Therapie nach Ursache und Zustand des Kindes:
- Eingehende **Beratung** und weitere **Gewichtskontrollen** (u.U. in 1- bis 2-tägigen Abständen). Das Kind sollte nicht weiter abnehmen. Eine vorübergehende Stagnation der Gewichtszunahme über einige Tage ist bei Kindern mit gutem Allgemeinzustand tolerierbar.
- Ggf. **Abpumpen**
- Ggf. **Zufütterung**
- Ggf. Überweisung an **Kinderarzt** oder **Kinderklinik**

Praktische Tipps zum Wiegen des Kindes:
- Immer dieselbe Waage benutzen
- 1. Gewicht = Ausgangswert auf dieser Waage (kann mit Klinik- oder Kinderarzt-Waage divergieren)
- Bei täglicher Gewichtskontrolle: möglichst immer zur gleichen Uhrzeit

6.6 Spucken, Erbrechen

Das Spucken von verschlucktem Fruchtwasser und Schleim sowie das Spucken und Erbrechen von Nahrung sind beim Neugeborenen häufige Erscheinungen. Eine Abgrenzung zu pathologischen Formen des Erbrechens ist deshalb schwierig. Es ist wichtig, sich eine genaue Vorstellung vom Spuckverhalten des Kindes zu verschaffen, einerseits um die Mutter beruhigen zu können, andererseits um Verhaltensweisen beim Stillen/Füttern und im Umgang mit dem Kind zu ermitteln, die ein Spucken oder Erbrechen größerer Mengen möglicherweise fördern. Schließlich geht es auch darum, pathologisches Spucken und Erbrechen frühzeitig zu erkennen und einer weiteren Diagnostik und Therapie zuzuleiten.

Beurteilungskriterien:
- Menge
- Häufigkeit
- Zusammenhang mit der Nahrungsaufnahme
- Konsistenz
- Farbe
- Beimengungen
- Allgemeinzustand
- Gewichtsentwicklung

Vorgehen:
- Befragung der Mutter zum Trink- und Spuckverhalten des Kindes in den letzten 24 Stunden.

- Beobachtung des Kindes, ggf. Kontrolle von vollgespuckten Windeln und Bekleidung (von den Eltern aufheben lassen)
- Beurteilung des Allgemeinzustandes und Ernährungszustandes des Kindes

Formen des normalen Spuckverhaltens

■ **Hochwürgen und Ausspucken von Fruchtwasser und Schleim in den ersten 2 Lebenstagen**

Unterstützende Maßnahmen:
- Mund abwischen
- Das Kind längs auf den Unterarm legen mit Kopftieflagerung, leicht auf den Rücken klopfen. (Den Eltern die Haltung des Kindes demonstrieren)
- Bei hartnäckigen Schleimresten kann Tee gegeben werden. Durch den Verdünnungseffekt fällt das Ausspucken dann leichter
- Ggf. Absaugen (bei nachhaltig erschwerter Atmung)

Es ist sinnvoll, das Neugeborene bereits nach der Geburt einige Minuten so zu lagern, dass es Fruchtwasser und Schleim gut los wird:
- Auf den eigenen Bauch auf eine flache Unterlage legen oder
- die Mutter hält das Kind waagerecht und zur Seite geneigt auf dem Arm, so dass es Fruchtwasser und Schleim gut ausspucken kann.

■ **Ausspucken unterschiedlich großer Mengen unverdauter oder angedauter Milch im Anschluss an die Nahrungsaufnahme**

Ursachen:
- Kurz vor der Mündung der Speiseröhre in den Magen passiert sie eine Durchtrittsstelle im Zwerchfell (Hiatus). Die Weite der Durchtrittsstelle ist von der Muskelspannung des Zwerchfells abhängig und bewirkt eine Speiseröhrenenge mit einer gewissen Verschlussfunktion zum Magen hin. Beim Neugeborenen besteht eine physiologische **Unreife** an diesem Übergang.
- Muttermilch und Säuglingsanfangsnahrung sind recht dünnflüssig.
- Neugeborene und Säuglinge nehmen bei einer Mahlzeit häufig größere Mengen Nahrung zu sich als sie brauchen. Durch Spucken befreien sie sich von einem übervollen Magen. So heißt es im Volksmund auch: „**Speikinder sind Gedeihkinder**".

Ein Problem ergibt sich daraus, dass die ausgespuckten Flüssigkeitsmengen von den Eltern häufig überschätzt werden. Sie haben schon bei geringen Mengen den Eindruck, ihr Kind habe die Mahlzeit mehr oder weniger vollständig erbrochen.

Beachte: Bereits kleine Mengen Flüssigkeit nehmen eine große Fläche in Anspruch!

■ **Häufiges Spucken kleiner oder sporadisches Erbrechen größerer Nahrungsmengen**

Ursachen:
- Das Kind wird nach den Mahlzeiten zu viel bewegt: z. B. unmittelbares hektisches Wickeln, Schockeln, Bewegungsspiele
- Hastiges Trinken: hängt auch vom Temperament des Kindes ab. → Beginn der Mahlzeit nicht hinauszögern, Zwangspausen einlegen
- Überfüllter Magen:
  - hastiges, gieriges Trinken nach langer Pause zwischen den Mahlzeiten
  - Zu häufiges und langes Anlegen unruhiger Kinder
- Überschießender Milchfluss: z. B. beim Milcheinschuss oder bei leicht fließenden Brüsten → Stillposition ändern (Rücklingsstillen, zurückgelehnte Sitzhaltung)
- Zu großes Saugerloch: Das Kind verschluckt sich, der Magen füllt sich zu schnell, es wird Luft geschluckt. → extra Sauger für dünnflüssige Nahrung oder Teesauger verwenden. (Wenn die Flasche senkrecht nach unten ge-

halten wird, sollte die Nahrung heraustropfen, nicht im Strahl herausschießen)
- Zufütterung von Tee oder Glukoselösung: Überfüllter Magen
- „Zwangsernährung" eines untergewichtigen Kindes

Beachte: Im Einzelfall, wenn die ausgespuckte Menge besonders groß war, kommt es vor, dass ein Kind unmittelbar nach dem Erbrechen wieder Hunger hat.

■ Bluterbrechen (Hämatemesis) beim gestillten Kind bei blutenden Brustwarzen

- Nicht pathologisch, wenn es **sicher** auf verschlucktes Blut aus wunden Brustwarzen zurückzuführen ist
- Große Mengen Blut werden vom Magen nicht unbedingt gut toleriert, weshalb sie wieder erbrochen werden können. Eine ausreichende Nahrungsaufnahme muss in diesem Fall sichergestellt werden! (Hungerverhalten des Kindes, Stühle, Gewicht)

Pathologisches Spucken und Erbrechen mit spezifischer Symptomatik

■ Ösophagusatresie

Definition: angeborener Verschluss der Speiseröhre

Symptome:
- Herauswürgen schaumigen Speichels
- Schnorcheln
- Sofortiges Erbrechen jeder zugeführten Nahrung (wenn überhaupt Nahrung aufgenommen wird)
- Begleitend: Zyanose

Komplikation: Aspirationspneumonie

Diagnose: Überprüfung der Sondendurchgängigkeit

Therapie: baldige Operation

■ Spastisch-hypertrophe Pylorusstenose, „Magenpförtnerkrampf"

Definition: Verengung des Magenausgangs (Pylorus) durch Hypertrophie und Spasmus der Ringmuskulatur, einhergehend mit zunehmender Passagebehinderung. Sie tritt bei 0,3 % aller Neugeborenen auf, Jungen sind 5-mal häufiger betroffen als Mädchen.

Symptome:
- Einsetzen in der **3. Lebenswoche**
- Zunächst gelegentlich, bald nach **jeder** Mahlzeit
- **Spastisches Erbrechen:** Explosionsartig, im hohen Bogen!
- **Sichtbare Magenperistaltik:** läuft vom linken Rippenbogen zum rechten Oberbauch (Abb. 6.6)
- Das Kind schreit viel und macht einen **gequälten Eindruck,** „greisenhaftes" Aussehen
- Das Kind hat unmittelbar danach wieder **Hunger**
- **Pseudoobstipation:** durch die zunehmende Hypertrophie und Spastizität der Pylorusmuskulatur gelangt schließlich keine Nahrung mehr in den Darm
- **Oligurie**

Komplikationen:
- Gewichtsabnahme
- Exsikkose
- Hypoventilation: Kompensation der metabolischen Alkalose (CO_2-Retention) nach hohen Säureverlusten durch das Erbrechen
- Koma

Diagnose: sonographisch

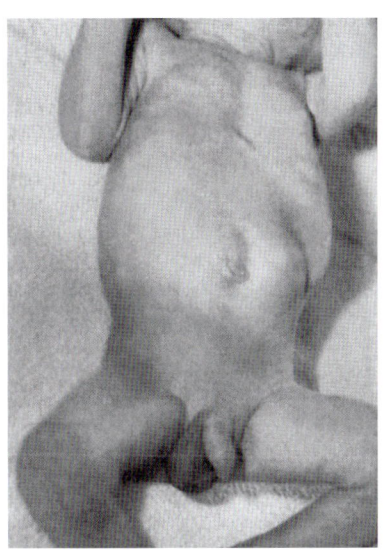

Abb. 6.6: Pylorusstenose

Therapie:
- 1 Woche lang konservativ mit Spasmolytika, Sedativa, häufige kleine Mahlzeiten
- Wenn erfolglos: Operation

■ **Pathologisches Erbrechen mit unspezifischer Symptomatik**

Symptome:
- Regelmäßiges Erbrechen großer Mengen
- Anhaltendes Erbrechen, unabhängig von der Nahrungaufnahme
- Schlaffes Herauslaufenlassen von Speichel und jeglicher zugeführter Nahrung
- Pathologische Beimengungen, wie Mekonium, Stuhl, Galle, Blut
- Hämatemesis (Bluterbrechen):
  - Kaffeesatzartige Farbe nach Kontakt des Blutes mit Magensäure (Häm → Hämatin = Häm Fe^{3+}); auch bei blutenden Brustwarzen der Mutter, in diesem Fall nicht pathologisch
  - Hellrotes Blut: Blutung im oberen Bereich des Gastrointestinaltrakts (Speiseröhre, Schlund), z. B. bei Vitamin-K-Mangelblutung

Begleiterscheinungen:
- Bauchsymptome: Krämpfe, Auftreibungen (z. B. bei Rektumatresie, Mekoniumileus)
- Verfall des Kindes, auffälliger Allgemeinzustand
- Pathologische Veränderungen des Stuhls
- Exsikkose, Gewichtsabnahme
- Das Kind hat immer unmittelbar wieder Hunger

Mögliche Ursachen:
- Infektionen (z. B. angeborene Listerose, Salmonellenenteritis)
- Fehlbildungen des Verdauungstrakts
- Gerinnungsstörungen
- Neonatales Abstinenzsyndrom nach Suchtmittel (Alkohol, Drogen- oder Medikamenteneinnahme der Mutter während der Schwangerschaft)

6.7 Neugeborenengelbsucht (Icterus neonatorum)

Die Neugeborenengelbsucht besteht in einer Gelbfärbung der Haut auf Grund eines Anstiegs von Bilirubin im Blut des Neugeborenen.

Bilirubin entsteht als Abbauprodukt des Häms, des Farbstoffanteils des Hämoglobins der Erythrozyten und kommt im Blut normalerweise in einer Konzentration von 0,1–1,2 mg/dl vor. Bei einer Erhöhung des Bilirubinspiegels über 1–2 mg/dl liegt eine **Hyperbilirubinämie** vor. Bei steigenden Werten tritt das Bilirubin ins Gewebe über und führt ab einer Konzentration von mehr als 5 mg/dl zur Gelbfärbung der Haut und Skleren (Lederhaut des Auges).

Meist handelt es sich um einen **physiologischen Neugeborenenikterus**, der in folgenden Grenzen verläuft:
- Auftreten: **nach** 36 Lebensstunden
- Erreichter Maximalwert: 17 mg/dl (reifes Neugeborenes)
- Gipfel: zwischen dem 3. und 6. Lebenstag
- Dauer: bis 8 Tage p.p.

Ein **pathologischer Ikterus** wird durch folgende Kriterien definiert:
- Auftreten in den ersten 36 Std. Lebensstunden (Icterus praecox)
- Anstieg > 6 mg/dl/Tag
- Erreichtes Maximum > 20 mg/dl (Icterus gravis)
- Dauer > 14. Lebenstag (Icterus prolongatus)

Bei niedrigen Konzentrationen wird das Bilirubin nicht nur gut vom Organismus toleriert, sondern besitzt eine **antioxidative** Wirksamkeit. Das heißt, dass es im oxidativen Stoffwechsel entstehende, sehr aggressive Sauerstoffradikale unschädlich machen kann und damit zum notwendigen Schutz des Körpers vor diesen Stoffen beiträgt. Unter bestimmten Bedingungen und bei hohen Blutkonzentrationen wirkt das fettlösliche, indirekte Bilirubin jedoch **toxisch** auf das Gehirn, es entsteht der so genannte Kernikterus.

Nach wie vor gibt es keine klar definierten Grenzwerte für die tatsächliche Gefährdung eines reifen Neugeborenen durch eine Hyperbilirubinämie.

Physiologische Grundlagen

- Aus Erythrozyten, die nach ihrer Lebensdauer zerfallen sowie aus geschädigten Erythrozyten wird in der Milz Hämoglobin freigesetzt. Über mehrere Schritte wird der enthaltene Blutfarbstoff Häm in **unkonjugiertes, indirektes** Bilirubin verwandelt. Als freies, ungebundenes, fettlösliches Bilirubin ist es toxisch und fettlöslich.
- Im Blut wird es jedoch an Albumin gebunden – in dieser Form besitzt es keine unmittelbare Toxizität – zur Leber transportiert. Dort wird es vom Albumin abgekoppelt und aktiv mit Hilfe der Transportproteine Y und Z ins Zellinnere eingeschleust.

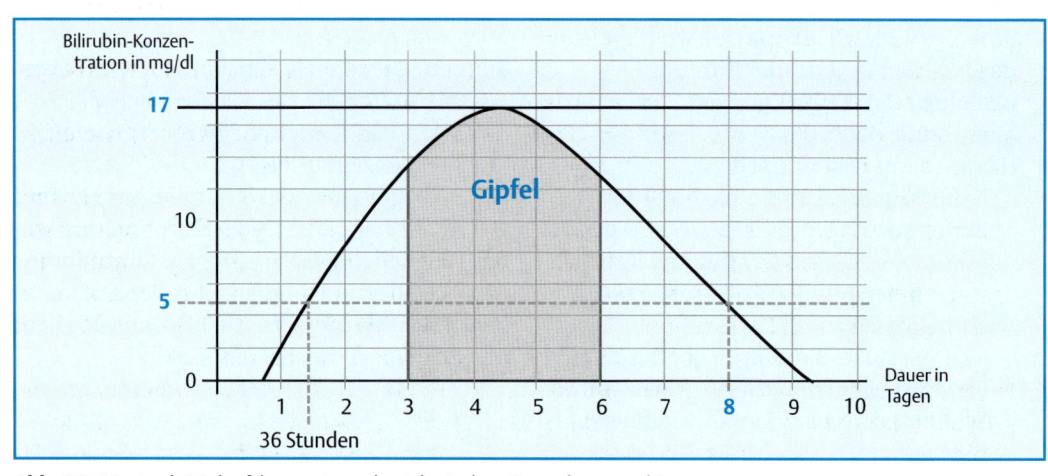

Abb. 6.7: Maximale Verlaufskurve eines physiologischen Neugeborenenikterus

- In der Leberzelle wird es dann mit Hilfe des Enzyms UDP-Glukuronyltransferase an Glukuronsäure gebunden (Glukuronidierung). Für diesen Vorgang ist das Vorhandensein von Glukose erforderlich. Als **konjugiertes, direktes** Bilirubin ist es nun **atoxisch** und **wasserlöslich**.
- Die Ausscheidung erfolgt mit der Galle (als Gallenfarbstoff) in den Darm. Ein Teil des direkten Bilirubins wird bereits in Leber und Galle zu **Urobilinogen**, der andere Teil im Dickdarm durch anaerobe Bakterien zu **Sterkobilinogen** abgebaut. Zu 83 % werden sie nach Oxidation als Sterkobilin bzw. Urobilin mit dem Stuhl ausgeschieden und tragen zur normalen Stuhlfarbe bei. Der übrige Anteil des Urobilinogens wird größtenteils im Dünndarm resorbiert, über die Pfortader zur Leber transportiert und dort weiter abgebaut. Dieser Vorgang wird als **enterohepatischer Kreislauf** bezeichnet. Das übrige Sterkobilinogen wird im Dickdarm resorbiert und zusammen mit Spuren von Urobilinogen über die Niere mit dem Harn ausgeschieden (2 %).

Besonderheiten von Bilirubinabbau und -ausscheidung beim Neugeborenen

1. **Eine verzögerte Umwandlung von indirektem in direktes Bilirubin in der Leber**
   Die Leberleistung des Neugeborenen weist eine relative Unreife auf. Im Mutterleib wurde das anfallende Bilirubin weitestgehend über die Plazenta an die Mutter abgegeben, wodurch die Glukuronyltransferaseaktivität der Leber des Kindes bis zur Geburt kaum aktiv war. Die erforderlichen Enzyme werden im Wesentlichen erst nach der Geburt produziert bzw. aktiviert. Die Transportproteine, welche die Einschleusung des indirekten Bilirubins in die Leberzelle bewerkstelligen, weisen ebenfalls noch Defizite auf.

2. **Es fällt viel Häm an und somit das Abbauprodukt Bilirubin**
   Fetale Erythrozyten haben eine verkürzte Lebensdauer von 70–90 Tagen im Gegensatz zu den Erwachsenenerythrozyten mit einer Lebensdauer von 120 Tagen. Bedingt durch eine hohe Erythrozytenzahl beim Neugeborenen ($4{,}0$–$6{,}6 \times 10^{12}$/l) und dem damit einhergehenden hohen Hämoglobingehalt des Blutes (145–225 g/l), fällt Bilirubin zusätzlich in großen Mengen an. Insgesamt wird eine im Verhältnis zum Erwachsenen 2–3fache Menge an Bilirubin produziert.

3. **Enterohepatischer Kreislauf von unkonjugiertem Bilirubin**
   Während der Fetalzeit wird Bilirubin nur in sehr geringen Mengen in der Leber glukuronidiert und in den Darm transportiert. Entweder reichert es sich als direktes Bilirubin im Mekonium an oder es wird mit Hilfe des darmständigen Enzyms β-**Glukuronidase** wieder zu unkonjugiertem Bilirubin gelöst, über die Darmwand zurückresorbiert und über die Plazenta der weiteren Verstoffwechselung durch die Mutter zugeleitet. Dieser enterohepatische Kreislauf besteht nach der Geburt zunächst fort, während die Muttermilch zusätzlich β-Glukuronidase liefert. Hinzu kommt eine fehlende Umwandlung von Bilirubin zu Sterkobilinogen mangels Darmbakterien, wodurch Bilirubin statt Sterkobilinogen aus dem Darm resorbiert wird.

Faktoren, die zur Verstärkung des physiologischen Neugeborenenikterus beitragen:
- **Männliches Geschlecht**
- **Später Fütterungsbeginn, besonders bei gestillten Kindern:**
  - Albuminmangel und Mangel an anderen Stoffwechselsubstraten
  - Lange Verweildauer des Mekoniums im Darm durch das langsame Ingangkommen der Verdauung (das Bilirubin aus dem Mekonium gelangt in den enterohepatischen Kreislauf)
- **Glukosefütterung:**
  - Mangel an ausreichend Albuminen, die nur in hochwertiger Nahrung vorkommen, nicht jedoch in Tee, Glukose- oder Elektrolytlösung

- Negativer Einfluss auf die Muttermilchmenge: ein vorgetäuschtes Sättigungsgefühl bei angefülltem Magen führt zu einer geringeren Aufnahme von Muttermilch.
- **Stress:** Beeinträchtigung der Leberfunktion
- **Postpartaler Gewichtsverlust, Exsikkose**
- **Wehenunduktion durch Oxytocin**
- **Geburtstraumatische Hämatome** (kein Kephalhämatom), Blutungen (z. B. Vitamin-K-Mangelblutung)
- **Polyzythämie** (erhöhter Hämatokrit):
  - Übertransfusion bei der Abnabelung (abhängig von der Abnabelungspraxis)
  - Übertragene und mangelgeborene Kinder

Sonderform: Muttermilchikterus

Die Muttermilchernährung kann eine verstärkende Wirkung auf den Neugeborenenikterus haben, das heißt, gestillte Kinder werden im Schnitt etwas stärker und vor allem länger gelb als Kinder, die mit industriell hergestellter Säuglingsnahrung ernährt werden.

Die **Frühform**, auch als „Stillikterus" bezeichnet, beruht auf dem Problem eines **verzögerten Beginns der Nahrungsaufnahme** in den ersten Lebenstagen. Sie ist vor allem auf ein zu seltenes und zu kurzes Anlegen in den ersten Lebenstagen und die immer noch gängige Praxis der Zufütterung minderwertiger Nahrung, wie Glukose, Tee oder Elektrolytlösung, zurückzuführen. Denn prinzipiell gewährleisten gerade die Inhaltsstoffe der Muttermilch die erfolgreiche Bewältigung des Bilirubinabbaus!

Die **Spätform**, der eigentliche „Muttermilchikterus", wird durch die Muttermilch selbst verursacht. Sie tritt bei 0,5 bis 2 % aller Neugeborenen auf, mit einem familiären Wiederholungsrisiko von 70 %, wenn bereits ein Geschwisterkind davon betroffen war. Der Ikterus besteht über die 2. Lebenswoche hinaus (Icterus prolongatus) und hält meist über Wochen an. Die genaue Ursache ist noch nicht bekannt, man vermutet, dass ein erhöhter Pregnandiolgehalt der Muttermilch oder ein erhöhter Anteil an freien Fettsäuren mit hemmender Wirkung auf die Glukuronyltransferase verantwortlich sind.

Ein Muttermilchikterus wird heute nicht mehr als Indikation zum Abstillen oder für eine Stillpause betrachtet, weil trotz hoher Bilirubinkonzentrationen keine Gefährdung für das Kind besteht. Eine Stillpause kann allenfalls die Diagnose Muttermilchikterus erhärten.

Auf jeden Fall ist eine umfassende Diagnostik zum Ausschluss anderer, pathologischer Ursachen unumgänglich.

Risikofaktoren für einen pathologischen Neugeborenenikterus

- Verstärkte Haemolyse infolge Rh-Inkompatibilität (Morbus haemolyticus neonatorum)
- AB0-Erythroblastose
- Glukose-6-Phosphat-Dehydrogenase-Mangel (vererbte Erythrozytenenzymopathie)
- Unreife, Frühgeburt
- Infektionen, Sepsis
- Hypothermie
- Hypoglykämie
- Hypalbuminämie
- Azidose (verminderte Albuminbindung)
- Schock
- Medikamente (präpartal an die Mutter oder postparal dem Kind verabreicht), die mit dem Bilirubin um die Bindung ans Albimun konkurrieren (z. B. Sulfonamide, Valium, Lasix)
- Stoffwechselstörungen:
  - Hypothyreose
  - Mütterlicher Diabetes mellitus

Für **Risikokinder** besteht eine erhöhte Gefahr für einen **Kernikterus** und es gelten niedrigere Grenzwerte für den Einsatz einer Therapie. Beim **Morbus haemolyticus neonatorum** (siehe S. 130) und beim Glukose-6-Phosphat-Dehydrogenase-Mangel besteht ein **mehrfach erhöhtes** Risiko.

Kernikterus (Bilirubinenzephalopathie)

Bilirubin ist im Blut vorhanden, tritt aber auch in die Haut, die Skleren und das übrige Körpergewebe über. Probleme treten dann auf, wenn das indirekte Bilirubin nicht an Albumin gebunden ist, sondern frei im Blut kursiert. So kann es die Blut-Liquor-Schranke im Gehirn überwinden, auf die **Gehirnsubstanz** übergreifen und dort seine toxische Wirkung entfalten. Häufig ist die Blut-Liquor-Schranke in diesen Fällen bereits durch begleitende Ereignisse vorgeschädigt, so dass eine erhöhte Kapillarpermeabilität besteht. Die Folge einer solchen Bilirubinenzephalopathie ist eine irreversible Schädigung des Nervengewebes, das heißt, es treten **schwere, irreversible Hirnschädigungen** auf.

Symptome:
- **Phase 1:** Schläfrigkeit, Hypotonie, Trinkschwäche, Erbrechen, schrilles Schreien, Krämpfe
- **Phase 2:** Spastizität, Opisthotonus, Übererregbarkeit, hohes Fieber, irreguläre Atmung (evtl. tödlich)
- **Phase 3:** Neurologische Defekte, wie zerebrale Bewegungsstörungen, Augenmuskellähmung, Hörverluste, geistige Retardierung.

Meistens tritt ein Kernikterus in Verbindung mit sehr hohen Bilirubinwerten von 25–30 mg/dl und mehr auf. In Abhängigkeit von den Ursachen, z. B. eine durch Medikamente verhinderte Albuminbindung des indirekten Bilirubins, kann das Bilirubin auch schon bei niedrigeren Konzentrationen einen Kernikterus verursachen.

Das Auftreten eines Kernikterus bei einem gesunden, reifen Neugeborenen, ohne zusätzliche Risikofaktoren, kommt praktisch nicht vor. Eine gesunde Nervenzelle ist in der Lage, eingedrungenes Bilirubin wieder zu eliminieren, sofern eine ausreichende Energieversorgung gewährleistet ist.

Diagnostik

▪ Inspektion

Zeitpunkt:
- Ein Ikterus, der innerhalb der ersten 36 Stunden auftritt, ist immer als kritisch zu bewerten. Beim Icterus praecox ist vor allem an eine Rh-Inkompatibilität zu denken!
- Ein verlängerter Ikterus über den 10.–14. Lebenstag hinaus ist typisch für einen Muttermilchikterus. Darüber hinaus kann eine Grunderkrankung des Kindes bestehen.
  Beachte: Ein Icterus prolongatus kann der Vorbote einer Vitamin-K-Mangelblutung sein!
- Eine massive Zunahme des Ikterus innerhalb **kürzester Zeit (12–24 Std.)** ist als pathologisch zu bewerten.

Hautfarbe:
- Die Beurteilung der Gelbfärbung erfolgt bei Tageslicht. Das Kind ist gegebenenfalls ans Fenster zu halten. Künstliches Licht verfälscht den Eindruck.
- Die Haut wird mit dem Finger eingedrückt, damit sie blutleer wird und eine Beurteilung unabhängig von der Hautdurchblutung möglich ist: Nasenspitze, Brustbein, Fußrücken.
- Begutachtung der Skleren.
- Bei einer Gelbfärbung von Gesicht und Skleren ist das Kind vollständig zu entkleiden, damit der Ausbreitungsgrad der Gelbsucht begutachtet werden kann.
- Der Ikterus beginnt im Gesicht und breitet sich dann von oben nach unten aus.

Hinweiszeichen eine ausgeprägte Hyperbilirubinämie:
- Ausbreitung über den gesamten Körper einschließlich der Füße.

- Hohe Farbintensität (Icterus gravis).
  Beachte: Der Eindruck ist vom Hauttyp des Kindes abhängig und stellt deshalb ein relativ unsicheres Beurteilungskriterium dar.
- Intensive Gelbfärbung des Zahnfleischs.
- Bedenklich ist **jegliche Abstufung** der Gelbfärbung, die von einem reduzierten Allgemeinzustand des Kindes begleitet ist.
- Ausscheidung von **intensiv orange-gelbem Urin** bei hohen Bilirubinwerten: Urobilinogen, das zum Teil dem enterohepatischen Kreislauf unterliegt, wird bei einer hohen Stoffwechselbelastung der Leber ausnahmsweise in größeren Mengen direkt mit dem Urin ausgeschieden.
- Ein Kind wird erst bei sehr hohen Bilirubinwerten, die mit einer zentralnervösen Beeinträchtigung einhergehen, **trinkfaul**. Eher werden Kinder, die aus anderen Gründen trinkfaul und schläfrig sind, gelb, weil sie zu wenig Nahrung zu sich nehmen.
- Bei **Rhesus-negativem Status** der Mutter sowie beim Vorliegen **anamnestischer Risikofaktoren** ist die alleinige Bewertung des Ikterus anhand seines klinischen Erscheinungsbilds nicht ausreichend.

Beim Vorliegen eines oder mehrerer Kriterien für einen Verdacht auf eine ausgeprägte Hyperbilirubinämie ist die **Kontrolluntersuchung** des Bilirubinspiegels im Kapillarblut erforderlich. Gleichzeitig muss eine **kinderärztliche Untersuchung** zum Ausschluss von ursächlichen Risiken und Krankheiten erfolgen. Bei gravierenden Verläufen ist eine Einweisung in die Kinderklinik noch am selben Tag notwendig.

■ Transkutane Bilirubinbestimmung

Eine relativ genaue Bestimmung der Bilirubinwerte ist durch eine nicht invasive photometrische Messung durch die Haut möglich (BiliCheck™, Bilimeter von Minolta). Die Messung erfolgt innerhalb von 3 Sekunden auf der Stirn oder auf dem Sternum. Das ermöglicht eine tägliche, eventuell sogar mehrfache Messung der Werte ohne Belastung für das Kind. Der große Unsicherheitsfaktor einer reinen Inspektion entfällt. Das BiliCheck™-Gerät wird vor jeder Messung geeicht und liefert deshalb einen Absolutwert. Dieser korreliert sehr gut mit den gleichzeitig im Serum gemessenen Bilirubinwerten. Erst bei Messwerten im kritischen Bereich von 20 mg/dl oder bei einem schnellen Anstieg von mehr als 6 mg/dl/Tag sind Laboruntersuchungen und eine kinderärztliche Untersuchung notwendig (20).

Die Methode ist nur bei Termingeborenen > 2500 g, ohne Phototherapie, anzuwenden. Bei Stauungszyanose und farbigen Kindern ist die Messung am Sternum vorzunehmen.

■ Blutwerte

Gesamtbilirubin:
- Indirektes Bilirubin, im Blut an Albumin gebunden
- Freies, indirektes Bilirubin, nicht an Albumin gebunden, fettlöslich, toxisch
- Direktes Bilirubin, glukuronidiert, wasserlöslich

Die Bestimmung der Bilirubinkonzentration im Serum erfolgt im Kapillarblut. Die Angaben erfolgen in mg/dl oder µmol/l (Molekularmenge in 1 Liter Blut): **1 mg/dl** ≅ **17,1 µmol/l**. Vorzugsweise werden **Hämoglobin** und **Hämatokrit** mit bestimmt.

- **Direktes Bilirubin:**
  Beim Verdacht auf Krankheiten, die eine Ausscheidung des direkten Bilirubins beeinträchtigen, wird der Wert gesondert bestimmt.
- **Direkter Coombstest (Antikörperbestimmung):**
  – Einsatz: Verdacht auf Rh-Inkompatibilität
  – Nachweis: Bereits an die Erythrozytenoberfläche gebundene mütterliche Antikörper beim Kind (Morbus haemolyticus neonatorum)

- Blutgruppe und Rhesusfaktor des Kindes, ggf. der Mutter

Therapie

Die Therapie der Wahl bei einer pathologischen Hyperbilirubinämie ist die **Phototherapie**. Wirkung: Sichtbares Licht im Bereich von 425–475 nm Wellenlänge, das von Weißlichtröhren, Blaulichtröhren und Spezialblaulichtröhren abgegeben wird, begünstigt den Photoabbau des Bilirubins. Das wasserunlösliche Bilirubinmolekül in der Haut wird durch Umverteilung von Atomen innerhalb des Bilirubinmoleküls in ein farbloses, wasserlösliches Bilirubinmolekül (Fotobilirubin) umgewandelt, das rasch über Leber und Niere ausgeschieden wird. Die Molekülstruktur des Fotobilirubins ist allerdings nicht sehr stabil, so dass noch im Darm eine Zurückführung in das unkonjugierte Bilirubin und eine Rückresorption stattfinden können. Das macht einen Teil des **Reboundphänomens** nach der Unterbrechung der Phototherapie aus.

Entscheidend für die Wirksamkeit der Phototherapie ist die Lichtstärke bzw. der Abstand der Lampe vom Kind. **Die Augen müssen abgedeckt werden!** Es werden abwechselnd Bauch und Rücken bestrahlt (Lagewechsel alle 3–4 Std.), über eine maximale Dauer von 12 Stunden.

Nebenwirkungen:
- Dünne, dunkelgrüne Stühle
- Wasser- und Elektrolytverluste
- Hautausschläge (Exanthem)
- Augenschäden (bei unzureichendem Augenschutz)

Nebeneffekte:
- Mutter-Kind-Trennung
- Stillabbruch
- Häufige Blutentnahmen
- Vulnerable child syndrome

Das **Vulnerable child syndrome** äußert sich in einer länger anhaltenden Beziehungsstörung der Mutter zum Kind, als Folge der Einschätzung der Hyperbilirubinämie als einer bedeutsamen Krankheit. Die große Sorge um die Gefährdung der Gesundheit des Kindes zeigt sich in wesentlich häufigeren Gesundheitsuntersuchungen und Notfallbehandlungen im Vergleich zur Kontrollgruppe. Gleichzeitig werden die Kinder selten länger als eine Stunde alleine gelassen und sehr oft früher abgestillt (21).

Mit dem **BiliBed**™ besteht die Möglichkeit einer Phototherapie im Säuglingsbett am Bett der Mutter, um den Mutter-Kind-Kontakt so wenig wie möglich zu stören. Wegen der geringeren Strahlungsintensität braucht das Kind keinen Augenschutz. Für die ambulante Nutzung ist es nur eingeschränkt einsetzbar, weil die niedrige

Tab. 6.2: Therapeutisches Vorgehen bei Hyperbilirubinämie (Roos u.a., 2001)

Gesamtbilirubin mg/dl (mmol/l)				
Alter (h)	Phototherapie erwägen	Phototherapie	Phototherapie 4–6 h, falls erfolglos: Blutaustauschtransfusion*	Blutaustauschtransfusion
25–48	≥ 12 (170)	≥ 15 (260)	≥ 20 (340)	≥ 25 (430)
49–72	≥ 15 (260)	≥ 18 (310)	≥ 25 (430)	≥ 30 (510)
> 72	≥ 17 (290)	≥ 20 (340)	≥ 25 (430)	≥ 30 (510)

* Blutaustauschtransfusion, wenn Bilirubin in 4–6 Stunden nicht um 1–2 mg/dl (20–30 mmol) abfällt

Lichtenergie eine längere Bestrahlungsdauer erforderlich macht. Aufenthalte von mehr als 3–4 Stunden täglich in einer Arzt- oder Hebammenpraxis sind für Eltern nicht akzeptabel und im Rahmen einer Praxisorganisation nicht zu bewerkstelligen. Wenn hohe Bilirubinwerte vorliegen und eine Phototherapie keinen einschlägigen Erfolg zeigt, wird eine **Blutaustauschtransfusion** vorgenommen (s. Tab. 6.1).

Prophylaxe

Maßnahmen zur Vorbeugung oder günstigen Beeinflussung des Ikterus:

- **Wärmepflege des Kindes**
  - Kälteschocks vermeiden
  - Bei einer ambulanten Geburt das Kind nicht baden, Wärmflasche und Wolldecke für die Heimfahrt mitbringen!
  - Wärmequellen beim Wickeln einsetzen
  - Erhöhte Anfälligkeit für einen Temperaturverlust bei Früh- und Mangelgeborenen berücksichtigen!
  - Bekleidung, besonders in den ersten Lebenstagen: Mütze, Schühchen, Pucken
- **Häufiges und ausgiebiges Stillen von Anfang an:** das Stillen nicht durch Tee- oder Glukosegaben ergänzen oder ersetzen
- **Vollwertige Säuglingsnahrung:** Nicht gestillte Kinder sollten vom ersten Tag an mit einer industriell hergestellten Säuglingsanfangsnahrung (Pré-Nahrung, HA-Nahrung) ernährt werden.
- **Kind ans Tageslicht stellen**
  - Indirektes Sonnenlicht oder Fenster, freie Stirn!
  - Natürliche Bildung von wasserlöslichem Fotobilirubin, das über die Niere und Darm ausgeschieden werden kann.
- **Stressfaktoren vom Kind fernhalten**

Einschränkung von Risikofaktoren
- **Die Bestimmung von Blutgruppe und Rhesus-Faktor bei der Mutter:** Bei der 1. Vorsorgeuntersuchung in der Schwangerschaft

- **Durchführung der Anti-D-Prophylaxe (Anti-D-Immunglobuline) bei der Mutter**
  - 28. Schwangerschaftswoche
  - Im Wochenbett (bis 48, max. 72 Stunden nach der Geburt)
- **Antikörperscreening in der Schwangerschaft**
- **Kontrollierte Medikation der Mutter**
  - Strenge Indikationsstellung einer Medikamentengabe vor, unter und nach der Geburt
  - u. U. Umstellung einer Dauermedikation
- **Früherkennung von Krankheiten beim Kind**
  - Beachtung anamnestischer Risikofaktoren
  - Frühzeitige Abklärung durch den Kinderarzt bei Verdachtsmomenten

6.8 Haut- und Schleimhauterveränderungen beim Neugeborenen

Beurteilung der Hautfarbe:
- **Rosig bis rot:** in den ersten Lebenstagen, verblasst bereits innerhalb der ersten Woche
- **Blass-rosa:** übertragene und hypotrophe Kinder
- **Blau:** Akrozyanose, d. h. Blaufärbung der Finger, Zehen, Nasenspitze und Lippen (blaues Munddreieck), bis hin zu tief dunkelblauer Färbung am ganzen Körper, je nach Ausmaß einer Asphyxie (Atemdepression, Herzfehler etc.). Bei Polyzythämie (viel Hb) ist eine Akrozyanose unbedenklich
- **Blass:** Anämie (besonders Schleimhaut der Lippen und Augen), schwere Asphyxie (blass-grau), Kreislaufkollaps, Schock, Sepsis (grau)
- **Grüne, gelbe, bräunliche Haut:** bei Überreife oder Dystrophie mit Mekoniumabgang; gelb auch bei Hyperbilirubinämie

Harmlose Veränderungen

■ Neugeborenenakne

Eiterpapeln mit entzündlichem Hof bilden sich in den Talgdrüsenöffnungen im Gesicht, selten am Körper. Sie verlieren sich nach unterschiedlicher Verlaufsdauer (selten behandlungsbedürftig). Ursache ist die hormonelle Umstellung nach der Geburt. Die Neugeborenenakne tritt aber nicht bei allen Neugeborenen auf, sondern nur bei einer bestimmten Reaktionsbereitschaft der Haut. Häufig haben die Eltern eine verstärkte Akne gehabt und das Kind wird in der Jugend wahrscheinlich auch Akne haben.

■ Neugeborenenerythem, -exanthem (Erythema toxicum neonatorum)

Es handelt sich um hellrote Flecken unbekannten Ursprungs, die manchmal eine gelbe (weiße) Pustel tragen. Sie treten innerhalb von Stunden oder 2–3 Tagen nach der Geburt auf und halten sich bis zu 16 Tagen.

■ Windeldermatitis

Auf Grund des besonderen Milieus im Windelbereich (Wärme, Feuchtigkeit, Stuhl, Urin) entwickelt sich leicht ein mehr oder weniger ausgeprägter Wundbereich. Das reicht von einer leichten Rötung bis hin zum Abschälen ganzer Hautareale mit Blutungsneigung, u. U. begleitet von einer entzündlichen Schwellung des betroffenen Gebiets.

Als **Ursache** kommen in Frage:
- Windelunverträglichkeit
- Unverträglichkeit von Substanzen in der Muttermilch aus der Nahrung der Mutter:
  - Hohe Konzentrationen von Ascorbinsäure in bestimmten Südfrüchten, Fruchtsäften, Vitaminpräparaten und fruchthaltigen Süßigkeiten
  - Scharfe Gewürze
- Pilzinfektion (siehe Windelsoor)

> Bei defekten Hautarealen besteht eine erhöhte Bereitschaft für eine Pilzinfektion.

Therapie:
Die Behandlung besteht **primär** in der Beseitigung der Ursache. Die Wundheilung wird durch häufiges und ausgiebiges Lüften des Windelbereichs, die Pflege mit Muttermilch und die Applikation von Wundheilsalben unterstützt (s. auch Kap. 7, S. 229f). Bevorzugte Wirkstoffe der Wundheilsalben sind Calendula, Panthenol und Symphytum (Beinwell). Beachte: Calendula sollte nicht zu hoch konzentriert sein, weil es sonst selbst Reizungen hervorrufen kann. Die Heilsalben sollten ausschließlich auf der Basis pflanzlicher Fette und von Wollfett hergestellt sein.

Pathologische Veränderungen

■ Mundsoor

Es handelt sich um eine Pilzinfektion der Mundschleimhaut mit **Candida albicans.** Weiße Stippen sind zunächst vereinzelt, bald dicht an dicht im ganzen Mundraum und auf den Lippen verteilt zu sehen. Im Gegensatz zu Milchresten sind sie nicht abwischbar. Auf Grund der allgemeinen Abwehrschwäche des Neugeborenen tritt ein Mundsoor häufig auf, mit zunehmender Stabilisierung des Immunsystems lässt die Häufigkeit deutlich nach.

Komplikationen:
Trinkschwierigkeiten auf Grund von Schmerzen, Infektion der Brustwarze der stillenden Mutter, Windelsoor (über die Stuhlausscheidung), Ausbreitung in die Speiseröhre (Soorösophagitis).

Therapie:
Eine baldige medikamentöse Behandlung des Kindes, begleitend der Brustwarzen, ist erforderlich.

■ Windelsoor

Als Folge eines Mundsoors, oder aber auch isoliert, kann es zu einer Infektion der Haut im Windelbereich mit Candida albicans kommen, eine Form der Windeldermatitis. Die Infektion setzt sich häufig auf einen bereits bestehenden Wundbereich auf. Typisch ist die Streuung einzelner, manchmal weißlicher, erhabener Herde über einen diffusen Wundbereich hinaus, die mit gängigen Produkten zur Wundbehandlung nicht zu beherrschen ist.

Für die **Behandlung** müssen spezielle Pilzsalben oder alternativ besondere Wirkstoffe aus der Naturheilkunde (z. B. Calendula, Teebaum) eingesetzt werden. Durch hygienisches Vorgehen bei der Pflege des Kindes soll die Übertragung auf den Mund verhindert werden.

■ Impetigo contagiosa (Grindflechte)

Bei der vom Neugeborenenexanthem abzugrenzenden Hauterscheinung handelt es sich um eine Streptokokken- bzw. Staphylokokkeninfektion. Sie weist flüssigkeitsgefüllte Bläschen mit rotem Hof auf, die nach dem Platzen zunächst nässen und dann verkrusten. Ein großblasiges Erscheinungsbild findet man bei Staphylokokken, ein kleinblasiges bei Streptokokken vor. Die Infektion kann bereits unter der Geburt erfolgt sein.

> Der Bläscheninhalt und das Exsudat sind **hochinfektiös**! Es besteht die Gefahr der Ausbildung einer Sepsis beim betroffenen Neugeborenen. Ebenso besteht ein Infektionsrisiko für andere Neugeborene im Neugeborenenzimmer.

Therapie:
Eine Antibiotikatherapie und die Isolierung des Kindes von anderen Neugeborenen ist erforderlich.

■ Hautausschläge bei Infektionskrankheiten

Hautausschläge verschiedenster Art kommen auch bei angeborenen Infektionskrankheiten vor, z. B. Herpes neonatorum, Syphilis connata, Neugeborenenlisteriose (siehe Kap. 5).

6.9 Entzündungen der Augenbindehaut

Bindehautentzündungen (Konjunktividen) kommen in der Neugeborenenperiode häufig vor. Teilweise sind sie auf intrapartale oder postpartale Infektionen zurückzuführen, teilweise handelt es sich um Reizzustände anderer Ursache. Die Früherkennung und die richtige Beurteilung sind von entscheidender Bedeutung, weil infektionsbedingte Bindehautentzündungen beim Neugeborenen, abhängig vom Erreger, innerhalb weniger Tage zu bleibenden Schäden am Auge bis hin zur Erblindung führen können.

Intrapartal oder postpartal übertragene Erreger, die beim Neugeborenen zu einer Bindehautentzündung führen können: Gonokokken, Chlamydien, Staphylokokken, Herpes simplex, Streptokokken B, Escherichia coli, Haemophilus influenzae, Coxsackie-Viren, etc.

Ein deutlicher Hinweis auf eine **infektiöse Konjunktivitis** ist die Kombination von Rötung, ödematöser Schwellung und einer ausgeprägten, mehr oder weniger eitrigen Sekretion. Die Symptome verstärken sich manchmal von einem Tag auf den anderen deutlich. Die Rötung kann sich auf die Innenseite der Augenlider beschränken (das Unterlid ist gut einsehbar) oder sich auf die umgebende Haut des Auges ausdehnen. Eine solche Ausdehnung ist bei Reizzuständen der Bindehaut nicht zu beobachten.

Therapie
- Bei einer infektiös bedingten Konjunktivitis sollte eine Therapie **spätestens 3 Tage** nach

Tab. 6.3: Infektiös bedingte Konjunktividen und Differenzialdiagnosen

Ursache	Zeitpunkt des Auftretens	Verlauf	Folgen
Gonokokken	1–4 Tage p.p.	Keratokonjunktivitis, fulminant; beidseitig, eitrig	Ulzeration der Hornhaut → Erblindung
Chlamydien (Serotypen D–K)	7–14 Tage p.p.	Einschlusskonjunktivitis, schleichend; manchmal nur einseitig, eitrig-serös chronische Verläufe bis zu Monaten	keine Schäden am Auge. Risiko: Übergreifen auf die Lunge → Pneumonie
Staphylococcus aureus	4 Tage p.p.	fulminante Verläufe möglich	Erblindung möglich
Bindehautreizung durch Silbernitrat	erste 3 Lebenstage	Sekretion wässrig bis weißlich, keine Eiterbildung	Folgenlose Abheilung
Tränengang-stenose	ab einer Woche nach der Geburt	eitrig erscheinender Ausfluss ohne weitere Entzündungszeichen; Dauer: Wochen bis Monate	Rückstau; Superinfektion mit Streptokokken oder Staphylokokken möglich
Bindehautreizung durch Sonnenlicht	im Hochsommer	leicht gerötete Bindehaut, verstärkter Tränenfluss; keine Schwellung	

dem Auftreten der ersten Symptome einsetzen.
- Eine naturheilkundliche Behandlung (z. B. Euphrasia-Augentropfen von Wala, Muttermilch) sollte innerhalb von 3 Tagen zu einem deutlich sichtbaren Erfolg geführt haben. Ist das nicht der Fall, ist eine ärztliche Diagnose und Therapie erforderlich.
- Es ist sinnvoll, vor der medikamentösen Therapie einen Abstrich machen zu lassen, um den Erreger zu spezifizieren (einschließlich Resistenzbestimmung) und im Sonderfall (z. B. Antibiotikaresistenzen, Viruserkrankung) eine gezielte Behandlung durchführen zu können.

■ Sonderform: Tränengangstenose

Es handelt sich um eine Verengung der Abflusswege der Tränenflüssigkeit, dem Tränen-Nasen-Gang, im inneren Augenwinkel. Normalerweise sind zum Zeitpunkt der Geburt die abführenden Tränenwege angelegt. Das Auge tränt und es kommt häufig ca. eine Woche nach der Geburt zu einem eitrig erscheinenden Rückstau ohne sonstige Entzündungszeichen.

Die **Diagnose** sollte der Kinderarzt nach Ausschluss einer Infektion stellen. Rückstau und Superinfektion mit Pneumo-, Strepto- und Staphylokokken führen in der Folge manchmal zu einer eitrigen Bindehautentzündung. Sollte sich die Stenose innerhalb von 3 Monaten nicht spontan regulieren, wird eine Durchstoßung der Tränengänge vorgenommen.

> Das Stillen nach Bedarf vom ersten Tag an beugt Bindehautentzündungen im Neugeborenenalter vor, denn Kolostrum und Muttermilch enthalten:
> - **Vitamin A** (stabilisiert die Schleimhäute)
> - **IgA** (Antikörper zur Abwehr von Infektionen auf den Schleimhäuten)
> - **Lysozym** (ein Enzym, das in den Körpersekreten vorkommt und Bakterien abtötet)

6.10 Die Immunitätslage des Neugeborenen

Spezifische Immunität durch Antikörper

■ IgG (Immunglobuline der Klasse G)

- Spezifische Antikörper, Bildung in der Erholungsphase einer Krankheit → Dauerimmunität (v. a. Virusinfektionen).
- Leihimmunität: Immunglobuline der Klasse IgG werden im dritten Trimenon (ab ca. 25. SSW) über die Plazenta in den kindlichen Kreislauf überführt.
- Sie bieten dem Kind in den ersten Lebensmonaten einen **spezifischen Infektionsschutz**! Im Laufe der ersten Lebensmonate (bis 5. Monat) gehen sie allmählich verloren und müssen gegenläufig von selbstgebildeten Antikörpern (IgG) des Säuglings ersetzt werden!
- **Besondere Gefährdung des Säuglings:** in der Übergangszeit, wenn mütterliche Antikörper bereits abgebaut worden sind, während noch nicht ausreichend eigene Antikörper vom Kind gebildet werden.
- **Typischer Altersgipfel** mancher kindlicher bakterieller und viraler Erkrankungen: 4.-6. Lebensmonat bis zum 3. Lebensjahr (z. B. Meningitis durch Haemophilus influenzae).

■ IgM (Immunglobuline der Klasse M)

- **S**pezifische Immunantwort während der **akuten** Krankheitsphase (verschwinden während der Heilungsphase und werden durch IgG ersetzt).
- Immunglobuline der Klasse IgM sind **nicht plazentagängig!**
- Der Fetus kann auf einen Antigenreiz schon ab der **13.–20. SSW** mit der Produktion von erregerspezifischen IgM antworten.
- So sind bei **konnatalen Infektionen** (pränatal erworben) spezifische IgM-Antikörper nachweisbar.
- **Muttermilch** enthält IgM gegen aktuelle Krankheitserreger aus dem gemeinsamen Milieu von Mutter und Kind (z.B. bei Infektionen in der Familie). Darüber hinaus bildet die Mutter IgM gegen Erreger einer akuten Infektion des Kindes, wenn diese beim Stillen in die Brust einwandern, und gibt sie dann mit der Milch ans Kind ab.

■ IgA (Immunglobuline der Klasse A)

- Die Muttermilch und hier besonders das Kolostrum ist reich an IgA.
- IgA befindet sich besonders in den **Sekreten der Schleimhäute** (Speichel, Tränen, Nasenschleim, Vaginal- und Dünndarmsekret), also immer an den Eingangspforten für Viren, Bakterien oder andere Mikroorganismen. → lokale Infektabwehr!

> **Infektionsdiagnostik beim Neugeborenen**
>
> IgG-Antikörper:
> Sie können sowohl auf eine **Leihimmunität** als auch auf eine **prä-** bzw. **perinatal** durchgemachte Infektionserkrankung zurückzuführen sein.
>
> IgM-Antikörper:
> Sie sprechen eindeutig für eine **prä-** bzw. **perinatal** durchgemachte Infektionserkrankung.

Besonderheiten beim Neugeborenen

- Die **mechanische Barrierefunktion** der Haut und Schleimhaut (besonders Darm) weist zu Anfang noch Schwächen auf.
- Die **Sekretbildung** auf den Schleimhäuten ist noch eingeschränkt.
- **Lysozym**, das bakterienabtötende Enzym in den Körperflüssigkeiten, wird zunächst noch nicht in vollem Umfang gebildet. In Muttermilch ist es allerdings enthalten.
- Die **Standortkeimflora** der inneren und äußeren Körperoberflächen muss sich nach der Geburt erst ausbilden („Steriles" Milieu im Mutterleib).

Diese Faktoren sind mit entscheidend für die erhöhte Anfälligkeit des Neugeborenen für Infektionen, besonders in den ersten Lebenswochen. Je früher der Kontakt mit einem Krankheitserreger stattfindet, umso ausgeprägter ist das Krankheitsbild beim Neugeborenen.

Besondere Infektionsrisiken und Prophylaxe im Wochenbett

Besondere Risikofaktoren im Krankenhaus
- Das Kind besitzt gegenüber den Bakterien im Krankenhausmilieu keine Immunität
- Antibiotika-resistente Krankenhauskeime
- Allgemeine Stressfaktoren (Licht, Lärm, Farben, Gerüche)
- Eingriffe, Untersuchungen

Begünstigende Faktoren von Seiten des Kindes
- Unreife des Immunsystems (z. B. IgA) und der natürlichen Resistenz
- Belastung durch postpartale Anpassungsvorgänge
- Früh- und Mangelgeburtlichkeit
- Hautverletzungen (Skalpelektrode, rissige Haut bei Übertragung)

■ Infektionsprophylaxe

- Händedesinfektion vor **jedem Umgang** mit einem Neugeborenen in der Klinik, zu Hause gründlich die Hände waschen!
- Eine **erneute** Händedesinfektion /Händewaschen im Pflegeablauf: Nabelpflege, Augenpflege
- **Ausreichende** Flächendesinfektion im stationären Bereich
- **Lochien** sind an sich „nicht infektiös", sie enthalten aber nach 2–3 Tagen große Mengen der Standortkeimflora der Mutter (Vagina, Haut der Perinealregion). **Im häuslichen Umfeld** besteht ein gemeinsames Keimmilieu von Mutter und Kind (Antikörper der Mutter), weshalb dem keine besondere Bedeutung zukommt. Es reicht, wenn sich die Mutter nach dem Kontakt mit ihren Lochien die Hände wäscht.

Lochien können aber auch pathogene Keime einer **akuten Infektion des Genitaltraktes** oder einer symptomlosen Besiedelung der Zervix enthalten. In dem Fall sind sie als infektiös zu betrachten, auch für das eigene Kind, und besondere Hygienemaßnahmen sind erforderlich.

Im **stationären Bereich** geht von den Lochien anderer Wöchnerinnen eine potentielle Infektionsgefahr für das Kind aus. Das erfordert entsprechende Hygienemaßnahmen (Hände- und Flächendesinfektion) bzw. eine ausreichende Sanitärhygiene. Die Hebamme sollte beim möglichen Kontakt mit Lochien grundsätzlich Schutzhandschuhe tragen und danach die Hände desinfizieren bzw. zu Hause gründlich waschen.
- Hygienisch **korrekte** Aufbereitung von Babyflaschen und Stillutensilien
- **Mundschutz** bei Atemwegsinfektionen und bei Herpes labialis (Krankenhauspersonal, Hebamme und Eltern)! Bei Herpes labialis ist das Tragen eines Mundschutzes von den ersten Anzeichen des Rezidivs bis zum Abfallen der Kruste erforderlich
- **Isolation** der infizierten Mutter mit ihrem Kind (Kind = Erregerreservoir)

- Fernbleiben der Hebamme vom Arbeitsplatz bei **eigener Infektionskrankheit**, ggf. auch bei einer infektiösen Erkrankung der **eigenen Kinder** (Abklärung des Infektionsrisikos im Einzelfall)
- Fernhalten von **Besuchern** mit **Infektionskrankheiten,** bei **Atemwegsinfektionen** auf 2 Meter Abstand zum Neugeborenen bleiben
- **Vollzeit-Rooming-in**
- **Häusliches Wochenbett!**
- **Stillen, von Anfang an nach Bedarf**, mindestens das erste halbe Lebensjahr.

Literatur

1. Brügmann, G., Seydewitz, H. H. (2001): „Referenzwerte mit Quellenangaben". Karl-Heinz Niessen (Hrsg.). *Pädiatrie*. Stuttgart, Thieme.
2. Friese, Klaus (1999): *Infektionserkrankungen der Schwangeren und des Neugeborenen*. Berlin, Heidelberg, New York u.a.: Springer.
3. Gesellschaft für Neonatologie und Pädiatrische Intensivmedizin © (1997): „Hyperbilirubinämie – Phototherapie bei reifen gesunden Neugeborenen". Leitlinien der Gesellschaft für Neonatologie und Pädiatrische Intensivmedizin. *Perinatal-Medizin* 9: 81–84. Verfügbar über: http://www.uni-duesseldorf.de/AWMF/II/pne-on-07.htm
4. Gesellschaft für Neonatologie und Pädiatrische Intensivmedizin (©) (1999): *Betreuung des gesunden Neugeborenen im Kreißsaal und während des Wochenbetts der Mutter*. Leitlinien der Deutschen Gesellschaft für Neonatologie und Pädiatrische Intensivmedizin und der Dt. Ges. f. Gynäkologie und Geburtshilfe. Verfügbar über: http://www.uni-duesseldorf.de/AWMF/II/pne-on-05.htm
5. Hahn, Helmut, Falke, Dietrich, Kaufmann, Stefan H. E., Ullmanns, Uwe (Hrsg.) (2001): *Medizinische Mikrobiologie und Infektiologie*. Berlin, Heidelberg, New York u.a.: Springer.
6. Haupt, Harald (1982): *Das Neugeborene: Untersuchung, Diagnose, Therapie*. Stuttgart, Thieme.
7. Illing, Stephan (1998): *Das gesunde und das kranke Neugeborene*. Bücherei der Hebamme. Bd. 2. Stuttgart: Enke.
8. Largo, R. H. (2003): „Wachstum und Entwicklung". In: Michael J. Lentze et al. (Hrsg.). *Pädiatrie: Grundlagen und Praxis*. Berlin, Heidelberg, New York u.a: Springer, S. 8–62.
9. Lentze, Michael J., Schaub, J., Schulte, F. J., Spranger, J. (Hrsg.) (2003). *Pädiatrie: Grundlagen und Praxis*. Berlin, Heidelberg, New York u.a.: Springer.
10. Löffler, Georg et al. (2002): *Biochemie und Pathobiochemie*. Berlin: Springer.
11. Nationale Stillkommission (bggv) (2002): *Neugeborenengelbsucht und Stillen: Information für Eltern*. Ausgearbeitet von H.-B. von Stockhausen. Verfügbar über: http://www.bgvv.de/sixcms_upload/media/113/neugeborenengelbsucht.pdf
12. Niessen, Karl-Heinz (Hrsg.) (2001): *Pädiatrie*. Stuttgart, New York: Thieme.
13. Reckert, Till (2003): „Ikterus – leicht oder signifikant?". *Deutsche Hebammen Zeitschrift* 8, S. 15–18.
14. *Richtlinien des Bundesausschusses der Ärzte und Krankenkassen über die Früherkennung von Krankheiten bei Kindern bis zur Vollendung des 6. Lebensjahres (Kinder-Richtlinien) – In der Fassung vom 26. April 1976 (...), zuletzt geändert am 22. August 1995*. Verfügbar über: http://www.medical-text.de/abrechnungebm/richtlinien/kinder/richtki1.htm.
15. Roos, R., Proquitté, H., Genzel-Boroviczény, O. (2000): *Neonatologie – Das Neo-ABC*. Checkliste. Stuttgart, New York: Thieme.
16. Silbernagl, Stefan, Despopulus, Agamemnon (1991): *Taschenatlas der Physiologie*. Stuttgart, New York: Thieme.
17. Simon, Claus (1995): *Pädiatrie: Lehrbuch der Kinderheilkunde und Jugendmedizin*. Stuttgart, New York: Schattauer.
18. Speer, C.P. (2003): „Icterus neonatorum und Hyperbilirubinämie". In: Michael J. Lentze et al. (Hrsg.). *Pädiatrie : Grundlagen und Praxis*. Berlin, Heidelberg, New York u.a.: Springer, S. 461–463.
19. Springer, Skadi (1995): *Die Hyperbilirubinämie des Neugeborenen*. © by Dr. med. Skadi Sringer 9/1995, IBCLC, Univ.-Kinderklinik, Leipzig. Veröffentlicht durch das Ausbildungszentrum für Laktation und Stillen.
20. Stockhausen, H.-B. von (1995): „Indikation zur Therapie eines Icterus neonatorum". *Hebammen-Info*, 4, S. 4–8.
21. Vogtmann, Christoph (1997): „Die Bilirubinämie des Neugeborenen". © by Prof. Dr. med. Christoph Vogtmann, Universitätskinderklinik Leipzig. Veröffentlicht durch das Ausbildungszentrum für Laktation und Stillen. Verfügbar über: http://www.stillen.de/vor_33.html
22. Weiler, Ursula (1998): „Nabelpflege bei Neugeborenen – tausend und eine Möglichkeit". *Die Schwester/Der Pfleger* 11, S. 937–954.

Information für Eltern

Kontrolle und Unterstützung der Anpassung des Kindes an das Leben außerhalb des Mutterleibs

Unmittelbar nach der Geburt hat sich Ihr Kind mit dem Einsetzen der Atmung schon erfolgreich an seine neue Umgebung angepasst. Doch auch in den folgenden Lebenstagen und -wochen müssen sich weitere Körperfunktionen, z. B. die Temperaturregulation und die Verdauung, auf die neuen Gegebenheiten einstellen. In den ersten 1 bis 2 Wochen nach der Geburt ist Ihr Kind dabei besonders gefordert, weshalb noch eine erhöhte Störanfälligkeit besteht. Um die regelrechte Anpassung Ihres Kindes sicherzustellen, bedarf es deshalb in dieser Zeit auch der besonderen Aufmerksamkeit.

Die Anpassungsvorgänge im Einzelnen:

- Der verbliebene **Nabelschnurrest** trocknet zunächst ein, um dann zwischen dem 3.–12. Lebenstag abzufallen. Es kann bis zu 3 Wochen dauern, bis die Nabelwunde endgültig verheilt ist. Im Rahmen des Heilungsprozesses kann sie nässen und durch Heilungsgewebe hügelig vorgewölbt sein. Gelegentlich kann ein Tropfen frisches Blut austreten.

- Auf Grund seiner geringen Körpergröße neigt ein Neugeborenes sowohl zur Unterkühlung als auch zur Überhitzung. Besonders in den ersten Lebenstagen ist es für die vielseitigen Anpassungsvorgänge auf eine ausgeglichene **Körpertemperatur** angewiesen. Die Hände müssen nicht ganz warm sein, Arme, Füße, Beine und Kopf sollten sich dagegen warm anfühlen und rosig sein. Hat es jedoch Schweiß im Nacken und einen hochroten Kopf, ist es bereits überhitzt. Die rektal gemessene Körpertemperatur sollte zwischen 36,5 °C und 37,2 °C betragen.

- Die **Verdauung** kommt bereits in den ersten 24 Stunden in Gang. Zunächst wird das Mekonium, das so genannte „Kindspech", das sich schon in der Gebärmutter im Darm angesammelt hat, ausgeschieden. Je nach der aufgenommenen Nahrungsmenge nimmt die Menge und Häufigkeit des Stuhlgangs ab dem 3.–4. Lebenstag deutlich zu. Der Stuhl verändert seine Farbe von schwarz-braun über grün-gelb zu gold-gelb bei Muttermilchernährung und zu lehmbraun bei Kuhmilchernährung. Beim gestillten Kind sind 2–10 dünnbreiige, beim mit Kuhmilch ernährten Kind 2–3 eher pastenförmige Stühle täglich normal. Spätestens ab dem 3. Lebenstag sollte so viel Urin ausgeschieden werden, dass die Windel bei jedem Wickeln nass ist.

- Die **normale Gewichtsabnahme** nach der Geburt kann bis zu 10 % des Geburtsgewichts betragen. Spätestens ab dem 5. Lebenstag sollte das Neugeborene dann allmählich zunehmen. Es ist ausreichend, wenn es 10 bis 14 Tage nach der Geburt sein Geburtsgewicht wiedererlangt hat.

© BDH – Das Neugeborene in der Hebammenpraxis, Hippokrates Verlag 2004

Information für Eltern

Fortsetzung: Kontrolle und Unterstützung der Anpassung des Kindes an das Leben außerhalb des Mutterleibs

- Neugeborene **spucken** in den ersten 2 Lebenstagen häufig noch Fruchtwasser und Schleim aus. Durch eine leichte Muskelschwäche am Übergang von der Speiseröhre zum Magen werden dann später nach den Mahlzeiten immer wieder kleinere und größere Mengen Nahrung ausgespuckt. Das ist auch ein Zeichen dafür, dass das Kind reichlich getrunken hat; so heißt es im Volksmund: „Speikinder sind Gedeihkinder". Hinzu kommt, dass Muttermilch und Säuglingsanfangsnahrung sehr dünnflüssig sind. Dadurch ist es schwierig, die tatsächliche Menge der ausgespuckten Nahrung einzuschätzen, meistens wird sie überschätzt.

- Eine **Neugeborenengelbsucht** entsteht dadurch, dass beim Neugeborenen im Verhältnis zum Erwachsenen 2- bis 3-mal so viele rote Blutkörperchen abgebaut werden müssen. Dabei besitzt seine Leber noch nicht die volle Funktionsfähigkeit für den Abbau des dabei anfallenden Farbstoffs, des Bilirubin. Die dadurch erhöhte Blutkonzentration an Bilirubin zeigt sich in einer Gelbfärbung der Haut, der eigentlichen Gelbsucht. Solange die Gelbsucht zwischen dem ausgehenden 2. und dem 8. Lebenstag auftritt und die Blutwerte eine bestimmte Konzentration nicht überschreiten, handelt es sich um eine unbedenkliche Anpassungserscheinung.

Was können Sie selbst tun?

- Unabhängig von der Dauer eines Klinikaufenthalts steht Ihnen bis zum 10. Tag nach der Geburt der **tägliche Hausbesuch einer Hebamme** zu. Die Kosten für die Besuche und die im Zusammenhang damit entstehenden Materialkosten für die Versorgung Ihres Kindes (z. B. Nabelkompressen) übernimmt Ihre Krankenkasse.

- Die Hebamme wird sich Ihr Kind genau anschauen, um sicherzustellen, dass es mit den neuen Anforderungen gut zurechtkommt. Dabei wird sie sich über das Verhalten Ihres Kindes in den zurückliegenden 24 Stunden informieren. Auch Sie selbst können von Besonderheiten berichten und bekommen eine Antwort auf Ihre Fragen. Schließlich wird die Hebamme Sie darüber aufklären, wie Sie die Anpassung Ihres Kindes im Einzelnen am besten unterstützen können und Sie dazu anleiten.

- Abweichungen vom normalen Verlauf der Anpassungsvorgänge können durchaus vorkommen, ohne dass sie unmittelbar einen Krankheitswert haben. Die Hebamme und der Kinderarzt werden dann im Einzelfall eine entsprechende Beurteilung vornehmen und ggf. über weitere Maßnahmen entscheiden.

- Sollten einzelne Anpassungsvorgänge **über den 10. Wochenbetttag hinaus** eine Kontrolle erfordern oder Sie selbst zu einem späteren Zeitpunkt noch Fragen haben, kann die Hebamme bis zu 8 Wochen nach der Geburt zusätzliche Besuche durchführen oder Sie telefonisch beraten.

© BDH – Das Neugeborene in der Hebammenpraxis, Hippokrates Verlag 2004

Das 1. Lebensjahr

7 Säuglingspflege

Marion Stüwe, Bettina Salis und Margarita Klein

Säuglingspflege beinhaltet mehr als nur Wickeln, Baden, Kleiden und Füttern. Babypflege ist gemeinsame Zeit: Zeit zum Kennenlernen, zum Verlieben, zum Beobachten, zum Wahrnehmen, zum Spielen, zum zärtlichen Umgang miteinander. Über das Sehen, Hören, Fühlen, Schmecken und in Kontakt treten, werden alle Sinne des Kindes angeregt und die sensorischen und motorischen Fähigkeiten des Kindes gefördert. Für die Säuglingspflege und die Bedürfnisbefriedigung brauchen die Eltern viel Zeit, Respekt und Wahrnehmungsfähigkeit für die Wünsche, Bedürfnisse und Fähigkeiten des Kindes, wenig Technik und wenig Material.

Für viele **Eltern** hat die Säuglingspflege einen besonders hohen Stellenwert, denn sie fühlen sich unsicher und möchten sich an festen Regeln und Handlungsanweisungen orientieren. Den meisten jungen Eltern fehlen Vorbilder im eigenen Alltag. So haben viele Erwachsene bis zur Geburt ihres ersten Kindes noch nie eigenverantwortlich für einen Säugling gesorgt oder im Extremfall mit ihm zu tun gehabt. Des Weiteren können sie auch nur selten auf den Erfahrungsschatz vorangegangener Elterngenerationen zurückgreifen, da werdende Eltern, die in den 60er und 70er Jahren geboren wurden, zu einem Großteil nicht gestillt wurden. Dies waren Jahrzehnte, in denen eine sehr rigide, auf Hygiene und zeitlichen Rhythmen basierende Säuglingspflege praktiziert wurde. Hierbei war nicht selten die Angst vor dem Verwöhnen eines Kindes größer als die Bereitschaft, auf die individuellen Bedürfnisse und Rhythmen, auch Schlafrhythmus, eines Kindes einzugehen.

Ähnlich wie beim Handling ist es wichtig, das Kind stets auf das vorzubereiten, was mit ihm geschieht. Babys verstehen jedes Wort und sind deutlich entspannter, wenn sie angesprochen werden und wenn alle Handhabungen und Aktivitäten erklärt werden. Auch Rituale können dem Kind zu einer größeren Sicherheit verhelfen. Kinder, die beispielsweise beim Anziehen oder beim Abgetrocknetwerden nach dem Baden stets weinen, können immer wieder das gleiche Lied hören oder den gleichen Abzählvers, mit dem sie diese Unannehmlichkeiten überbrücken können.

7.1 Die Grundbedürfnisse des Säuglings

Marion Stüwe

Um sich dem Thema Säuglingspflege gedanklich, inhaltlich und emotional zu nähern, muss man sich die Situation des Kindes im Mutterleib klar machen.
- Welche Entwicklungen durchläuft das Kind im Mutterleib?
  → Mit welchen Fähigkeiten und Bedürfnissen kommt es auf die Welt?
- Wie ist die direkte Umgebung des Kindes im Mutterleib beschaffen?
  → Welche Anforderungen stellt das Neugeborene nach seiner Geburt?
- Welche Sinnesempfindungen hat das Kind im Mutterleib?
  → Welche sinnlichen Anregungen braucht das Kind für seine weitere Entwicklung nach der Geburt?

- Wie erlebt die Mutter den Schlaf-Wach-Rhythmus des Ungeborenen während der Schwangerschaft?
  → Wann schläft und wacht das Kind nach der Geburt?
- Wie wird das Kind im Mutterleib ernährt?
  → Wie stillen die Eltern das Nahrungsbedürfnis des Kindes nach der Geburt?

Von all diesen kindlichen Fähigkeiten, Erlebnissen und Bedürfnissen können die Eltern nach der Geburt ihr notwendiges Handeln zur Bedürfnisbefriedigung und zur Förderung der Entwicklung ihres Babys ableiten. Die Überlegung, welche Bedürfnisse die Kinder aus dem Mutterleib mitbringen, hilft außerdem bei der notwendigen Entscheidung, welche Anschaffungen sinnvoll sind und was das Baby für seine Entwicklung und Gesunderhaltung nach der Geburt benötigt.

Grundbedürfnisse:
- **Wärme:** → Kleidung, Raumtemperatur (s. S. 207f)
- **Hautkontakt, Körperkontakt, Bewegung:** → Handling, Tragen (s. S. 208f)
- **Schlafen:** → Schlafplatz, Schlafposition, Schlafrhythmus (s. S. 221f)
- **Sinneswahrnehmungen:** → Hören, Sehen, Riechen, Schmecken (s. S. 349f)
- **Ernährung:** → s. Kap. 8
- **Wachen und Schreien:** → Schlaf-Wach-Rhythmus (s. S. 353f)
- **Die unmittelbare Umgebung:** → Körperpflege, Baden, Wickeln (s. S. 224f)
- **Schutz vor Krankheiten:**
  - Nestschutz (s. S. 198f)
  - Bedeutung der Immunstoffe in der Muttermilch (s. S. 259f)
  - Prophylaxen, Vorsorgeuntersuchungen und Schutzimpfungen (s. Kap. 9)
  - Plötzlicher Kindstod (s. S. 242f)

7.2 Kleidung und Raumtemperatur

Marion Stüwe

Im Mutterleib lebt das Ungeborene in einer Umgebungstemperatur von 37 °Celsius. Sobald es geboren wurde, muss das Baby warm gehalten werden, damit es eine **Körpertemperatur** von rektal 36,5 bis 37,5 °Celsius aufrechterhalten kann. Das Temperaturregulationszentrum im Gehirn des Kindes ist nach der Geburt noch nicht voll ausgereift. Auch ist es nicht in der Lage, überschüssige Körperwärme durch Schwitzen abzugeben bzw. die Hautporen bei Kälteempfinden zu schließen. Durch den noch zentralisierten Kreislauf und die mangelnde **Wärmeregulation** haben die Babys häufig kalte Hände und Füße, die zusätzlich warm gehalten werden müssen. Eine gute Möglichkeit ist es, das Baby in ein **Molton-Tuch** oder in eine **Babydecke** zu pucken.

Das **Wickeltuch** ist eine gute Hilfe zur Wärmeregulation. Viele Babys fühlen sich fest umwickelt wohler, da sie bei Bewegungen immer eine Begrenzung spüren, ähnlich der Gebärmutterwand vor der Geburt.

In der **Adaptionsphase** des Kindes kann es auch sinnvoll sein, dem Kind auch zu Hause eine dünne **Mütze** aus Baumwolle oder Seide oder einem Gemisch aus beidem anzuziehen, damit nicht zu viel Wärme über die große Körperoberfläche des Kopfes und die offenen Fontanellen verloren geht.

> Beim Kleiden der Kinder muss aber auch darauf geachtet werden, dass das Kind nicht überwärmt wird.

Überwärmung ist erkennbar am roten Kopf des Kindes – Zeichen der Unruhe, am Schreien oder an Schweißbildung im Nacken. Ein überwärmtes Kind sollte dann bis auf Hemdchen und

Windel entkleidet werden, um über ca. 10 Minuten wieder abzukühlen.

Die **Raumtemperatur** sollte zunächst bei 25 °C liegen und kann dann von Tag zu Tag ein bisschen gesenkt werden, bis zu einer der Familie angenehmen Temperatur. Des Weiteren ist für gründlich durchlüftete Räume zu sorgen. Schläft das Baby bei offenem Fenster, ist es sinnvoll, ihm ein Mützchen aufzusetzen und es zusätzlich in eine Wickeldecke einzuschlagen. (Bei Minusgraden sollten die Fenster geschlossen bleiben, nachdem der Schlafraum gründlich durchgelüftet wurde.) Schläft das Baby mit im Bett der Eltern, sollte es keine Mütze tragen und es braucht auch kein Einschlagtuch wegen der Abstrahlungswärme der Eltern.

Als **Wärmequelle über dem Wickeltisch** eignet sich eine Wärmelampe (kein Rotlicht, da dieses therapeutische Licht netzhautschädigend sein kann). Die Wärmelampe sollte 1,10 m bis 1,20 m über der Wickelfläche montiert werden. Die Eltern sollten die Wärmestrahlung ausprobieren, indem sie fünf Minuten ihre Unterarme bestrahlen lassen.

Außerhalb des Hauses sollte das Kind bis zum dritten Lebensjahr stets eine Mütze oder einen Sonnenhut tragen!

7.3 Handling: der tägliche Umgang mit dem Säugling

Marion Stüwe

Im Mutterleib erhalten die Kinder 24 Stunden lang Körperkontakt und Hautstimulationen. Die Kinder werden im Uterus berührt, massiert, bewegt. Die Erforschung der vorgeburtlichen Entwicklung hat gezeigt, dass die ersten Sinnessysteme, die sich entwickeln und ihre Funktion aufnehmen, der Tast- und der Gleichgewichtssinn sind. Es sind genau die Sinne, die wir vornehmlich für Bewegung und Körperempfinden brauchen. So entsprechen die ersten Empfindungen des sich entwickelnden Menschen seinen körperlichen Wahrnehmungen und dies erstaunlicherweise bereits im Embryonalstadium. Auch in unserem späteren Leben haben Empfindungen, egal welcher Natur, stets eine körperliche Entsprechung.

Die Haut ist unser **größtes Körperorgan und Sinnesorgan** in einem. Es ist sehr früh entwickelt und dient als Brücke zwischen innen und außen. Die Haut ist des Weiteren ein Austauschorgan, welches als Sinnesorgan alle Hautreize aufnimmt und an unser Nervensystem weiterleitet. Die Haut und das Nervensystem entstehen während der embryonalen Entwicklung aus demselben Keimblatt, dem Ektoderm, und stehen im permanenten Austausch. Somit fördern alle positiven taktilen Reize die Entwicklung des Gehirns, der Motorik und der Intelligenz.

Über die Haut können wir ein Kind erreichen. Wenn es berührt wird, spürt es sich. Es wird sich seiner selbst bewusst. Es bekommt eine Vorstellung von seiner Lage, Haltung, Stellung der Gelenke, es bekommt ein Bild von sich.

Über intensive Berührungen fördern wir
- den Tastsinn,
- den Gleichgewichtssinn,
- die eigenständige Atmung,
- die Magen-Darm-Funktion,
- die Aktivierung der Wärmeregulation,
- sowie die Steigerung des Herz-Minuten-Volumens des Kindes.

Der Begriff **Handling** bezeichnet die Handhabung im täglichen Umgang mit einem Säugling oder Kleinkind bei immer wiederkehrenden Verrichtungen wie An- und Ausziehen, Baden Füttern, Tragen, Spielen usw. Dabei werden bestimmte Handgriffe benutzt, die die Bewegung des Kindes beeinflussen und Auswirkungen auf dessen **Bewegungsentwicklung** haben können.

Durch richtiges Aufnehmen, Tragen usw. kann die Bewegungsentwicklung des Kindes gefördert und falsche Körperhaltungen und Asymmetrien können vermieden werden.

> **Grundsätze des Handlings:**
> 1. Langsame, dosierte Bewegungen! Wir lassen dem Kind viel Zeit, die Bewegungsabläufe aktiv mitzuerleben.
> 2. Das Kind sollte möglichst viel selbst tun, wir nehmen ihm deshalb nur so viel Arbeit wir nötig ab.
> 3. Der Kopf sollte nie nach hinten fallen!
> 4. Überstreckung des Rumpfes und Zurücknahme der Schultern sollten vermieden werden!
> 5. Auf Symmetrie achten. (Blickkontakt von vorne, keine Seite bevorzugen; Tragen, Füttern, Spielen, Lagerung im Bett von beiden Seiten gleichmäßig durchführen. Spielzeug im Bett symmetrisch anordnen oder Bett öfter umstellen!)
> 6. Wir suchen immer Blickkontakt zum Kind.
> 7. Wir lassen dem Kind Zeit zum Nachspüren.

An- und Ausziehen

Beim An- und Ausziehen von Hemdchen, Jäckchen oder Strampelhose wird das Kind über die Hüfte oder die Schulter erst auf die eine, dann auf die andere Seite gedreht. Auf diese Weise behält immer eine Körperhälfte festen Kontakt zur Unterlage und zu heftige, schnelle – und für das Kind unangenehme – Lagerungsveränderungen werden vermieden. Bei älteren Kindern ist auch das An- und Ausziehen im Sitzen möglich.

Das Hochnehmen

Wenn das Kind beim Aufnehmen aus der Rückenlage über die Seite gedreht wird, kann es leichter den Kopf halten (Abb. 7.1). Vom Rücken her werden die Schultern dabei sanft nach vorne gedrückt, damit das Kind nicht nach hinten überstreckt. Aus der Bauchlage fassen wir das Kind seitlich am Brustkorb an oder die Tragende schiebt ihren ganzen Arm unter den Körper des Kindes, um es hochzuheben.

Das Wickeln

Fassen Sie das Kind nicht an den Füßen an, wenn Sie es zum Wickeln anheben. Führen Sie Ihre rechte Hand unter dem linken Beinchen des Kindes hindurch und greifen Sie auf den rechten (gegenüberliegenden) Oberschenkel des Kindes (Abb. 7.2). Jetzt können Sie das Gesäß des Kindes leicht anheben. Umgekehrt können Sie das Kind auch von der anderen Seite wickeln. Mit dieser Methode unterstützen Sie nicht nur erwünschte Bewegungen des Kindes, sondern auch die Hüftentwicklung.

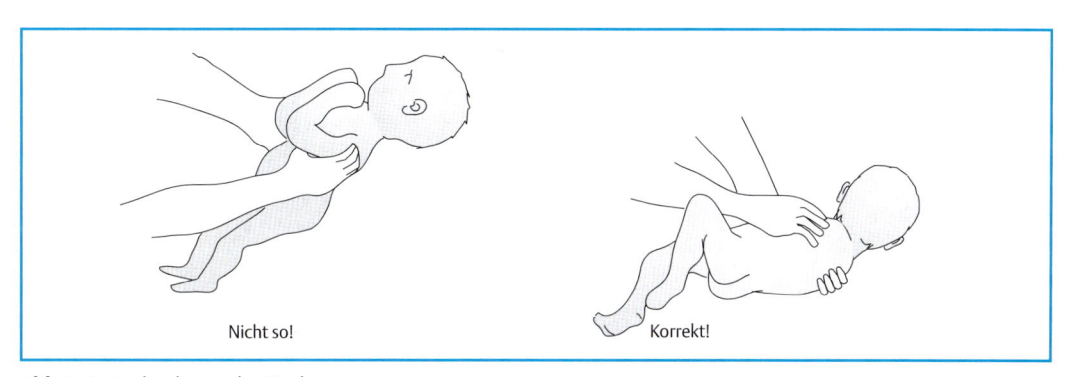

Abb. 7.1: Hochnehmen des Kindes

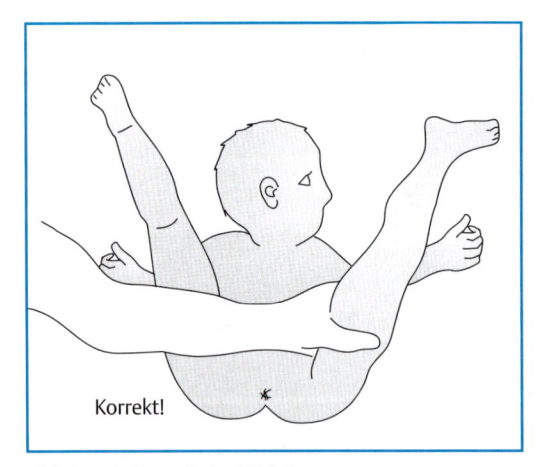

Abb. 7.2: Haltung beim Wickeln

Das Tragen

Achten Sie stets auf Symmetrie, und tragen Sie das Kind abwechselnd auf dem rechten und dem linken Arm. Auch auf die Haltung des Kopfes sollte geachtet werden, er darf nicht nach hinten fallen! Beide Arme der Tragenden zeigen nach vorn, der hintere Arm des Kindes darf nicht durch die Achsel nach hinten rutschen (Abb. 7.3).

Beim **Tragen in der Bauchlage** darf sich das Kind nicht überstrecken (Abb. 7.4 und 7.5).
Beim **Tragen über der Schulter** ist darauf zu achten, dass beide Arme des Kindes über der Schulter der Tragenden liegen. **Beim Tragen am Oberkörper** schaut das Kind in den Raum. Etwa ab dem 8. Monat darf das Kind **auf der Hüfte** getragen werden; das Kind sollte seinen Rumpf gut aufrichten können.

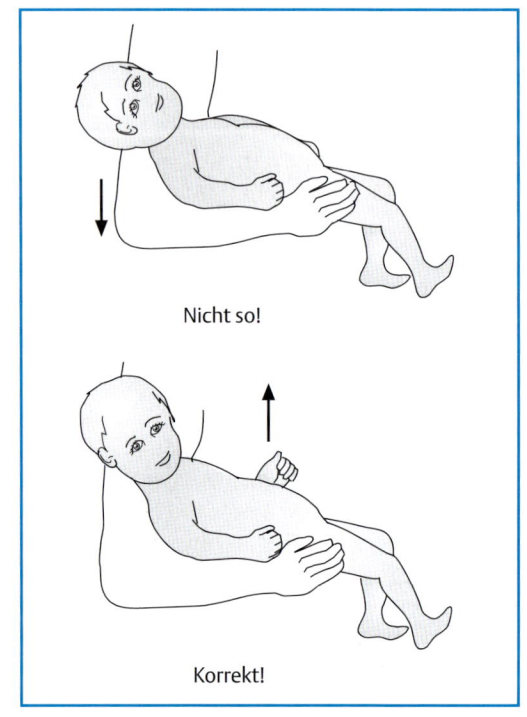

Abb. 7.3: Tragen: falsche und korrekte Haltung

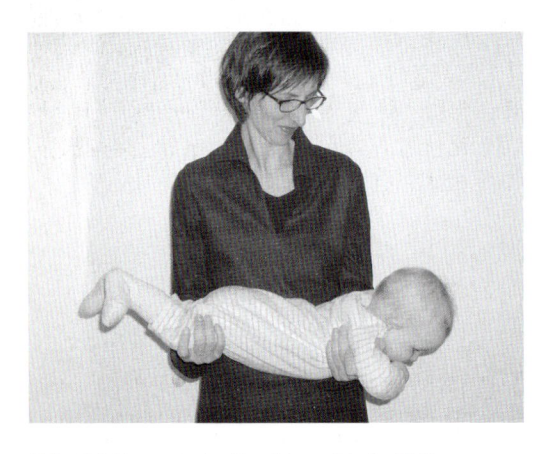

Abb. 7.4: Tragen in der Bauchlage: falsche Haltung;

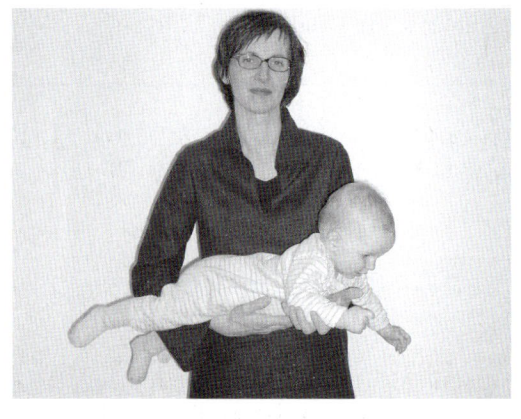

Abb. 7.5: Tragen in der Bauchlage: korrekte Haltung

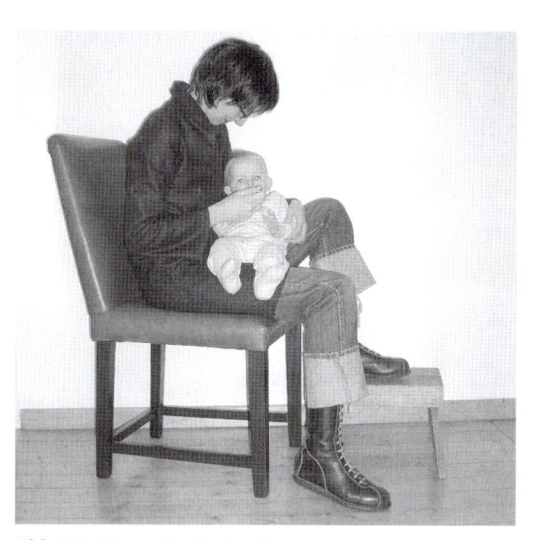

Abb 7.6: Füttern im Stufensitz

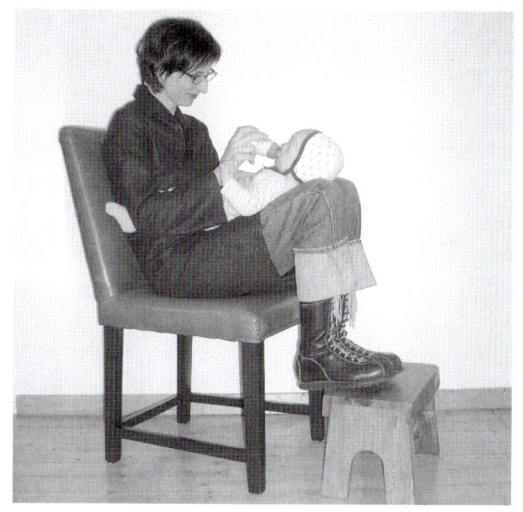

Abb 7.6: Füttern vis-à-vis

Das Füttern

Immer Blickkontakt anstreben, das Kind sollte seine Mahlzeit sehen können. Wenn Sie einen Fuß auf eine erhöhte Unterlage stellen (z. B. Fußbank), kann das Kind auf Ihrem tiefer gelegenen Oberschenkel sitzen. Mit dem hochgestellten Oberschenkel und dem Arm bilden Sie eine Stütze für Rücken und Kopf des Kindes (Abb. 7.6).

Sie können aber auch beide Füße auf eine Fußbank stellen und das Kind auf Ihren Oberschenkel lagern. Dabei sollten Sie darauf achten, dass der Kopf von den Knien ganz unterstützt wird (Abb. 7.7).

> **WICHTIG:** Der Kopf soll immer gestützt sein und nicht in überstreckter Haltung liegen!

Hochnehmen eines Neugeborenen aus der Rückenlage

Das Kind wird mit beiden Händen in die Seitenlage gedreht und angehoben. Ein Arm liegt zwischen den Beinen des Neugeborenen und die Hand umfasst die Schulter des Kindes. Das Kind wird auf die Seite gedreht und angehoben (Abb. 7.8).

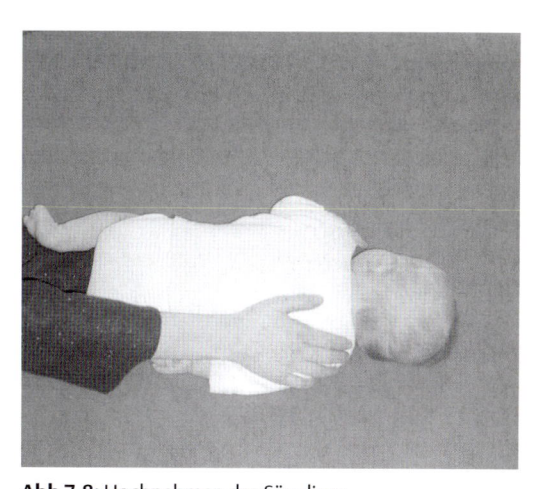

Abb 7.8: Hochnehmen des Säuglings

Hochnehmen des Neugeborenen aus der Bauchlage

Eine Hand greift an die Schulter des Neugeborenen, die andere zwischen den Beinen hindurch an den Bauch (Abb. 7.9). Nun wird das Kind langsam von der Bauchlage in die Seitenlage gedreht und hochgenommen.

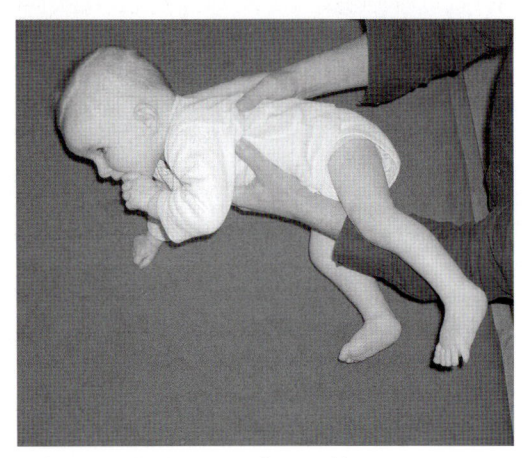

Abb 7.9: Hochnehmen aus der Bauchlage

Wiegegriff

Beim Wiegegriff sollte auf Symmetrie und die Unterstützung des Körpers geachtet werden (Abb. 7.10)

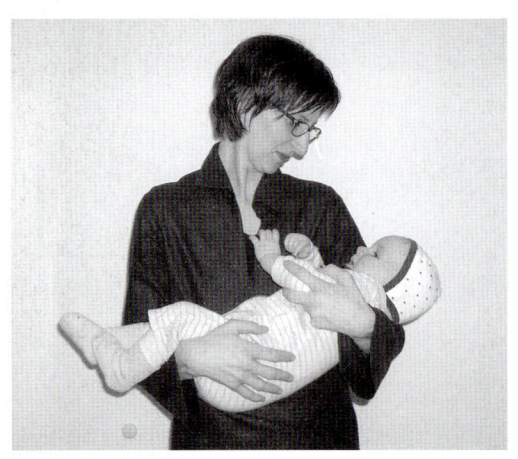

Abb 7.10: Wiegegriff

Das Drehen des Neugeborenen von der Rückenlage in die Bauchlage

Eine Hand greift an die Schulter des Säuglings, die andere Hand zwischen den Beinen hindurch an den Bauch. Nun wird das Kind langsam über die Seitenlage in die Bauchlage gedreht (Abb. 7.11 und 7.12).

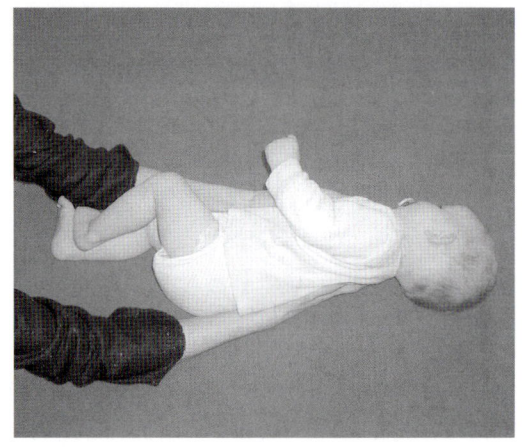

Abb 7.11: Drehen von der Rückenlage in die Bauchlage (1)

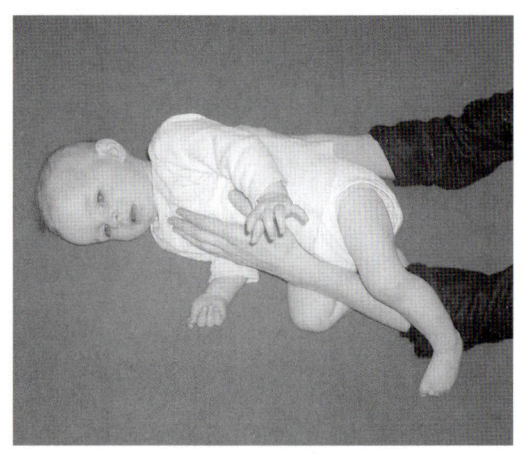

Abb 7.12: Drehen von der Rückenlage in die Bauchlage (2)

Unterstützte Bauchlage für junge Säuglinge

Ein zusammengerolltes Handtuch hilft dem Säugling in die Bauchlage, den Kopf zu halten (Abb. 7.13).

Drehen des älteren Säuglings aus der Rückenlage in die Bauchlage (ab 4. Monat)

Mit beiden Händen werden die Oberschenkel des Säuglings umgriffen und die Knie zum Bauch geführt (Abb. 7.14). Nachdem das Baby auf die Seite gedreht wurde, streckt es entweder das untere Bein selbst oder das untere Bein wird gestreckt. Nun dreht sich das Baby mit dem oberen gebeugten Bein weiter über das gestreckte Bein, bis in die Bauchlage. Eventuell braucht das Baby nun ein wenig Hilfe, indem der Po nach unten gedrückt wird, damit es seine Arme frei bekommt (Abb. 7.15).

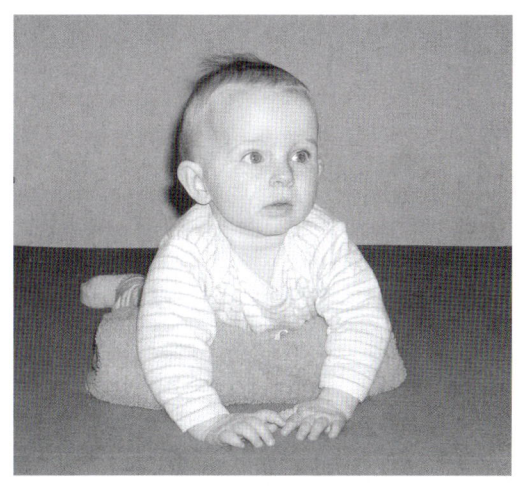

Abb 7.13: Unterstützte Bauchlage für junge Säuglinge

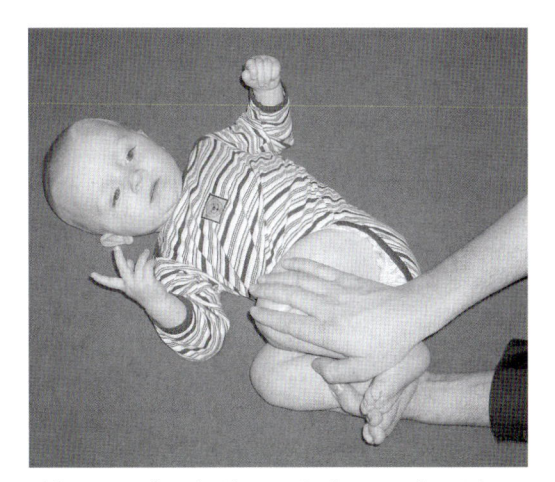

Abb 7.14: Drehen der älteren Säuglings aus der Rückenlage in die Bauchlage (1)

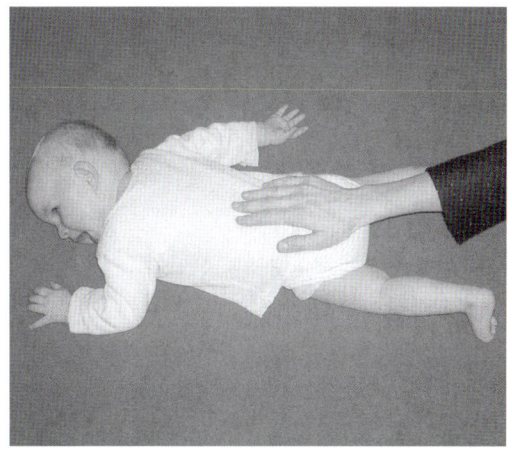

Abb 7.15: Drehen der älteren Säuglings aus der Rückenlage in die Bauchlage (2)

Tragen des Säuglings

Tragen über der Schulter (Abb. 7.16)

Tragen im Fliegergriff (Abb. 7.18)

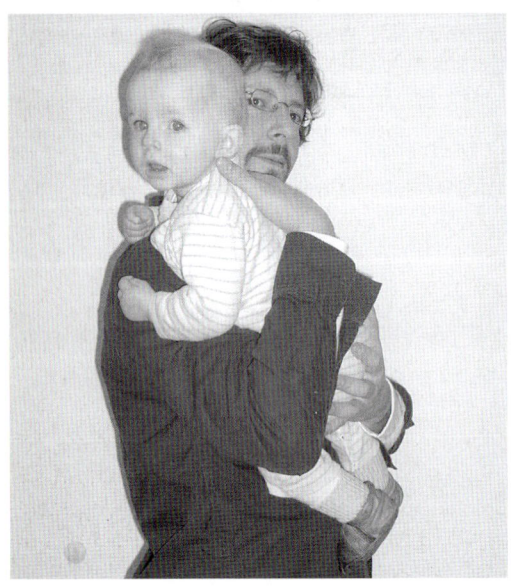

Abb 7.16

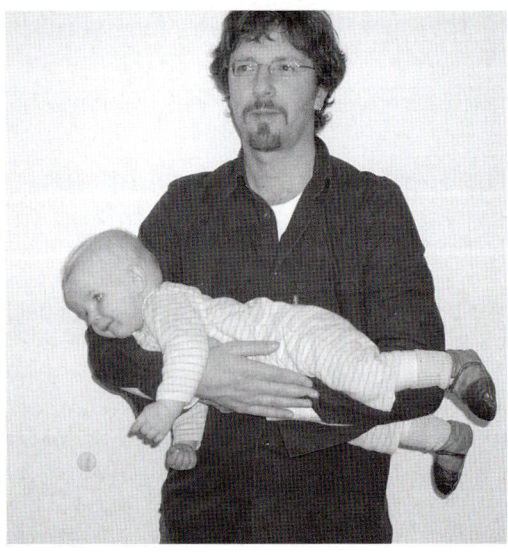

Abb 7.18

Tragen vor dem Körper (Abb. 7.17)

Tragen im Hüftsitz für ältere Säuglinge (Abb. 7.19)

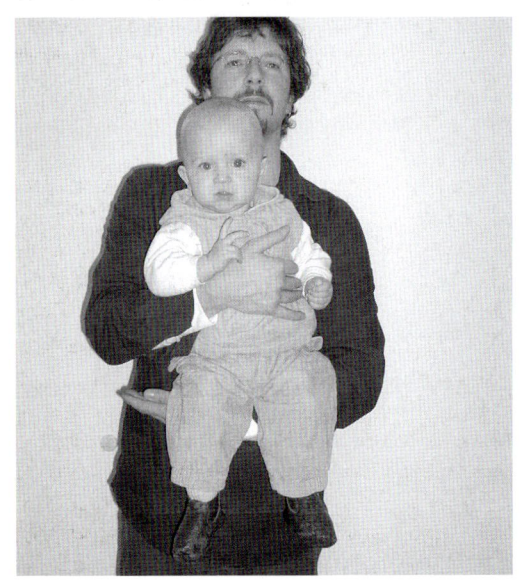

Abb 7.17

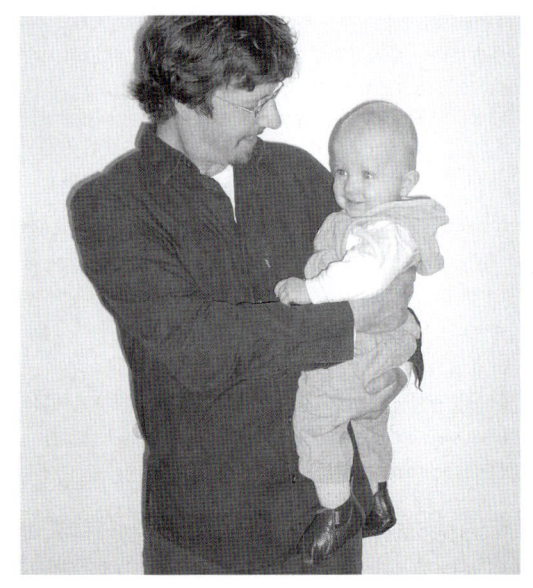

Abb 7.19

Hygiene

> Im häuslichen Umgang mit dem eigenen gesunden Kind sind keine spezifischen Hygienemaßnahmen notwendig. Gründliches Händewaschen mit Wasser und Seife (möglichst frei von Parfüm-Ölen) ist ausreichend.

Von einer **Händedesinfektion** oder der Verwendung von **Desinfektionsmitteln** bei der Reinigung der Babybadewanne, des Wickelplatzes, des Töpfchens oder gar des Spielzeugs ist abzuraten. Eine übertriebene Hygiene und ein großer Einsatz von Desinfektionsmitteln begünstigen **Allergien** und **Unverträglichkeitsreaktionen** bei Eltern und Kindern.

Auch muss die **Babywäsche** nicht separat in der Waschmaschine gewaschen oder gar gekocht werden. Sie kann mit der anderen 60°-Wäsche gewaschen werden. Bei der Wäsche von Babykleidung sollten keine Weichspüler verwendet werden. Weichspüler sind besonders aggressiv und sollten nicht direkt an die Säuglingshaut gelangen. Waschmittelreste können mit einem zusätzlichen Spülgang und dem Zusatz von einer Tasse Essig herausgespült werden. Babywäsche aus Naturmaterialien, wie Seide oder Wolle, kann ohnehin nur in der Handwäsche oder im Fein- oder Wollwaschgang bei niedrigen Temperaturen gewaschen werden. Ein Baby muss auch nicht täglich frische Wäsche bekommen, sondern nur bei Verunreinigungen und Nässe.

7.4 Tragen

Bettina Salis

Heutzutage scheint es bisweilen, als sei der Kinderwagen das natürliche Gefährt, um ein Neugeborenes zu transportieren; allerdings wurde dieser erst im Jahre 1880 erfunden. Es handelte sich dabei um eine Luxuskarosse, die sich nur sehr reiche Familien leisten konnten – somit war der Kinderwagen zunächst ein Statussymbol. Erst nach und nach wurde er für alle Bevölkerungsschichten erschwinglich. Heute hat er die Kinderstuben der Industrienationen erobert. Doch: Bis heute tragen zwei Drittel der Weltbevölkerung ihre Kinder (57), und auch in unserem Kulturkreis wurden Kinder bis vor etwa 150 Jahren überwiegend getragen. Das legt die Überlegung nahe, ob das Tragen nicht die eigentlich physiologische Form des Kindertransportes ist.

Der Mensch – ein Tragling

Diese These wird dadurch gestützt, dass es sich beim Menschen um Traglinge handelt. In der Biologie werden drei Typen von Jungen unterschieden: der Nesthocker, der Nestflüchter und der Tragling.

Nesthocker sind Jungtiere, die in der Regel nackt auf die Welt kommen und nur geringe Ähnlichkeit mit den erwachsenen Tieren haben (kein/kaum Fell, Augen geschlossen usw.). Sie können sich noch nicht selbständig fortbewegen und müssen oft stundenlang alleine im Nest verharren, während die Alten auf Nahrungssuche sind.

Zu den **Nestflüchtern** zählen z. B. Herdentiere. Sie sehen aus wie eine Miniatur ihrer Eltern, ihre Sinne sind gut ausgebildet, sie sind in der Lage, ihre Temperatur zu regulieren und können bereits wenige Stunden nach der Geburt ihrer Mutter folgen. Das Stadium des Nesthockers haben sie bereits im Uterus durchlebt.

Die Zuordnung des Menschenbabys zu einem dieser beiden Typen war schwierig. Das Baby ist reifer als ein Nesthocker und zu unreif, um ein Nestflüchter zu sein. So entstand die These des „zu früh geborenen Nestflüchters". Das Verhältnis zwischen kindlichem Schädel und mütterlichem Becken entwickelte sich beim Menschen in den letzten Jahrtausenden zunehmend ungünstiger für die Geburt (stets größer werdender Schädel und enger werdendes Becken), was einige Wissenschaftler zu der These veranlasste, der menschliche Säugling sei ein Jahr zu früh geboren und durchlaufe also zunächst das Stadium eines so genannten sekundären Nesthockers. Damit wurde begründet, dass das Baby zum Ablegen gemacht sei und sein Bedürfnis nach Getragen-Werden geleugnet. Wie der Name schon sagt, hocken die Nesthocker in ihren Nestern – mitunter stundenlang oder den ganzen Tag, während die Mutter auf Nahrungssuche ist. Der Fettgehalt in deren Muttermilch ist dann entsprechend hoch (55). So gesehen scheint diese Zuordnung nicht zu passen, zumal ein Nesthocker auch nicht nach seiner Mutter weint, wenn er sie nicht mehr im Blickfeld hat, ein Menschenbaby aber sehr wohl (53).

Auch Koalabären, Faultiere und diverse Affenarten lassen sich weder den Nestflüchtern noch den Nesthockern zuordnen. Sie haben zwar die äußerliche Reife eines Nestflüchters, können sich jedoch nicht alleine fortbewegen. Erst die Arbeiten des Biologen Bernhard Hassenstein (1970) machten es möglich, auch diese Tiere (und somit auch das Menschenbaby) einem Typus zuzuordnen: dem **Tragling** (57). Zwar deutet der bis heute erhaltene Greifreflex darauf hin, dass das Baby getragen werden will, aber: wo soll es sich festhalten, wenn seine Mutter schon lange kein Fell mehr hat? Mit der Entwicklung zum aufrechten Gang wurde das weibliche Becken breiter und es entwickelte sich bei der Mutter ein ausgeprägter Taillen-Hüft-Bereich (dieser war beim Urmenschen noch sehr viel ausgeprägter als beim heutigen Homo sapiens sapiens): der ideale Sitz für das Baby.

Bereits wenige Wochen alte Babys klammern sich mit den gesamten Beinchen an die Mutter; sie verstärken sogar den Druck bei einer plötzlichen Bewegung der Mutter, um besseren Halt zu haben (55). Allerdings brauchen die Kleinen einen helfenden Arm der Tragenden in ihrem Rücken.

> Der deutlichste Hinweis darauf, dass das Baby ein Tragling ist, ist seine Beinhaltung.

Nimmt man es hoch, bringt es die Beinchen in eine Spreiz-Anhock-Haltung, dabei entsprechen Abspreizwinkel und Hockstellung dem Winkel, den Ärzte zur Therapie oder Prophylaxe einer Hüftdysplasie empfehlen (55) – das ist die Stellung, bei der sich der Oberschenkelkopf am besten in die Hüftpfanne einfügt. Im Hüftsitz getragen nimmt der Säugling diese für die Entwicklung des Hüftgelenkes ideale Beinhaltung spontan ein: Der Oberschenkel wird bis zu einem rechten Winkel oder stärker angezogen und der Abspreizwinkel der Beine liegt bei durchschnittlich 45°. Wird das Kind in einem Tragetuch oder -beutel getragen, gilt es, darauf zu achten, dass es dann auch diese Beinhaltung einnimmt/einnehmen kann.

Vorurteile gegen das Tragen

Obwohl vieles darauf hinweist, dass das Baby ein Tragling ist, hat sich das Tragen bis heute in unserer Kultur nicht (wieder) durchgesetzt. Die erst relativ jungen Argumente gegen das Tragen (rund 150 Jahre alt) finden nach wie vor mehr mehr Gehör als jene dafür.

■ 1. Behauptung: Tragen schadet der Wirbelsäule des Babys

So perfekt, wie das Geschehen rund um den Arterhalt/die Fortpflanzung funktioniert, hätte die Natur sicherlich den Menschen einen Kinderwagen mit auf den Weg gegeben, wenn dieser vorgesehen wäre. Es ist allerdings nicht überliefert, dass schwangere Frauen in früheren Zeiten Kinderwagen gebaut hätten, wie andere Tiere in Erwartung des Nachwuchses Nester bauen.

Außerdem: **Rückenleiden** sind bei den heute erwachsenen Menschen extrem verbreitet. Dazu trägt sicherlich Bewegungsarmut bei, zu langes Sitzen auf schlechtem Gestühl (Schule) und vieles mehr. Doch die Generation mit den Rückenschmerzen ist auch die Generation, die ihr Babyalter größtenteils liegend im Bettchen verbracht hat. Studien über diesen Zusammenhang wären sicherlich interessant.

Des Weiteren weisen die weiter oben beschriebenen **Reflexe des Babys** eindeutig darauf hin, dass es ein Tragling ist. Es rechnet auch damit, getragen zu werden (Nestflüchter verfallen in eine Körperstarre, wenn sie von der Mutter getragen werden). Bereits wenn ein Erwachsener sich dem Baby nähert und es dabei freundlich anspricht, bringt es seine Beine in eine gespreizte angehockte Stellung – in der Erwartung hochgenommen zu werden. Der Bewegungsspielraum der Beine liegt vor dem Becken (das ist übrigens vergleichbar mit der Anatomie des Schimpansenbabys). Die Humanethologin Evelin Kirkilionis schreibt dazu: „Diese anatomischen Gegebenheiten und die Bewegungsfreiheiten der Beine eines Säuglings sind daher an die Lebenswelt eines Traglings angepasst, der angeschmiegt an den Körper seiner Mutter auf der Hüfte sitzt." (55)

Dieses Sitzen auf der Hüfte der Mutter ist nicht zu vergleichen mit dem selbständigen Sitzen eines größeren Säuglings. Um am Körper eines Erwachsenen getragen zu werden, ist ein Aufrichten des Körpers nicht erforderlich, sondern ein Nach-vorne-Beugen und Anlehnen an den Tragenden. Dieses Anlehnen ist sinnvoll, weil das Baby auf diese Weise Halt findet und nicht nach hinten kippen kann (55). Selbstverständlich müssen hier die Tragenden den kindlichen Rücken mit dem Arm stützen – oder mithilfe eines Tragegurtes/-tuchs.

Vielen Erwachsenen ist jedoch unwohl, wenn sie den leicht gekrümmten Rücken eines Babys im Tragetuch sehen. Sie sähen ihn lieber gerade. Allerdings ist es ebenso wenig notwendig, nach der Geburt den Rücken des Babys aktiv zu strecken, wie es unnötig ist, die krummen Beinchen gerade zu wickeln. Auch in dieser Richtung unternahmen frühere Generationen in unterschiedlichen Kulturen Vorstöße und versuchten den gekrümmten Säugling gerade zu wickeln – das hatte eine gehäufte Zahl von Hüftdysplasien zur Folge (55).

Der **Rücken des Babys** streckt sich von alleine. Wird das Kind getragen, dann ist es auch schneller in der Lage, die dazu erforderlichen Rückenmuskeln aktiv auszubilden. Aus seiner Zeit im Mutterleib hat das Kind zunächst noch eine so genannte Totalkyphose (rund gerollter Rücken). Durch das Anheben des Kopfes bildet sich dann zunächst die Halslordose. Wenn der Säugling lernt, den Oberkörper selbständig aufrecht zu halten, entsteht die Lendenlordose (das Baby kippt das Becken leicht nach hinten) erst jetzt ist die Doppel-S-Form der Wirbelsäule perfekt.

Um diese Entwicklung zu begünstigen, ist es ratsam, das Baby zu tragen. Allerdings ist es dabei wichtig, dass der Rücken wirklich gehalten wird (nicht gestaucht); z. B. durch ein wirklich fest gebundenes (nicht: geschnürtes) Tragetuch. Bei stets liegenden Kindern wird der Rücken eher durch die Schwerkraft passiv gerade gelegen (55). Das bestätigen auch die Forschungen von Evelin Kirkilionis (57). Sie untersuchte knapp 200 Kinder und konnte keinen Zusammenhang zwischen frühzeitigem Getragenwerden in aufrechter Körperposition und Wirbelsäulenauffälligkeiten feststellen – weder hinsichtlich der durchschnittlichen täglichen Tragedauer und der Tragemethode, noch bezüglich der gesundheitlichen Situation.

■ 2. Argument: die Angst vor dem Verwöhnen

Das Neugeborene hat ein Bedürfnis nach Körperkontakt, Bewegung und Kommunikation. „Ein neugeborenes Kind will am Körper sein. Nur so spürt es seinen eigenen Körper. Nur so spürt es, dass es da ist. Die Unabweisbarkeit dieses Bedürfnisses ist es, die auch rund gefütterte, rosig gepflegte, aber eben zugleich weggelegte Babys zu ausdauernden Schreihälsen macht", schreibt Barbara Sichtermann bereits 1981 (61). Inzwischen sind die kindlichen Bedürfnisse nach Kommunikation, Körperkontakt und Bewegung allgemein anerkannt. Schon früher wusste man darum. Sowohl die Wiege als auch das Wickeln des Kindes (das Kind in Tücher einwickeln) verschafften dem Baby eine Art Ersatz für die fehlende Stimulation, da sie nicht getragen wurden.

Am besten werden die kindlichen Bedürfnisse am Körper seiner Mutter oder eines anderen Erwachsenen befriedigt. Die **Säuglings-** und die **Bindungsforschung** hat hierzu eine Reihe von Arbeiten hervorgebracht: Babys, deren Bedürfnisse befriedigt werden, haben ein größeres Urvertrauen und werden früher selbständig. Eine Untersuchung (54) bestätigt, dass Babys, die viel getragen werden, signifikant weniger schreien als diejenigen, die seltener getragen oder die erst hochgenommen werden, wenn sie bereits mit dem Schreien begonnen haben. In derselben Untersuchung zeigte sich, dass die getragenen Kinder längere zufriedene Wachzeiten hatten – entsprechend der Reduktion der Schreizeiten. Das Ergebnis dieser Studie verstärkt den Verdacht, dass das menschliche Baby dazu gemacht ist, am Körper der Mutter zu sein, oder wie es der Schweizer Kinderarzt Remo H. Largo formuliert: „Wenn wir bedenken, dass der menschliche Säugling beinahe während der ganzen Menschheitsgeschichte von der Mutter herumgetragen wurde, müssen wir uns ernsthaft fragen, ob nicht viele Kinder gar nicht in der Lage sind, in den ersten Lebensmonaten ohne ständigen Körperkontakt mit der Mutter und anderen vertrauten Personen auszukommen." (56)

Auch die **Bedeutung des Körperkontaktes** für die psychosoziale, emotionale und körperliche Entwicklung des Menschen kann gar nicht unterschätzt werden. Körperkontakt ist ein lebenswichtiges Grundbedürfnis des Menschen – ebenso wie Essen, Trinken und Schlafen. Nur werden die Folgen des Nicht-Befriedigens dieses Bedürfnisses nicht so unmittelbar sichtbar. Taktile Stimulation beeinflusst das Wachstum und die Entwicklung des Menschenkindes (60). Körperkontakt stärkt das Selbstbewusstsein des Babys, es bekommt im wahrsten Sinne des Wortes ein Bewusstsein über sich selbst und auch über seine Grenzen. Vermehrte taktile Reize schulen das Taktgefühl eines Menschen (58), das Bewegt-Werden schult die Bewegungswahrnehmung und wirkt beruhigend.

> Während des Tragens werden alle Sinne des Babys angesprochen, allen voran der Gleichgewichtssinn und der Tastsinn – zwei Sinne, die sich schon früh während der Schwangerschaft bilden und die wesentlich dazu beitragen, die anderen Sinne des Babys zu koordinieren und somit die Entwicklung des kindlichen Gehirns zu fördern.

Tragen führt also nicht dazu, dass das Kind verwöhnt wird, sondern dass seine Bedürfnisse adäquat befriedigt werden und es sich zu einem selbstbewussten kleinen Menschen entwickeln kann. Des Weiteren ist unbestritten, dass das Tragen die **Mutter-Kind-Bindung** fördert.

Die Bedeutung des Tragens für die Mutter

Die meisten der heutigen Mütter sind vermutlich nicht getragen worden. Somit wird ihnen die Erfahrung von derart engem Körperkontakt fremd – möglicherweise sogar lästig – sein. Auch wird in unserer Kultur so viel Körpernähe kaum gelebt. Hinzu kommt, dass viele Mütter/Väter unter Rückenproblemen leiden und deswegen ihre Kinder lieber nicht tragen wollen oder es auch schlichtweg nicht können. Übrigens: Je früher Eltern anfangen, ihre Kinder zu tragen, um so besser wachsen sie mit ihrem Kind mit (werden kräftiger) – einmal abgesehen davon, dass ein Säugling, der von Anfang an getragen wurde, später besser mithilft.

Das Kind zu tragen ist sicherlich eine gute Basis für eine gelungene Mutter-Kind-Bindung und eine für gute Entwicklung des Kindes – wenn auch keine unabdingbare Voraussetzung dafür. Das Tragen sollte nicht zu einem Dogma erhoben werden. Doch sollten Eltern, die ihr Kind gerne tragen möchten, in ihrem Wunsch unterstützt werden. Ferner gibt es Eltern, die unsicher sind und sehr bald aufgeben, sobald sie feststellen, dass das Tragen manchmal vielleicht doch etwas kompliziert ist (vor allem mit dem Tragetuch). Diese Eltern sollten unbedingt ermuntert werden, es weiter zu probieren, und sie müssen wissen, dass das Tragen-Lernen viel Übung und Geduld auf beiden Seiten erfordert.

Tragehilfen

Um ein Baby zu tragen, sollten die Eltern überlegen, worin bzw. womit sie es tragen wollen. Für kleine Säuglinge gibt es im Wesentlichen zwei Möglichkeiten: Das Tragetuch oder den Tragesack/-beutel. Eine Kiepe ist erst für größere Kinder geeignet.

Ein **Tragetuch** oder ein **Tragesack** muss so beschaffen sein, dass das Kind artgerecht darin sitzen kann. Das bedeutet, dass die Beinchen angehockt und gespreizt sind und der Rücken gestützt wird (aber nicht gerade gedrückt). Die allermeisten Tragebeutel oder -säcke erfüllen diese Anforderungen nicht. In der Regel kommen die Beinchen nicht in die Hockstellung, sondern baumeln haltlos nach unten, und in einigen Modellen wird der Rücken des Babys so gerade gedrückt, dass das Kleine sich gar nicht nach vorne anlehnen kann. Außerdem muss bei Neugeborenen darauf geachtet werden, dass der Kopf gestützt wird, solange es ihn noch nicht selbständig halten kann.

Am vielseitigsten ist jedoch das **Tragetuch** (Abb. 7.20–7.25). Es ermöglicht, das Kind auf dem Rücken, auf der Seite oder auch vor dem Bauch zu tragen – wenn das Tuch lang genug ist. Diese langen Tücher machen allerdings vielen Eltern zu schaffen, weil sie sich so um sie und um das Baby winden und diese Wickelei sie ganz fummelig macht. Hier ist es die Aufgabe der Hebamme, den Eltern zur Seite zu stehen und sie zu beraten – eben auch hinsichtlich der Geduld.

Eltern sollten ein Tragetuch nicht aus irgendeinem beliebigen Stoff selber herstellen. Gute Tragetücher sind speziell gewebt: Sie sind fest und anschmiegsam zugleich, so dass sie auf der einen Seite Halt geben und sich andererseits aber um das Baby herumschlingen können. Als Orientierungshilfe, welche Tücher (oder auch Säcke) gut geeignet sind, eignet sich der Ökotest Ratgeber Schwangerschaft und Geburt (2000) und der Ökotest von Februar 2004, hier wurden Tragetücher und -beutel getestet.

Es gibt eine Reihe unterschiedlicher Bindetechniken. Die Tragehilfen der meisten Firmen werden mit Bindeanleitungen geliefert.

Allgemein gilt: ein Baby sollte nicht mit dem Rücken zum Erwachsenen getragen werden. Wenn das Kind etwas sehen soll, dann kann es auf dem Rücken der Eltern transportiert werden und über deren Schulter schauen. Abgesehen davon ist ein Baby mächtig überreizt, wenn es als eine Art Schutzschild vor dem Tragenden her durch die Gegend getragen wird (das gilt besonders für alle Orte, an denen viele Menschen sind: Geschäfte, Marktplätze, Feste und dergleichen mehr).

Außerdem kann der Säugling so nicht die ihm angemessene Körperhaltung einnehmen: Spreiz-Hak-Stellung der Beine und sich anlehnen. Im Gegenteil, die Beine baumeln haltlos und viele Babys (über)strecken ihren Rücken in dieser Position.

Abb. 7.20: Das Tuch wird wie eine lockere Schärpe um den Bauch gelegt.

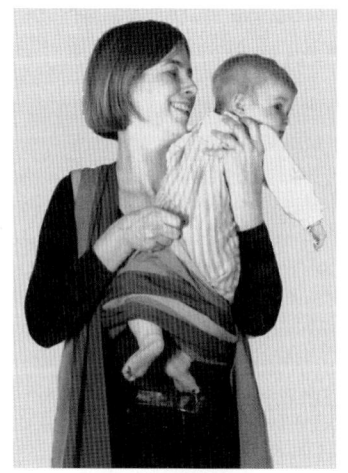

Abb. 7.21: Die Tuchbahnen werden auf dem Rücken gekreuzt.

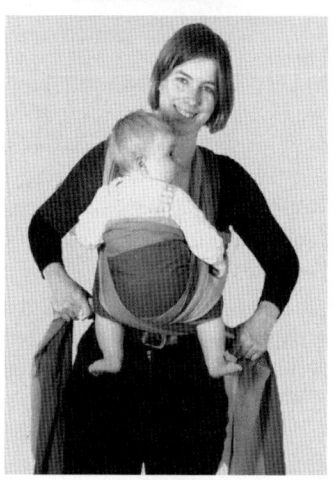

Abb. 7.22: Die Tuchbahnen werden dann über die Schultern nach vorne geführt.

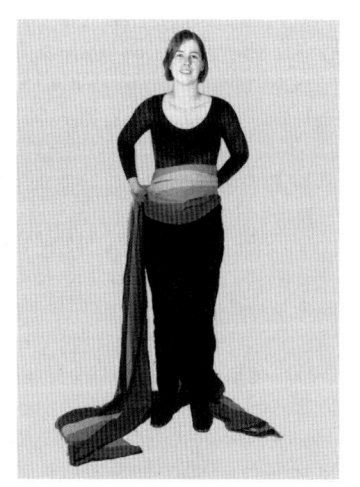

Abb. 7.23: Die Mutter lässt das Baby von oben unter die gelockerte Bauchschärpe gleiten und zieht diese danach wieder fest.

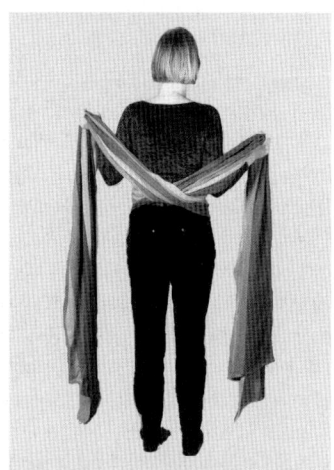

Abb. 7.24: Die Tuchbahnen werden unter dem Po des Kindes verkreuzt und unter seinen gespreizten Beinchen hindurch geführt.

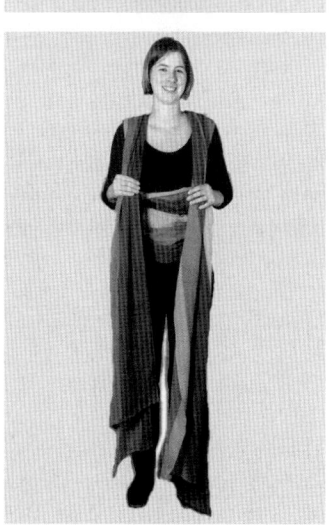

Abb. 7.25: Die Tuchenden werden zuletzt mit dem flachen Weberknoten am Rücken der Mutter verknotet.

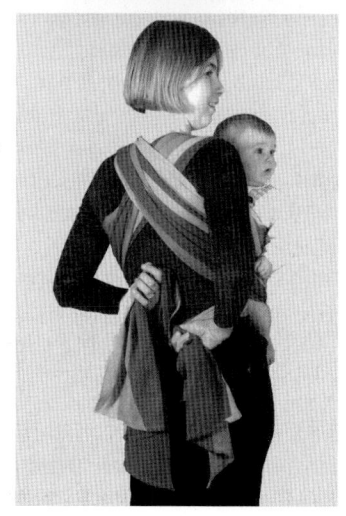

Bindeanleitung, Fa. DIDYMOS, Ludwigsburg

7.5 Schlafplatz und Schlafposition

Marion Stüwe

Die Kinder sollten sowohl ihren Nachtschlaf als auch ihre **Schlafphasen** am Tag nicht allein verbringen. Sie brauchen ständige Stimulation von außen, um **zerebrale Weckreaktionen** durchführen zu können. Kurze **Atemstillstände** (Apnoen) sind ein ganz normaler Bestandteil des menschlichen Schlafs, auch bei Neugeborenen und Kleinkindern. Aus solchen Apnoen weckt sich der Organismus selbst mit Hilfe einer so genannten Weckreaktion wieder auf, so dass die regelmäßige Atmung wieder einsetzt. Säuglinge, vor allem unreife Neugeborene und Frühgeborene, können diese Weckreaktion oft noch nicht zuverlässig oder selbst initiiert auslösen. In solchen Fällen kann eine Apnoe-Phase zu einer lebensgefährlichen **Hypoxie** führen. Neugeborene brauchen also **sanfte Reize auch während des Schlafs:**
- Licht
- Geräusche
- Bewegung
- Gerüche
- Temperaturschwankungen
- Luftbewegungen
- Stimulation des Gleichgewichtsorgans

Schlafplatz

All diese **sensorischen Reize** bekommen Kinder durch das Schlafen im Elternschlafzimmer oder durch Co-sleeping. Hier bleiben die Kinder in oberflächlichen Schlaftiefen. Außerdem ist das nächtliche Stillen dabei viel bequemer. Säuglinge sollten bis zum 1. Lebensjahr im elterlichen Schlafzimmer schlafen.

Voraussetzungen für sicheres gemeinsames Schlafen von Eltern und Baby

- Das Baby sollte in **Rückenlage** schlafen.
- Die Unterlage muss fest sein (keine Wasserbetten, Sofas oder weichen Matratzen).
- Das Gesicht des Säuglings darf nicht von losen Kissen oder Decken verdeckt werden.
- Eine Überhitzung des Babys soll vermieden werden.
- Der Erwachsene sollte nicht rauchen und darf nicht unter Alkohol- oder Drogeneinfluss stehen (1).

Co-sleeping (das Schlafen der Kinder im Bett der Mutter) und gleichzeitiges Stillen ist ein höchst effektives, anpassungsfähiges, integratives System der Kindes-Fürsorge, das Vertrauen, Kommunikation, Ernährung und eine Stärkung des kindlichen Immunsystems durch die gleichzeitige Gabe von Muttermilch und die gegenseitige Zuneigung fördert. Auch das Risiko eines **plötzlichen Kindstodes** wird hierdurch reduziert (s. auch S. 242f). Säuglinge, die im gleichen Raum schlafen, scheinen zufriedener zu sein als jene, die allein schlafen. Bei stärkerem Kontakt zur Mutter und häufigerem Stillen wird weniger geweint und – entgegen der landläufigen Meinung – erhöht sich die Schlafdauer von Mutter und Kind (28).

Ein besonderer Vorteil des Co-sleepings ist die **Synchronisierung der Schlafrhythmen** von Mutter und Kind, d. h. die Mutter verkürzt ihre Schlafzyklen und erreicht ihre Tiefschlafphasen rascher als früher. Sie verlässt diese jedoch auch rascher wieder und zwar in fein abgestimmter Parallelität zu dem Kind. Bei einer gelungenen Synchronisierung erreichten Mutter und Kind ihre tieferen und flacheren Schlafphasen weitgehend simultan (8, 26). In verschiedenen Forschungen wurde aufgezeigt, dass im kontinuierlichen Zusammensein Mutter und Kind ständig aufeinander reagieren. Bei Bewegungen und Geräuschen des Babys wird die Mutter diese bemerken und auf die Bedürfnisse des Kindes reagieren. Schläft das Kind, wird auch die Mutter einschlafen, jedoch sofort bei den geringsten Signalen von Seiten des Kindes wieder erwachen (27).

Untersuchungen im Schlaflabor von James McKenna belegen, dass Co-sleeping-Babys drei- bis zehnmal pro Nacht an der Brust gestillt wurden. Kinder, die separat schlafen, wurden nur ein- bis viermal pro Nacht gestillt. Dennoch geben Co-sleeping-Mütter an, ausreichend geschlafen zu haben und erholt zu sein. Dies widerspricht der konventionellen Meinung, dass ein ununterbrochener 6- bis 8-stündiger Schlaf erholsam ist. Mütter, die mehrfach nachts zum Stillen oder Füttern ihrer Kinder aufstehen müssen, geben demgegenüber an, schon nach wenigen Lebenswochen des Kindes vollkommen erschöpft zu sein. Sie sehnen sich nach nichts mehr als nach einer guten Nachtruhe. Co-Sleeping führt darüber hinaus zu wesentlich weniger Stillproblemen und es ist die erfolgreichste Methode, eine nicht mehr ausreichende Milchmenge wieder bedarfsgerecht zu steigern.

Als **Schlafplatz** eignen sich spezielle Kinderbetten, große luftdurchlässige Körbe, Stubenwagen oder eine Wiege. Ein beweglicher Schlafplatz hat den Vorteil, dass das Kind stets dort sein kann, wo auch die Familie sich aufhält (wenn nicht geraucht wird und nicht ständig der Fernseher läuft). Schaukelnde, wiegende und federnde Schlafplätze haben den Vorteil, dass die Kinder häufig in Bewegung sind, ähnlich wie im Mutterleib.

Ist das Kinderbett sehr groß, kann das Baby zunächst quer hineingelegt werden, so dass es sowohl einen Fuß- als auch einen Kopfkontakt spürt. **Begrenzung** bedeutet für Kinder Sicherheit und Geborgenheit.

Schläft das Baby in seinem **eigenen Bettchen** oder Körbchen, sollten nach der offiziellen Empfehlung der SIDS-Forschung Nestchen, Babyfelle und Kissen vermieden und der Säugling ohne Begrenzungen in einem Schlafsack **in Rückenlage** zu Bett gebracht werden. Die **motorische Entwicklung** der Kinder ist entgegen alter Lehrmeinungen bei der **Rückenlage** als bevorzugte Liegeposition nicht anders oder zeitlich verzögert als bei Kindern, die im ersten Lebenshalbjahr in **Bauchlage** gelagert wurden.

Da es sicherlich Säuglinge gibt, die auf diese Art schlecht einschlafen können und Begrenzung bzw. Geborgenheit brauchen, kann das **Pucken** oder das Einschlagen in ein Molton-Tuch unterstützend helfen. Begrenzung geben können die Eltern auch mit einer Hand am Rücken oder einer Hand am Kopf und einer Hand an den Fußsohlen oder einer Hand am Hinterhaupt und einer Hand am Kreuzbein in Seitenlage des Kindes, um es dann später nach dem Einschlafen in **Rückenlage** zu lagern.

Raumtemperatur

> Die ideale Zimmertemperatur zum Schlafen in der Nacht liegt bei 16°–18°C.

Raumtemperatur und Bettdecke bzw. Babyschlafsack sollten so gewählt werden, dass es für das Kind angenehm ist, d. h. weder zu kalt noch zu warm. Kinder in der Adaptionsphase, die ihre Körpertemperatur nur ungenügend regulieren und konstant halten können, können anfangs fest in eine Babydecke gepuckt werden (s. S. 175).

Babys brauchen kein Kopfkissen. Dickere Daunen, Federsteppdecken oder Felle können sowohl einen **Wärmestau** verursachen, als auch die Atmung behindern. Die Zudecke des Kindes darf nicht über den Kopf rutschen. Über den Kopf kann das Kind am besten überschüssige Wärme abgeben. Eine **Babyschlafdecke** (für allergiegefährdete Kinder aus Synthetik, für weniger allergiegefährdete Kinder aus Baumwolle und gewebter Schurwolle) ist besonders empfehlenswert. Des Weiteren gibt es spezielle Babyschlafsäcke aus unterschiedlichen Materialien. Diese sollten keine Kapuze haben!

Entwicklung des Schlaf-Wach-Rhythmus (s. Kap. 10, S. 353f)

7.6 Nabelpflege

Marion Stüwe

Die Art der Nabelpflege unterscheidet sich sehr je nach Klinik, Praxis bzw. betreuender Hebamme. Maßnahmen, die angesichts pathogener Hospitalkeime in der Klinik sinnvoll sind, sind in der häuslichen Umgebung mit überwiegend apathogenen Keimen in der Regel nicht notwendig. Die Nabelpflege soll Infektionen der Nabelwunde verhindern. Hierfür ist es ausreichend, den Nabelschnurrest sauber und trocken zu halten. Dabei sind ein feuchter Nabelgrund und eine leichte Keimbesiedelung des Nabelstumpfes eine physiologische Begleiterscheinung der Mumifizierung. Sie fördern sogar das frühe Abfallen des Nabelstumpfes (18).

Gängige Methoden der Nabelpflege

Eine vorsichtig ausgeführte Nabelpflege tut den Kindern in der Regel nicht weh, jedoch reagieren viele Neugeborene sehr empfindlich auf die Berührung ihres Nabelschnurrestes, da diese die empfindlichen Nervenendigungen am Nabelgrund reizen können. Am wenigsten belastend sind darum natürlich Nabelpflegemethoden, bei denen keine Pflegemittel oder Puder oder Desinfektionsmittel aufgebracht und anschließend wieder entfernt werden müssen.

> Vor der Versorgung des Nabels ist es notwendig, im häuslichen Bereich zuvor die Hände zu waschen und im Klinikbereich die Hände zu desinfizieren um eine Besiedelung des Nabels mit Fremdkeimen zu vermeiden.

- **Offene Nabelpflege** bedeutet, den Nabel offen oberhalb der Windel abheilen zu lassen. Um ihn vor dem eventuell harten Windelrand einer Höschenwindel zu schützen, kann der Nabel mit einem Tupfer oder einer Kompresse umwickelt werden. Die Nabelklemme kann meistens am zweiten Tag entfernt werden.
- Wird das Kind mit Stoffwindeln gewickelt, kann es von Vorteil sein, eine **abdeckende Pflege** zu wählen, d. h. der Nabelstumpf wird mit einem Tupfer oder einer Kompresse umwickelt, zur Fixierung kann dann ein Schlauchverband verwendet werden. Die Windel wird locker über dem auch unter der Windel gut abheilenden Nabelschnurrest geschlossen.
- Bei einer **natürlichen Nabelpflege** wird der Nabelschnurrest weder mit einem Tupfer oder Verband abgedeckt, noch desinfiziert oder gepudert. Absonderungen während der Mumifizierung am Hautnabel werden lediglich mit sauberem Wasser und einem Wattestäbchen oder Papiertuch abgewaschen.
- Eine **Nabelpflege mit Muttermilch** soll nach Meinung vieler Hebammen die Abheilung fördern. Auch ein schmierender Nabel kann nach dem Abfallen des Nabelschnurrestes mit einigen Tropfen Muttermilch behandelt werden. Diese Methode ist weit verbreitet, aber wissenschaftlich nicht belegt.
- Eine Behandlung mit **Wecesin®-Streupuder** führt erwiesenermaßen zu einem früheren Abfallen des Nabelschnurrestes (18). Dieses Puder enthält Talkum, Quarz sowie Auszüge aus Arnica, Calendula und Echinacea. Es wirkt entzündungshemmend und heilungsfördernd, aber nicht desinfizierend. Wenn mehrmals täglich etwas Puder auf die Nabelwunde gestreut wird, müssen Absonderungen und Puderreste am Nabelrand zuvor stets mit sterilem Wasser gesäubert werden.
- Eine Behandlung des Nabels mit **70–80%-igem Alkohol** wirkt austrocknend und reduziert die Keimbesiedlung, verursacht aber auch häufig Hautreizungen bei den Kindern rund um den Nabelstumpf herum.
- Eine weitere desinfizierende Maßnahme ist die Behandlung mit **Fissan®-Silberpuder**. Dieses Puder beinhaltet Silbernitrat (antiseptische und ätzende Wirkung) sowie Fluorokieselsäure, Siliciumoxyd und Maisstärke. Bei der Versorgung des Nabels wird das Sil-

berpuder mehrmals täglich an den Nabelgrund gestreut, es darf aber nicht den Hautnabel bedecken! Puderreste müssen in der Nabelumgebung mit sterilem Wasser oder physiologischer Kochsalzlösung entfernt werden.
- Die Methode, die einer Keimbesiedelung des Nabelstumpfes am wirksamsten entgegenwirkt, ist die Kombination von **Tripple-Dye und Neo-Kodan®** (39). Der Nabelschnurrest wird einmalig mit dem stark färbenden Tripple-Dye bestrichen (dieses enthält Rivanol, Pyoktanin und Brillantgrün in Wasser oder Alkohol gelöst). Diese Behandlung wirkt antiseptisch gerbend und austrocknend. Anschließend soll der Nabelstumpf täglich mit Neo-Kodan® desinfiziert werden.

Oft fragen die Eltern, ob sie ihr Baby mit noch stehendem Nabelstumpf **baden** dürfen. Ein frühes Bad am ersten oder zweiten Lebenstag hat keinen negativen Einfluß auf das Abheilen des Nabels. Anschließend sollte gewartet werden, bis der Nabelstumpf abgefallen und der Nabelgrund trocken ist.

7.7 Waschen und Baden

Marion Stüwe

> Bei der Körperpflege lautet die Grundregel: So wenig wie möglich, so viel wie nötig und das alles mit Spaß und möglichst wenig Kostenaufwand.

Im besten Fall macht es dem Baby Spaß, gewickelt, an- und ausgezogen, gewaschen oder gebadet zu werden. In diesem Fall dient die Körperpflege dem gemeinsamen Spiel und Lernen. Schreit das Baby dagegen und findet diese körperpflegenden Maßnahmen nicht angenehm, so ist es wichtig, das An- und Ausziehen zielgerichtet und zügig zu verrichten und nicht durch permanentes Trösten in die Länge zu ziehen.

Baden

Ein Säugling muss nicht häufiger als ein- bis zweimal pro Woche gebadet werden. Auch eine Ganzkörperwäsche ist nicht jeden Tag nötig. Zum Baden eignen sich kleine Wäschewannen, Babybadewannen oder ein Badeeimer (Tummy-Tub®). Der Tummy-Tub® ist so konstruiert, dass wenig Wasser gebraucht wird, dieses aber verhältnismäßig langsam abkühlt.

Die **Wassertemperatur** beträgt ca. 37 °C. **Badezusätze** sollten nicht verwendet werden (Allergieprophylaxe). Bei sehr trockener Haut des Kindes kann dem Badewasser etwas Mandelöl oder etwas abgepumpte Muttermilch zugesetzt werden. Das Bad dient nicht nur der Reinigung, sondern auch dem Wohlbefinden des Kindes. Im warmen Badewasser kann es wunderbar schwerelos strampeln, später sitzen und planschen und spielen.

■ Praktisches Vorgehen

- Um das Baby in die Wanne zu setzen, wird der linke Unterarm unter den Nacken des Kindes geschoben und mit der Hand der linke Oberarm des Babys umfasst. Die rechte Hand schiebt sich zunächst unter das Gesäß, so dass das Kind gut gehalten in das Wasser eingetaucht werden kann. In der Wanne braucht es dann Kontakt, entweder mit dem Po auf dem Wannenboden oder mit den Füßen am Wannenrand.
- Während das Kind nun beständig mit der linken Hand gehalten wird, kann es mit der rechten Hand gewaschen werden. Hierbei sollte besonders auf die Hautfalten geachtet werden.
- Beim Waschen beginnt man nicht mit dem Kopf, da dieser sonst nass ist und im Laufe des Bades auskühlt, sondern mit dem Ober-

körper. Danach werden Unterkörper, Arme, Beine und Füße gesäubert. Erst zum Schluss wird zunächst das Gesicht von der Stirn abwärts und dann der Kopf gewaschen.
- Übrigens muss ein Kind im Bad nicht gewendet werden, um den Rücken zu waschen. Im Gegenteil, das Umdrehen führt nur dazu, dass das Kleine auskühlt, während es mit dem nassen Oberkörper aus dem Wasser gehoben wird und vielen Kindern gefällt die Bauchlage nicht. Sie spüren die Unsicherheit der Eltern und werden dadurch selbst unsicher und beginnen zu schreien.
- Nach ca. 5–8 Minuten wird das Badewasser merklich kühler. Das Bad sollte dann beendet werden. Wenn es den Kindern sehr viel Spaß macht und sie schon etwas älter sind, kann auch warmes Wasser nachgefüllt werden.

■ Nach dem Bad

Nach dem Bad wird das Baby gründlich, möglichst mit einem vorgewärmten Handtuch abgetrocknet und
- Jetzt können noch einmal die **Hautfalten** bei Bedarf zusätzlich gereinigt werden. Insbesondere die Leistenbeuge, hinter den Ohren, am Hals, unter dem Kinn und in den Achselhöhlen verbergen sich manchmal alte Talg- und Hautschuppungen oder Muttermilchreste und Sputum. Dieser Belag lässt sich am besten mit einem Babypflegetuch und reinem Öl entfernen, z. B. Mandel- oder Jojobaöl oder Mandelöl, dem ein wenig Calendula zugesetzt wurde (z. B. Weleda-Baby-Öl®).
- Beim **Säubern von Nase und Ohren** ist es wichtig, keine Wattestäbchen zu verwenden. Ein Säugling reinigt sich die Nase selbst durch Niesen. Ist die Nase jedoch innen verkrustet, so kann man versuchen, diesen Schleim oder diese Krusten mit isotonischer Kochsalzlösung anzulösen und sie anschließend mit einer gerollten Ecke eines Papiertuches herauszuziehen.
- Auch die **Ohren** reinigen sich von allein und es ist völlig ausreichend mit einem Papiertuch die Ohrmuschel auszuwischen.

- **Unauffällige Augen** können mit einem sauberen Waschlappen und frischem, klarem Wasser gereinigt werden, wobei das Auge von **außen nach innen** ausgewischt wird.
- Zeigen sich in den ersten Tagen nach der Geburt gelb-/grünliche **Absonderungen** (mögliche Gonokokkeninfektion) oder beginnt sich die Bindehaut entzündlich zu röten, muss das Kind sofort einem Kinderarzt zur bakteriologischen Untersuchung und zur antibiotischen Augenbehandlung vorgestellt werden.
- Sind die Augen über mehrere Wochen immer wieder verklebt, handelt es sich häufig um eine **Tränengangstenose** (Verengung). Normalerweise fließen die Tränen über einen feinen Kanal im inneren Augenwinkel in Richtung Nase ab. Ist dieser Kanal verengt oder durch eine feine Membran verschlossen, haben die Kinder ein dauerndes Tränenträufeln, welches das Auge gelblich verklebt. Diese Verklebungen können wiederum mit isotonischer Kochsalzlösung aufgelöst und entfernt werden. Um die Stenose zu beseitigen, können kleine kreisende Massagen mit der Kuppe des kleinen Fingernagels am Übergang vom unteren Augeninnenwinkel zur Nase hin helfen (13). Nur äußerst selten ist es nötig, dass der Tränenkanal vom Arzt geöffnet werden muss.
- Die **Scheide** sollte nur äußerlich gereinigt werden. Das Scheidensekret wird zur Selbstreinigung produziert und muss unangetastet bleiben. Ist etwas Stuhl in die Vagina geraten, kann dieser äußerlich weggewischt werden, von vorne nach hinten!
- Auch der **Penis** wird nur äußerlich gereinigt, da die Vorhaut im ersten Lebensjahr mit der Eichel verklebt ist. Ein Zurückschieben kann zu Verletzungen und Vernarbungen führen und so eine Phimose verursachen. Stuhlreste am Penis werden mit reichlich Wasser oder Öl entfernt.

Viele Kinder genießen es, nach dem Baden trockengeföhnt zu werden. Ein schwacher, warmer Luftstrom am Po wird von den meisten Kindern als sehr angenehm empfunden. Das **Fönen** darf aber **grundsätzlich nur in Bauchlage** erfolgen, damit kein hoher Urinstrahl in das Gerät gelangen kann. Eltern müssen über diese Risiken des Stromschlags aufgeklärt werden. Eine andere Möglichkeit ist es, beim Fönen stets eine Windel oder ein kleines Gästehandtuch über das Geschlechtsteil zu legen.

Das Anbringen einer Wärmelampe über dem Wickeltisch, auf dem die Kinder nach dem Bad weiter versorgt werden können, ist eine bessere Alternative.

Das Waschen des Säuglings

Das **Waschen** erfolgt entweder mit der Hand, mit einem Körperwaschlappen oder mit einem weichen quadratischen Molton-Tuch.
- War die Windel voll, wird als erstes der Po gesäubert.
- Danach wird das Baby mit sauberem Waschwasser in Etappen gewaschen und jeweils sofort abgetrocknet, damit es nicht auskühlen kann: erst der Kopf und das Gesicht, eventuell die Haare, linker Arm, rechter Arm, Oberkörper, linkes Bein, rechtes Bein und zum Schluss der Po.
- Körperteile, die nicht gewaschen werden, können mit einem Handtuch zugedeckt werden bzw. nach dem Haarewaschen sollte ein wärmendes Handtuch oder eine wärmende Windel den Kopf schützen.

Beim Waschen des Babys werden ebenfalls **keine Badezusätze oder gar Seife** verwendet, da diese bei regelmäßiger Anwendung die Haut eher austrocknen. Auch sollte das Kind nach dem Waschen und Baden nicht eingecremt werden, da dies zu Lasten der natürlichen Rückfettung der Haut geht.

In den **Hautfalten** des Kindes ist ein besonders sorgfältiges Abtrocknen wichtig. Die Hautfalten können anschließend sparsam mit süßem Mandelöl eingeölt werden, was die empfindliche Haut geschmeidiger macht. Auch bei Hautabschuppungen kann Mandelöl verwendet werden.

Die Haut des Neugeborenen

Intrauterin lebt das Kind im Fruchtwasser bei 37 °C und schützt sich vor der Austrocknung durch die **Vernix caseosa**. Diese Käseschmiere ist ein sehr fettreiches Material, das aus einer Kombination von Talgdrüsensekret, epidermalen Lipiden, abgeschilferten Zellen und Haaren sowie anderen Gewebsresten besteht.

Mit der Geburt ändert sich das Milieu für das Kind radikal: Es in nun einer mehr oder weniger trockenen Luft mit einer Temperatur von 20–24 °C ausgesetzt. Dieser radikale Wechsel vom Leben im warmen Wasser zum Leben in relativ kühler und trockener Luft erfordert von der Haut eine große Anpassungsfähigkeit.

Anatomisch ist die Haut eines reifgeborenen Neugeborenen weitgehend identisch mit der Haut eines Erwachsenen, sie ist lediglich in allen Schichten noch etwas dünner. Physiologisch und funktionell aber ist die Haut des Neugeborenen noch unreif: Der **Säureschutzmantel** der Haut liegt beim Neugeborenen im leicht alkalischen Milieu (**pH-Wert** zwischen 7 und 8) und sinkt im Laufe der 1. Lebenswoche auf den leicht sauren **pH-Wert** von 5,5. Die **Hautfeuchtigkeit** ist noch niedrig und steigt erst bis zum 30. Lebenstag auf den Wert des Erwachsenen an. Der Hydrolipidfilm der Haut und die transepidermale Lipidbarriere müssen erst aufgebaut werden. Auch das Ökosystem der Haut mit seiner Bakterienflora, also die Besiedelung der Haut mit symbiotischen Bakterien, muss sich erst bilden. Diese und noch weitere Adaptierungsschritte der Haut vom intrauterinen Leben im Wasser zum extrauterinen Leben an der Luft beginnen unmittelbar nach der Geburt, dauern aber bis in die 3.–6. Lebenswoche.

> In dieser Zeit reagiert die funktionell noch unreife Haut auf physikalische und chemische Schädigungen sehr empfindlich. Zu viel und zu häufiges Waschen oder Baden kann den Aufbau des natürlichen Schutzfilms der Haut stören. Noch schädlicher können sich alkalisierende Pflegeprodukte auswirken.

Selbstverständlich muss auch das Neugeborene von Stuhl- und Harnverschmutzungen befreit und gereinigt werden. Auch müssen in den ersten Lebenstagen die Reste der **Vernix caseosa** aus Achseln und Leistenbeugen und anderen Intertrigostellen entfernt werden, da sie sich sonst zersetzen und damit die Haut reizen könnten. Die mehr oder weniger starke Schuppung der Haut des Neugeborenen (**Desquamatio neonatorum**) muss ebenfalls behandelt werden, um stärkere Austrocknungen und Einrisse zu vermeiden. Zum Reinigen und Pflegen der Haut des Neugeborenen kann daher auf Wasser, Pflegeöle und rückfettende milcheiweiß- und molkefreie Bäder ganz nicht verzichtet werden, allerdings sollte ihr Einsatz nur bei echtem Bedarf erfolgen (44).

Pflegeartikel

Babypflegeprodukte müssen die Haut optimal schützen, dürfen sie aber nicht belasten. Damit es nicht zu unerwünschten Reizungen und Reaktionen kommt, sollten die Cremes aus sehr wenigen hochwertigen Inhaltsstoffen bestehen. Sie sollten keine Konservierungsstoffe, Parfüme, kosmetischen Hilfsstoffe, Weichmacher oder Farbstoffe enthalten, denn je jünger das Kind ist, um so durchlässiger ist auch seine Haut. In einzelnen Babypflegeserien kommen die Säuglinge mit bis zu acht unterschiedlichen Produkten in Kontakt, die bis zu 60 unterschiedliche Substanzen enthalten. Neigen die Eltern außerdem noch dazu, die Produkte häufig zu wechseln, erhöht sich die Zahl der Substanzen, die die Haut zusätzlich irritieren können.

Grundsätzlich reicht ein einfaches Öl zur Pflege des Windelbereiches und zum Entfernen von Creme und Schmutzresten oder als Zusatz zum Badewasser, falls das Kind einmal eine sehr trockene Haut haben sollte (z. B. Mazola-Keimöl, süßes Mandelöl oder Jojobaöl, Hypoallergenes Öl). Herkömmliche Babyöle, die nicht zu 100 % auf Pflanzenölbasis hergestellt werden, enthalten Mineralölbeimengungen und Duftstoffe und sind somit für die Babypflege weniger gut geeignet. Man kann sie auch nicht zur Babymassage verwenden, da diese einen Ölfilm auf der Haut bilden, über den die Kinder auskühlen.

Bei **Wundsein oder Hautrötungen** eignet sich eine gute Heilsalbe (z. B. Weleda Kindercreme®, Bepanthen®-Salbe u.a.). Nur bei anhaltendem Wundsein über mehrere Tage oder wenn die Haut sehr angegriffen ist, kann eine Zinkpaste verwendet werden oder z. B. Babycreme von Penaten (auf keinen Fall aber eine so genannte Softcreme).

Bei **extremen Minustemperaturen** brauchen die Babys für die Gesichtshaut eine abdeckende Fettcreme, damit es nicht zu Erfrierungen kommen kann (z. B. **Wind-und-Wetter-Salbe**® von Weleda oder weiße Vaseline).

Feuchtigkeits- oder Öltücher sind stark parfümiert, teuer und belasten die Umwelt. Öltücher enthalten ein Gemisch aus Paraffinölen und synthetischen Riechstoffen, die von der Haut aufgenommen werden und ein hohes allergenes Potential besitzen. In Feuchttüchern befinden sich zusätzlich Konservierungsstoffe, reinigende Substanzen, Wasser und Emulgatoren. Besser sind **feste Babypflegetücher** (z. B. Happies® von Kleenex), die mit einem guten hypoallergenen Öl beträufelt werden. Besonders praktisch ist es, wenn man dieses Öl zuvor in eine Flasche mit Pumpspender abfüllt. Für **unterwegs** empfiehlt sich zum Wickeln eine Packung nicht parfümierter Papiertaschentücher, eine kleine mit Öl gefüllte Kunststoffflasche mit Drehverschluss und eine Wegwerfwindel.

Salben und Cremes bestehen in der Regel aus einem Trägerstoff und verschiedenen Inhaltsstoffen. Trägerstoffe sind neben Wasser neutrale Fette mineralischer, pflanzlicher und selten tierischer Herkunft. Diese Ausgangsstoffe werden dann unter Verwendung von Hilfsstoffen zur Emulgation, Stabilität, Elastizität und verlängerten Haltbarkeit weiterverarbeitet.

- Paraffine sind **mineralische Fette** aus Erdöl. Diese Kohlenwasserstoffe sind die häufigsten Bestandteile von Salben und Cremes, sie werden ggf. mit wertvollen pflanzlichen Fetten oder Wachsen gemischt.
- **Pflanzliche Fette** werden seltener als Trägerstoffe verwendet als mineralische Fette. Sie sind als Rohstoff sehr teuer und aufwändig in der Verarbeitung. Außerdem weisen sie eine wesentlich kürzere Haltbarkeit auf. Für die Hautpflege sind sie natürlich wesentlich hochwertiger.
- Ein **Fett tierischer Herkunft** ist das Lanolien (Wollfett). Für Säuglinge sollte nur die beste Qualität verwendet werden, da die Schafe mit Pestiziden behandelt werden. Außerdem sind allergische Reaktionen, wie bei allen tierischen Substanzen, nicht auszuschließen. In Säuglingspflegeprodukten sollte außerdem **kein Bienenwachs** verarbeitet werden, denn auch hier gilt die gleiche Problematik der Reinheit und Allergenität.
- Der am häufigsten verwendete Inhaltsstoff in Babypflegeprodukten ist das **Zink-Oxyd**. Zink-Oxyd wirkt gut abdeckend, aber leider auch austrocknend. Die Salbenreste müssen stets mit Öl entfernt werden. Homöopathen lehnen die Anwendung von Zink wegen der Wirkung auf das Nervensystem ab.
- Die **Blüten der Ringelblume (Calendula officinalis**) wirken entzündungshemmend und antibakteriell. Wie bei anderen Heilpflanzen kann es auch bei der Ringelblume zu allergischen Reaktionen kommen. Von daher sollten calendulahaltige Cremes nicht auf Schleimhäute, z. B. Scheide und Darm, gelangen. Gleiches gilt für die Kamille.
- **Hamameles** (Zaubernuss) enthält besondere Gerbstoffe, welche ebenfalls entzündungshemmend wirken und besser schleimhautverträglich sind.
- Der Wirkstoff **Dexpanthenol** unterstützt ohne unerwünschte Nebenwirkungen den natürlichen Heilungsprozess der Haut. In der Haut wird Dexpanthenol zu Pantothensäure umgewandelt. Dadurch werden die Selbstheilungskräfte der Haut angeregt und unterstützt. Außerdem bindet Dexpanthenol Feuchtigkeit und wirkt damit der Austrocknung der Haut entgegen. (Dieser Wirkstoff ist z. B. in Bepanthen®-Salbe enthalten.)

Das Neugeborene kann von Anfang an sehr gut riechen. Deshalb ist es sinnvoll, auf **überflüssige Geruchsstoffe** in Kosmetika und Babypflegemitteln zu verzichten, ebenso auf **ätherische Öle**. (Ätherische Öle sollten nur als Therapeutikum eingesetzt werden, beispielsweise um dem Kind die Atmung zu erleichtern.) Pfefferminzöl, Menthol oder Kampfer sind als Inhaltsstoffe von Tropfen und Salben bei Säuglingen kontraindiziert, da sie eine reflektorische Atemnot, Kehlkopf-Spasmen oder Herz-Kreislauf-Probleme hervorrufen können. Die Inhalation ätherischer Öle kann außerdem zu **Allergien** führen.

7.8 Wickelmethoden

Marion Stüwe

> Der beste Schutz der Babyhaut im Windelbereich ist häufiges Wickeln.

Ein gesundes Neugeborenes sollte möglichst sechs- bis achtmal am Tag gewickelt werden, vielfach auch nachts, da die Ausscheidung der Kinder nachts genauso häufig ist wie am Tage. Später genügen fünf- bis siebenmal täglich während der gesamten Windelzeit.

Jüngere Kinder sollten stets **nach den Mahlzeiten** gewickelt werden, da sie meist während oder nach dem Trinken in die Windel machen. Auch größere Kinder sollten nach dem Stuhlgang direkt gewickelt werden.

Schlafende Babys werden jedoch nicht zum Wickeln geweckt. Die Windel sollte aber so schnell wie möglich nach dem Aufwachen erneuert werden.

In den Zeiten, in denen ein sofortiges Windelwechseln nicht möglich ist, z. B. während des Nachtschlafs oder bei Ausflügen, sollte eine Schutzsalbe auf die zuvor abgetrocknete Haut aufgetragen werden. Dabei wird nur so viel Creme aufgetragen, wie in der Wickelphase in die Haut eindringen kann, d. h. sehr sparsam.

Das Baby sollte beim Windelwechseln also lange an der warmen Luft liegen, beispielsweise unter der **Wärmelampe**, bis die Feuchtigkeit vollständig verdunstet ist. Das dauert einige Minuten. Noch günstiger sind Perioden, in denen das Kind mit nacktem Po liegen, spielen oder sich bewegen darf.

Bei der Frage, für welche Wickelmethode sich die Eltern entscheiden, spielen viele Faktoren eine Rolle: Bequemlichkeit, Geld, die beste Wickelmethode für das Kind, die hautverträglichste Wickelmethode, die Häufigkeit des Wickelns und eventuell noch ökologische Überlegungen. Die Haut eines Säuglings wird durch das Liegen in den Windeln extrem belastet. Jedes Trockenlegen schützt vor Wundwerden. Die Inhaltsstoffe des Stuhls sind die Hauptangriffsfaktoren für die Babyhaut. Weitere sind die Stauungswärme in der Windel, häufiger Kontakt zu Stuhl und Urin und die Reibung am Windelmaterial. Der Urin durchfeuchtet aufgrund seines Wasser- und Harnstoffgehaltes die oberste Hautschicht des Kindes und lässt sie aufquellen. Ist die Wasseraufnahmekapazität erreicht, schädigt Reibung die Haut besonders stark. Bestandteile eines reinen Muttermilch-Stuhls können für die Reizung der Babyhaut jedoch nicht verantwortlich gemacht werden (7).

Ein verstärktes **Wundwerden** des Kindes beobachten viele Eltern in der Zeit des Zahnens, in der Zeit der Ernährungsumstellung und bei so genannten Bagatellinfektionen, wie Erkältungskrankheiten oder leichten Magen- und Darmproblemen. Auch Medikamente und vor allem antibiotische Therapien verändern die Darmflora und fördern so zum Teil das Wundwerden. Auch nicht vertragene Restsubstanzen aus der Nahrung der Mutter, die mit der Muttermilch zum Kind gelangen, können die zarte Babyhaut angreifen. Dies beobachten Eltern besonders häufig bei säurehaltigen Lebensmitteln, haarigen Beeren, z. B. Himbeeren oder Erdbeeren, Tomaten und exotischen Früchten, Zitrusfrüchten, säurehaltigen Obstsäften sowie scharfen Gewürzen. Direkt zum Wundsein führt eine **Candida-Infektion**, der Soor. Allerdings können sich Pilze auch auf vorgeschädigter Haut besonders gut ansiedeln. Meist ist also die Reihenfolge der Hautschädigung nicht genau zu ermitteln. Im Fall einer **Soor-Infektion** muss konsequent und lange genug direkt gegen Pilze behandelt werden. Der häufigste Wirkstoff ist dabei das **Nystatin**.

Einmalwindeln (Höschenwindeln)

In Westeuropa hat sich die Wegwerfwindel durchgesetzt. In Deutschland benutzen 9 von 10 Müttern Einmalwindeln. Auch in Kliniken werden grundsätzlich Wegwerfwindeln benutzt. Ein Kind braucht zwischen 5 000 und 6 000 Windeln in den ersten zwei Lebensjahren. Dies entspricht 0,5–1,5 Tonnen Müll. Allein in Deutschland werden pro Jahr 300 000 Tonnen Einmalwindeln produziert. Dafür müssen 7 000 000 Bäume abgeholzt werden.

Enorme Umweltbelastungen entstehen durch:
- den Transport von Rohmaterialien,
- durch die Zellstoff- und Kunststoffproduktion,
- das Bleichen und Einbringen von geruchs- und feuchtigkeitsbindenden Chemikalien;
- die Herstellung des Zellstoffs für die Win-

deln verbraucht mehr Wasser als die Wäsche von Mehrwegwindeln.

Eine Wegwerfwindel hat eine Verrottungszeit von 200–500 Jahren. In den ersten zwei Jahren geben Eltern rund 1 500,– Euro für das Wickeln mit Höschenwindeln aus. (Das teuerste Mehrwegsystem kostet für diesen Zeitraum 500,– bis 750,– Euro. Mehrwegsysteme haben außerdem den Vorteil, dass sie noch für ein bis zwei weitere Kinder verwendet werden können.)

Durch den verbesserten Auslaufschutz der Höschenwindel kommt es vermehrt zu einem Hitze- und Nässestau. Dies ergibt einen idealen Nährboden für Mikroorganismen, die leicht in die aufgeweichte Haut im Windelbereich eindringen können. Das Gleiche gilt für die Chemikalien aus den Windeln und Pflegeprodukten. Die Kinder liegen in Einwegwindeln zwar trockener, besonders in Sorten mit Spezialabsorbern wie Polyacrylat. Diese verwandeln Urin und die Flüssigkeit des Stuhlgangs in ein Gel und halten die Haut so trocken. Diese künstliche Trockenheit verfälscht jedoch die Wahrnehmung der Wickelkinder und auch der Eltern. Der Lerneffekt durch das Einnässen bleibt aus, dadurch verlängert sich die Wickelzeit erheblich.

Eine amerikanische Studie zeigt auf, dass in Einwegwindeln ein Temperaturanstieg um bis zu 10 % gemessen wurde. Bei Jungen befinden sich die Hoden außerhalb des Körpers, weil dort eine niedrigere Temperatur herrscht als im Körperinneren und dies zur Spermienproduktion notwendig ist. Den Verdacht, dass die ansteigende Unfruchtbarkeit bei Männern in den westlichen Ländern etwas mit Einwegwindeln zu tun haben könnte, erhebt eine Studie der British Medical Association aus dem Jahre 2000 (49).

Mehrwegwindeln

Mittlerweile gibt es viele verschiedene Mehrweg-Wickelsysteme aus unterschiedlichen Materialien (Baumwolle, Wolle und Mikrofasern). Das Prinzip ist bei allen Mehrwegsystemen gleich: es besteht aus einem Saugkern (einer Windel) und einem Nässeschutz (Windelhöschen). In die Windel kann zusätzlich ein Papierfließ gelegt werden; dieses dient dazu, den Stuhlgang aufzunehmen, um ihn anschließend in der Toilette zu entsorgen. Auch gibt es Fließwindeln aus Altpapier, die in der Regel vollständig biologisch abbaubar sind. Zur besseren Feuchtigkeitsaufnahme eignen sich allerdings auch Baumwolleinlagen oder Mull- oder Molton-Tücher, die gefaltet und in die Windel zusätzlich eingelegt werden. Windel, Windeleinlage, Fließ und Papierfließ können beliebig kombiniert werden.

Bei den **Windeln** unterscheidet man die herkömmlichen, quadratischen Baumwollwindeln, sogenannte Kletthosensysteme oder Einlagewindeln. Dies sind Windeln, die einfach nur mit einer passenden Überhose durch ein eigenes Verschlusssystem verbunden werden. Weiterhin gibt es die Bindewindeln (auch als italienische Windeln bekannt) und Windelhöschensysteme. Dies sind Fertigwindeln in Höschenform, die in der Regel aus Baumwolle gefertigt werden.

Darüber kommt der **Nässeschutz**. Dies ist normalerweise eine Überhose, die über die eigentliche Windel gezogen wird und das Durchfeuchten der Kleidung verhindern soll. Hier gibt es Schlupfhosen oder Kletthosen aus Wolle gefertigt, gestrickt, gewalzt oder gefilzt oder neuerdings auch aus Mikrofaser hergestellt. Überhosen aus Gummi oder Plastik sind nicht zu empfehlen, da sie nicht atmungsaktiv sind. Hosen aus Baumwolle sind ebenfalls nicht empfehlenswert, da sie die Nässe nicht halten.

Der **Vorteil wiederverwendbarer Wickelsysteme** liegt nicht nur in der besseren Umweltverträglichkeit und dem niedrigeren Preis, sondern auch im Wohlfühl-Effekt der Kinder bzw. der kindlichen Haut. Mehrwegsysteme sind atmungsaktiv, die Kinder werden breit gewickelt, was für die Hüftentwicklung von Vorteil ist.

Ältere Kinder spüren die Nässe und fangen früher an, ihre Schließmuskeln zu trainieren, d. h. sie werden in der Regel 6–10 Monate früher trocken als Kinder in Einwegwindeln.

In der Praxis ist es auch möglich, beide Systeme pragmatisch miteinander zu kombinieren. Die Eltern können z. B. in den ersten drei bis vier Monaten ausschließlich mit Stoffwindeln wickeln und nachts, sobald die Kinder längere Schlafperioden von vier bis sechs Stunden haben, Wegwerfwindeln verwenden. Auch auf längeren Ausflügen oder im Urlaub ist es oft praktischer, Einmalwindeln zu verwenden.

Behandlungsempfehlungen bei Hautreizungen im Windelbereich

- Häufiges Windelwechseln
- Reinigung des Pos mit Öl und Watte statt mit Wasser
- Viel Luft an den Po herankommen lassen
- Zur besseren Belüftung und Abheilung der Haut dienen Windeleinlagen aus Bourette-Seide oder Heilwolle
- Wechseln auf eine andere Windelmarke oder die Umstellung von Höschenwindeln auf Baumwollwindeln und umgekehrt. In vielen Wegwerfwindeln befinden sich chemische Stoffe, die die Haut angreifen, z. B. Bleichmittel für den Zellstoff, Weichmacher für die Plastikfolien, Parfüme und Farbstoffe
- Das Auftragen von Muttermilch auf gereizte Hautstellen
- Ein- oder mehrmalige Sitzbäder in handwarmem Wasser mit Zusätzen aus Eichenrinde, Kaliumpermanganat, zweiter Aufguss vom schwarzen Tee oder Wundheilungsbad nach Stadelmann
- Verzicht auf Öl- oder Feuchttücher, sowie parfümierte Cremes und Öle
- Wärmeanwendungen, z. B. mit Rotlicht. Achtung: dabei muss das Kind so gelagert werden, dass es nicht in die Lichtquelle schauen kann, denn Rotlicht ist netzhautschädigend! Auch Vorsicht vor Überwärmung

- Verstärkung der Schutzbarriere durch geeignete (und so sparsam wie möglich aufgetragene) Salben mit entzündungslindernder Wirkung. Dadurch wird gleichzeitig verhindert, dass die Haut durch die Salbe zu stark unter Luftabschluss gerät. Puder ist kein günstiges Pflegeprodukt, es bindet zwar die Feuchtigkeit, verklumpt dabei aber, so dass es zu Hautreizungen durch Reibung kommen kann. Eine pflegende Wirkung nehmen Dermatologen heute nicht mehr an
- Bei extremem Wundsein Auflagen mit Heilerde
- Verwendung der Hautschutzsalbe Mirfulan®. Dies ist eine vitaminreiche Wund- und Heilsalbe mit Zinkoxyd und Lebertran

> Breitet sich trotz dieser Schutzmaßnahmen eine Windeldermatitis großflächig aus oder infiziert sich, muss das Kind dem Kinder- oder Hautarzt vorgestellt werden.

7.9 Schnuller

Marion Stüwe

Beim Thema **Schnuller** gibt es zwei verschiedene Auffassungen.

Argumente dafür

Das Baby saugt an der Brust oder an der Flasche ebenso wie später an seinen Händen, Stoffpüppchen oder Kuscheltüchern, am Finger der Eltern oder an dargebotenen Schnullern. Ein Schnuller kann hilfreich sein bei sehr unruhigen Kindern oder solchen, die durch starke Blähungen in ihrem Wohlbefinden beeinträchtigt sind. Bei Kindern mit Verdauungsproblemen kann das Schnullern durch eine vermehrte Speichel- und Enzymsekretion helfen.

Der Schnuller kann auch eine Einschlafhilfe sein oder bei hohem Saugverlangen zur Entlastung der Eltern beitragen.

> Ein Schnuller sollte allerdings erst dann dem Kind angeboten werden, wenn es sicher und rhythmisiert an der Brust trinkt.

Die Gefahr der **Saugverwirrung** ist in den ersten vier bis sechs Wochen am größten. 10–20 % der Neugeborenen entwickeln diese Saugverwirrung durch das Saugen an einer Flasche oder wenn sie einen Schnuller bekommen.

Der Einsatz eines Schnullers kann auch eine Ergänzung einer speziellen **Mundtherapie** sein. Wenn z. B. Frühgeborene wegen ihrer Unreife flüssige Nahrung über eine Sonde erhalten, kann parallel zur Füllung des Magens an einem Schnuller genuckelt werden. Dies kann das Gefühl von Berührung der Lippen, des Gaumens und der Zunge und der Füllung des Magens als Lernvorgang kombinieren (17).

Lutschen dient bei Säuglingen offensichtlich auch zur Befriedigung ihres Saugreflexes und bei Kleinkindern zur Entlastung in psychischen Spannungszuständen.

Argumente dagegen

> Der größte Nachteil eines Schnullers ist die Abhängigkeit des Kindes, aber auch der Eltern.

Das Kind braucht bei einer frühen Gewöhnung den Schnuller zur Beruhigung, zum Verarbeiten von Frustration, zum Einschlafen und zum Entspannen. Für Eltern wird der Gebrauch eines Schnullers sehr schnell zum Erziehungsmittel. Jede Unmutsäußerung des Kindes oder ärgerliches Weinen wird mit dem Einsatz des Schnullers beendet. So wird dem Kind im wahrsten Sinne des Wortes der Mund gestopft.

Und gesünder als ein Daumen ist ein Schnuller auch nicht, denn **Kieferdeformationen**, die im ersten Lebensjahr durch Dauerlutschen hervorgerufen werden, entstehen bei Schnullerkindern ebenso häufig wie bei Daumenlutschern (9).

Das Schnullern blockiert den Kontakt von Lippen, Haut, Daumen und Zunge. Auch die orale Ertastung der eigenen Finger und Zehen, Stofflichkeiten und Gegenstände wird durch das Dauerschnullern bedeutungslos. Damit gehen dem Kind wichtige Erfahrung verloren, die für seine **psychomotorische Entwicklung** notwendig sind. Ein Kind ist im Wachzustand eigentlich ständig in Bewegung und aktiv. Kinder, die schnullern, sind währenddessen eher passiv und untätig. Auch die entwicklungsfördernde lustvolle Lautbildung im Säuglingsalter wird unterdrückt. Die Mitteilungsfähigkeit der Kinder zu Beginn des Lebens wird damit eingeschränkt.

Eine Studie (46) zeigte auch, dass Kinder, die täglich einen Schnuller bekamen, deutlich früher abgestillt werden.

7.10 Zahnpflege
Marion Stüwe

Neben der Karies stellt die Zitronensäure eine besondere Gefahr für Kinderzähne dar. Vermehrt werden „Erosionsschäden" am Zahnschmelz bei Kindern festgestellt. Eine Studie der Universität Bristol sieht die Ursache für diese Zahnprobleme in dem Lebensmittelzusatzstoff Zitronensäure, E330. Diese Säure wird mit der Nahrung oder mit Fertiggetränken aufgenommen. Die Behandlung von säuregeschädigten Zähnen hat sich von 2001 bis 2002 verdoppelt (15).

Sobald das Kind Zähne hat, sollten diese nach dem Essen gereinigt werden, d. h. sobald das Kind andere Nahrung als Muttermilch erhält. In der ersten Zeit werden die Zähne mit einer für

Säuglinge gefertigten Zahnbürste mit Gummiüberzug und klarem Wasser saubergerubbelt. Sobald das Kind Backenzähne hat, können die Zähne mit einer Kinderzahnbürste und Wasser gereinigt werden. Erst wenn das Kind verlässlich ausspucken kann (2–3 Jahre), werden die Zähne mit einer fluorhaltigen Zahncreme geputzt.

7.11 Baby-Grundausstattung

Marion Stüwe

Checkliste siehe S. 234

Ein **Autokindersitz** ist kein Aufbewahrungsbehältnis für Babys! Diese Schalensitze sind ein notwendiges „Übel" für Autofahrten. Im Haus sollten die Kinder entweder im Bettchen liegen, auf der Krabbeldecke am Boden oder getragen werden. In den Schalensitzen haben die Neugeborenen keine Möglichkeit ihre Rückenmuskeln zum Aufrichten zu trainieren. Die ungefederte Sitzhaltung kann zu Wirbelsäulenstauchungen führen. Durch die Wölbung des Sitzes kommt es zu einer festgelegten Haltung der Unterschenkel und der Füße. Des Weiteren haben die Kinder in dieser halb aufrechten Sitzposition das Gesichtsfeld eines sechs bis neun Monate alten Kindes, welches sich von allein hingesetzt hat. Erst durch eigene motorische Weiterentwicklung haben die Kinder auch eine Gehirnkapazität, um die von außen kommenden Eindrücke zu verarbeiten! Eine exponierte Haltung in einem Autokindersitz, z. B. im Einkaufswagen im Supermarkt oder in ähnlichen Situationen, führt nicht selten zur körperlichen und psychischen Überlastung des Säuglings.

Bei der Anschaffung von **Kinderzimmermöbeln** sollten möglichst nur Naturstoffe verwendet werden, denn alle Leime, insbesondere bei Spanplattenmöbeln, sind mit Formaldehyd und Isozyanaten (Atemgifte) belastet. Auf eine **Renovierung** kurz vor oder nach der Geburt sollte lieber verzichtet werden. Wenn neuer Teppichboden verlegt werden soll, sollte dieser aus Naturfasern bestehen und kein Latexrücken haben (Allergen). Auch sind alle Teppichkleber mit chemischen Lösungsmitteln versehen. Jedes Lösungsmittel außer Wasser ist ein Nerven- oder Gehirngift (6). Der beste Fußboden für Kinder ist ein alter Dielen- oder Parkettboden. Auch Korkböden sind geeignet, sofern sie nicht gerade frisch verklebt wurden.

Bei der Auswahl von speziellen **Anschaffungen** für die Kinder sollte „die Nase vorn sein". Produkte, die stark riechen, z. B. Möbel, Teppichböden, Gardinen, Wandfarben, Kinderwagen, Matratzen, sollten entweder nicht verwendet bzw. ein anderes Produkt ausgesucht werden oder über lange Zeit auslüften. Häufig empfiehlt sich auch ein Second-Hand-Kauf, insbesondere für Kleidung. Zum einen kann so viel Geld gespart werden, zum anderen ist diese Kleidung garantiert weniger schadstoffbelastet.

> Neue Babykleidung sollte stets zweimal gewaschen werden, da sie Chemikalienrückstände enthalten kann.

Am Schlafplatz oder „Spielplatz" des Kindes und ebenso auf der Krabbeldecke am Boden sollten dosierte **Attraktionen** in Sichtweite des Kindes gelegt werden. Dies können Kuscheltiere, Bildchen, ein Stoffbilderbuch oder ähnliches sein. Die Attraktionen sollten immer beidseitig liegen, damit das Kind nicht eine bestimmte Blickrichtung oder Schlafseite bevorzugt. Da Kinder stets zum Licht schauen, sollte auch das Bett entweder häufiger umgestellt werden oder das Kind den Schlafplatz vom Kopf zum Fußende und umgekehrt wechseln.

Hinweise zur Qualität der anzuschaffenden Gegenstände und Verbrauchsartikel können Zeitschriften wie Ökotest Kleinkind und Stiftung Warentest geben.

Checkliste Baby-Grundausstattung

Kleidung (ab Größe 60)

- 4–6 Strampler
- 5 Baumwollbodies (wenn mit Wegwerfwindeln gewickelt wird) **oder** 5 Hemdchen und 5 Frotteehöschen
  Alternativ: 3 Hemdchen aus Wolle oder Wolle/Seide und 3 Wollhöschen aus Naturwolle zum Wickeln mit Stoffwindeln. (Ein Wollhöschen hält das Windelpaket zusammen und reguliert den Wärme- und Feuchtigkeitshaushalt besser als eine Gummihose. Es wärmt auch, wenn die Windel nass ist.)
- 5 Baumwolljäckchen
  oder alternativ 3 Wolle- oder Wolle-/Seide-Jäckchen
- 1 Wolljacke
- 1 Pullover oder Jacke
- 2 Paar Wollsöckchen zum Tragen im Strampler
- 1 Paar Handschuhe (bei Kindern, die im Winter geboren werden)
- 1 Paar Pulswärmer
- 1 dünnes Baumwoll- oder Seidenmützchen zum Tragen im Haus
- 1 Wollmützchen für draußen

Tücher, Decken, Windeln

- 2 Badehandtücher
- 1 Babydecke aus Wolle oder Fleece
- Evtl. 1 Liegelind als Matratzenschutz
- 2 Bettlaken
- 1 Babyschlafsack ohne Kapuze
- 10 Stoffwindeln als Spucktuch oder als Einlage für das Bett oder den Kinderwagen. Wenn mit Stoffwindeln gewickelt wird, ca. 25 italienische Windeln und 25 Einlagen. Dies können Stoffwindeln oder kleine Molton-Tücher sein

Möbel, Kinderwagen u.a.

- 1 gut gefederter Kinderwagen (der Schlafkorb sollte groß genug sein, damit das Kind im Wagen bleiben kann, bis es aus eigener Kraft sitzen kann)
- 1 Kinderbett mit Antiallergiker-Matratze (evtl. eine Babyhängematte)
- 1 Auto-Sicherheitssitz
- 1 Tragetuch, 4,60–5,20 m je nach Körpergröße der Eltern
- 1 Plastikwanne zum Baden des Babys (statt einer speziellen Babybadewanne eignet sich auch eine ganz normale Plastikwanne mit zwei Griffen)

© BDH – Das Neugeborene in der Hebammenpraxis, Hippokrates Verlag 2004

Fortsetzung: Checkliste Baby-Grundausstattung

- 1 Badethermometer
- 1 Wickelkommode mit Wickelaufsatz (auf eine hohe Umrandung achten, die benötigt wird, sobald das Kind sich alleine drehen kann)
- 1 Wärmelampe zur Montage über dem Wickelplatz

Pflegemittel

- Babyöl (es eignen sich *nicht* pafümierte milde Pflanzenöle ohne ätherische Beisätze, z. B. süßes Mandelöl, Jojobaöl, Sonnenblumenöl)
- 1 Babycreme für den Windelbereich (nicht zur dauernden Anwendung, sondern nur, wenn der Po gerötet ist oder wund zu werden scheint)
- Zusatzfreie Babypflegetücher (dies sind etwas dickere Kosmetiktücher, z. B. Happies®)
- Evtl. eine Fettcreme, nur bei Bedarf (z. B. Linola-Fett® oder Retterspitz Sensitiv®)

Wickelausstattung für unterwegs

- 1 Packung Papiertaschentücher
- In eine kleine Plastikflasche abgefülltes Mandelöl
- 1–2 Wegwerfwindeln
- Zu Anfang der Stillphase, wenn die Kinder noch sehr oft Stuhlgang haben, evtl. ein frischer Body und ein frischer Strampler

Anschaffungen für den älteren Säugling

- 1 Krabbeldecke
- 1 Hochstuhl, der an den Esstisch der Familie herangeschoben werden kann
- 1 Sportkarre, deren Liegefläche ganz waagerecht gestellt werden kann
- Evtl. 1 Laufgitter (Laufstall mit waagerechten Holzstäben und eigenem Boden. Dies empfiehlt sich insbesondere bei glatten Holz- und Parkettböden). Ein Laufstall dient nicht als Begrenzung für ein Kind, das laufen kann, sondern als Spiel- und „Trainings-platz" für Kinder, die noch nicht laufen können. Außerdem ist ein Laufstall eine Sicherheitsmaßnahme, wenn die Betreuungsperson einmal für kurze Zeit den Raum verlassen muss

7.12 Babymassage

Margarita Klein

Eine gute Verbindung von Anfang an

Babymassage ist in den letzten Jahren für viele Eltern und Hebammen zu einem festen Bestandteil des ersten Lebensjahres geworden. Meistens wird sie in Kursen etwa ab dem vierten Lebensmonat angeboten. Darüber hinaus hat die Hebamme viele Möglichkeiten, die Wirkung von Massage vielfältig zu nutzen:

- Schon in der Schwangerschaft hilft sie den werdenden Müttern, zu sich selbst zu finden, und ist eine gute Unterstützung bei der Begleitung durch Krisen und Ängste (68). Paare lernen gemeinsam Massagen für die Geburt, für das Wochenbett und für die Begrüßung des Babys. Massagen selbst empfangen zu haben, fördert die Fähigkeit, andere Menschen massieren zu können.
- Wenn das Kind geboren ist, erleichtert ihm eine zarte Massage oder auch nur ein Halten mit weichen, offenen Händen den Beginn der Atmung. Sie reduziert den Stress des Übergangs in die Welt außerhalb des Mutterleibs.
- Im Wochenbett kann eine Massage für Mutter und Kind das Wohlbefinden und den Kontakt zueinander stärken, besonders nach traumatischen Erfahrungen (63).
- Massage hilft bei Schwierigkeiten mit der Anpassung und der Selbstregulation und bei Verdauungsproblemen.
- Massage kann zur Heilung belasteter Eltern-Kind-Beziehungen beitragen (66).
- Der Babymassagekurs macht Mutter und Kind Angebote, wie sie Zeit miteinander sinnvoll verbringen können und schafft Kontakte zu anderen Müttern.
- Massage kann durch die gesamte Kindheit bei Krankheiten und Wachstumskrisen für Eltern und Kind heilend und unterstützend wirken (65).

> Wenn Hebammen den jungen Eltern Massagen in all ihren Möglichkeiten nahe bringen, lehren sie sie damit ein Handwerkszeug, das für das gesamte Familienleben sinnvoll und nützlich ist. Dabei ist es sinnvoll, in der Schwangerschaft und kurz nach der Geburt sehr einfache Handgriffe zu zeigen. Der Zeitraum des späteren Wochenbetts bietet sich dazu an, in ein bis zwei Besuchen weitere Techniken hinzuzufügen.

Massage als erste Sinneserfahrung

Berührt, massiert, gestreichelt zu werden, das ist die erste Sinneserfahrung, die ein Mensch macht, schon ab der achten Woche seines intrauterinen Lebens. Für lange 32 Wochen bis zu seiner Geburt wird sein Leben aus einer Fülle angenehmer Hautreize bestehen, auch die Tiefensensibilität in seinem Körper wird angesprochen, wenn er sich dreht und wendet, sich reckt und streckt, an die Wand der Gebärmutter stößt, mit der Nabelschnur spielt, sich an die Plazenta kuschelt. Gelegentlich zieht sich die Gebärmutter zusammen: eine herzliche Umarmung. Gegen Ende der Schwangerschaft erlebt das Baby konstant den Kontakt des ganzen Rückens mit der Gebärmutter und die ständige Berührung der eigenen Gliedmaßen. Bei der Geburt fühlt es den wilden Tanz der Wehen, rhythmisch und fest, und bei der Passage durch den Geburtskanal einen starken Druck.

Das sind die bisherigen Erfahrungen des Ungeborenen und des Kindes bei der Geburt. Sie bestimmen seine Erwartungen an das Leben. Jede weiche, warme, fließende Berührung ruft beruhigende Erinnerungen an die Zeit vor der Geburt hervor. Das ist ihm vertraut, das hilft ihm, sein Vertrauen in das Leben zu stärken.

Massage als erste Sprache

Der früheste Dialog zwischen Mutter und Kind fand in der Sprache der Haut statt. Sein Tastsinn, sein Sinn für Bewegung und sein Gleichgewichtssinn teilten dem Baby mit, wie sich seine Mutter fühlt, es gab ihr mit seinen Bewegungen Antwort. Das ist die erste Sprache, die wir kennen. Auf diese Weise hat sich auch unsere Muttersprache mit uns vertraut gemacht: Zunächst, noch vor dem Hören, durch die typischen Druckveränderungen, die auf uns eingewirkt haben, wenn unsere Mutter sprach, sang lachte oder weinte.

Mutter und Kind haben sich also schon von Anfang an über Berührungen verständigt. Wenn sie das auch weiterhin tun, brauchen sie dazu keine besondere Technik. Bei jedem Wickeln, immer, wenn sie mit ihm spielen, es baden, es liebkosen, sprechen sie diese unverwechselbare Sprache der Haut mit ihm. Papa „spricht" anders als Mama, seine Hände fühlen sich anders an, er hat ein anderes Tempo, das ist auch schön!

Es könnte sehr interessant sein, zu beobachten und zu erfragen, was Eltern intuitiv und aus reinem Vergnügen daran mit ihrem Kind gemeinsam erfinden an unterschiedlichen oder auch ähnlichen Berührungsspielen. Ehe wir Eltern weitere Techniken lehren, ist es vielleicht das Allerwichtigste, ihre ganz eigene Art, ihr Kind zu berühren, kennen zu lernen und wertzuschätzen. Eine Massagetechnik bekommt so den Charakter einer neuen „Geschichte", die wir den Eltern beibringen, damit sie sie ihrem Kind „erzählen" können, eine neue Geschichte im Gespräch von Hand zu Haut. Eltern fühlen sich manchmal sicherer und sehr bestätigt, wenn sie etwas ganz Bestimmtes lernen, eine Massagetechnik eben. Im Vordergrund sollte dabei aber immer die Unterstützung der intuitiven Kompetenz der Eltern stehen.

Massage als Ritual

Regelmäßige Massage kann für Eltern und Kind die wichtige Bedeutung eines Rituals bekommen: Ein Ritual ist definiert als besondere, bedeutungsvolle Handlung, die einen klaren Ablauf hat. Über die beobachtbare Handlung hinaus hat ein Ritual symbolischen Charakter. Für die Massage könnte das bedeuten: „Mein Kind und ich sind für eine begrenzte Zeit vollkommen füreinander da. Ich bin ganz wach und aufmerksam für alle seine Reaktionen. Mein Tag mit ihm ist oft unruhig und von vielerlei anderen Dingen bestimmt, und jetzt, in dieser halben Stunde, bin ich ganz hier." So eine achtsame Haltung tut Eltern und Kind gut, beide gehen entspannt daraus hervor.

> Massage ist keine weitere Pflicht, die Eltern aufgebürdet wird, weil sie das Beste für ihr Kind möchten, sondern ein Geschenk für beide Seiten.

Massage heilt

Berührung hilft immer dann, wenn Menschen (große wie kleine) verstört sind, wenn Entwicklungsschritte schmerzhaft sind, wenn das bisher Vertraute nicht mehr stimmt. Ehe wir Mütter lehren, ihre Kinder zu massieren, sollten wir vielleicht dafür sorgen, dass die Frau nach einer Geburt selbst massiert wird, als ein Beitrag dazu, dass sie sich, ihren Körper, ihre Identität nach der überwältigenden Erfahrung des Gebärens wieder findet.

> Es ist eine nützliche Anregung für neugeborene Eltern, sich gegenseitig zu massieren. In dieser Zeit, in der für Mann und Frau so viel passiert, was kaum in Worte zu fassen ist, kann eine Massage den Kontakt und die Verständigung miteinander sehr unterstützen.

Massage ist auch ein schönes Geschenk von einer liebevollen Freundin für die junge Mutter. Massage kann nach der Geburt Mutter und Kind zueinander bringen, kann den zerrissenen Faden der Beziehung wieder knüpfen, vor allem, wenn die Geburt schwierig war oder/und die beiden nach der Geburt eine Trennung verkraften mussten. Gerade die vielleicht zaghafte Annäherung der Mutter an ihr noch fremdes und doch vertrautes Kind kann für beide Teile ein sehr aufrichtiger Kontakt sein. Die Technik der Massage darf diesen Prozess immer nur unterstützen, ihn nie behindern.

Massage macht glücklich und gesund

> Eine häufige Stimulation der Haut regt das Immunsystem an und macht das Kind widerstandsfähiger.

Jede liebevolle Berührung der Haut führt zu einer Ausschüttung von Oxitocin. Die häufige Erfahrung von Berührung fördert die Stressresistenz. Eine Störung des Wohlbefindens kann so leichter verkraftet werden. Ein Baby, das von Schreiattacken geplagt wird, kann auf diese Weise in ruhigen Minuten Kräfte sammeln. Das gemeinsame Erleben von Momenten der Ruhe und innigen Nähe wirkt heilend und stabilisierend auf die Beziehung zwischen Eltern und Kind.

Darüber hinaus lässt Massage das Kind die Grenzen seines Körpers deutlich spüren: das ist eine Voraussetzung dafür, dass es später in guten Kontakt mit anderen treten kann. Viele Kommunikationsstörungen, die Kinder mit ihrer Umwelt haben, sind darauf zurückzuführen, dass ein Kind sich selbst und seine Grenzen nicht deutlich genug spürt und im Bemühen um Kontakt und Nähe im Wortsinne oft aneckt.

Die Schmetterlingsmassage

Damit Massage zu einem sinnlichen Vergnügen wird, damit sie stärkt und heilt, fragen wir das Baby zuerst, ob es dazu bereit ist. Wir nehmen Kontakt auf mit dem Baby, indem wir seine Füße oder Hände mit den eigenen Hände umfassen oder die Hand auf den Kopf oder den Bauch legen.

Der folgende Text spricht die Eltern direkt an, denen Sie die Technik vermitteln wollen.
- **Machen Sie sich zunächst mit der Reihenfolge und den Techniken vertraut.** Am besten probieren Sie sie an Ihrem eigenen Gesicht und an Ihrem Arm aus. Dann wenden Sie sich mit Ihrer vollen Aufmerksamkeit Ihrem Kind zu und massieren Sie es so, wie Sie die Anleitung erinnern. Es ist nicht schlimm, wenn Sie etwas vergessen haben. Beim nächsten Mal können Sie es dann schon besser. Lassen Sie sich von Ihren Händen und von der Reaktion des Kindes leiten.
- **Massieren Sie mit warmen Händen in einer ruhigen Atmosphäre** zu einem Zeitpunkt, an dem das Kind aufmerksam und ruhig ist. Sorgen Sie für eine wohlige Raumtemperatur. Die meisten Babys mögen es gern, wenn sie nackt sind, ältere Kinder bleiben, wenn es der Situation eher entspricht, leicht bekleidet. Das Kind liegt zunächst auf dem Rücken. Reiben Sie einige Male Ihre Hände fest gegeneinander, als ob Sie sie waschen wollten, und schütteln Sie sie dann leicht aus (Abb.

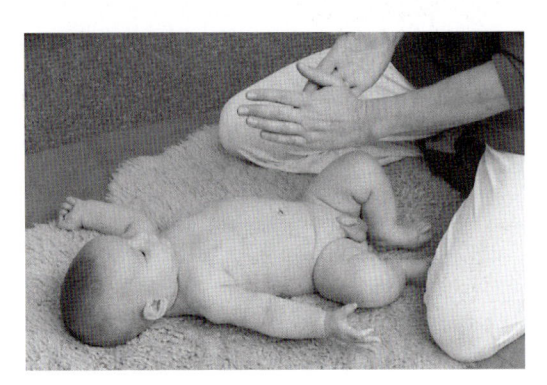

Abb. 7.26

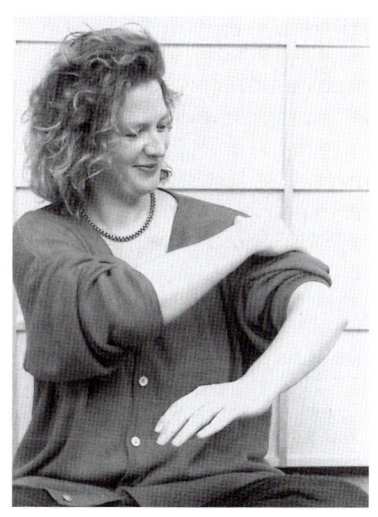

Abb. 7.27

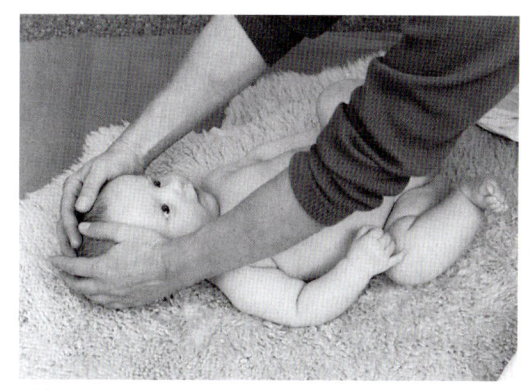

Abb. 7.28

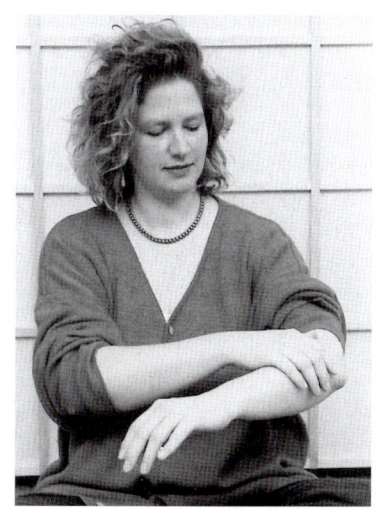

Abb. 7.29

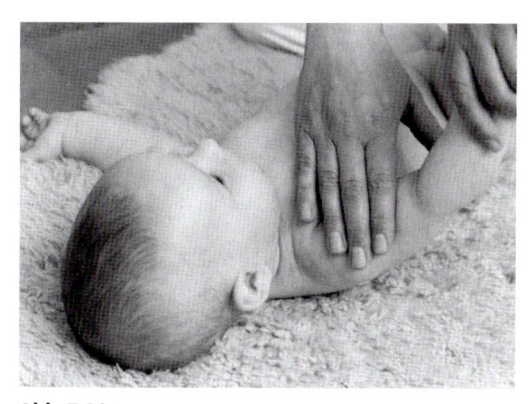

Abb. 7.30

7.26). Schauen Sie das Kind während der Massage an, und sprechen Sie mit ihm oder singen Sie dabei.
- Es gibt **drei Arten von „Techniken"** bei dieser Massage, die Sie gut vorher an sich selbst (Gesicht und Arme) ausprobieren können:
  1. **Langes, verbindendes Streichen** von oben nach unten und von der Mitte zur Seite: Die Finger sind dabei leicht gespreizt, und das Kind wird gleichsam mit Schmetterlingsflügeln eingehüllt (Abb. 7.27 und 7.28).
  2. **Lockern der Muskulatur:** Mit der Hand oder einzelnen Fingern wird ein Muskel großflächig umfasst und leicht geschüttelt. Stellen Sie sich vor, Sie versetzen einen Wackelpudding in leichte Schwingungen (Abb. 7.29 und 7.30).
  3. **Kleine, rüttelnde Bewegungen mit den Fingerspitzen (Tüpfeln):** Setzen Sie Ihre Fingerspitze auf die Haut des Kindes, ziehen Sie kleine Kreise auf der Stelle. Dabei verschiebt sich nicht Ihre Fingerspitze über der Haut, sonden Haut und Muskulatur des Kindes über den darunter liegenden Knochen.

Alle Bewegungen gehen vom Kopf des Kindes in Richtung auf seine Füße und von der Mitte des Körpers nach außen. Jede Bewegung wird **drei-**

mal ausgeführt. Das schafft einen verlässlichen Rhythmus und sorgt dafür, dass die Massage insgesamt nicht zu lange dauert.

▪ Durchführung

Das Kind liegt auf dem Rücken und schaut Sie an. Streichen Sie einige Male sehr zart vom Scheitelpunkt des Kopfes ausgehend mit leicht gespreizten Fingern über den ganzen Körper des Kindes, bis zu den Zehen und darüber hinaus. Lassen Sie Ihre Hände dabei ganz weich und anschmiegsam jeder Rundung des Körpers folgen (siehe Abb. 7.28).

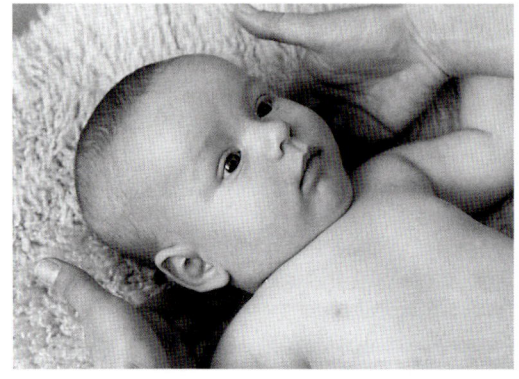

Abb. 7.32

Dann wenden Sie sich nach und nach jedem einzelnen Körperteil zu:
- Das **Gesicht** wird recht zügig behandelt, wenn es dem Kind deutlich unangenehm ist, sogar ausgelassen.
- Streichen Sie jeweils dreimal mit den Fingerspitzen auf der Stirn von der Mitte zur Seite bis in die Schläfen hinein.
- Streichen Sie um die Augen herum und von der Nasenwurzel hinunter zu den Nasenflügeln, unter den Wangenknochen im Bogen bis hin zu den Ohren und umrunden Sie sie.
- Fahren Sie mit Ihrem Finger um den Mund herum.
- Beschreiben Sie kleine Kreise auf den Wangen über den Kiefergelenken (Abb. 7.31).
- Schieben Sie beide Hände in den **Nacken** des Kindes ohne seinen Kopf zu heben und streichen Sie vom Hinterhaupt abwärts über den Nacken und die Rückseite der Schultern (Abb. 7.32).
- Streichen Sie über **Schultern, Arme und Hände**. Dann wenden Sie sich dem rechten Arm zu. Lockern Sie die Muskulatur des Oberarms (siehe Abb. 7.30), dann die des Unterarms. Streichen Sie um das Handgelenk herum, dann ausführlicher über den Handrücken und die Innenfläche der Hand. Folgen Sie den einzelnen Fingern bis zur Spitze, so als ob Sie Blütenblätter zupfen: Er liebt mich, er liebt mich nicht, er liebt mich ... Machen Sie dasselbe mit dem linken Arm, dann schließen Sie mit einhüllendem Streichen die Massage von Kopf und Armen ab.
- Beginnen Sie mit **Brust und Bauch**, indem Sie am Hals beginnend im Verlauf der Rippen vom Brustbein zu den Seiten des Brustkorbs

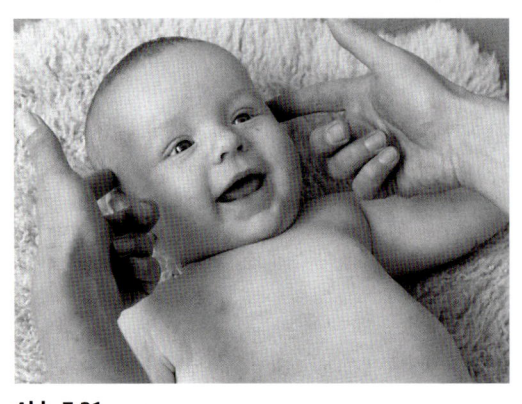

Abb. 7.31

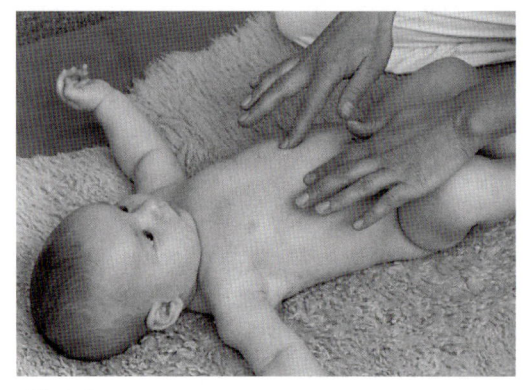

Abb. 7.33

7.12 Babymassage

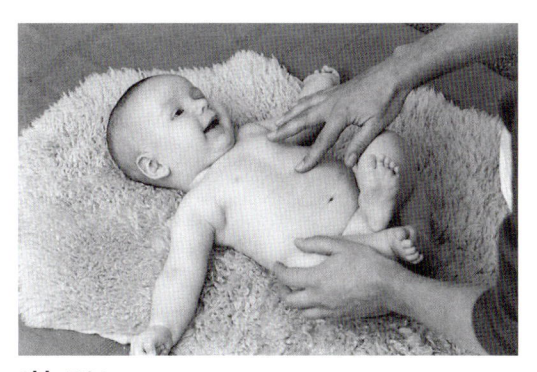

Abb. 7.34

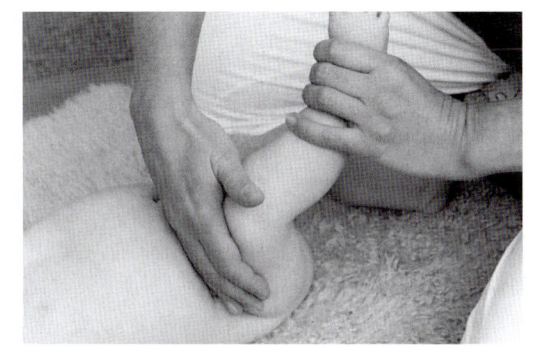

Abb. 7.35

Streichen Sie um das Fußgelenk und die Ferse herum, über die Oberseite des Fußes und die Fußsohle, zupfen Sie leicht an den einzelnen Zehen (Blütenblätter) und wiederholen Sie den Vorgang am anderen Bein.
- Beenden Sie die Massage der Vorderseite mit einhüllendem Streichen vom Scheitel des Kindes bis zu seinen Füßen und darüber hinaus (Schmetterlingsflügel).
- Drehen Sie das Kind auf den Bauch.
- Der **Rücken** wird wieder mit langem Streichen vom Kopf bis zu den Füßen begrüßt.
- Dann streichen Sie über die Schulterblätter von oben nach unten und von der Mitte nach außen. Lockern Sie die Muskulatur der Schulterblätter.
- Streichen Sie den Rippen folgend von der Mitte zur Seite. Beginnen Sie am Nacken und wandern Sie Rippe für Rippe tiefer.

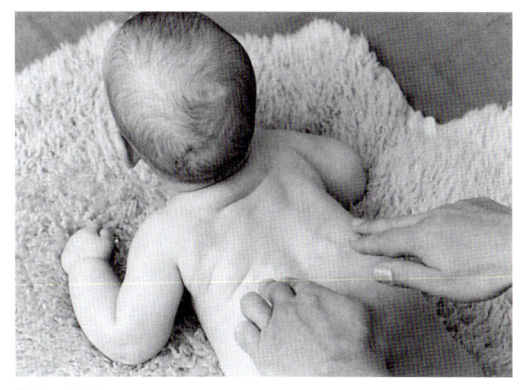

Abb. 7.36

streichen. Gehen Sie jedes Mal eine Rippe tiefer, bis Sie schließlich die letzten Striche von der Spitze des Brustbeins der unteren Rippenkante folgen lassen. Hier etwa verläuft auch das Zwerchfell. Auf dieser Linie kreisen Sie von der Mitte zur Seite (Abb. 7.33).
- Auf dem Bauch ziehen Sie einen großen Kreis im Uhrzeigersinn um den Bauchnabel herum und kreisen dann auch auf dieser Linie (Abb. 7.34). Die „Bikinifalte" finden Sie am Unterbauch des Kindes, etwa da, wo die Oberkante eines gedachten Bikinihöschens verlaufen würde. Streichen Sie der Falte folgend zunächst dreimal von der Mitte zur Seite, dann tüpfeln Sie.
- Streichen Sie schmetterlingszart von der Taille abwärts über die **Beine** bis zu den **Füßen und Zehen**.
- Beginnen Sie mit dem rechten Bein, und lockern Sie die Muskulatur vom Oberschenkel hinunter zum Unterschenkel (Abb. 7.35).

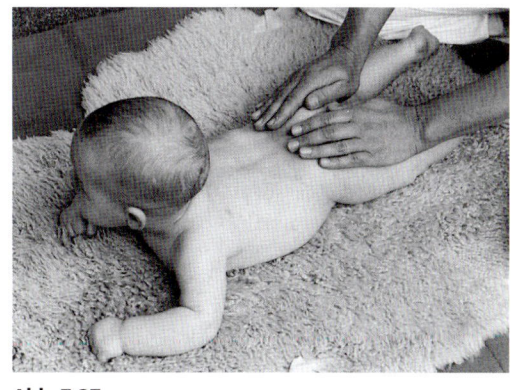

Abb. 7.37

- Ertasten Sie die Muskelstränge rechts und links der Wirbelsäule, und lockern Sie sie vom Nacken beginnend bis zum Po (Abb. 7.36).
- Streichen Sie über den **Po** sternförmig von der Mitte ausgehend nach außen, dann legen Sie beide Hände weich auf die Pobacken und lockern Sie sie (Abb. 7.37).
- Streichen Sie noch einmal die Rückseite der Beine, und lockern Sie auch dort die Muskeln.
- Beenden Sie die Massage, indem Sie dreimal vom Scheitel aus über den ganzen Rücken, den Po, die Beine, die Füße und darüber hinaus mit Schmetterlingshänden einhüllend streichen (Abb. 7.38).
- Lassen Sie die Massage **in Ruhe ausklingen**. Hüllen Sie das Kind in eine Decke. Nehmen Sie es in die Arme und schaukeln es sanft hin und her. Wenn Sie mögen, summen oder singen Sie dabei (Abb. 7.39).

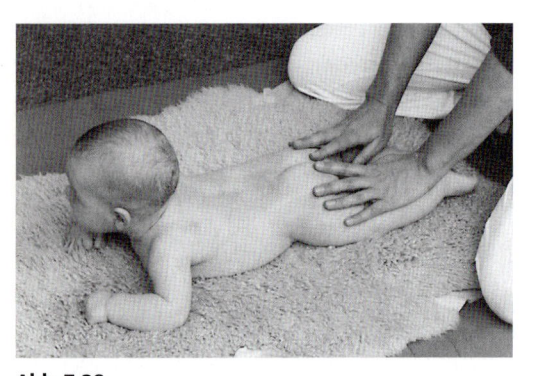

Abb. 7.38

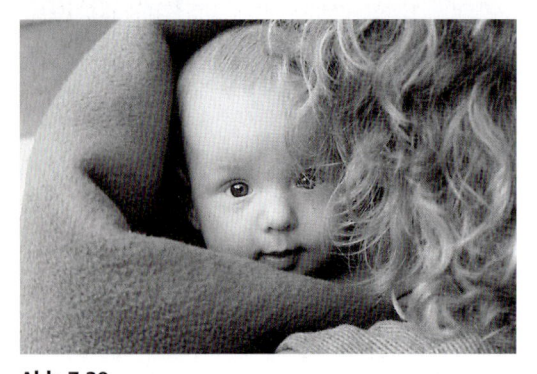

Abb. 7.39

7.13 Prophylaxe des Plötzlichen Kindstods

Marion Stüwe

Der **Plötzliche Säuglingstod** oder **Sudden Infant Death Syndrome (SIDS)** wird definiert als der plötzliche und unerwartete Tod eines anscheinend gesunden Säuglings, bei dem auch nach einer gründlichen Obduktion und Analyse der Auffindesituation keine adäquate Todesursache feststellbar ist (5). Trotz zahlreicher Aufklärungskampagnen ist der Plötzliche Kindstod immer noch die häufigste Todesursache im Säuglingsalter, auch wenn sich seine Häufigkeit in Deutschland seit den 90er Jahren von 1,4 auf 0,7 pro tausend Lebendgeburten halbiert hat.

> Trotz weltweiter Forschung bleibt die eigentliche Ursache des Plötzlichen Kindstods weiterhin unbekannt.

In epidemiologischen Studien konnten jedoch Faktoren ermittelt werden, die beim plötzlichen Kindstod gehäuft auftreten.
- Der Plötzliche Kindstod trifft Jungen häufiger als Mädchen (60 : 40).
- Der Plötzliche Kindstod tritt vorwiegend im 2. bis 10. Lebensmonat auf. In dieser Zeit versterben ca. 95 % der Kinder. Der Altersgipfel liegt im 2. bis 4. Lebensmonat (5). Bei Frühgeborenen ist der Altersgipfel um die Frühgeburtlichkeit nach hinten verschoben.
- In den Wintermonaten sterben mehr Kinder als in den warmen Jahreszeiten.
- Außerdem ist die Schlafstätte des Kindes von großer Bedeutung.

Risikofaktoren für den Plötzlichen Kindstod

1. Bauchlage:
Die Bauchlage erhöht das Risiko, am Plötzlichen Kindstod zu sterben um das 9fache, die Seitenlage um das 2- bis 3fache (23). Kinder, die immer auf dem Bauch schlafen, haben ein 5- bis 10fach höheres Risiko, am Plötzlichen Kindstod zu sterben als Rückenschläfer (20). Dass auch die Seitenlage ein Risiko darstellt, liegt vermutlich daran, dass die Seitenlage eine sehr instabile Lage ist und die Kinder leicht auf den Bauch rollen können.

Die Rückenlage ist von daher die empfohlene **Schlafposition** für gesunde Säuglinge.

Das **Aspirationsrisiko** ist nicht höher als in Bauchlage oder Seitenlage (14). Die einzige Gruppe, bei der die Bauchlage weiterhin indiziert ist, sind Frühgeborene in den ersten Lebenswochen, da diese in Bauchlage besser mit Sauerstoff versorgt werden. Diese Kinder sind in dieser Phase monitorüberwacht. In der letzten Woche vor der geplanten Klinikentlassung sollten auch frühgeborene Kinder in Rückenlage gebracht werden, damit sie sich noch in der Klinik an diese Schlafposition gewöhnen können (5).

2. Rauchen:

Rauchen in der Schwangerschaft erhöht die Gefahr des Plötzlichen Kindstodes um den Faktor 3–4 (22). Auch wenn nach der Geburt in unmittelbarer Gegenwart des Kindes geraucht wird, verdoppelt sich das Risiko (2).

Bei 1–10 Zigaretten pro Tag erhöht sich das Risiko für die Kinder um den Faktor 2,7, bei mehr als 20 Zigaretten pro Tag um den Faktor 8,9 (38).

3. Überwärmung:
Durch zu hohe Raumtemperaturen, Bauchlage, zu warme Kleidung und schwere Decken besteht die Gefahr eines **Wärmestaus**. Um eine Überwärmung zu vermeiden, sollte die Raumtemperatur beim Schlafen bei 16–18 °C liegen. Nach der Adaptionsphase sollten Babys lediglich in einem Schlafsack schlafen, des Weiteren sollten keine Kopfkissen, Kunstfelle, Daunen- und Federbetten, Himmel, Nestchen, Bettumrandungen, Wärmflaschen und Heizkissen (also nichts, was die Atemluftzirkulation behindern könnte) sich am Schlafplatz des Kindes befinden. Soll das Baby doch unter einer dünnen Decke schlafen, ist es wichtig, das Kind mit den Füßen ans Fußende stoßen zu lassen, so dass es sich nicht unter die Bettdecke wühlen kann. Sonst kann es durch CO_2-Rückatmung oder Überhitzung zum Tod des Kindes kommen.

Nach 4 bis 6 Lebenswochen, wenn die Kinder einen stabileren Kreislauf haben und nicht mehr so schnell auskühlen, sollten sie einen Schlafsack ohne Kapuze erhalten.

4. Frühes Abstillen:

In mehreren Studien erhöhte ein frühes Abstillen (unter sechs Wochen) das Risiko um den Faktor 3–6 (20).

Nach Möglichkeit sollte das Neugeborene sechs Monate **voll gestillt** werden.

5. Schlafen im eigenen Zimmer:

Das Schlafen im eigenen Bett, aber im Zimmer der Eltern, reduziert das SIDS-Risiko im Vergleich zum Schlafen im eigenen Zimmer, auf $1/4$.

Kinder sollten auf jeden Fall bis zum Ende des ersten Lebensjahres mit den Eltern oder anderen Geschwisterkindern zusammen in einem Zimmer schlafen. Zum **Co-sleeping**, also zum Schlafen des Neugeborenen im Bett der Eltern, gibt es unterschiedliche Empfehlungen. Eine neuseeländische Studie besagt, dass das Risiko für die Kinder vor allem dann erhöht ist, wenn die Eltern rauchen oder Alkohol getrunken haben (42).

Daneben gibt es auch Empfehlungen, dass langes Stillen und gemeinsames Schlafen das SIDS-Risiko drastisch senken kann (36). In neuster Zeit wird auch die Verwendung eines **Schnullers** hinsichtlich der Senkung des Säuglingstod-Risikos diskutiert. Studien haben jedoch gezeigt, dass die Nichtverwendung eines Schnullers nur dann das Risiko erhöht, wenn das Kind an den Schnuller gewöhnt ist (23). Ist ein Kind dagegen nicht an einen Schnuller gewöhnt, was hinsichtlich einer möglichen Saugverwirrung und anderer Nachteile wünschenswert ist, so erhöht dies nicht sein SIDS-Risiko.

Ratschläge für die Eltern:
- Legen Sie Ihr Kind zum Schlafen auf den Rücken.
- Lassen Sie Ihr Kind im eigenen Bett in Ihrem Schlafzimmer schlafen.
- Schläft das Kind in Ihrem Bett, sollte es im eigenen Kinderschlafsack ohne Kopfbedeckung in Rückenlage schlafen.
- Als Zudecke reicht eine dünne Decke oder ein Schlafsack. Wenn Sie Ihr Kind mit einer Decke zudecken, lagern Sie Ihr Kind so, dass es mit den Füßen das Fußende berührt.
- Die Umgebungstemperatur sollte bei 18–20° C liegen.
- Stillen Sie Ihr Kind so lange wie möglich.
- Sorgen Sie für eine rauchfreie Umgebung.
- Bekommt Ihr Kind einen Schnuller, geben Sie ihm diesen zu jedem Schlaf.

Differenzialdiagnosen

Die Diagnose eines Plötzlichen Säuglingstodes beinhaltet, dass alle morphologischen sowie durch Zusatzuntersuchungen erkennbaren Gründe für den plötzlichen Tod eines Säuglings ausgeschlossen wurden. Neben den bekannten, gelegentlich akut verlaufenden Erkrankungen wie Myokarditis oder Meningitis werden bei einem Teil dieser Kinder auch chronische, bis zum Tod jedoch nicht bekannt gewordene Erkrankungen, wie Tumoren oder Herzfehler, festgestellt. Außerdem lässt sich immer wieder beobachten, dass Säuglinge auch bei schweren zum Tode führenden Erkrankungen keine oder nur geringe Symptome zeigen, welche den Eltern nicht auffallen. Auch bei diesen Kindern wird häufig zunächst die Verdachtsdiagnose eines Plötzlichen Säuglingstodes gestellt.

Im Einzelfall kann der Ausschluss einer definierten Todesursache durchaus Schwierigkeiten bereiten, da sowohl die Feststellung eines pathologischen Befundes als auch dessen Interpretation von der Erfahrung und der subjektiven Einschätzung des Untersuchers abhängen.

Differenzialdiagnosen zum Plötzlichen Säuglingstod (nach Kurz et al. 2000)
- Ausgeprägte Infektionen des Atmungstraktes, wie Laryngotracheobronchitits, Bronchiolitis, Bronchopneumonie und/oder interstitielle Pneumonie.
- Generalisierte Infektionen, wie Sepsis, Zytomegalie.
- Ausgeprägte lokale Infektionen wie Myokarditis, Endokarditis, Meningitis, Enzephalitis, Epiglottitis acutissima, Toxische Enterokolitis.
- Angeborene Stoffwechselerkrankungen, z. B. Fettsäureoxidationsdefekte, Pyruvatdehydrogenase-Mangel, Biotinidase-Mange, Hyperinsulinismus mit Hypoglykämien, Thiaminstoffwechselstörung.
- Bestehende Tumorerkrankungen, wie Rhabdomyom, Thymom oder Tumoren im Zentralnervensystem.
- Reye-Syndrom.
- Angeborene Fehlbildungen, wie Endokardfibroelastose, Aortenstenose und andere Herzklappenfehler, Ventrikelseptumdefekt, Fehl-

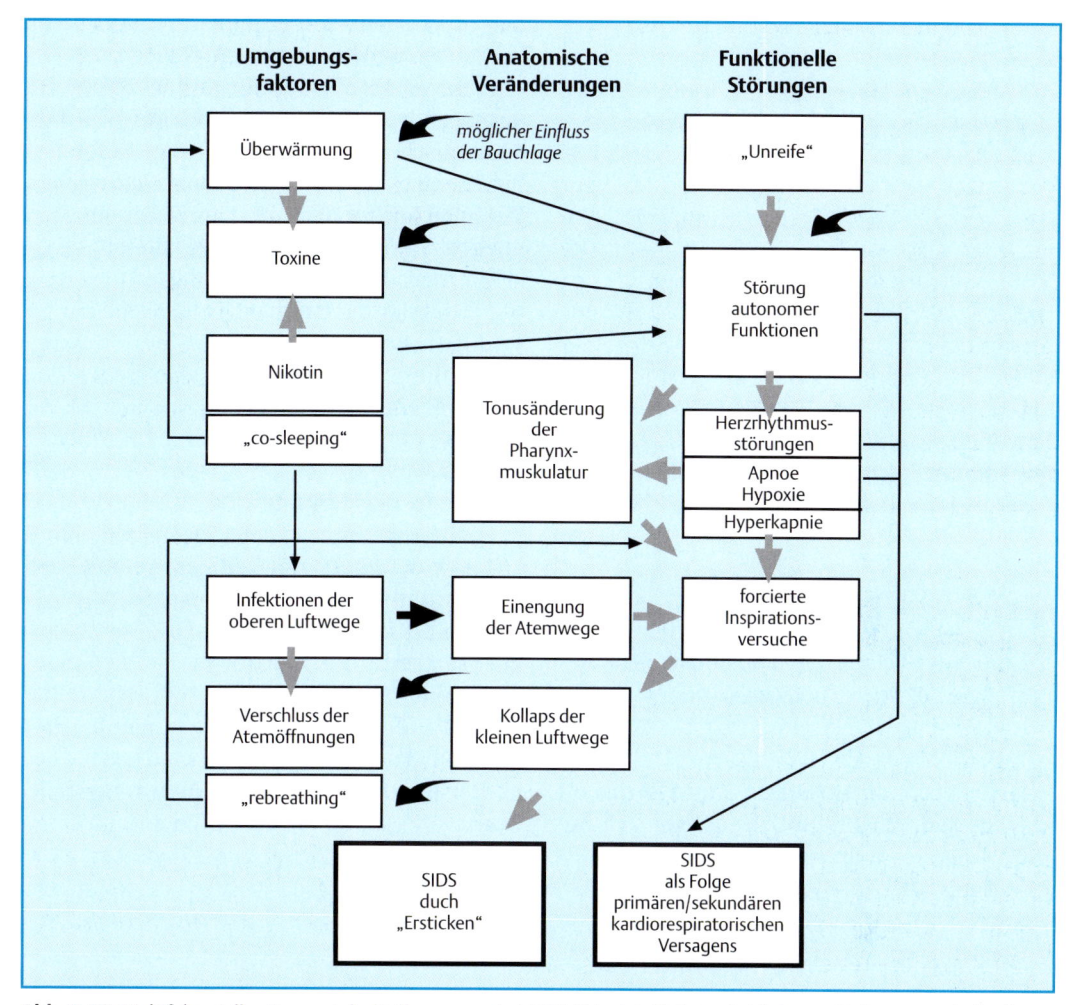

Abb. 7.40: Multifaktorielles Konzept der Pathogenese bei SIDS. Was letztlich tatsächlich zum Todeszeitpunkt bei konkreten Fällen von SIDS geschieht, ist nach wie vor rätselhaft (Kurz et al. 2000).

abgänge der Koronararterien und Fehlmündungen sowie Fehldrainagen der Venen, Pulmonalatresie mit Ventrikelseptumdefekt.
- Akzidentell, wie Hypoxie infolge Einklemmung, Hyperthermie.
- Speisebreiaspiration mit Verstopfung der Bronchien.
- Misshandlung/Vernachlässigung, wie Schütteltrauma, Vergiftung, Münchhausen syndrome by proxy.

Mögliche Ursachen

Am wahrscheinlichsten ist es, dass der Plötzliche Kindstod multifaktorielle Ursachen hat.

Wenn eine Familie bereits ein Kind durch den Plötzlichen Kindstod verloren hat, vergrößert sich das Risiko um den Faktor 6, ein weiteres Kind zu verlieren (11, 34).

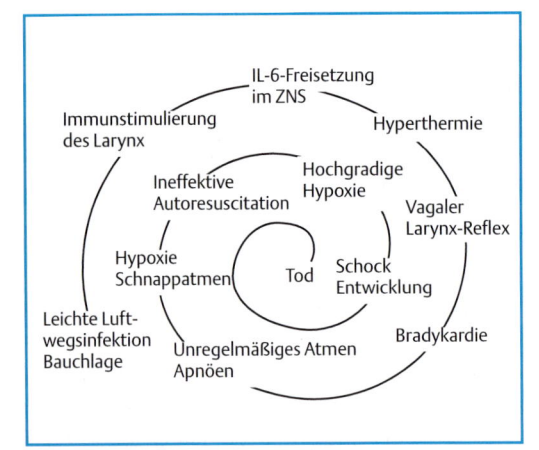

Abb. 7.41: Potentielle Todesmechanismen bei einem großen Teil der SIDS-Opfer. (Modifiziert nach Vege, Å., Thesis, Oslo University, 1998, gemäß neueren Ergebnissen von Poets 1990.)

> Das SIDS-Risiko scheint für ehemalige Frühgeborene doppelt so hoch zu sein.

In fast allen Untersuchungen zum Plötzlichen Säuglingstod von 1986 bis 1995 fand sich bei den SIDS-Opfern ein erhöhter Prozentsatz an Frühgeborenen bzw. Kindern mit niedrigem Geburtsgewicht (25). **Frühgeborene** zeigen im Vergleich zu reifgeborenen Säuglingen neben anatomischen und konstitutionellen Besonderheiten eine Reihe von möglichen **funktionellen Veränderungen,** die möglicherweise mit SIDS in Verbindung gebracht werden können:
- Geringerer Reifegrad des Gehirns
- Vermindertes Unterhaut-Fettgewebe
- Unreife des Atemzentrums
- Unreifes Schlafmuster (bei Reifgeborenen gibt es ein Übergewicht von aktivem [REM-] Schlaf gegenüber dem ruhigen [nREM-] Schlaf)
- Unreife der Atmung und Atemregulation (Frühgeborene reagieren z. B. auf eine Erhöhung der Inkubator-Temperatur mit vermehrtem Auftreten von Atempausen)

Ein gesicherter Risikofaktor im Rahmen eines multifaktoriellen Geschehens sind **Infekte der oberen Luftwege.** Ungefähr die Hälfte aller SIDS-Opfer sterben an einer übersteigerten Reaktion auf eine leichte obere **Atemwegsinfektion.**

Literatur

1. AAP (2000) Changing Concepts of Sudden Infant Death Syndrome: Implications for Infants Sleeping Environment and Sleep Position (RE9946) Pediatr 105 (3): 650–656 http://www.aap.org
2. Alm, B., Milerad, J., Wennergren, G., Skyaerven, R., Oyen, N., Norvenius, G., Daltveit, A.K., Helweg-Larsen, K., Markstad, T., Irgens, L.M.: A case-control study of smoking and sudden infant death syndrome in the Scandinavian countries, 1992 to 1995. The Nordic Epidemiological SIDS Study. Arch Dis Child 1998; 78: 329–334
3. Becker, Prof. Werner vom Bundesverband der naturheilkundlich tätigen Zahnärzte in Deutschland (BNZ) in: Drexeleus, N., Karies und Baktus und die Geschichte mit dem Fluorid, Hebammenforum 4/2003
4. Bruder, C.: Babys natürlich wickeln. Alternativen zur luftdichten Verpackung. Rowohlt 1996
5. Buch, U., Poets, C.: Plötzlicher Kindstod – Die Eltern erreichen, DHZ 2001
6. Daunderer, M.: Gifte im Alltag. C.H. Beck, München 1995
7. Lohmann, Ingrid: Pflege des Windelbereiches, optimale Pflege für den Babypopo, Deutsche Hebammenzeitschrift (DHZ) Eltern-Info Nr. 3
8. Elias, M.F. et al: Sleep-wake patterns of breast-fed infants in Nr. 3 the first two years of life. Pediatrics 1986; 77: 322–329
9. Goebel, W., Glöckler, M.: Kindersprechstunde, Urachhaus, 6. Auflage, 1987
10. Golding, J., Birmingham, K., Greenwood, R., Mott, M.: Childhood cancer, intramuscular vitamin K, and Pathidine given during labour. BMJ 305: 341–346 (1992)
11. Guntheroth, W.G., Lohmann, R., Spiers, P.S.: (1990) Risk of sudden infant death syndrome in subsequent siblings. J Pediatr 116: 520–524
12. Hannig, Brigitte: Tränenreiche Babyzeit, warum weinen Babys mehr als Eltern erwarten? Broschüre des Bund Deutscher Hebammen e.V. (BDH), Karlsruhe 2002
13. Harder, Ulrike: Wochenbettbetreuung in der Klinik und zu Hause, Hippokrates Verlag in MVS Medizinverlage, Stuttgart 2003
14. Henderson-Smart, D.J., Ponsonby A.L., Murphy, E.: Reducing the risk of sudden infant death syndrome: A review of the scientific literature. J Paediatr Child Health 1998 Jun; 34 (3): 213–219
15. Höfer, Ute: Zitronensäure ist schädlich in DHZ 05/2003, S. 55
16. Illing, Stephan: Das gesunde und das kranke Neugeborene, Enke, Stuttgart 1998
17. Jacobi, A., Krupenberg, F.: Dauerschnuller? Nein – Danke! Über den Gebrauch und Mißbrauch von Schnullern und deren mögliche Folgen. Kinderkrankenschwester, 14. Jg. Nr. 11, 1995
18. Janke, S., Seidler, A., Schmidt, E.: Schnellere Nabelheilung durch Wecesin ® Streupuder. Die Hebamme 10: 115–117, Enke Verlag 1997
19. Jorch, G., Findeisen, M., Brinkmann, B., Trowitzsch, E., Weihrauch, B.: Bauchlage und plötzlicher Kindstod, Deutsches Ärzteblatt 1991; 88: 2344–2347
20. Jorch, G. et al.: Epidemiologische Risikofaktoren des Plötzlichen Kindstodes – Ergebnisse der westfälischen Kindstodstudie 1990 – 1992, Monatsschrift Kinderheilkunde 1994; 142: 45–51
21. Kleinke, M.: Mündliche Aussage in der Stillweiterbildung des BDH
22. Kleemann, W.J. in Kurz, Ronald, Kenner, Thomas, Poets, Christian (Hrsg.): Der Plötzliche Säuglingstod – Ein Ratgeber für Ärzte und Betroffene, Springerverlag Wien 2000
23. Kurz, R., Kenner, T., Poets, C.F. (eds.): Der plötzliche Säuglingstod, Springerverlag, Wien 2000, S. 143
24. Lewin, L.: Gifte und Vergiftungen – Lehrbuch der Toxikologie. 6. Aufl. Haug Verlag 1992
25. Malloy, M.H., Hoffman, H.J.: Prematurity, sudden infant death syndrome, and age of death, 1995, Pediatrics 96: 464–471
26. McKenna, J.J. et al.: Sleep and arousal patterns Co-Sleeping human mother/infant pairs: a preliminary physiological study with implications for the study of SIDS. Am J Physical Anthropol 1990; 83: 331–347
27. McKenna, J.J., Mosko, S.: Evolution and infant sleep: an experimantal study of infant parent

Co-Sleeping and its implications for SIDS. Acta pediatrica suppl. 1993; 399: 31–36
28. McKenna, J.J.: Co-sleeping in: Scherbaum, V., Perl, F.M., Kretschmer, U. (Hrsg.): Stillen, frühkindliche Ernährung, reproduktive Gesundheit, dt. Ärzteverlag Köln 2003, S. 271–272
29. MMW, 10.10.2002 in Deutsche Hebammen Zeitschrift 2/2003, S. 4
30. Mosko, S. et al.: Parent-infant co-sleeping: the appropriate context for the study of infants sleep and implications for sudden infant death syndrome (SIDS) research. J Behavior Med 1993; 16: 589–610
31. Ministerium für Arbeit, Soziales und Gesundheit, Rheinland Pfalz, Referat für Presse und Öffentlichkeitsarbeit, Bauhofstr. 9, 55116 Mainz.
32. Mitchell, E.A., Taylor, B.J., Ford, R.P., Stewart, A.W., Becroft, D.M., Thompson, J.M., Scragg, R., Hassall, I.B., Barry, D.M., Allen, E.M., Roberts, A.P.: Four modifiable and other major risk factors for cot death: The New Zealand study, J. Paediatr. Child Health 1992; 28 Suppl 1: 3–8
33. Odent, M.: Primal health. Century 1986
34. Øjen, N., Haglund, B., Skjaerven, R., Irgens, L.M.: (1997a) Maternal smoking, birthweight and gestational age in sudden infant death syndrome (SIDS) babies and their surviving siblings, Paediatr Perinat Epidemol 11 [Suppl 1]: 84–95
35. Okis, F.A.: Principles and practice of pediatrics. J.B. Lippincott Company, Philadelphia 1990
36. Perl, Dr. Friederike, M.: Hebammenforum 4/2003, Co-sleeping – oder: Wo schläft das Kind? S. 238–241
37. Pickler, E.: Miteinander vertraut werden: Erfahrungen und Gedanken zur Pflege von Säuglingen und Kleinkindern. Abor Verlag 1994
38. Poets, C.F., Kleemann, W.J.: Vermeidbare Risikofaktoren für den Plötzlichen Kindstod. Hautnah 4/1996, Pedeatrie S. 311–315
39. Richtherr, A., Kranzfelder, D.: Neue Untersuchungen zu Nabelpflege: Wie beeinflussen Nabelpflegemethoden und Windeln die Nabelheilung? Die Hebamme 12: 89–93 (1999)
40. Schütt, Dr. med. Bodo in: HiPP-Service-Zeitung Nr. 24, Jg. 2002, S. 4–5
41. Scherbaum, V., Perl, F.M., Kretschmer, U. (Hrsg.): Stillen, frühkindliche Ernährung, reproduktive Gesundheit, dt. Ärzteverlag Köln 2003, S. 122
42. Scragg, R., Mitchell, E.A., Taylor, B.J., Stewart, A.W., Ford, R.P.K., Thompson, J.M.D., Allen, E.M., Becroft, D.M.O.: On behalf of the New Zealand Cot Death Study Group. Bed sharing, smoking and alcohol in the sudden infant death syndrome, Br Med J 1993; 307: 1312–1318
43. Sperl, W. in: Der Plötzliche Kindstod, 2000, S. 105
44. Stögemann, W in: HIPP-Service Zeitung Nr. 27, Jg. 2003, S. 28–29
45. Tönz, O.: Vitamin K-Mangelblutung des Neugeborenen und deren Prophylaxe. Die Hebamme 3: 110–112 (1990) Enge Verlag
46. Vogel, A., Hutchison, B., Mitchell, E.J.: The impact of pacifier use on breastfeeding: a prospective cohort study, Peadiatr Child Health 2001; 37: 58–63 in: Hebammenforum 9/02
47. von Krief, R.: Persönliches Schreiben der Kinderklinik und Poli-Klinik, Abt. für pädiatrische Hämatologie und Onkologie an der Heinrich-Heine-Universität Düsseldorf, Moorenstr. 5, 40225 Düsseldorf, 1990
48. Wahn, U.: Drei-Monats-Kolik, Ausdruck einer Beziehungsstörung? Kind, Ernährung, Umwelt 1, 4/1993
49. Weber, Jenny: Alternative Wickelsysteme in Deutsche Hebammenzeitschrift (DHZ) Eltern-Info Nr. 2
50. Kerbl, R.: Der plötzliche Säuglingstod und Polygraphie. In: Kurz et al. 2000
51. Rognum TO: SIDS or not SIDS? Classification problems of sudden infant death syndrom. Acta Pediadr 85: 401–403 (1996)
52. Vege A., Rognum TO, Asen AO, Saugstad OA: Are elevated cerebrospinal fluid levels of Il-6 in sudden unexplained death, infactious deaths and deaths due heart/lung disease in infants and childs due to hypoxia? Acta Pediadr 87: 819–824 (1998)
53. Hilsberg, R.: Körpergefühl, Die Wurzeln der Kommunikation zwischen Eltern und Kind, Rowohlt 1997

54. Hunziker, U.: Der Einfluß des Tragens auf das Schreiverhalten des Säuglings, in: Der unruhige Säugling, Fortschritte der Sozialpädiatrie, Bd. 13, Hansisches Verlagskontor Lübeck, 1989
55. Kirkilionis, E.: Ein Baby will getragen sein, Alles über geeignete Tragehilfen und die Vorteile des Tragens, Kösel 2003
56. Largo, R. H.: Babyjahre, Piper 2001
57. Manns, A.; Schrader, A. Ch.: Ins Leben tragen, Beiträge zur Ethnomedizin Band 1, Herausgeber Gottschalk-Batschkus, C. E. und Schuler, J., Verlag für Wissenschaft und Bildung, 1995
58. Montagu, Ashley: Körperkontakt, Klett-Cotta 2000
59. Ökotest Ratgeber Schwangerschaft und Geburt, 2000
60. Zimmer, K.: Warum Babys und ihre Eltern alles richtig machen, Goldmann 1997
61. Sichtermann, B.: Leben mit einem Neugeborenen, Fischer 1987
62. Adamaszek, K. et al.: Naturheilverfahren in der Hebammenarbeit, Hippokrates Verlag 2002
63. Bloemeke, Viresha: Es war eine schwere Geburt ... , Kösel Verlag 2003
64. Klaus, Marshall u. Phyllis: Das Wunder der ersten Lebenswochen, Mosaik 2003
65. Klein, Margarita: Schmetterling und Katzenpfoten, Massagen für Babys und Kinder, Oekotopia 1999)
66. Klein, Margarita: Kommunikation von Hand zu Haut, in Harms, Thomas (Hrsg.) Auf die Welt gekommen, Leutner-Verlag 2000
67. Largo, Remo: Babyjahre, Piper Verlag 1995
68. Reich, Eva; Zornansky, Eszter: Lebensenergie durch sanfte Bioenergetik, Kösel Verlag 1997
69. Stillermann: Wohltuende Massagen in der Schwangerschaft, Rowohlt 1999

Information für Eltern

Säuglingspflege

Säuglingspflege beinhaltet mehr als nur Wickeln, Baden, Kleiden und Füttern. Babypflege ist gemeinsame Zeit – Zeit zum Kennenlernen, zum Verlieben, zum Beobachten, zum Wahrnehmen, zum Spielen, zum zärtlichen Umgang miteinander. Über das Sehen, Hören, Fühlen, Schmecken und in Kontakt treten werden alle Sinne des Kindes angeregt und die sensorischen und motorischen Fähigkeiten des Kindes gefördert. Für die Säuglingspflege und Bedürfnisbefriedigung brauchen die Eltern sehr viel Zeit, Respekt, Wahrnehmungsfähigkeit für die Wünsche, Bedürfnisse und Fähigkeiten des Kindes, wenig Technik und wenig Material.

- **Hygiene:** Im häuslichen Umgang mit dem eigenen gesunden Kind sind keine spezifischen Hygienemaßnahmen notwendig. Gründliches Händewaschen mit Wasser und Seife (möglichst frei von Parfüm-Ölen) ist ausreichend. Eine übertriebene Hygiene und ein großer Einsatz von Desinfektionsmitteln begünstigen Allergien und Unverträglichkeitsreaktionen bei Eltern und Kindern. Auch muss die Babywäsche nicht separat in der Waschmaschine gewaschen oder gar gekocht werden. Sie kann mit der anderen 60°-Wäsche gewaschen werden. Bei der Wäsche von Babykleidung sollten keine Weichspüler verwendet werden.

- **Raumtemperatur:** Die Raumtemperatur sollte zunächst bei 25 °C liegen und kann dann von Tag zu Tag ein bisschen gesenkt werden, bis zu einer der Familie angenehmen Temperatur. Die ideale Zimmertemperatur zum Schlafen in der Nacht liegt bei 16 °–18 °C am Tag bei 18 °–20 °C. Des Weiteren ist für gründlich durchlüftete Räume zu sorgen. Schläft das Baby bei offenem Fenster, ist es sinnvoll, ein Mützchen aufzusetzen und es zusätzlich in eine Wickeldecke einzuschlagen. (Bei Minusgraden sollten die Fenster geschlossen bleiben, nachdem der Schlafraum gründlich durchgelüftet wurde.) Schläft das Baby mit im Bett der Eltern, sollte es keine Mütze tragen. In diesem Fall ist auch kein Einschlagtuch notwendig.

- **Schlafplatz:** Der Schlafplatz sollte mit einer hypoallergenen Matratze und Bettdecke ausgestattet sein. Kinder brauchen kein Kopfkissen. Von **Schaffellen** ist aufgrund der Allergiebelastung abzusehen. Das Kind sollte in den ersten Lebenswochen ein Nestchen haben, da Neugeborene stets eine Begrenzung für den Kopf und die Füße suchen. Das Kind sollte bis zur Vollendung des ersten Lebensjahres im Zimmer der Eltern schlafen, entweder in einem eigenen Kinderbett oder im Bett der Eltern (Co-sleeping). Auf diese Weise erhält es ausreichend **sensorische Reize** (Licht, Geräusche, Bewegung, Gerüche, Temperaturschwankungen, Luftbewegungen und Stimulation des Gleichgewichtsorgans). So bleiben die Kinder in oberflächlichen Schlaftiefen und außerdem ist das nächtliche Stillen besonders bequem.

  Voraussetzungen für ein sicheres gemeinsames Schlafen von Eltern und Baby
  – Das Kind sollte in Rückenlage schlafen.
  – Die Unterlage muss fest sein (keine Wasserbetten, Sofas oder weiche Matratzen).
  – Das Gesicht des Babys darf nicht von losen Kissen oder Decken verdeckt werden.

© BDH – Das Neugeborene in der Hebammenpraxis, Hippokrates Verlag 2004

Information für Eltern

Fortsetzung: Säuglingspflege

- Eine Überhitzung des Kindes sollte vermieden werden.
- Der Erwachsene sollte nicht rauchen und darf nicht unter Alkohol- oder Drogeneinfluss stehen.

- **Wickelplatz:** Als Wärmequelle über dem Wickeltisch eignet sich eine Wärmelampe (kein Rotlicht, da dieses therapeutische Licht die Netzhaut schädigen kann). Die Wärmelampe sollte 1,10 bis 1,20 m über der Wickelfläche montiert werden. Die Eltern können die Wärmestrahlung vorher ausprobieren, indem sie fünf Minuten lang ihre Unterarme bestrahlen lassen.

- **Anschaffungen:** Bei der Auswahl von speziellen Anschaffungen für die Kinder sollte stets „die Nase vorn sein". Produkte, die stark riechen, z. B. Möbel, Teppichböden, Gardinen, Wandfarben, Kinderwagen und Matratzen sollten nicht verwendet werden oder über lange Zeit auslüften. Häufig ist auch ein Second-Hand-Kauf möglich, insbesondere für Kleidung. Neue Babykleidung sollte stets zweimal gewaschen werden, da sie Chemikalienrückstände enthalten kann. Als Waschpulver eignen sich geruchsarme Colour-Waschmittel oder Biowaschmittel auf Seifenbasis.

- **Pflegemittel:** Das Kind kann von Anfang an sehr gut riechen, deshalb ist es sinnvoll, auf überflüssige Geruchsstoffe in Kosmetika und Babypflegemitteln zu verzichten, ebenso auf ätherische Öle. Babypflegeprodukte müssen die Haut optimal schützen, dürfen sie aber nicht belasten. Damit es nicht zu unerwünschten Reizungen und Reaktionen kommt, sollten die Cremes aus sehr wenigen hochwertigen Inhaltsstoffen bestehen. Sie sollten keine Konservierungsstoffe, Parfüme, kosmetische Hilfsstoffe, Weichmacher oder Farbstoffe enthalten. Denn je jünger das Kind ist, umso durchlässiger ist auch seine Haut. Eine milde, entzündungslindernde Wirkung ist zur Vorbeugung und Behandlung der häufigen Hautreizungen vorteilhaft.

- Bei **Wundsein** oder **Hautrötungen** eignet sich eine gute Heilsalbe. Bei anhaltendem Wundsein über mehrere Tage oder wenn die Haut sehr angegriffen ist, kann eine Zinkpaste verwendet werden. Bei extremen Minustemperaturen brauchen die Babys für die Gesichtshaut eine abdeckende Fettcreme.

- **Waschen und Baden:** Bei der Körperpflege lautet eine Grundregel: So wenig wie möglich, so viel wie nötig und das alles mit Spaß und möglichst wenig Kostenaufwand!

Ein Säugling muss nicht häufiger als ein- bis zweimal pro Woche gebadet werden. Auch eine Ganzkörperwäsche ist nicht jeden Tag nötig. Zum **Baden** eignen sich kleine Wäschewannen, Babybadewannen oder ein Badeeimer. Die Wassertemperatur beträgt ca. 37 °C. Badezusätze sind nicht erforderlich. Bei sehr trockener Haut des Kindes kann dem Badewasser etwas Mandelöl oder etwas abgepumpte Muttermilch zugesetzt werden. Das Bad dient nicht nur der Reinigung, sondern auch dem Wohlbefinden des Kindes.

© BDH – Das Neugeborene in der Hebammenpraxis, Hippokrates Verlag 2004

Information für Eltern

Fortsetzung: Säuglingspflege

Beim **Waschen des Babys** werden ebenfalls keine Badezusätze oder Seife verwendet, da diese bei regelmäßiger Anwendung die Haut eher austrocknen. Auch sollte das Kind nach dem Waschen und Baden nicht eingecremt werden, da dies die natürliche Rückfettung der Haut beeinträchtigt. Die Hautfalten des Kindes müssen besonders sorgfältig abgetrocknet werden. Sie können anschließend sparsam mit süßem Mandelöl eingeölt werden, was die empfindliche Haut geschmeidiger macht. Auch bei Hautabschuppungen kann Mandelöl verwendet werden.

- **Wickelmethoden:** Die beste Vorsorge für die Babyhaut im Windelbereich ist häufiges Wickeln. Außerdem sollte man die Haut des Babypos regelmäßig abtrocknen lassen. Ein gesundes Neugeborenes sollte möglichst sechs- bis achtmal am Tag gewickelt werden, vielfach auch nachts. Später reichen fünf- bis siebenmal täglich aus. In Westeuropa hat sich die Wegwerfwindel durchgesetzt.

- Die Vorteile wiederverwendbarer Wickelsysteme liegen in der besseren Umweltverträglichkeit und dem niedrigeren Preis. Mehrwegsysteme sind atmungsaktiv. Die Kinder werden breit gewickelt, was für die Hüftentwicklung von Vorteil ist. Ältere Kinder spüren die Nässe und fangen früher an, ihre Schließmuskeln zu trainieren, d. h. sie werden in der Regel 6–10 Monate früher trocken als Kinder in Einwegwindeln.

- **Der Schnuller:** Lutschen dient bei Säuglingen offensichtlich auch zur Befriedigung ihres Saugreflexes und bei Kleinkindern zur Entlastung in psychischen Spannungszuständen. Ein Schnuller kann deshalb hilfreich sein bei sehr unruhigen Kindern oder solchen, die durch starke Blähungen in ihrem Wohlbefinden beeinträchtigt sind. Er kann auch als eine Einschlafhilfe dienen oder bei hohem Saugverlangen zur Entlastung der Eltern beitragen. **Ein Schnuller sollte allerdings erst dann dem Kind angeboten werden, wenn es sicher und rhythmisiert an der Brust trinkt.** (Die Gefahr der Saugverwirrung ist in den ersten vier bis sechs Wochen am größten. 10–20 % der Neugeborenen entwickeln diese Saugverwirrung durch das Saugen an einer Flasche oder wenn sie einen Schnuller bekommen.)

  Der größte Nachteil eines Schnullers ist die Abhängigkeit des Kindes, aber auch der Eltern. Das Kind braucht bei einer frühen Gewöhnung den Schnuller zur Beruhigung, zum Verarbeiten von Frustration, zum Einschlafen und zum Entspannen. Für Eltern kann der Gebrauch eines Schnullers sehr schnell zum Erziehungsmittel werden, indem jede Unmutsäußerung des Kindes oder jedes ärgerliche Weinen mit dem Einsatz des Schnullers beendet wird.

- **Wird ein Baby in einem Tuch oder in einem Tragebeutel transportiert**, ist unbedingt darauf zu achten, dass es seine Beine anhockt (mindestens im rechten Winkel) und abspreizt (etwa 60°). Der Rücken muss Halt haben, sollte aber nicht gerade gedrückt oder gestreckt werden. Solange das Baby seinen Kopf noch nicht selbständig halten kann, braucht es auch hier eine Stütze. Der Oberkörper des Babys muss sich stets bequem gegen den Körper des Tragenden anlehnen können.

© BDH – Das Neugeborene in der Hebammenpraxis, Hippokrates Verlag 2004

Information für Eltern

Babymassage

Solange das Baby in Ihrem Bauch ist, bekommt es Berührung rund um die Uhr. Die Wände der Gebärmutter halten es, es kann sich an die Plazenta kuscheln und die pulsierende Nabelschnur ist sein erstes Spielzeug.
Wenn es nach der Geburt auf Ihrem Bauch liegt, fühlt es sich geschützt und geborgen, wenn Sie es einfach nur mit Ihren Händen halten, Sie als Mutter, Sie als Vater, oder beide zusammen. Das erleichtert ihm den Übergang in die Welt mit ihrer Schwerkraft, ihrer kühleren Temperatur, ihrem hellen Licht und ihren lauten Geräuschen.

- Nach einer Geburt fühlen sich manchmal Mutter und Baby allein, voneinander getrennt. Eine Massage kann die zerrissene Beziehung neu knüpfen.

- Eine zarte Massage – die Schmetterlingsmassage – hilft Ihrem Baby immer, wenn es Aufregendes zu bewältigen hat: wenn es vielleicht sogar zu früh zur Welt gekommen ist, wenn es einen schwierigen Start hatte, wenn es sich in den ersten Wochen schwer in der Welt zurechtfindet, wenn es viel weint.

- Wenn Ihr Baby es schwer hat, sind vermutlich auch Sie bedrückt. Ihr Baby zu massieren, kann auch Sie trösten: Es fühlt sich so schön an und Sie wissen, dass Sie ihm etwas Gutes tun.

- Massage stärkt die Abwehrkräfte und ist gut für die Haut. All die Cremes und Öle, die Ihnen die Werbung anpreist, wirken vor allem deshalb, weil Sie dabei die Haut Ihres Kindes am ganzen Körper berühren. Auf die Produkte kann Ihr Kind verzichten, die Berührung durch Ihre Hand jedoch ist notwendig für sein Leben und seine Gesundheit. Früher wurden Babys täglich gebadet, heute wissen wir, dass das die Haut strapaziert. An diese Stelle könnte eine tägliche Massage treten.

- Wenn Ihr Kind seinen Körper unter Ihren Händen spürt, entwickelt es nach und nach ein gutes Körpergefühl. Massage stärkt sein Selbstbewusstsein, gibt ihm Halt.

- Während seiner gesamten Kindheit, immer wenn es gerade wieder wächst, wenn es krank ist oder Kummer hat, kann eine Massage Ihrem Kind helfen, die Krise zu bewältigen.

- Und es macht einfach immer Spaß, einander zu streicheln, zu knuddeln, zu berühren.

Was Sie tun können:

Bei all dem ist die Technik der Massage von geringerer Bedeutung. Alles, was Sie mit Liebe und Aufmerksamkeit tun, alles, was Ihrem Kind offensichtlich gefällt, ist gut. Die Schmetterlingsmassage kann es von der Geburt an sein ganzes Kinderleben lang begleiten, die indische Babymassage eignet sich vor allem vom 3. Monat bis zum Ende des ersten Lebensjahres.

Information für Eltern

Der Plötzliche Kindstod

Trotz zahlreicher Aufklärungskampagnen ist der Plötzliche Kindstod immer noch die häufigste Todesursache im Säuglingsalter und trotz weltweiter Forschung bleibt die eigentliche Ursache des Plötzlichen Kindstods weiterhin unbekannt.

Risikofaktoren für den Plötzlichen Kindstod

1. **Bauchlage:** Die Bauchlage erhöht das Risiko, am Plötzlichen Kindstod zu sterben, um das 9-fache, die Seitenlage sogar noch um das 2- bis 3fache. **Die Rückenlage ist von daher die empfohlene Schlafposition für gesunde Säuglinge.**

2. **Rauchen:** Rauchen in der Schwangerschaft erhöht die Gefahr des Plötzlichen Kindstodes um den Faktor 3–4. Auch das Rauchen nach der Geburt verdoppelt das Risiko, wenn in unmittelbarer Gegenwart des Kindes geraucht wird.

3. **Überwärmung:** Durch zu hohe Raumtemperaturen, die Bauchlage, zu warme Kleidung und schwere Decken besteht die Gefahr eines Wärmestaus. Um eine Überwärmung zu vermeiden, sollte die Raumtemperatur beim Schlafen bei 16–18 °C liegen. Sobald die Kinder also einen stabilen Kreislauf haben und nicht mehr so schnell auskühlen können, d. h. nach vier bis sechs Lebenswochen, sollten sie einen Schlafsack ohne Kapuze erhalten.
Kopfkissen, Kunstfelle, Daunen- und Federbetten, Himmel, Nestchen, Bettumrandungen, Wärmflaschen und Heizkissen, also alles, was die Atemluftzirkulation behindern könnte, ist am Schlafplatz des Kindes fehl am Platz. Soll das Baby doch unter einer dünnen Decke schlafen, ist es wichtig, das Kind mit den Füßen ans Fußende stoßen zu lassen, so dass es sich nicht unter die Bettdecke wühlen kann. Bei einer Überdeckung kann es durch CO_2-Rückatmung oder Überhitzung zum Tod des Kindes kommen.

4. **Frühes Abstillen:** In mehreren Studien wurde ein frühes Abstillen (unter sechs Wochen) als Risiko mit dem Faktor 3–6 herausgearbeitet. Nach Möglichkeit sollte das Neugeborene sechs Monate voll gestillt werden.

5. **Schlafen im eigenen Zimmer:** Das Schlafen im eigenen Bett, aber im Zimmer der Eltern, senkt im Vergleich zum Schlafen im eigenen Zimmer das SIDS-Risiko auf $1/4$. Alle Kinder sollten deshalb auf jeden Fall bis zum Ende des ersten Lebensjahres mit den Eltern oder anderen Geschwisterkindern zusammen in einem Zimmer schlafen.

© BDH – Das Neugeborene in der Hebammenpraxis, Hippokrates Verlag 2004

Information für Eltern

Fortsetzung: Der Plötzliche Kindstod

Ratschläge zur Vermeidung des Plötzlichen Kindstods:

- Legen Sie Ihr Kind zum Schlafen auf den Rücken.

- Lassen Sie Ihr Kind im eigenen Bett in Ihrem Schlafzimmer schlafen.

- Schläft das Kind in Ihrem Bett, sollte es im eigenen Kinderschlafsack ohne Kopfbedeckung in Rückenlage schlafen.

- Als Zudecke reicht eine dünne Decke oder ein Schlafsack. Die Umgebungstemperatur sollte bei 18–20 °C liegen. Wenn Sie Ihr Kind mit einer Decke zudecken, lagern Sie Ihr Kind so, dass es mit den Füßen das Fußende berührt.

- Stillen Sie Ihr Kind so lange wie möglich.

- Sorgen Sie für eine rauchfreie Umgebung.

- Bekommt Ihr Kind einen Schnuller, geben Sie ihm diesen zu jedem Schlaf.

© BDH – Das Neugeborene in der Hebammenpraxis, Hippokrates Verlag 2004

Ernährung des Kindes im ersten Lebensjahr

Marion Stüwe

8.1 Stillen

Laktogenese

Ab dem dritten Schwangerschaftsmonat erscheint ein Kolostrum-ähnliches Sekret in den Alveolen der Brust, hervorgerufen durch eine erhöhte Prolaktinproduktion. Ab dem zweiten Schwangerschaftsdrittel ist eine Sekretion von Kolostrum möglich. Östrogen und Progesteron werden in großen Mengen von der Plazenta gebildet und sorgen für eine starke Vermehrung des Drüsenepithels. Das Gestagen verhindert eine größere Milchproduktion während der Schwangerschaft, in dem es die Wirkung des Prolaktins in den Brustdrüsenzellen unterdrückt.

Durch die Geburt der Plazenta sinken die Östrogen- und Progesteronkonzentrationen im Blut, so dass das Prolaktin in den Brustdrüsenzellen wirken kann. Es kommt zum zweiten Stadium der Milchbildung. In den ersten zwei bis drei Tagen post partum kommt es zur Sekretion des **Kolostrums**, sobald der Progesteronspiegel ausreichend abgesunken ist. Vom 7. bis 10./14. Tag post partum entwickelt sich die **transistorische Milch** (Übergangsmilch), deren Flüssigkeitsanteil höher ist als im Kolostrum, die Inhaltsstoffe dem Kolostrum aber ähnlich bleiben. Die Übergangsmilch entwickelt sich weiter zur **reifen Frauenmilch** nach ca. 10 bis 14 Tagen post partum.

Die Besonderheiten des Kolostrums

Das Kolostrum ist in seiner Zusammensetzung den begrenzten Verdauungsmöglichkeiten des Neugeborenen optimal angepasst. Es enthält zwar weniger Fett (nur 3 %) und Laktose (Milchzucker) als reife Muttermilch, der Fettsäuretransport ist jedoch wesentlich effektiver.

Laktose wird durch das Enzym Laktase im Darm zu Galaktose und Glucose gespalten und stellt damit Energie für das Gehirnwachstum und die körperliche Aktivität des Neugeborenen zur Verfügung. Es fördert außerdem die Calciumaufnahme, eine Grundlage der gastrointestinalen Flora. Bei der Metabolisierung von b-Laktose im Dickdarm entstehen große Mengen an Essig- und Milchsäure, welche zu einem niedrigen pH-Wert führen. Dieser hemmt das Wachstum von gramnegativen Bakterien, E. coli, Staphylokokken, Shigellen u. a. Laktose und so genannte Bifidusfaktoren (Polysaccharidverbindungen) unterstützen außerdem die **Besiedelung des kindlichen Darms mit anaeroben Bifidusbakterien** (Lactobacillus bifidus), welche die limitierte Anzahl an Bindungsstellen der kindlichen Darmschleimhaut besetzen und so die Bindung von pathogenen Bakterien behindern.

Mit dem Kolostrum erhält das Neugeborene auch viele **immunologische Schutzfaktoren**, insbesondere IgA. Diese sind nicht plazentagängig und werden erst im Alter von vier bis sechs Wochen im Darmtrakt des Säuglings produziert. IgA schützt die Darmschleimhaut vor dem Eindringen von pathogenen Keimen und auch Antigenen. Einen weiteren Infektionsschutz liefern IgM, IgG, Lysozym, Laktoferrin (eisenbindendes Protein), Makrophagen, B- und T-Lymphozyten u.a. Die allererste Vormilch ist besonders reich an diesen Schutzstoffen. Im Verlauf der Stillzeit nimmt dann die Konzentration der Antikörper ab. In der reifen Frauenmilch sind noch ca. 40 % der ursprünglichen Menge enthalten. Jedoch erhöht sich ja auch die Nahrungsaufnahme, so dass die Menge der Antikörper stets ungefähr gleich bleibt.

Die Inhaltsstoffe der Muttermilch

Tab. 8.1: Vergleich zwischen Kolostrum und reifer Muttermilch

	Kolostrum	reife Muttermilch
Energie (Kalorien)	67	70
Fett	3 g	4,2 g
Laktose	5,7 g	7,4 g
Eiweiß	2,3 g	1,07 g
Eisen	0,1 mg	0,1 mg
Calcium	48 mg	35 mg
Phosphor	16 mg	15 mg
Natrium	50 mg	15 mg
Kalium	75 mg	60 mg

(nach Messenger 1982)

■ Eiweiß

Muttermilch enthält etwa 1,15 % Eiweiß. Im ersten Monat 1,3 %, wobei der Gesamtproteingehalt von Frau zu Frau variiert. Das besondere Verhältnis von Molke zu Kasein (40 zu 60) sorgt durch den hohen Molkeanteil für einen weichen Magenbrei, der die Entleerung des Magens beschleunigt und die Verdauung erleichtert.

■ Fett

Die Fettkonzentration im Kolostrum liegt noch bei 2 %, in der reifen Frauenmilch bei 4–4,5 % nach ca. 14 Tagen. Der Fettgehalt variiert sehr stark im Verlauf der Stillzeit, innerhalb eines Tages, während der Mahlzeiten und von Frau zu Frau. Der Energiebedarf des Säuglings wird bis zu 50 % durch Fett gedeckt. Die Fettsäuren unterteilen sich zu 43 % in gesättigte und 57 % in ungesättigte Fettsäuren. Die Muttermilch ist besonders reich an langkettigen, mehrfach ungesättigten Fettsäuren, die besonders wichtig für die Gehirn- und Nervenentwicklung sind. Die Mutter kann durch ihre Ernährung sogar den Anteil der ungesättigten Fettsäuren erhöhen, indem sie mehr pflanzliche und weniger tierische Fette und Öle zu sich nimmt.

■ Laktose (Milchzucker)

Laktose ist ein Zucker, den es nur in der Milch von Säugetieren gibt. Davon sind durchschnittlich 4 % im Kolostrum und bis zu 7 % in reifer Frauenmilch enthalten. Laktose ist ein spezifisches Nahrungsmittel für Säuglinge und Kleinkinder, denn das für die Spaltung notwendige Enzym Laktase findet man weltweit nur bei kleinen Kindern (bei Europäern und einigen anderen Bevölkerungsgruppen bleibt die Laktase erhalten, bei den meisten Menschen ist dies jedoch nicht der Fall), sie können Laktose nach dem mittleren Kindesalter nicht mehr vertragen.

Laktose deckt beim Säugling etwa 40 % des Energiebedarfs. Mit Hilfe des Enzyms Laktase wird der Milchzucker in Glucose und Galaktose gespalten. Die Glucose hält den Blutzuckerspiegel konstant. Galaktose ist ein Bestandteil der Galaktolipide, welche für die Entwicklung des zentralen Nervensystems benötigt werden. Laktase erleichtert außerdem die Aufnahme von Calcium und Eisen und unterstützt die Besiedelung des Darms mit Bifidusbakterien. Diese begünstigen einen saures Milieu im Magen- und Darmtrakt, wodurch das Wachstum von krankheitserregenden Bakterien, Pilzen und Parasiten gehemmt wird. Kinder, die künstliche Nahrung bekommen, weisen in ihrem Stuhl einen höheren pH-Wert und eine Darmbesiedelung mit Koli- und Fäulnisbakterien auf.

■ Vitamine

So wie der Fettgehalt der Muttermilch sehr variiert, ist auch die Konzentration der fettlöslichen Vitamine A, D, E und K unterschiedlich.

- **Vitamin A** ist reichlich vorhanden, im Kolostrum doppelt so viel wie in der reifen Frauenmilch. Funktion: Bestandteil des Sehpurpurs, Förderung der Proteinsynthese.
- **Vitamin-B-Komplex:** B-Vitamine sind mehr als reichlich in der Muttermilch vorhanden. Nur Veganerinnen haben häufig einen Vitamin-B_{12}-Mangel. Funktionen: Allgemeine Förderung des Kohlenhydratstoffwechsels, Beeinflussung der Schilddrüsenfunktion und Nerventätigkeit, Beteiligung am Proteinstoffwechsel.
- Das wasserlösliche **Vitamin D** ist vor allem in der wässrigen Vordermilch vorhanden. Funktion: Förderung der Calcium- und Phosphatresorption, Verknöcherung des Skeletts. Um aus den in der Muttermilch ebenso wie in pflanzlicher und tierischer Nahrung enthaltenen Pro-Vitaminen ausreichend Vitamin D bilden zu können, muss das Kind täglich unverdecktem hellen Tageslicht ausgesetzt sein, d. h. es muss sich mindestens zwei Stunden um die Tagesmitte im Freien aufhalten. Direkte Sonneneinstrahlung ist nötig (58). Bei einer oralen Verabreichung des Vitamin D ist die Aufnahme in schädlicher Menge durch den Magen-Darm-Trakt möglich. Die Mutter kann den Vitamin-D-Gehalt in ihrer Milch erhöhen, indem sie zusätzlich Vitamin D einnimmt (71).
- Für eine ausreichende Menge **Vitamin E** sollte sich die stillende Mutter gesund und vollwertig ernähren (Getreide, Vollkorn, Vollkornbrot, Keimlinge, Nüsse, Samen, Maiskeim- und Sonnenblumenöl, milcheiweißfreie Pflanzenmargarine). Funktion: Schutz gegen Muskelschwund und Leberschäden. Wichtig für das Wachstum des Kindes.
- **Vitamin K:** Im Kolostrum und in der transistorischen Milch ist der Vitamin-K-Gehalt höher als in der späteren Frauenmilch. Nach der zweiten Lebenswoche reicht die Bildung von Vitamin K in der Darmflora des gestillten Säuglings aus, wenn das Kind ausreichend fettreiche Hintermilch erhält. Funktion: Einfluss auf Blutgerinnungsfaktoren II, VII, IX, X. Bei Vitamin-K-Mangel kann es zur Verzögerung der Blutgerinnung kommen.

■ Mineralstoffe und Spurenelemente

Der Mineralstoffgehalt und die Menge an Spurenelementen ist in der Muttermilch über die Ernährung der Mutter nicht beeinflussbar, jedoch reicht die enthaltene Menge für das Neugeborene aus.

- **Eisen** in der Muttermilch hat eine hohe Bioverfügbarkeit und wird bis zu 70 % resorbiert, in der Kunstmilch nur zu 10 %. Der Kunstmilch muss daher Eisen zugesetzt werden, was die Entwicklung pathogener Darmbakterien begünstigt. Außerdem hat das Kind in seiner Leber einen Eisenvorrat, der bei gestillten Kindern sechs bis acht Monate ausreicht. Wird vor dem sechsten Lebensmonat zugefüttert oder zusätzlich Eisen gegeben, kann dies eine Sättigung des Lactoferrins bewirken und dessen keimhemmende Wirkung herabsetzen! Funktion: Bestandteil von Hämo- und Myoglobin, Enzymbestandteil, Elektronenübertragung in der Atmungskette.
- **Zink** ist in geringem Ausmaße, aber ausreichend in der Muttermilch vorhanden und hat dort eine gute Bioverfügbarkeit. Funktion: Insulinsynthese, Enzymbestandteil in Kohlenhydrat- und Proteinstoffwechsel.
- **Magnesium** ist ebenfalls in ausreichender Menge vorhanden. Funktion: Enzymaktivator im Kohlenhydrat- und Proteinstoffwechsel, neuromuskuläre Erregbarkeit.
- **Calcium** ist in ausreichendem Maße in der Muttermilch enthalten. Funktion: Aufbau von Knochen und Zähnen. Bestandteil der Blutplättchen, Blutgerinnung, Herztätigkeit, normale Erregbarkeit von Muskeln und Nerven. Der Bedarf an Calcium ist gegen Ende der Fetalzeit und in den ersten Lebensmonten besonders hoch. $^2/_3$ des Calciums wird in den letzten 10 SSW aufgenommen. Bei Kindern, die in den ersten Lebenstagen lediglich

Tee, Glukoselösung oder einfache Infusionslösungen etc. erhalten, kann es zu einer Mangelsituation kommen, wobei Frühgeborene besonders gefährdet sind.

■ Hormone und Abwehrstoffe

Muttermilch enthält eine Reihe von **Hormonen**, über deren Wirkung auf die Entwicklung des Säuglings noch viel zu wenig bekannt ist.

> Vorsicht ist geboten bei der Aufnahme zusätzlicher Hormone, z. B. durch die Minipille. Die Langzeitfolgen der Gestagenspuren in der Muttermilch sind noch nicht erforscht.

Im Gegensatz zur Kunstmilch beinhaltet die Muttermilch **Immunglobuline**, welche den Säugling vor Infektionen und Allergien schützen und zur Entwicklung seines eigenen Immunsystems beitragen. (Die Schutzstoffe in der Kuhmilch wirken hingegen artspezifisch nur beim Kalb und nicht beim Menschen.) Die Abwehrstoffe in der Muttermilch setzen sich aus löslichen und zellulären Bestandteilen zusammen.
- **Immunglobuline und andere lösliche Bestandteile**: IgA sind zu 80 % für die immunologische Abwehr zuständig. IgM, IgG, Lysozym, Laktoferrin, Bifidusfaktoren und Enzyme wirken hauptsächlich gegen Staphylokokken, Escherichia coli, u. a.
- **Zelluläre Komponenten**: Makrophagen, Lymphozyten, neutrophile Granulozyten und Epitelzellen. Durch das Stillen wird das Kind mit spezifischen Antikörpern versorgt gegen alle Infektionen, die die Mutter aktuell durchmacht oder zu einem früheren Zeitpunkt bewältigt hat.

■ Schadstoffe

Laut dem Beschluss der nationalen Stillkommission werden aufgrund einer möglichen Schadstoffbelastung der Muttermilch keinerlei Einschränkungen des Stillens empfohlen. 1995 konnte festgestellt werden, dass die Rückstände an Organochlorverbindungen in der Frauenmilch in den vergangenen Jahren erheblich zurückgegangen sind (77):
- Bei Organochlorpestiziden um 50–80 % und
- Bei PCB und Dioxinen um 50 % in den letzten 5–15 Jahren

> Die Nationale Stillkommission sieht auch kein gesundheitliches Risiko für Säuglinge, welche im zweiten Lebenshalbjahr zusätzlich zur Beikost und Kleinkindnahrung weiter gestillt werden.

Die Vorteile des Stillens für Mutter und Kind

Vorteile für das Kind:
- Das Saugen an der Brust kräftigt die Mundmuskulatur des Neugeborenen und fördert somit die **Sprachentwicklung**.
- **Zahnfehlstellungen** sind bei gestillten Kindern seltener als bei flaschenernährten Kindern.
- Das Stillen **regt alle Sinne** des Kindes an, das Baby riecht, fühlt, schmeckt, hört und sieht die Mutter.
- Bei gestillten Säuglingen wurde, verglichen mit Kindern, die andere Formen der Säuglingsnahrung erhielten, eine geringere Häufigkeit, Schwere und Dauer von **Gastroenteritiden** sowie von bestimmten infektiösen **Atemwegserkrankungen** und **Mittelohrentzündungen** beobachtet. Der Schutz kommt bei ausschließlichem Stillen in den ersten vier bis sechs Lebensmonaten am deutlichsten zum Tragen und nimmt mit Rückgang der Stillintensität (das ist die Menge an Muttermilch in Relation zu sonstigen Nahrungsmitteln) deutlich ab. Bei längerer Stilldauer ist gegenüber infektiösen respiratorischen Erkrankungen zuweilen auch ein Schutz über das Kleinkindalter hinaus zu erkennen (72).
- Ein protektiver Effekt des Stillens konnte auch gegenüber **Harnwegsinfekten**, bakte-

riellen **Meningitiden** und Neugeborenensepsis nachgewiesen werden. Ähnliches gilt für einige spezifische Enteritiserreger, intestinale Protozoen, Pneumokokken und Haemophilus influenzae B (72).
- Die **Ausreifung des kindlichen Immunsystems** wird durch Stillen in besonderer Weise beeinflusst. Hierbei wirkt sich der Transfer von Zytokinen, Wachstumsfaktoren, Antikörpern und mütterlichen Leukozyten über die unmittelbare Unterstützung des unreifen Immunsystems des Neugeborenen hinaus langfristig günstig auf das Abwehrsystem des Kindes aus. Daneben gibt es Hinweise, dass Stillen zu einer vermehrten Immunogenität bei Schutzimpfungen wie z. B. gegen Diphtherie, Tetanus und Haemophilus influenzae Typ B führt (49).
- Des Weiteren gilt als erwiesen, dass ausschließliches Stillen von mehr als vier Monaten und eine Zufütterung von Beikost nach dem sechsten Lebensmonat zu einer Verringerung **atopischer Erkrankungen** führt.

Vorteile des Stillens für die Mutter:
- Stillen fördert die Gewichtsabnahme nach der Geburt.
- Stillen fördert die Rückbildungsvorgänge nach der Geburt.
- Stillen mindert das Brustkrebsrisiko.
- Stillen stärkt das Selbstbewusstsein einer Frau.
- Stillen erleichtert das Einleben und die Akzeptanz der Mutterrolle.
- Stillen stärkt die Mutter-Kind-Bindung.
- Stillen spart Zeit und Geld.
- Ausflüge und Reisen mit dem Kind sind für eine stillende Mutter leichter, denn sie hat immer „alles" dabei.
- Stillen beugt der Osteoporose vor.

Schmerzmittel hemmen die Stillreflexe

Die Reflexe, die ein gesundes Neugeborenes normalerweise zeigt, sind verlangsamt oder fast gar nicht sichtbar, wenn die Mutter Medikamente unter der Geburt erhält, insbesondere bei Opioiden aller Art. Besonders auffällig ist ein **ineffektives Saugverhalten**. Die Neugeborenen von Müttern, die Meperedin (Demerol®) unter der Geburt erhielten, waren hinsichtlich ihres Stillverhaltens wie Suchen und Saugen sehr gehemmt. Auch nach der Gabe anderer Schmerzmittel wie Butorphanol (Stadol®) und Nalbuphin (Nubain®) waren die Stillreflexe beeinträchtigt. Wurden diese Medikamente erst in der letzten Stunde vor der Geburt eingesetzt, brauchten die Kinder durchschnittlich 6,4 Stunden, um effektiv an der Brust zu saugen. Wurden die Schmerzmittel mehr als eine Stunde vor der Geburt verabreicht, waren die Neugeborenen erst nach durchschnittlich 5,3 Stunden p.p. in der Lage, effektiv zu saugen (60). Je größer der zeitliche Abstand zwischen der Schmerzmittelgabe und der Geburt ist, umso stärker ist das neurobiologische Verhalten des Kindes beeinträchtigt.

Auch die **Periduralanästhesie** wirkt sich negativ auf das Stillverhalten der Kinder aus. Sowohl Bupivacain als auch Sufentanyl und Fentanyl sind signifikant plazentagängig. Sie beeinflussen das Stillen erstens durch die direkte Wirkung des Schmerzmittels auf das Baby und zweitens durch die Nebenwirkungen der PDA (Blutdruckabfall, Kopfschmerzen usw.). Außerdem wird ein eventuelles ödematöses Anschwellen der Brust diskutiert (60). In einer anderen Studie (73) fielen nach PDA-Gabe mit Bupivacain schlechtere „behavioral outcomes" auf. Die Kinder waren im ersten Monat nach der Geburt weniger aufmerksam und konnten sich schlechter orientieren. Motorisch waren die Kinder unreifer. Diese anfängliche Desorganisation des Kindes beeinflusst die Mutter-Kinder-Interaktion und somit auch den ersten Stillprozess. Deshalb empfehlen die Autoren, die Gabe von Schmerzmitteln so weit wie möglich zu beschränken und auf alternative Schmerzlinderung zurückzugreifen.

> Wenn jedoch Schmerzmittel verabreicht wurden, sollte das Neugeborene so lange auf der Brust der Mutter verweilen, bis es die normalen Stillreflexe entwickelt.

Stillen nach Kaiserschnitt

Nach einem Kaiserschnitt stillen Mütter oft kürzer als nach einer vaginalen Geburt (79). Einen Grund dafür mag der Stress sein, der mit einer Kaiserschnittgeburt verbunden ist. Die Ausschüttung von Oxytocin und Prolaktin, die für den Milcheinschuss und die Milchbildung wichtig sind, werden bei Stress gehemmt. Auch fehlt die in der Austreibungsphase typische Oxytocinausschüttung, die für den Let-down-Reflex notwendig ist. Ein weiterer Faktor, der die Stilldauer beeinflusst, ist sicherlich die Verzögerung des Mutter-Kind-Kontaktes nach dem Kaiserschnitt, womit auch der Bonding-Prozess behindert wird (siehe auch Kap. 3 und S. 46).

Nach einer vaginalen Geburt haben die Mütter beim anfänglichen Stillen eine erhöhte Oxytocinausschüttung sowie einen erhöhten Prolaktinspiegel im Vergleich zu Müttern nach einem Kaiserschnitt. Dies bedeutet, dass Mütter nach Sectio mehr Zeit und Ruhe brauchen, um ihren Milchspendereflex ausreifen zu lassen. Stressabbau ist hier die wichtigste Maxime. Es muss ein Schutzraum geschaffen werden für Mutter und Kind. Am besten eignet sich dafür ein 24-Stunden-Rooming-In mit kompetenter Stillanleitung.

Stillfrequenz und Stilldauer

Das Baby wird von Anfang an nach Bedarf gestillt – **Stillen ad libitum**. Der Bedarf bezieht sich hier ausschließlich auf das Kind!

> Die Anzahl der Stillmahlzeiten hängt vom Alter des Kindes ab:
> - 0–24 Stunden: Eine ausgiebige Stillmahlzeit nach der Geburt und drei weitere Mahlzeiten
> - 24–48 Stunden: Mindestens sechs Mahlzeiten
> - 48–72 Stunden: Mindestens acht Mahlzeiten
> - Bis zum Ende der ersten Lebenswoche steigt die Stillfrequenz auf 10- bis 15-mal in 24 Stunden, um sich dann auf 8–12 Mahlzeiten einzupendeln.

Nach 6–8 Wochen haben Mutter und Kind in der Regel einen gemeinsamen Rhythmus gefunden. Die Nachtmahlzeiten sind besonders wichtig, denn die Prolaktinausschüttung ist zwischen 3:00 und 5:00 Uhr besonders hoch. Nächtliche Schlafphasen bis zu sechs Stunden sind aber erlaubt.

Die **Stilldauer** während der einzelnen Mahlzeiten ist abhängig von der Schnelligkeit der Milchabgabe seitens der Mutter und von der Effektivität des Saugens durch das Kind. Solange das Kind gut gedeiht und zunimmt, sind Zeiten zwischen 5 und 60 Minuten pro Stillmahlzeiten vollkommen normal.

Zur **Anregung der Milchproduktion** ist es in den ersten Tagen sinnvoll, stets beide Brüste anzubieten, d. h. die erste Brust wird leer getrunken. An der zweiten Brust trinkt das Kind so lange, bis es satt ist. Im späteren Stillverlauf gibt es jedoch keine festen Regeln. Mutter und Kind müssen gemeinsam herausfinden, was für sie am besten ist. Für Kinder mit Verdauungsstörungen, Blähungen und Koliken kann es sinnvoll sein, in kürzeren Stillabständen jeweils nur eine Brust anzubieten.

Tab. 8.2: Kriterien für die Beurteilung des Gedeihens gestillter Kinder (R.A. Lawrence 1989)

Kind mit langsamer Gewichtszunahme	Kind mit Gedeihstörung
• gesundes, munteres Aussehen • guter Muskeltonus • guter Hautturgor • mindestens 6 nasse Windeln pro Tag • heller, dünner Urin • Stuhlgang häufig, sämig (wenn selten, dann voluminös und weich) • 8 oder mehr Stillmahlzeiten pro Tag von 15–20 Minuten Dauer • gut funktionierender Milchspendereflex • Gewichtszunahme langsam, aber stetig	• apathisch oder weinend • schlaffer Tonus • schlechter Hautturgor • wenig nasse Windeln • konzentrierter Urin • Stuhlgang selten, spärlich • weniger als 8 Mahlzeiten, oft von kurzer Dauer • kein erkennbarer Milchspendereflex • Gewicht wechselnd – manchmal Gewichtsabnahme

Wachstum und Gewichtsentwicklung bei Stillkindern

Die zur Zeit verwendeten Wachstumskurven für Neugeborene und Säuglinge orientieren sich an Kindern, die überwiegend mit Säuglingsersatznahrung ernährt werden. Das Längenwachstum und die Zunahme des Kopfumfangs sind bei gestillten und mit künstlicher Säuglingsnahrung gefütterten Babys etwa gleich. Im **Energieverbrauch** und bei der **Gewichtszunahme** werden jedoch nach dem dritten Lebensmonat deutliche Unterschiede sichtbar (51, 53). Vom 4.–12. Lebensmonat nehmen gestillte Babys langsamer zu, sogar nachdem mit der Einführung von fester Beikost begonnen wurde. Mit einem Jahr sind gestillte Babys in der Regel schlanker als Flaschenbabys. Die in diesem Alter aufgenommene Milchmenge ist bei gestillten Babys um etwa 20 % geringer als bei den mit künstlicher Säuglingsnahrung gefütterten Babys. Ein gestilltes Kind hat mit acht Monaten etwa 30 000 kcal weniger aufgenommen als ein künstlich ernährtes Kind. Rein rechnerisch müsste es 2,7 kg weniger wiegen. Dies ist aber nicht der Fall. Die Gewichtsunterschiede sind wesentlich geringer und auch gestillte Babys sind gesund, lebhaft und gedeihen gut.

Die mindeste, tolerable Gewichtszunahme für gesunde, termingerechte Neugeborene liegt bei 120 g/Woche im ersten Monat.

1. Monat = 130–200 g/Woche
2. Monat = 170–210 g/Woche
3. Monat = 150–180 g/Woche
4. Monat = 130–160 g/Woche
5. Monat = 110–140 g/Woche
6. Monat = 100–130 g/Woche
7. Monat = 90–130 g/Woche
8. Monat = 90–120 g/Woche
9./10. Monat = 70–110 g/Woche
11./12. Monat = 60–90 g/Woche

Siehe auch Kap. 6, S. 181f

Die unterste zu tolerierende Gewichtszunahme über einige Zeit beträgt im ersten Lebensjahr 100 g/Woche, ansonsten ist das Hirnwachstum gefährdet!

Kriterien für die Zufütterung

Bei normal gewichtigen, reifen Neugeborenen, die gestillt werden, ist es nicht notwendig Glucoselösung, Nahrungssupplemente oder Säuglingsanfangsnahrung in den ersten Lebenstagen zuzufüttern.

Gründe, die eine kurzzeitige Gabe von Nahrung rechtfertigen:
- Stark hypotrophe, unreife Neugeborene
- Kinder mit Hypoglykämien, Hypothermien oder anderen Geburtsrisiken
- Frühe ausgeprägte Gewichtsabnahme über 10 % des Geburtsgewichtes
- Aufgrund einer mütterlichen Indikation, z. B. Erkrankung, Medikamenteneinnahme

Pre-Nahrung und auch Pre-HA- oder HA1-Nahrung darf nach dem Stillen mit Anlegen beider Brüste nach Bedarf des Kindes nachgefüttert werden (Ad libitum). Bei Kindern in den ersten zwei Lebensmonaten ist die so genannte Becherfütterung, Fingerfeeding oder Löffeln der Flaschenfütterung vorzuziehen, um eine eventuelle Saugverwirrung zu vermeiden. Bei Flaschenfütterung sollte das Saugerloch so klein sein, dass nicht mehr als ein Tropfen pro Sekunde heraustropft. Das Kind muss sich dann beim Trinken aus der Flasche genauso anstrengen wie an der Brust.

Gedeih- und Wachstumsstörungen sind in jedem Fall eine große Gefahr für die normale geistige und körperliche Entwicklung des Kindes. Gewichtsabnahmen in der ersten Woche post partum über 10 % oder auch schleichende Verläufe, bei denen es zu einem Wachstumsstillstand oder zur Gewichtsabnahme kommt, müssen erkannt und behandelt werden.

Die **Behandlung** richtet sich nach der Ursache und dem aktuellen Zustand des Kindes:
- Steigerung der Milchproduktion durch häufigeres Anlegen, ggf. zusätzliches Abpumpen von Muttermilch, insbesondere der fettreichen Hintermilch
- Bei weiterer Gewichtsabnahme: Zufüttern einer hypoallergenen Nahrung
- Bei starker nicht tolerierbarer Gewichtsabnahme: Klinikeinweisung

Abpumpen und Aufbewahrung der Muttermilch

Wenn Mutter und Kind nach der Geburt getrennt werden, sollte die Frau spätestens sechs Stunden nach der Geburt zum Abpumpen angeleitet werden, um die Laktation anzuregen. Um die Milchproduktion aufrechtzuerhalten, muss die Brust so oft geleert werden, wie das Baby normalerweise trinken würde, d. h. mindestens 6- bis 8-mal in 24 Stunden, davon einmal nachts. Beispiel: im 3-stündigen Rhythmus mit einer 6-stündigen Nachtpause.

Soll nur gelegentlich Muttermilch gewonnen werden, um Abwesenheitszeiten der Mutter auszugleichen, reicht das Entleeren der Brust von Hand oder mit einer Kolben-Hand-Pumpe mit anschraubbaren Auffangfläschchen. Alternativ gibt es auch eine einfache elektrische Pumpe (z. B. Firma Medela). Wenn die Brust über einen längeren Zeitraum mit einer Pumpe entleert werden muss, eignen sich nur vollautomatische Intervallpumpen (z. B. Fa. Medela oder Fa. Ameda).

■ Aufbewahrung der Muttermilch

Nach dem Sammeln wird die Milch entweder innerhalb der nächsten Stunde verfüttert oder sie muss in einem sterilen, geschlossenen Gefäß im **Kühlschrank** gekühlt werden. Dort ist sie für 24 Stunden haltbar.

Milch zum Einfrieren wird nur kurze Zeit im Kühlschrank abgekühlt und dann möglichst schnell tiefgefroren. Bei minus 18 °Celsius ist sie 6 Monate haltbar. Gekühlte Milch kann zu gefrorener Milch hinzugegeben werden, wenn die neue Menge nicht größer als die bereits vorhandene ist. Sterile Plastikbeutel zum Aufbewahren der Muttermilch sind am einfachsten zu verwenden (wegen der Reißgefahr doppelt nehmen). Es gibt auch Spezialbeutel, die direkt an die Milchpumpe angeschlossen werden können (z. B. Fa. Mamivac). Zum **Transport gefrorener Muttermilch** eignet sich am besten eine Kühltasche mit Kühlelementen.

Das **Auftauen** der Milch sollte möglichst schonend über 24 Stunden im Kühlschrank erfolgen. Aufgetaut hält sich die Milch ungeöffnet im Kühlschrank noch weitere 24 Stunden, geöffnet nur 12 Stunden. Das **Erwärmen der Milch** sollte unter fließend warmem Wasser oder im Wasserbad geschehen. Nicht verbrauchte, erwärmte Milch muss verworfen werden. Das Erwärmen in der Mikrowelle ist nicht empfehlenswert, da die Muttermilch schnell überhitzt und die Eiweißstrukturen somit verändert werden (Nationale Stillkommission 1998).

Stillhindernisse

Es gibt sowohl mütterliche als auch kindliche Stillhindernisse, die ein primäres Abstillen rechtfertigen.

Kindliche Stillhindernisse
- Galaktosämie (s. S. 295)
- Laktoseintoleranz
- Fehlbildungen der Luftröhre oder der Speiseröhre
- Schwere Herzfehler
- Onkologische Erkrankungen

Mütterliche Stillhindernisse
- Mütterliche Erkrankungen, z. B. Eklampsie, Psychose, Schock, Herpes simplex in Brustwarzennähe, schwere Herz-, Leber-, Nieren- und Lungenerkrankungen
- Einnahme von Medikamenten, bei denen Stillen kontraindiziert ist
- Starker Nikotin-, Alkohol- und Drogenmissbrauch
- HIV-Infektion
- Hepatitis ist kein absolutes Stillhindernis, jedoch muss über das Risiko einer Ansteckung aufgeklärt werden. Eine akute Hepatitis-A-Erkrankung kann zur Unterbrechung des Stillens zwingen, das nach der Ausheilung der Krankheit wieder aufgenommen werden kann. Bei einer Hepatitis-B-Erkrankung kann gestillt werden, wenn das Kind sofort nach der Geburt passiv oder aktiv geimpft wird.

Dennoch ist das Stillen bei einer Hepatitis-B-Erkrankung nicht die Regel, da oft auch bei den Müttern noch ein Behandlungsbedarf besteht. Bei einer Hepatitis-C-Erkrankung sind die Empfehlungen sehr widersprüchlich. Das Kind hat ein statistisches Ansteckungsrisiko von ca. 3–7 %

Stillen bei chronischen Erkrankungen der Mutter

Eine Frau mit **insulinabhängigem Typ-1-Diabetes** wird beim Stillen ihres Kindes ihren Energiehaushalt vollkommen neu kennen lernen müssen. Sie wird mehr Nahrung zu sich nehmen müssen, aber auch mehr Energie durch das Stillen abgeben. Dies erfordert sehr engmaschige Insulinkontrollen und ein flexibles Insulinschema.

Während Insulin nicht in die Muttermilch sezerniert wird und somit bei dem gestillten Kind keine Auswirkungen auf dessen Stoffwechsel hat, gehen orale Antidiabetika (Therapie des **Typ-2-Diabetes**) in die Muttermilch über und sollten in der Stillzeit nicht verwendet werden.

Auch Frauen mit **Anfallsleiden** können bedenkenlos stillen. Die Einnahme gängiger Antikonvulsiva wie Phenobarbital, Phenytoin, Carbamazepin und Primidon stellt keine Kontraindikation zum Stillen dar. Zudem ist es während der Schwangerschaft meist zu einer guten Adaption des Kindes gekommen, so dass eine Beendigung des Stillens zu einem abrupten Abfall des Medikamentenspiegels und auf Grund einer relativen Entzugsproblematik zu einer Hyperirritabilität des Kindes führen kann (68).

Frauen mit **Asthma bronchiale** und **chronischer Bronchitis** können ebenfalls stillen. Medikationen einer Asthmatikerin wie Kortikosteroide und ß-Sympathomimetika sind unproblematisch (81) und gehen allenfalls in geringen Mengen in die Muttermilch über. Dieselben Medikamente werden bei der Behandlung der

Frühgeburtlichkeit eingesetzt und gelten als unschädlich für das Kind; eine vermehrte Reizbarkeit und Schlaflosigkeit von Kindern wurde jedoch bei der Einnahme von Theophyllin beschrieben (82). Asthma verschlechtert sich nicht durch das Stillen.

Stillen bei Infektionskrankheiten der Mutter

Aus Furcht vor einer vermeintlichen Gefährdung des Kindes wird Müttern mit infektiösen Erkrankungen oft unnötigerweise vom Stillen abgeraten. Für die Einschätzung kindlicher Infektionsrisiken ist die Kenntnis der unterschiedlichen Übertragungswege bestimmter Erreger von der erkrankten Mutter zum Kind notwendig (s. Tab. 8.3).

Infektionskrankheiten, bei denen das Stillen in jedem Fall kontraindiziert ist, sind
- HTLV-1-Infektion
- HIV-Infektion (AIDS)
- Hepatitis C
- Zytomegalievirus-Infektion

0,6 % aller Deutschen sind mit dem **Hepatitis-C-Virus** (HCV) infiziert. Das größte Risiko haben Drogenabhängige und Dialyse-Patienten. 3–7 % der Neugeborenen HCV-infizierter Mütter erkranken ebenfalls an Hepatitis C. Dabei ist unklar, ob sich die Kinder während der Schwangerschaft, unter der Geburt oder im Wochenbett anstecken. Wenn sich ein Neugeborenes infiziert, muss mit einer chronischen Erkrankung gerechnet werden. Eine Infektion des Neugeborenen durch Stillen ist unwahrscheinlich, kann aber nicht ausgeschlossen werden, von daher variieren die Empfehlungen zum Vorgehen stark (Nationale Stillkommission 2002).

Tab. 8.3 Infektionskrankheiten der Mutter und Stillempfehlungen

Erreger	Infektionsweg	Stillempfehlung
Hepatitis-A-Virus	Fäkal-oral meist perinatale Übertragung über mütterlichen Stuhl 3 Wochen vor bis 3 Wochen nach der Geburt	Stillempfehlung: ja Ausnahme: Mütterliche Erkrankung
Hepatitis-B-Virus	Blut(produkte), sexuelle Kontakte	Stillempfehlung: ja Das Neugeborene sollte direkt p.p. Hepatitis-B-Immunglobulin erhalten, zusätzlich ist mit der aktiven Immunisierung zu beginnen
Hepatitis-C-Virus	Blut(produkte), selten sexuelle Kontakte	Stillempfehlung: nein • Individuelle Abwägung medizinischer und psychologischer Faktoren • Bei wunden Brustwarzen und hoher Viruslast nicht stillen • Bei HIV-Koinfektion nicht stillen
Röteln-Infektion	Tröpfcheninfektion; Reinfektionen sind möglich	Stillempfehlung: ja Allgemeine Maßnahmen des Infektionsschutzes (insbesondere Mundschutz)

Fortsetzung Infektionskrankheiten der Mutter und Stillempfehlungen		
Erreger	**Infektionsweg**	**Stillempfehlung**
Mumps-Virus	Tröpfcheninfektion bei Personenkontakt	Stillempfehlung: ja Im Akutstadium allgemeine Maßnahmen des Infektionsschutzes
Masern-Virus	Aerogen über Tröpfcheninfektion; Masernviren gehen nicht in die Muttermilch über, nur die spezifischen Antikörper	Stillempfehlung: problematisch, eher nein Bei einer akuten mütterlichen Infektion, vor allem wenn die Mutter noch keine Antikörper gebildet hat, wird eine Trennung von Mutter und Kind angeraten
HIV-Virus (Humanes Immundefizienz-Virus) 1 und 2	Blut (produkte), sexuelle Kontakte, vertikale Übertragung von der Mutter zum Kind	Stillempfehlung: nein
Humanes T-Zell-Leukämie-Virus (HTLV) 1 und 2 Blut(produkte)	sexuelle Kontakte	Stillempfehlung: nein

8.2 Säuglingsersatznahrungen/Milchnahrungen

Pre-Nahrung

Die Pre-Nahrung (Volladaptierte Säuglingsanfangsnahrung) ist in ihrer Zusammensetzung der Muttermilch am ähnlichsten. Pre-Nahrung wird auf der Basis von Kuhmilchproteinen (Molkeeiweiß und Casein) hergestellt. Ihr einziges Kohlenhydrat ist Laktose (Milchzucker). Einige Pre-Nahrungen enthalten wie die Muttermilch auch langkettige mehrfach ungesättigte Fettsäuren, welche für die Entwicklung der Sehschärfe und des Zentralnervensystems wichtig sind.

Die Pre-Nahrung wird von den meisten Säuglingen gut vertragen. Sie ist sehr dünnflüssig und kann somit ad libidum, also nach Bedarf gefüttert werden. Wichtig ist es, den Tagesbedarf auf mindestens 5 Flaschen zu verteilen, da sonst die Verdauungskapazität des Babys überschritten werden kann. Pre-Nahrung kann ab der Geburt bis zum Ende der Flaschenzeit gegeben werden. Ein Wechsel auf Typ 1- oder Typ 2-Nahrung ist normalerweise nicht erforderlich!

Typ 1-Nahrung (Teiladaptierte Säuglingsmilch)

Die Typ 1-Nahrung ist eine leicht sämige Säuglingsanfangsnahrung, die nur teilweise der Muttermilch angenähert ist. Sie kann andere Kohlenhydrate als Milchzucker enthalten, bevorzugt werden Stärke und deren Teilabbauprodukte z. B. Maltodextrine. Vereinzelt wird sogar Saccharose (Haushaltszucker) verwendet. Des Weiteren können mehr Mineralstoffe zugesetzt werden, als in der Pre-Nahrung.

Tab. 8.4: Säuglingsnahrungen/durchschnittlicher Inhalt in Gramm je 100 ml (Niessen 1995)

	Eiweiße	Verhältnis Molkenprotein zu Casein	Fette	Linolsäure	Kohlenhydrate	Mineralstoffe	kcal (kj)
Muttermilch	1,2	bis 60 : 40	4,0	0,4	7,0	0,21	67 (282)
Pre-Nahrung	1,4–1,8	bis 80 : 20	3,3–4,2		6,3–7,9	bis 0,39	67–75 (281–314)
Typ 1 Nahrung	1,4–1,9		3,1–4,2		6,2–8,7	0,25–0,48	67–75 (281–314)
Typ 2 Nahrung	1,8–2,7		2,9–3,6		7,3–10,3	0,49–0,60	71–78 (300–328)
Kuhmilch	3,3	20 : 80	3,5	0,1	4,8	0,72	66 (276)

Die Typ 1-Nahrung ist für den Organismus junger Säuglinge belastender und führt nicht selten zur Verstopfung. Sie ist sättigender als Pre-Nahrung oder Muttermilch, weil ihr Stärke zugesetzt ist. Typ 1-Nahrung darf nicht nach Bedarf gefüttert werden, denn eine Überfütterung des Babys ist bei der Ad libidum-Fütterung leicht möglich. Bei großem Durst oder großer Hitze sollte die Flüssigkeitszufuhr mit Tee oder Wasser ergänzt werden. Typ 1-Nahrung ist in den ersten drei Monaten nicht zu empfehlen. Sie kann später bis zum Ende des Flaschenalters gegeben werden. Falls ein Kind in der Klinik bereits Typ 1-Nahrung bekommen hat, kann es zu Hause ohne weiteres auf eine Pre-Nahrung oder bei Allergiegefährdung auf die HA-Anfangsnahrung umgestellt werden.

Typ 2-Nahrung

Typ 2-Nahrung ist eine Folgenahrung, die in ihrer Zusammensetzung stark von der Muttermilch abweicht. Sie enthält mehr Eiweiß, Mineralstoffe und Kohlenhydrate, Letztere teilweise als einfachen Haushaltszucker.

Wenn Eltern eine Typ 2-Nahrung füttern möchten, sollte dies auf keinen Fall vor dem vierten Lebensmonat des Kindes geschehen. Aufgrund ihres hohen Eiweiß- und Mineralsalzgehaltes kann diese konzentrierte Nahrung bei einer zu frühen Fütterung zu Kreislauf- und Stoffwechselstörungen sowie zu Nierenversagen führen. Des Weiteren begünstigt diese Nahrung aufgrund ihres höheren Kaloriengehaltes die Entstehung von Übergewicht. Das Füttern einer Typ 2-Nahrung ist absolut überflüssig.

HA-Nahrung

„HA" steht für Hypoallergene Säuglingsnahrung. Sie ist im Handel als Anfangsnahrung unter dem Stichwort Pre-HA, Start-HA und HA-Typ 1-Nahrung und als Folgenahrung unter der Bezeichnung HA-Typ 2-Nahrung zu finden. Das Milcheiweiß wurde in einem Hydrolysierungsprozess in kleine Bestandteile aufgespalten, so dass die Kuhmilcheiweiße nicht mehr vom Körper als fremd erkannt werden sollen. Sie sind eine Alternative für Säuglinge aus Allergikerfamilien, die nicht gestillt werden können und bei denen noch keine Allergie vorliegt.

Die HA-Nahrung wird von Babys in der Regel gut vertragen. Nur manche Babys, die bereits anderes kennen gelernt haben, lehnen den bitteren Geschmack, welcher sich aus der Hydrolysierung der Nahrung ergibt, ab. Die HA 1-Nahrung ist bis zur Umstellung auf eine andere Kost ausreichend. Welche Folgen die weitgehend industrielle Verarbeitung dieser Säuglingsersatznahrung und die widernatürliche Prägung des Geschmackssinns des Neugeborenen auf „bitter" hat, sind bisher nicht untersucht.

Bei Kindern mit einem **hohen Allergierisiko** sollte eine stark hydrolysierte Nahrung auf Caseinbasis bevorzugt werden. In diesen Nahrungen ist das Protein so stark aufgespalten, dass es nur noch ein sehr geringes allergieauslösendes Risiko hat und laut ersten Ergebnissen der Gini-Studie bezüglich der Atopierate mit Muttermilch gefütterten Kindern vergleichbar ist (16).

> HA-Nahrungen sind auf keinen Fall für Babys mit bereits bestehender Kuhmilcheiweißallergie geeignet. In einem solchen Fall ist eine Spezialnahrung ohne Kuhmilcheiweiß nötig.

Sojanahrung (SL-Sinelacte)

Die Sojanahrung ist eine kuhmilchfreie Flaschennahrung auf Basis von Sojaeiweiß, Pflanzenfett und Maisstärke. In ihrer stofflichen Zusammensetzung ist sie weitgehend der Milchnahrung angeglichen.

> Sojanahrung ist zur Allergieprävention nicht zu empfehlen, da 30 % der Kuhmilchallergiker auch auf Soja allergisch reagieren.

Selbst hergestellte Säuglingsmilch auf Kuhmilchbasis

> Selbst zubereitete Säuglingsmilch ist schwerer verträglich als Muttermilch oder Fertignahrung.

Häufiger kommt es zu Blähungen und der Wasserhaushalt des Kindes ist stark belastet. Ein großes Allergierisiko entsteht durch den hohen Caseinanteil in der Kuhmilch. Da der Vitaminbedarf der Milchnahrung schon ab der 6. Lebenswoche des Säuglings nicht mehr ausreicht, müssen ab der sechsten Lebenswoche Möhren und/oder Apfelsaft der Milch zugesetzt werden. Bei den selbst hergestellten Säuglingsmilchen ist die fettangereicherte Halbmilch zur Ernährung von Säuglingen geeigneter als eine $2/3$-Milch.

Selbst gefertigte Ersatznahrung, Halbmilch, Körnerwasser, Mandelmilch und süß gefertigte Ersatznahrungen bringen im ersten Lebensjahr große gesundheitliche Risiken mit sich. Diese weichen in ihrer Zusammensetzung stärker von der Muttermilch ab als die industriell hergestellten Ersatznahrungen. Sie haben ein hohes hygienisches Risiko, ein erhöhtes Allergierisiko und die Gefahr der Mangel- oder Fehlernährung ist groß. Auch pflanzliche Ersatznahrung auf Sojabasis als Mandel- oder Getreidemilch ist für die Säuglingsnahrung **nicht empfehlenswert**!

Tagestrinkmenge

> **Berechnung der Tagestrinkmenge nach Finkelstein (für 6 Flaschen-Mahlzeiten täglich)**
>
> Tagestrinkmenge = (Lebenstag – 1) x 60 ml
> Einzelmahlzeit = (Lebenstag – 1) x 60 ml : 6
>
> 1. Tag = (1–1) x 60 ml : 6 = 0 ml
> 2. Tag = (2–1) x 60 ml : 6 = 10 ml/Mahlzeit
> 3. Tag = (3–1) x 60 ml : 6 = 20 ml/Mahlzeit
> 7. Tag = (7–1) x 60 ml : 6 = 60 ml/Mahlzeit
>
> Die Tagestrinkmenge wird so lange täglich gesteigert, bis $1/6$ des Körpergewichtes erreicht ist. Ab dem 4. Lebensmonat genügt $1/7$ des kindlichen Körpergewichts (75).

Die Trinkangaben nach Finkelstein beziehen sich ausschließlich auf Säuglingsersatznahrung. Voll gestillte Kinder haben einen um etwa 20 % geringeren Energiebedarf als nicht gestillte

Kinder. In den ersten Wochen und Monaten schafft ein Baby nur kleine Mengen Milch pro Fläschchen (etwa 100–150 ml). Um satt zu werden, benötigt es 5–8 Fläschchen in 24 Stunden. Später steigert es seine Trinkmenge auf 150–200 ml pro Fläschchen.

Die **empfohlene Kalorienzufuhr** für nicht gestillte Kinder beträgt 120–115 kcal pro kg Körpergewicht pro Tag bis zum 6. Monat und 110–105 kcal pro kg Körpergewicht pro Tag vom 6.–12. Monat.

Während bei gestillten Kindern die Stuhlmenge und -häufigkeit individuell sehr unterschiedlich sein darf, sollte die **Stuhlentleerung** bei gefütterten Kindern mindestens einmal täglich erfolgen. Wenn seltener und sehr fester Stuhlgang beobachtet wird, kann versucht werden, die Flüssigkeitsmenge in den Flaschen ein klein wenig zu erhöhen oder zusätzlich Wasser hinzuzufüttern. Manchmal liegt es auch an der Auswahl der Nahrung. Manche Produkte sind dafür bekannt, dass sie leicht stopfen, was bei dem gleichen Produkt einer anderen Firma eventuell nicht auftritt. Es lohnt sich also in einem solchen Fall, den Nahrungsmittelhersteller zu wechseln.

Verdauungsstörungen können jedoch auch auftreten, wenn zu früh mit einer Folgemilch begonnen wird oder gar das Zufüttern von Gemüse und Getreide schon vor dem vollendeten 5. Lebensmonat begonnen wird.

nehmen. Ein Zufüttern vor dem vierten Monat wäre also völlig unsinnig und ernährungsphysiologisch auch überflüssig. Bis zum Beginn des 7. Monats kann die Muttermilch den Grundbedarf des Kindes bestens decken.

Anzeichen dafür, dass das Baby feste Nahrung braucht
- Das Baby ist in der Lage, aufrecht zu sitzen.
- Der Zungenreflex, durch den das Baby feste Nahrung automatisch wieder aus dem Mund herausschiebt, hat sich abgeschwächt.
- Das Baby zeigt Bereitschaft zum Kauen.
- Es kann selbständig Nahrung aufnehmen und in den Mund stecken.
- Es zeigt ein gesteigertes Stillbedürfnis, welches nicht auf eine Erkrankung, auf Zahnen, Veränderungen in der Umgebung oder in seinem Tagesablauf in Verbindung zu bringen sind.

■ Erstes Zufüttern pflanzlicher Beikost

Pflanzliche Beikost sollte zugefüttert werden, sobald sich das Kind in Bauchlage aufrichten kann (Aufrichtung des Kopfes zu ca. 90 %), wenn es Sicherheit erwirbt bei der Gewichtsverlagerung (linke Seite, rechte Seite) und sich in den Vierfüßlerstand begibt (7.–8. Lebensmonat). Bei **allergiegefährdeten Kindern** kann mit dem Zufüttern gewartet werden, bis die Kinder krabbeln (8.–9. Monat). Voraussetzung für dieses späte Zufüttern ist eine ausreichende Versorgung mit Muttermilch (ca. 800–1000 ml).

■ Erstes Zufüttern tierischer Kost

Tierische Kost wird zugefüttert, sobald das Kind stehen kann (ca. 12. Monat). Bei einem so späten Zufüttern von Fleisch und Eigelb sollten die Kinder bis zur Einführung der tierischen Kost noch drei volle Stillmahlzeiten erhalten. 500 ml Muttermilch (500 ml Pre-Nahrung).

8.3 Die psychomotorische Entwicklung der Essfähigkeit

Mit etwa vier Monaten erlischt der Saugreflex des Kindes und mit etwa sieben Monaten kann es die Nahrung mit den Lippen vom Löffel ab-

Zu frühes Zufüttern ergibt sich häufig auch aus dem Irrglauben, dass die Kinder dann besser bzw. länger schlafen. Die weit verbreitete Annahme, dass feste Kost dazu beiträgt, dass die Babys die Nacht durchschlafen, entbehrt jeder wissenschaftlichen Grundlage. In zwei Untersuchungen wurden keine Unterschiede im Schlafverhalten von Babys festgestellt, die vor dem Schlafengehen feste Kost erhielten, im Vergleich zu denen, die keine feste Kost erhielten (21, 23).

■ Die Einführung von Kuhmilch

Der früheste Zeitpunkt um 3,5 %ige pasteurisierte Kuhmilch in die Ernährung von Kindern einzuführen, ist der 9. oder 10. Lebensmonat, bei Allergiedisposition erst nach Ende des ersten Lebensjahres oder noch besser, sobald das Kind läuft. Solange das Kind teilgestillt wird, besteht keinerlei Notwendigkeit, Milch oder Milchbreie anzubieten.

Vor der Einführung der Kuhmilch kann etwas Kuhmilch auf den Handrücken oder in der Armbeuge des Kindes getröpfelt werden. Wenn eine Hautreaktion auftritt, sollte noch keine Milch gefüttert werden.

8.4 Die Einführung der Beikost

Im ersten Lebenshalbjahr war die Ernährung der Kinder beim Stillen oder auch beim liebevollen Flaschegeben ein sinnliches Erlebnis. Saugen, schmecken und schlucken macht nicht nur satt, sondern auch glücklich und zufrieden. So sollte es beim Zufüttern im zweiten Lebenshalbjahr bleiben. Jetzt ist nicht nur saugen, sondern ausprobieren, schmecken, schlucken lernen, erproben, ertasten, experimentieren, manschen, spucken, neue Geschmacksrichtungen kennen lernen. Das Baby muss das Essen vom Löffel zunächst lernen, vermutlich wird es versuchen, den Brei vom Löffel zu saugen oder ihn mit der Zunge wegzustoßen. Auf jeden Fall sollte das Essen dem Baby auch weiterhin Spaß machen.

Praktische Tipps

- Beim Beginnen des Zufütterns gilt es, die **richtige Tageszeit** zu finden. Die Mutter sollte nicht mit der Abendmahlzeit anfangen, da sie das Kind dann nicht mehr wegen eventueller Unverträglichkeiten beobachten kann.

> Zum Einführen und Ausprobieren der ersten festen Beikost sollte das Kind wach und „spielbereit" sein. Geeignet sind die späteren Vormittagsstunden oder die Mittagszeit.

- Bei der ersten Einführung fester Nahrung darf das Baby **nicht hungrig** sein. Entweder stillt die Mutter das Kind und versucht es dann nach ca. 30–45 Minuten mit den ersten Löffelchen Brei oder sie versucht es ca. eine Stunde vor der nächsten Stillmahlzeit.
- Beim Zufüttern wird angestrebt, zunächst **eine Stillmahlzeit** durch eine Breimahlzeit zu ersetzen. D. h. mit zunehmender Menge der Breimahlzeit „schleicht sich die Mutter aus der Stillmahlzeit heraus", die Abstände zwischen der Breimahlzeit und dem Nachstillen werden also immer größer, bis eine Stillmahlzeit komplett ersetzt wurde.
- Anfangs ist es einfacher, das Kind auf dem Schoß zu füttern, weil es diesen **Körperkontakt** vom Stillen her gewöhnt ist.
- Zunächst sollte immer **nur ein einzelnes Nahrungsmittel** angeboten werden. Anschließend sollte mindestens eine Woche, am Anfang besser zwei Wochen gewartet werden, bis ein neues Lebensmittel eingeführt wird. Bei der weiteren Einführung von neuen Lebensmitteln kann es auch sinnvoll sein, zunächst nur kleine Mengen einzuführen (z. B. einige Teelöffel ein- oder zweimal am Tag), um mögliche allergische Reaktionen zu erkennen, bevor das Kind eine größere Menge dieser neuen Speise gegessen hat.
- Die **Verträglichkeit** erkennen wir an der Verdauung (Durchfall oder Verstopfung, beides kann ein Hinweis auf zu frühes Zufüttern

oder auf Unverträglichkeit sein), an der Haut (Ausschläge, rote, raue, juckende, pickelige Stellen) und an der Atmung (Anschwellen der Nasenschleimhäute, Fließschnupfen, Hüsteln, Bronchitis).
- Die Mahlzeiten bleiben ein angenehmes Erlebnis, wenn dem Kind erlaubt wird **auszuwählen**, das zu essen, was es gerne mag und sobald es satt ist **aufzuhören**. Ein sattes Baby lässt die Eltern deutlich wissen, wann es genug hat. Es dreht seinen Kopf zur Seite, hält seinen Mund geschlossen, spuckt das Essen wieder aus oder zeigt auf andere unmissverständliche Art und Weise, dass es genug hat.
- Erst wenn mit einer ersten Mahlzeit eine Stillmahlzeit komplett ersetzt worden ist, wird mit einer **zweiten festen Mahlzeit** am Tag begonnen.
- Hat die Breimenge die **200-g-Grenze** erreicht, sollte wegen der Kalorienmenge nicht mehr nachgestillt werden.
- Da zu einer festen Beikost auch **zusätzliches Trinken** notwendig wird, muss das Baby außerdem das Trinken aus einem Becher und Trinkschnabel erlernen. Beikosternährte Kinder benötigen mindestens einen Liter Flüssigkeit am Tag. Bei drei vollen Stillmahlzeiten müssen sie noch ungefähr 400–500 ml erhalten. Bei nichtgestillten Kindern sollte diese Menge nach wie vor durch eine Pre-Nahrung oder HA-Nahrung gefüttert werden. Wollen Kinder diese Nahrung nicht mehr aus der Flasche nehmen, kann diese aus dem Becher getrunken werden oder es wird mit Pre-Nahrung oder HA-Nahrung ein Getreide-Brei hergestellt. Einen Teil der benötigten Flüssigkeitsmenge befindet sich auch in den Breien, die im Fall von Gemüse mit Kochwasser püriert werden oder in den Getreide-Obst-Breien in Form von Wasser zugefügt werden. Wenn das Baby dann noch 200–300 ml zusätzlich trinkt, ist der Flüssigkeitsbedarf gedeckt.

Dies alles erfordert **viel Geduld** beim Baby, aber auch bei den Eltern. Man darf das Kind niemals zum Essen zwingen. Menge und Häufigkeit

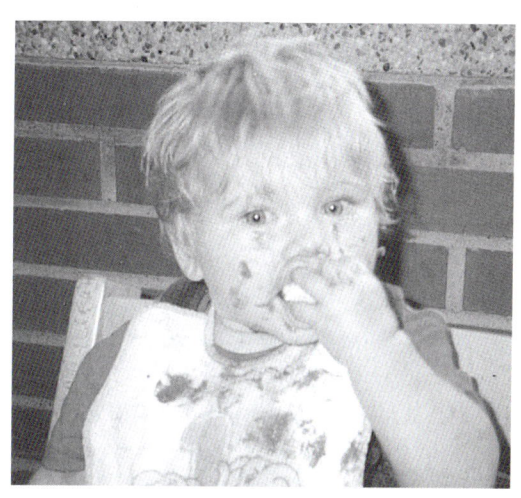

Abb. 8.1: Genussvolles Essen, Tabea, 11 Monate

werden weiterhin Schwankungen unterliegen, genauso wie in der vorangegangenen Phase des ausschließlichen Stillens oder Flaschetrinkens. Wenn ein Baby gar keine feste Kost zu sich nehmen möchte, ist es auch möglich, ein Kind acht oder neun Monate voll zu stillen. Solange die Mutter sich vollwertig und ausreichend ernährt, ist dies für ein gesundes und normalgewichtiges Kind kein Problem. Danach fangen gerade diese Kinder meist an, völlig selbständig zu essen. Sie überspringen die Breiphase und beginnen ihre feste Beikost mit weich gekochtem Gemüse in Stückchenform, welches sie „elegant" im Pinzettengriff zu sich nehmen. Häufig akzeptieren diese Kinder dann sozusagen im zweiten Anlauf Getreide-Breie und Baby-Müsli, haben Spaß an weichem Obst und Brotmahlzeiten.

Gemüse

Gemüse sind für die erste Beikostmahlzeit sehr gut geeignet. Mit Beikost sollte im 6. bis 8. Lebensmonat begonnen werden. Wird vor dem vollendeten sechsten Lebensmonat mit Beikost angefangen, so kann es im Hinblick auf mögliche Allergien sinnvoller sein, mit hypoallergenen Getreidesorten, wie Reis und Hirse, zu beginnen.

Erst mit Beginn des 7. Lebensmonats ist das Verdauungssystem des Babys so weit, dass es pflanzliche Beikost auch verdauen und verwerten kann.

Gemüsesorten, die besonders für den Beginn des Beikostalters geeignet sind:
- Möhren
- Kürbis
- Pastinaken
- Blumenkohl
- Zucchinis
- Broccoli
- Kartoffeln.

Später können Gemüsesorten wie Kohlrabi, Steckrübe, Fenchel, frische grüne Erbsen, Rote Beete und Blattgemüsesorten wie Spinat und Mangold hinzukommen. Eine Gemüsesorte pro Mahlzeit reicht für den Anfang.

Gemüse muss stets mit einer **Fettmenge** zusammen verabreicht werden, um die Verwertung der fettlöslichen Vitamine zu fördern. Geeignet sind gut verträgliche Öle, wie Rapsöl, Maiskeimöl, Sonnenblumenöl und ab dem Krabbelalter auch Butter, wobei die Gabe von Sauerrahmbutter bevorzugt werden sollte.

Gemüsesorten, die aus Gründen der Allergievermeidung nicht gefüttert werden sollten:
- Sellerie
- Tomate
- und bei stark allergiegefährdeten Kindern auch der Fenchel.

Bei der Verwendung von **Gläschenkost** ist darauf zu achten, dass zunächst nur Säuglingsnahrung mit ein bis zwei Gemüsesorten gewählt wird. Der Vorteil von Gläschenkost ist die Schadstoffkontrolle und der niedrige Nitratgehalt. Problematisch sind die zu niedrigen Fettbeimengungen. Deshalb sollte auf ein Gläschen mit der Füllmenge von 250 mg stets ein Teelöffel Öl hinzugefügt werden. Gläschen halten sich, solange sie noch nicht erwärmt wurden, geöffnet bis zu zwei Tagen im Kühlschrank. Wenn ein Gläschen bereits erwärmt wurde, muss der Rest verworfen werden.

Wird Gemüse warm gehalten, aufgewärmt oder bei Zimmertemperatur längere Zeit stehen gelassen, kann Nitrat von Mikroorganismen in schädliches **Nitrit** umgewandelt werden. Für Babys unter vier Monaten ist dieses eine ernst zu nehmende Gesundheitsgefahr. Bei älteren Kindern ist die Gefahr wesentlich geringer. Da Nitrit ein Baustein für Krebs erregende Nitrosamine ist, sollte die Nitrat- bzw. Nitritaufnahme grundsätzlich immer so gering wie möglich sein (Tab. 8.5).

Tab. 8.5

Hohe Nitratgehalte (durchschnittlich über ca. 1000 mg/kg)	Mittlere Nitratgehalte (durchschnittlich 500–1000 mg/kg)	Niedrige Nitratgehalte (durchschnittlich unter 500 mg/kg)
Feldsalat	Chinakohl	Auberginen
Kopfsalat	Eisbergsalat	Bohnen[1]
Kresse	Endivie	Blumenkohl
Mangold[2]	Fenchel	Broccoli
Radieschen	Frisée	Chicorée
Rettich	Grünkohl[1]	Erbsen[1]
Rhabarber[2]	Kohlrabi[5]	Gurken
Rote Beete	Sellerie[4]	Kartoffeln
Spinat[2]	Steckrübe[5]	Keimlinge
	Weißkohl[1]	Kürbis
	Wirsing	Möhren
	Zucchini	Paprika[3,4]
		Pastinaken
		Pilze[3]
		Porree / Lauch
		Rosenkohl[1]
		Rotkohl[1]
		Schwarzwurzeln
		Spargel[2]
		Tomaten[2,4]

[1] stark blähend
[2] oxalsäurereich
[3] schwer verdaulich
[4] Vorsicht bei Allergikern!
[5] teilweise mit *hohen* Nitratwerten anzutreffen (bes. im Winter)
(Verbraucherzentrale Düsseldorf, NRW und Niedersachsen: „Nitrat in Wasser und Gemüse", 1993)

Gemüse selbst zu kochen ist unproblematisch, solange das Gemüse aus biologischem Anbau kommt, nicht überdüngt wurde und weniger stark nitrithaltige Gemüsesorten für die Anfangsnahrung gewählt werden. Treibhausware enthält immer mehr Nitrat als Freilandware. Auch Kochen auf Vorrat ist möglich. Gemüse für den nächsten Tag sollte im Wasserbad heruntergekühlt werden und dann im Kühlschrank unter Abschluss von Sauerstoff gelagert werden. Bereits aufgewärmtes Gemüse sollte niemals ein zweites Mal erwärmt werden. Die Fettmenge sollte stets erst nach dem Erwärmen der Kost hinzugefügt werden.

Obst

Obst sollte nicht vor dem zweiten Lebenshalbjahr gefüttert werden. Für den Anfang eignen sich besonders gut gedünstete Äpfel und Birnen. Sie werden von fast allen Kindern gut vertragen und müssen auch nicht von allergiegefährdeten Babys gemieden werden.

Zitrusfrüchte, Erdbeeren, Himbeeren, Kiwis und andere exotische Früchte sollten bei allergiegefährdeten Babys im ersten Lebensjahr möglichst nicht gegeben werden. Obst ist geeignet als **Zwischenmahlzeit**, aber auch als Zugabe für **milchfreie Getreidebreie**. Wenn die Kinder gekochtes Obst, welches auch gut und ohne Zugabe von Zucker als Gläschenkost erhältlich ist, gut vertragen, kann auch rohes Obst ausprobiert werden. Dafür wird das Obst auf einer Glasreibe fein gerieben.

Das im Obst enthaltene **Vitamin C** erhöht die Aufnahme von Eisen, welches in Gemüse und Getreide enthalten ist. Von daher ist es auch sinnvoll nach einer Gemüsemahlzeit ein paar Teelöffelchen Obst zu füttern. Das in der Milch enthaltene Calcium hingegen hemmt die Eisenaufnahme!

Bei der Verwendung von **Gläschenkost** sollte am Anfang nur eine Obstsorte zur Zeit gefüttert werden, damit genau festgestellt werden kann, welche Sorten für das Kind verträglich sind. Obst-Getreidebreie als Trockenkonserve sollten gemieden werden. Diese Breie enthalten in der Regel Zucker, Milchbestandteile, die die Eisenaufnahme hemmen, und unnötige Zusatzstoffe. Günstiger sind reine Getreide-Obstbreie aus dem Gläschen, die auf Reisen oder für unterwegs besonders praktisch sein können.

Getreide

Getreide liefert wertvolle Nährstoffe, vor allem Kohlenhydrate in Form von Stärke sowie Eiweiß, Mineralstoffe, Vitamine und eine geringe Menge Fett. Glutenfreie Getreidesorten wie Reis, Hirse, Buchweizen können frühestens ab dem fünften Lebensmonat angeboten werden. In den ersten vier Monaten kann Stärke noch nicht vollständig verdaut werden, da das Baby noch nicht über ausreichende Enzyme verfügt. Getreide sollte auf jeden Fall entweder in gekochter Form oder gedarrt zur Säuglingsernährung verwandt werden. (Darren: ein Anfeuchten des Getreide und anschließendes vorsichtiges Trocknen oder Rösten.)

Unaufgeschlossenes Getreide, z. B. als Frischkornbrei, reizt die Darmschleimhaut, so dass sie durchlässiger wird für größere Nahrungsmittelmoleküle, wodurch Allergien entstehen können. Rohes Getreide darf frühestens mit Beginn des Laufens gefüttert werden.

Aufgeschlossene Vollkornprodukte in Form von Flocken oder Scheiben werden hingegen von den meisten Babys gut vertragen. Ein Tipp: Wenn ein Baby nicht gestillt wird, sondern eine Pre-Nahrung erhält, ist es möglich, mit einer aufgeschlossenen Getreideflocke (spezielle Säuglingsnahrung, z. B. Säuglingsreisvollkornflocken oder Säuglingshirsevollkornflocken) sättigender gemacht werden. Ernährungsphysiologisch ist es günstiger, eine Vollkornflocke anzubieten, in der nicht nur Kohlenhydrate sind, sondern auch Calcium, Eisen und Vitamine anstelle einer Folgenahrung, in der zum Sättigen einfache Stärke und künstliche Vitamine beigesetzt werden.

> Bei der Einführung der Getreidemahlzeit sollten Reis und Hirse bevorzugt werden. Günstig sind aufgeschlossene Vollkorngetreideflocken, die speziell für die Säuglingsernährung hergestellt sind.

Dabei werden milchfreie Getreidemahlzeiten von vielen Ernährungswissenschaftlern empfohlen, da der Eisengehalt des Getreides so besser verwertet wird. Vitamin C begünstigt die Eisenaufnahme zusätzlich. Deshalb sollten milchfreie Getreidebreie mit etwas Obst und einer Fettbeigabe gefüttert werden.

Teigwaren werden mit oder ohne Eier in der Regel aus Weizen oder Hartweizen hergestellt. Da sowohl Eier als auch Weizen hochallergene Lebensmittel sind, haben diese in der Ernährung von Kindern im ersten Lebensjahr oder vor dem Laufalter keine Bedeutung. Es gibt glutenfreie Teigwaren, die auf Maisbasis hergestellt sind, häufig aber dennoch Ei enthalten.

Sobald die Kinder Zähne bekommen, kann auch **Brot** mit in die Ernährung im ersten Lebensjahr mit aufgenommen werden. Es sollte möglichst Biobrot verwendet werden, da hier der Anteil an Ballaststoffen, Mineralstoffen und Vitaminen höher ist. Für ein gutes Vollkornbrot ist es übrigens nicht entscheidend, ob das Mehl grob gemahlen ist oder sogar ganze Körner sichtbar sind. Im Gegenteil, der Feinheitsgrad des Mehles hat großen Einfluss auf die Verträglichkeit!

Bei der Auswahl der Brotsorte sollte die Allergiegefährdung und die Glutenhaltigkeit mit beachtet werden. Gut verträglich für Kinder sind Dinkelbrot und Haferbrot. Brote hergestellt mit Backferment sind für kleine Kinder verträglicher als Sauerteigbrote. Außerdem ist in Sauerteigbroten fast immer Roggen mit verbacken.

Kuchen und Kekse sind im ersten Lebensjahr nicht notwendig. Reiswaffeln, Knäckebrot oder Zwieback sind wesentlich unbedenklicher, da sie in der Regel keine oder wenig Allergene enthalten. Kekse enthalten oft Zutaten, wie Ei, Lecitin, Molkenpulver, Aromen, Nüsse und andere allergieauslösenden Stoffe.

Fisch

> Fischeiweiße lösen häufig Allergien aus.

Babys sollten Fisch erst im zweiten Lebensjahr oder besser, erst wenn sie sicher laufen, angeboten bekommen. Für die spätere Ernährung eignen sich sowohl die fetthaltigen Seefische wegen ihres hohen Anteils an Vitamin D sowie Tiefseefische wegen ihres hohen Jodanteils in gedünsteter oder gegrillter Form.

Hühnereier

Eier wären für Kinder eigentlich ein sehr wertvolles Lebensmittel, da das Cholesterin für Babys wichtig für den Zellaufbau ist, und weil Eigelb auch Vitamin B_{12} in größeren Mengen enthält. Außerdem sind sie meist gut verträglich und werden von vielen Babys sehr gerne gegessen.

> Leider ist das Hühnereiweiß hochallergen und sollte daher von Babys im ersten Lebensjahr nicht gegessen werden.

Nicht allergiegefährdete Kinder sollten zumindest das Eiweiß nicht zu sich nehmen, da die Nierenbelastung relativ groß ist. Für diese Kinder ist es möglich, ab dem Krabbelalter einmal pro Woche ein hart gekochtes Eigelb zu essen. Dieses lässt sich auch gut mit dem Gemüse-Fett-Brei verabreichen. Bei allergiegefährdeten Kindern sollte dagegen auch bei allen Backwaren, Teigwaren und bei der Auswahl der Gläschenkost auf Eier als Inhaltsbestandteil geachtet werden.

Fleisch

Wegen des gut verwertbaren einwertigen Eisens im Muskelfleisch (Rind und Lamm) wird heute von vielen Seiten eine frühe Fleischbeikost empfohlen. Es gibt aber auch viele gute Gründe dagegen:
- Die schlechte Qualität des in Tiermassenhaltung erzeugten Fleisches
- Nur sehr wenige Geschäfte führen garantiert ökologisch erzeugte Fleischwaren
- BSE bei Rindfleisch
- Die gesundheits- und allergiegefährdenden Zusätze in Fleischerzeugnissen, z. B. in Würsten (Molkenpulver und Nitritpökelsalze als Baustein für die Krebs erregenden Nitrosamine), erschweren den Einkauf

Tierische Eiweiße sind bei Kindern im Wachstumsalter sehr wichtig für die Ausreifung des Gehirns. Solange ein Kind jedoch Muttermilch bzw. Muttermilchersatznahrung (400–500 ml pro Tag) erhält, wird es ausreichend mit humanen bzw. tierischen Aminosäuren versorgt. Nach dem vollendeten 12. Lebensmonat sind dann 300 ml Milch ausreichend. Der niedrige Eisengehalt der Muttermilch kann den Bedarf wegen der besseren Bioverfügbarkeit aus der Muttermilch und einer Resorptionsrate von etwa 5 % decken. Die **Eisenresorption** aus pflanzlichen Nahrungsmitteln kann durch die gleichzeitige Gabe von 25 mg Vit C annähernd verdoppelt werden (34).

Bei einer **fleischlosen Ernährung** sollte auf besonders eisenreiche Getreide- und Obstsorten geachtet werden (zunächst Hirse, später Hafer und viel Obst und Gemüse). Erst wenn das Baby weniger als drei volle Stillmahlzeiten erhält oder weniger als 400–500 ml HA- oder Pre-Nahrung, kann eine Fleischfütterung sinnvoll werden, wobei nicht mehr als zwei- bis dreimal pro Woche 20–30 g Fleisch gefüttert werden müssen. Dieser Bedarf kann gedeckt werden durch Gemüse-Fleisch-Breie aus dem Gläschen oder indem kleine Mengen Fleisch dem Gemüse-Fett-Brei zugefügt werden. Hierzu eignen sich die so genannten Fleischzubereitungen aus dem Gläschen nicht wegen einer hohen Anzahl verschiedener Zusatzstoffe und einer nur sehr kleinen Menge Fleisch. In den Gläschen mit Fleischzubereitung sind in einer Masse von 125 g lediglich 44 g Fleisch. Der Rest sind kohlenhydrathaltige Zusatzstoffe.

> Wenn Fleisch gegeben werden soll, eignet sich Rind am besten, außerdem Kalb und Pute, wenn sie aus biologischer Haltung kommen.

Auch Rindfleisch sollte möglichst aus biologischer und artgerechter Haltung stammen. Schweinefleisch ist wegen der beinhalteten Histamine nicht zu empfehlen. Schwein und Huhn gelten beide außerdem als allergisches Risiko. Wurstwaren und Würstchen sind sehr salzig und enthalten viele gesundheitsschädigende Zusatzstoffe wie Pökelnitrat und Milcheiweiß.

■ Kein Rindfleisch wegen BSE?

Laut Bundesinstitut für Risikobewertung (BfR) gibt es keine Belege dafür, dass BSE durch das Muskelfleisch infizierter Schachttiere übertragen werden kann. Wenn Sie aber für Ihre Familie und sich ein mögliches Restrisiko ausschließen wollen, müssen Sie vorläufig auf den Verzehr von Rindfleisch, Schaf- und Ziegenfleisch verzichten. Zwar ist die ökologische Haltung kein Garant für BSE-Freiheit. Da im ökologischen Landbau jedoch kein Tiermehl verfüttert wurde und dort eingesetzte Milchaustauscher keine tierischen Fette außer Milchfett enthalten durften, ist die Infektionsgefahr für Rinder aus dieser Haltungsform als gering einzuschätzen. Bei Rindern, die von Geburt an unter strengen Bedingungen des ökologischen Landbaus gehalten wurden, ist bisher kein Fall von BSE bekannt geworden (12).

Käse

Der hohe Eiweißgehalt im Käse stellt häufig eine Stoffwechselbelastung dar. Frühestens aufgenommen in den Ernährungsplan wird Käse, sobald die Kinder sicher krabbeln können und erste Zähne haben. So sind ab ca. dem zehnten Monat junge milde Käsesorten geeignet. Auch Frischkäse kann in kleinen Mengen verwendet werden. Rohmilchkäse ist für Schwangere, Stillende und kleine Kinder nicht geeignet, da er Listerien enthalten kann, den Erreger einer für Babys und Kleinkinder zu 30 % tödlich verlaufenden Infektion. Von Schmelzkäse ist wegen der großen Menge an Zusatzstoffen abzuraten. Faustregel: Je höher der Fettgehalt im Käse ist, desto geringer ist in der Regel der Proteingehalt.

Fette und Öle

Fette sind für Babys viel wichtiger als für Erwachsene. In der Säuglingszeit decken Kinder ihren Energiebedarf zu 50 % aus Fett. Erst im dritten Lebensjahr sollten nicht mehr als 30 % der Energie aus Fetten stammen. Während der Stillzeit liefert die Muttermilch die idealen Fette.

> Im ersten Lebensjahr ist die Verwendung raffinierter **Speiseöle** am sichersten.

Speiseöle bestehen zu 99 % aus Fett. Der Gehalt an Vitaminen und anderen Begleitstoffen ist abhängig von der Sorte und der Verarbeitung. Kalt gepresste Öle enthalten zum einen Allergene aus den Keimschalen der Keime, zum anderen enthalten sie Stoffe, die Babys erst gegen Ende des ersten Lebensjahres verarbeiten können.

Die **Hochwertigkeit eines Speisefetts** ergibt sich aus dem Fett-Säuren-Spektrum und dem Gehalt an Vitamin E, Lecithin und Cholesterin. Wichtig ist die Zufuhr von ausreichend mehrfach ungesättigten, essentiellen und einfach ungesättigten Fettsäuren. Von daher ist es sinnvoll, mehrere Fettsorten abwechselnd zu verwenden. Auch Cholesterin ist für Babys wichtig für den Zellaufbau. Die Fette verbessern grundsätzlich die Verwertung der lebenswichtigen, fettlöslichen Vitamine und sie verbessern den Geschmack der Nahrung. Gebräuchliche Fette für die Babykost sind Maiskeimöl, Rapsöl und für Kinder mit geringer Allergieneigung auch Sonnenblumenöl.

> **Fettzugabe:** 2 TL Öl für 200 g Gemüsebrei,
> 1 TL Öl für 200 g Getreide-Obst-Brei

Butter ist sehr hochwertig und leicht verdaulich. Da der Eiweißgehalt in der Butter sehr gering ist, vertragen auch viele Kuhmilchallergiker Butter meist gut. Butter kann statt Speiseöl oder im Wechsel mit Speiseöl in den Breien oder als Brotaufstrich angeboten werden, sobald die Kinder krabbeln.

Margarine hat für die Kinderernährung keine Bedeutung, es sei denn bei Milcheiweiß-Allergikern. Dann muss allerdings darauf geachtet werden, dass die gekaufte Margarine weder Milcheiweiß noch Molkepulver und keine gehärteten Fette enthält.

Süßungsmittel

Süßungsmittel sind grundsätzlich bei der Ernährung von Kindern im ersten Lebensjahr nicht notwendig.

Muttermilch und Muttermilchersatznahrung sind süß. Getreide bringt eine natürliche Süße mit, ebenso wie das angebotene Obst. Auch bei der Zubereitung des Gemüsebreis kann, wenn das Baby schon verschiedene Gemüsesorten verträgt, stets auch auf die Verwendung süßer Gemüsesorten, wie Möhre, Kürbis, Pastinake geachtet werden.

Zusätzliche Süße greift nicht nur die Zähne an, sondern ist auch für die gesunde Darmflora nicht günstig. Allerdings sollten Eltern auch nicht in Panik verfallen, wenn Kindern einmal etwas „Zucker" erwischen oder bei Krankheit Kräutertees nur leicht gesüßt angenommen werden. Ziel sollte es sein, die Genussschwelle für Süßes möglichst niedrig zu halten, wobei Honig oder Vollrohrzucker genauso schlecht sind wie Haushaltszucker oder Traubenzucker.

Getränke

Sobald mit fester Babynahrung begonnen wird, sollte zu den Mahlzeiten auch ein Getränk angeboten werden. Diese Getränke sollten keinen Sättigungseffekt haben, sondern den Durst stillen und für einen ausgeglichenen Flüssigkeitshaushalt sorgen. Milch gilt dabei nach wie vor als Mahlzeit.

> Leitungswasser in Raumtemperatur ist das bevorzugte Getränk für Kinder zum Trinken und zur Zubereitung der Säuglingsnahrung. Es sollte bis ins Krabbelalter abgekocht werden.

Nur wenn das Leitungswasser zu hohe Nitrat-, Kalk- oder Sulfatwerte aufweist, im Haus noch Bleileitungen liegen oder die Kupferleitungen noch nicht älter als 2 Jahre alt sind, sollten die Kinder Stilles Mineralwasser bekommen, welches mit der Aufschrift „für die Zubereitung von Säuglingsnahrung geeignet" ausgewiesen ist. Dieses enthält pro Liter maximal 10 mg Nitrat, 0,02 mg Nitrit, 1,5 mg Fluorid, 200 mg Sulfat und 20 mg Natrium.

Früchtetees (Hagebutte, Hibiskusblüte, Apfelschale) enthalten Säure. Empfindliche Babys können davon wund werden. Aromatisierte Tees sollten Kindern nicht gegeben werden. Geeignet sind Tees ab der Gabe fester Beikost.

Die beliebtesten **Kräuterteesorten** bei Kindern sind Anis, Fenchel, Kümmel und Kamille. Diese Kräutertees enthalten medizinisch wirksame Substanzen. Von daher sollten sie **nicht ohne Anlass** getrunken werden. Die heilende Wirksamkeit durch eine „Dauermedikation" schwächt sich durch Gewöhnung an die Substanzen ab. Vorsicht ist auch geboten bei Instanttees. Diese halten in der Regel Eiweißbausteine, die Unverträglichkeitsreaktionen bei den Babys auslösen können.

> Allergiegefährdete Babys sollten auf keinen Fall Kräutertees erhalten.

Fenchel: Hilft bei Blähungen und beruhigt bei Bauchkrämpfen. Wirkt schleimlösend bei Infekten.
Kamille: Wirkt beruhigend, entkrampfend, entzündungshemmend und schleimlösend.
Anis: Wirkt anregend und krampflösend.
Kümmel: Wirkt krampflösend gegen Blähungen.

In den ersten 4–6 Lebensmonaten des Kindes sollten **spezielle Teebeutel** für Säuglinge verwendet werden, die besonders schadstoffkontrolliert sind. Fencheltee sollte nur gelegentlich, bei Indikation gegeben werden. Fenchel enthält bestimmte ätherische Öle, die möglicherweise Krebs erregend wirken.

Die Mischung aus Fenchel, Anis und Kümmel wird Müttern gern als **Milchbildungstee** empfohlen. Da geringe Menge an Wirkstoffen in die Muttermilch übergehen, können diese dem Baby bei Blähungen helfen. Pfefferminze sollte Kindern nicht angeboten werden, da sie die Magenschleimhäute reizen kann.

Die Gabe von **Säften** wie Apfelsaft, Orangensaft, Multifrucht, Möhrensaft, Möhrenmultifruchtsaft usw. sollte man entgegen den Herstellerangaben frühestens ab dem 5., besser 6. Lebensmonat anbieten, wobei zu bedenken ist, dass bei einer ausreichenden Ernährung der Kinder mit Gemüse und Obst Säfte überflüssig sind.

> Säfte enthalten immer Säure und fruchteigenen Zucker, die bei dauerhaftem Nuckeln oft aus dem Saftfläschchen Karies verursachen können.

Lediglich Kinder, die selbst zubereitete Muttermilchersatznahrung erhalten, brauchen schon ab der 6. Lebenswoche Karottensaft in kleinen Mengen. Wenn Kinder Saft zum Trinken erhalten wollen, kann dies in einem Verhältnis von 1 zu 10 mit lauwarmem Leitungswasser verdünnt werden.

Industriell oder selbst hergestellte Beikost

Bei der Frage, ob industriell hergestellte Beikost oder selbst hergestellte Beikost gefüttert werden soll, gilt nicht ein Entweder-oder, sondern ein Sowohl-als-auch. Gläschen können sehr praktisch sein für unterwegs und wenn es schnell gehen soll und Obstgläschen stehen ganzjährig zur Verfügung.

Bei der Gläschenkost muss allerdings auf eine **ausreichende Fettzugabe** geachtet werden. In fast allen Gläschen ist nicht genug Fett. Auf 200 g Gemüse-Mahlzeit gehören 1 EL bzw. 2 TL Öl = 10 g Öl. Auf alle Getreide-Obst-Breie 200 g gehören 1 TL Öl = 5 g Öl oder 2 TL süßes Mandelmus. Bei der Fertignahrung ist es überaus wichtig, stets die Etiketten genau zu lesen.

Überflüssige Inhaltsstoffe sind u.a.
- Salz
- Gewürze
- Honig
- Molkeeiweiß
- Bindemittel
- Zuckerzusätze
- Maltose
- Glucose
- Dextrose
- Fructose
- Maltodextrin

- Geschmacksstoffe
- Molkepulver
- Milchpulver
- Schokolade und Kakao

Grundrezepte mit Zutaten für 1 Portion

■ Gemüse-Fett-Brei

100 g Karotte (oder eine andere geeignete Gemüsesorte) gar dünsten, bis die Karotte mit der Gabel leicht teilbar ist. Mit dem Kochwasser pürieren. Zum Schluss **1 TL pflanzliches Öl** (z.B. Mazola Keimöl) dazugeben.

Ab dem Krabbelalter können Kinder auch einmal pro Woche ein durchgegartes Eigelb im Brei erhalten. Nach einer Gemüsemahlzeit sollte stets etwas Obstmus zur besseren Eisenaufnahme gefüttert werden.

■ Karotten-Kartoffel-Fett-Brei

90 g Karotte (oder eine andere geeignete Gemüsesorte) und
40 g Kartoffel waschen, schälen und in grobe Stücke schneiden. In einen Topf mit wenig kochendem Wasser geben, nochmals aufkochen lassen und bei schwacher Hitze im geschlossenen Topf ca. 10 bis 15 Min. gar dünsten.
30 g Orangensaft (3 EL) und evtl. noch etwas Wasser hinzugießen und alles pürieren. Zum Schluss
8 g Butter oder Rapsöl (2 TL) unterrühren. (Dieses von Mahlzeit zu Mahlzeit immer im Wechsel.) Den Brei auf dem Teller mit **gehackten Kräutern** (frisch oder tiefgefroren) garnieren.

TIPP: Sie können die Kartoffel auch mit der Schale garen, anschließend pellen, klein schneiden und mit wenig Gemüsebrühe pürieren.

■ Fleischzubereitung und Vorratshaltung:

500 g Rindertartar (fein gemahlenes Muskelfleisch) in
1 EL heißem Öl kurz andünsten. Mit
heißem Wasser aufgießen, so dass das Fleisch ganz bedeckt ist. Das Fleisch
15–20 Min. garen, anschließend mit einem Teil vom
Fleischsaft pürieren. (Den Rest der Fleischbrühe bitte nicht wegwerfen, sondern zum Kochen des Gemüses verwenden.)

TIPP: Den gekochten Fleischbrei schnell abkühlen lassen, in Eiswürfelbehälter füllen und durchfrieren. Dann die gefrorenen Fleischwürfel einzeln in kleine Gefrierbeutel verpacken und im Tiefkühlfach lagern. Je nach Größe der Fleischwürfel nun zwei bis dreimal pro Woche 20–30 g dem Gemüse-Fett-Brei hinzufügen.

■ Getreide-Fett-Brei mit Apfel und Birne

20 g Instantgetreideflocken (4–5 EL) in den Teller geben. Mit
90 ml Wasser aufkochen und dazugeben. Mit einem Schneebesen zu verrühren. Anschließend
100 g reines Apfel-Birnen-Mus aus dem Gläschen und
5 g Butter (1 TL) unterrühren.

Ausschließliches Stillen über 8–9 Monate

Bei Kindern mit hohem Allergierisiko oder bei solchen, die keine feste Nahrung zu sich nehmen möchten, ist ein ausschließliches Stillen über acht oder neun Monate möglich. Solange das Kind keinen Eisenmangel hat und eine gleichmäßige Gewichtszunahme aufweist, spricht nichts gegen ein so langes ausschließliches Stillen.

Bei gestillten Babys ist eine **Anämie** aus folgenden Gründen selten:
- Bei der Geburt hat ein gesundes, reifes Neugeborenes große Eisenvorräte, die für die ersten sechs Monate ausreichen.
- Der Eisengehalt der Muttermilch ist zwar gering, er wird aber besonders gut verwertet (bis 49 %, im Gegensatz zu 10 % des Eisens aus Kuhmilch und 4 % des Eisens aus angereicherter Flaschennahrung). Auch der hohe Laktose- und Vitamin C-Gehalt der Muttermilch fördert die Eisenaufnahme.
- Gestillte Babys verlieren außerdem kein Eisen durch ihren Darm, wie es bei mit Kuhmilch ernährten Babys vorkommt. Kuhmilch kann Fissuren in der Darmwand hervorrufen (46).
- Eine Studie von Piscane besagt, dass bei über sieben Monate lang voll gestillten Säuglingen das Anämierisiko sinkt (29).

Bei Bedenken von Seiten der Mutter oder des Kinderarztes kann mit einem einfachen Bluttest der Eisenwert des Babys bestimmt werden. Der Eisengehalt der Muttermilch kann übrigens durch eine erhöhte Eisenaufnahme der Mutter nicht beeinflusst werden (44).

Wie sehr sich vor allem auch langes Stillen auf die Häufigkeit von Krankheiten auswirkt, hat Chandra Kanada mit einer Studie an Kindern belegt, die alle unter guten sozialen und hygienischen Bedingungen lebten. Die Studie lief über einen Zeitraum von 24 Monaten, erfasste also auch lang gestillte Kleinkinder. Er fand heraus:
- bei **Atemwegserkrankungen** kamen auf 10 gestillte Kinder → 23 Flaschenkinder
- bei **Durchfällen** kamen auf 10 gestillte Kinder → 35 Flaschenkinder
- bei **Mittelohrentzündungen** kamen auf 10 gestillte Kinder → 95 Flaschenkinder (zitiert nach Hormann, 1994).

8.5 Ernährungsplan für das erste Lebensjahr

Tab. 8.6

Alter	Anzahl der Mahlzeiten pro Tag	Zeitlicher Abstand der Mahlzeiten	Ergänzende Hinweise	Beikost	Durchschnittliche Nahrungsmenge pro Tag
1. Lebenswoche	Stillen nach Bedarf, so oft das Neugeborene Hunger hat, direkt ab der Geburt. 0 bis 24 Stunden eine ausgiebige Stillmahlzeit nach der Geburt plus 3 weitere Mahlzeiten, 24 bis 48 Stunden mindestens 6 Stillmahlzeiten. Ab 48 Stunden mindestens 8 Stillmahlzeiten, normalerweise 8 bis 12 Mahlzeiten in 24 Stunden	8 bis ca. 12 Stillmahlzeiten rund um die Uhr	Das Kind sollte so oft wie möglich angelegt werden, zur kalorischen Versorgung und zur Prophylaxe der Hypoglykämie und Hyperbilirubinämie. Schlafen und Wachen sind über Tag und Nacht gleich verteilt. Aus kurzen Perioden setzt sich eine Schlafdauer von 16 bis 18 Stunden pro Tag zusammen. Je öfter das Kind an der Brust saugt, um so höher ist der Prolaktinspiegel und desto mehr Milch wird gebildet. Dabei muss das Kind mindestens 15 Minuten pro Stillmahlzeit angelegt werden, damit der Prolaktinspiegel nicht unter das notwendige Maß für eine lange Stillzeit absinkt.		Wenige ml in den ersten Tagen, bis zu 300 ml am Ende der ersten Woche. Das Kolostrum ist die 1. perfekt zusammengestellte Nahrung für das Neugeborene in kleinen Trinkmengen. Dies ist wichtig, da das Neugeborene lernen muss, das Saugen und Schlucken mit dem Atmen zu koordinieren. Die immunologischen Schutzfaktoren des Kolostrums werden durch die Gabe von Wasser, Tee, Glucose und Kunstmilch in den ersten Tagen abgeschwächt oder verhindert. Das Zufüttern oder eine Glucosegabe bei einem gesunden am Termin geborenen Säugling ist nicht notwendig!
2.–3. Lebenswoche	ca. 7 bis 12 Stillmahlzeiten	ca. alle 2 1/2 bis 3 Stunden rund um die Uhr	Die Stillabstände variieren je nachdem, ob die Kinder bereits ein- oder zweimal innerhalb von 24 Stunden längere Schlafphasen haben. Die Nachtmahlzeiten haben einen besonderen Wert, denn die Prolaktinausschüttung ist nachts höher als am Tag. Eine nächtliche Stillpause von 6 Stunden ist erlaubt		ca. 450 bis 650 ml

8.5 Ernährungsplan für das erste Lebensjahr

Alter	Anzahl der Mahlzeiten pro Tag	Zeitlicher Abstand der Mahlzeiten	Ergänzende Hinweise	Beikost	Durchschnittliche Nahrungsmenge pro Tag
4.–5. Lebenswoche	ca. 6 bis 10 Stillmahlzeiten	Rund um die Uhr	4 bis 5 Schlafperioden über Tag und Nacht noch weitgehend gleich verteilt. Schlafdauer etwa 14 bis 15 Stunden pro Tag		ca. 650 bis 800 ml. Voll gestillte Säuglinge brauchen auch bei heißen Temperaturen keine zusätzlichen Flüssigkeiten, sondern evtl. häufigere Mahlzeiten!
3.–4. Lebensmonat	ca. 5 bis 8 Stillmahlzeiten	Die Stillabstände sind unterschiedlich lang, da die Kinder bereits 2 bis 3 längere Schlafphasen innerhalb von 24 Stunden haben können	Tagsüber gesteigerte Aktivität, ausgedehntere Schlafphasen in der Nacht. Gesamtschlafdauer 13 bis 14 Stunden		ca. 750 bis 850 ml. Voll gestillte Säuglinge brauchen auch bei heißen Temperaturen keine zusätzlichen Flüssigkeiten, eventuell häufigere Mahlzeiten!
5.–6. Lebensmonat	ca. 5 bis 8 Stillmahlzeiten	Alle 3 bis 5 Stunden	Wird das Kind mit HA- oder Pre-Nahrung gefüttert, so ist es bei einem gesteigerten Nahrungsbedarf möglich, Vollkornreisflocken oder Vollkornhirseflocken in kleinen Mengen, 1 bis 2 TL in 2 bis 3 Flaschenmahlzeiten, mit einzuführen. Es ist auch möglich, 1 TL Vollkornreisinstantflocken und 1 TL Frühkarotte zu einer Milchmahlzeit zur besseren Sättigung und zur Deckung des gesteigerten Kalorienbedarfs des Kindes hinzuzufügen. Deutlicher Unterschied zwischen Tag und Nacht: Längere Nachtschlafzeiten und ausgedehnte Vor- und Nachmittagsschlafphasen von 1 bis 2 Stunden. Gesamtschlafdauer 13 bis 14 Stunden am Tag	Eine frühe Zufütterung sollte zunächst mit hypoallergenem Getreide erfolgen, z. B. Vollkornreismehl, Vollkornreisinstantflocken und als erste Gemüsemahlzeit mit gedünsteten und passierten Möhren	ca. 800 bis 900 ml. Voll gestillte Säuglinge brauchen auch bei heißen Temperaturen keine zusätzlichen Flüssigkeiten, sondern evtl. häufigere Mahlzeiten!

Alter	Anzahl der Mahlzeiten pro Tag	Zeitlicher Abstand der Mahlzeiten	Ergänzende Hinweise	Beikost	Durchschnittliche Nahrungsmenge pro Tag
7. Lebensmonat	ca. 3–5 Stillmahlzeiten plus 2 Breimahlzeiten	Beim Aufwachen am frühen Vormittag eine Stillmahlzeit, nach 3 bis 4 Stunden eine Beikostmahlzeit, nach 3 bis 4 Stunden eine Stillmahlzeit, nach 3 bis 4 Stunden eine Beikostmahlzeit, nach 3 bis 4 Stunden eine Stillmahlzeit evtl. noch eine weitere Stillmahlzeit am späten Abend oder in der Nacht	Bei der Einführung fester Kost ist es anfangs noch notwendig, nach den zunächst kleinen Breimengen nachzustillen. Erst wenn die Beikostmahlzeit ca. 200 g beträgt, sollte aus kalorischen Gründen nicht mehr nachgestillt werden. Dann ist eine Stillmahlzeit vollständig ersetzt und eine zweite Beikostmahlzeit kann eingeführt werden. In der Regel keine ausgedehnten Wachphasen in der Nacht, Wachen ausschließlich am Tag, ausgedehnter Mittagsschlaf. Gesamtschlafdauer 10 bis 13 Stunden	Eine Beikostmahlzeit mit Getreide-Obst-Fett-Brei, eine Beikostmahlzeit mit Gemüse-Fett-Brei, eine Beikostmahlzeit mit Gemüse-Kartoffel-Fett-Brei, Obstmus als Nachtisch sowie zusätzliche Getränke, z. B. Wasser oder schwach aufgebrühte ungesüßte Früchtetees. Zur Unterstützung des Zahnens und zum Beißen z. B. ungesalzene Reiswaffeln	Ca. 900 g Voll gestillte Säuglinge brauchen auch bei heißen Temperaturen keine zusätzlichen Flüssigkeiten, sondern evtl. häufigere Mahlzeiten!
8. Lebensmonat	3 bis 4 Stillmahlzeiten, 3 Breimahlzeiten 1 Zwischenmahlzeit Getränke	Z. B. Stillen am frühen Vormittag, Breimahlzeit mit Vollkorn-Baby-Müsli und Frühkarotte oder Obstbeigabe, Gemüse-Fett-Brei, Zwischenmahlzeit oder Stillmahlzeit, Getreide-Obst-Fett-Brei, Stillmahlzeit, evtl. noch eine Stillmahlzeit am sehr späten Abend	Um kein Fleisch zu füttern, braucht das Kind noch 3 Stillmahlzeiten mit 400 bis 500 ml Muttermilch. Diese Stillmahlzeiten können z. B. beim Aufwachen, zum Mittagsschlaf und vor dem abendlichen Schlafengehen gegeben werden. Die Breimahlzeiten können langsam dem Rhythmus der Familie angeglichen werden.	Neu ist ab dem 8. Monat die Zwischenmahlzeit, z. B. einer Banane. Der Anteil fester Kost mit ca. 500 bis 700 g überwiegt nun den Milchanteil mit ca. 400 bis 500 ml.	ca. 900 bis 1.200 g

8.5 Ernährungsplan für das erste Lebensjahr

Alter	Anzahl der Mahlzeiten pro Tag	Zeitlicher Abstand der Mahlzeiten	Ergänzende Hinweise	Beikost	Durchschnittliche Nahrungsmenge pro Tag
9.–12. Lebensmonat	3 Stillmahlzeiten, 3 Hauptmahlzeiten, eine Zwischenmahlzeit, Getränke	Stillmahlzeit beim Aufwachen, Vollkorn-Baby-Müsli als 2. Frühstück, Gemüse-Fett-Brei als Mittagsmahlzeit, Stillmahlzeit zum Mittagsschlaf, nach dem Aufwachen eine Zwischenmahlzeit, z. B. eine Banane oder ein leichter Getreide-Obst-Fett-Brei. Abendessen als Getreide-Gemüse-Fett-Brei oder Brotmahlzeit, eine Stillmahlzeit zum abendlichen Schlafengehen	Wenn das Kind keine Muttermilch mehr erhält, sollte es dennoch 400 bis 500 ml Säuglingsmilch bekommen (Pre- oder HA-Nahrung, je nach Allergierisiko des Kindes). Diese Säuglingsmilchnahrung kann entweder mit der Flasche verabreicht werden oder sie kann zur Herstellung der Getreide-Breie verwandt werden oder kann aus Trinkbechern als Zwischenmahlzeit dienen.	Einführung der Brotmahlzeit. Wenn die Kinder jetzt keine 3 Stillmahlzeiten mehr erhalten und die Eltern keine Säuglingsnahrung einführen möchten, muss nun mit der Fleischfütterung begonnen werden. 2- bis 3-mal pro Woche 20 g passiertes Rindfleisch dem Gemüse-Fett-Brei beigeben. Es ist auch möglich, ein gekochtes Eigelb als Beigabe zum Gemüse-Fett-Brei mit einzuführen.	1.000 bis 1.200 g
2. Lebensjahr	Anpassung an die Essenszeiten der Familie und nach Bedarf. Es sollten allerdings mehrere kleinere Mahlzeiten (5 bis 6 pro Tag) erhalten bleiben	Nach den Familiengewohnheiten und Bedarf des Kindes	Leicht veränderte Erwachsenenkost. Wenig Salz, wenig Gewürze, möglichst kein Schweinefleisch, noch kein bzw. wenig Zucker. Stillen ist nach Bedarf weiterhin möglich, ansonsten verdünnte pasteurisierte Vollmilch und / oder Milchprodukte geben. Morgendliches Aufwachen zwischen 5:00 und 7:00 Uhr. Mittagsschlaf 2 bis 3 Stunden. Schlafdauer etwa 10 bis 12 Stunden	Nun beginnt die Gabe von pasteurisierter Vollmilch zunächst verdünnt, später als normale 3,5 %-ige Vollmilch (ca. 400 ml pro Tag). Wenn Milchprodukte gegeben werden, wie Joghurt, Kefir, Schwedenmilch, so sollte die Gesamtmenge aller Milchprodukte 400 bis 500 ml nicht übersteigen. Jetzt ist auch die Einführung von Nudeln möglich, da Weizen ab dem 2. Lebensjahr in der Regel auch gut vertragen wird und insgesamt glutenhaltige Getreidesorten jetzt kein Problem für den Verdauungstrakt des Babys mehr darstellen.	

8.6 Alternative Ernährungsformen im Kleinkindalter

Fazit: Je einseitiger die Lebensmittelauswahl ist und je jünger die Kinder sind, um so höher sind die Risiken eines Nährstoffmangels.

Tab. 8.7

Kostform	Ernährungsweise	kritische Nährstoffe	Bewertung
(ovo-)lakto-vegetarische Ernährung	• Verzicht auf Fleisch, meist auch auf Fisch • Milch, Milchprodukte und (Eier) sind Teil der Ernährung	Eisen Vitamin D Jod	• Bei ausgewogener Lebensmittelauswahl ist auch eine bedarfsgerechte Ernährung sowohl in Schwangerschaft und Stillzeit als auch bei Kleinkindern möglich
Anthroposophische Ernährung	• weitgehend vegetarisch • Ernährung wird verbunden mit transzendenten Gesichtspunkten • jeder Mensch kann frei entscheiden, was für ihn gut ist • auch ökologische Gesichtspunkte spielen eine Rolle (Demeter)	Eisen Vitamin D Jod	• Wenn in die vorwiegend pflanzliche Kost Milchprodukte integriert werden, ist sie als Dauerkost für Erwachsene geeignet • Die Ablehnung von Kartoffeln ist für die Kleinkind-Ernährung ungünstig • Verwendung von Rohmilch für Säuglingsmilchnahrung nicht empfehlenswert • Die frühe Einführung von Vollkorn ist ungünstig (geringer Energiegehalt, Gluten), schlechte Verdaulichkeit → **Für die Kleinkind-Ernährung nicht geeignet**
Vollwert-Ernährung	• Betonung liegt auf pflanzlichen Produkten, hoher Anteil an Rohkost (möglichst 50 %) • Bevorzugung gering verarbeiteter Lebensmittel	Eisen Vitamine B_{12}	• Einteilung der Lebensmittel in Wertstufen oft nicht nachvollziehbar • Für die Kleinkind-Ernährung zu hoher Gehalt an Rohkost, vor allem in Getreide, welches roh noch nicht verdaut werden kann • Industriell hergestellte Babykost wird kritisch gesehen → **Für die Kleinkind-Ernährung nicht geeignet**

8.6 Alternative Ernährungsformen im Kleinkindalter

Kostform	Ernährungsweise	kritische Nährstoffe	Bewertung
Vollwert-Ernährung	• Betonung liegt auf pflanzlichen Produkten, hoher Anteil an Rohkost (möglichst 50 %) • Bevorzugung gering verarbeiteter Lebensmittel	Eisen Vitamine B_{12}	• Einteilung der Lebensmittel in Wertstufen oft nicht nachvollziehbar • Für die Kleinkind-Ernährung zu hoher Gehalt an Rohkost, vor allem in Getreide, welches roh noch nicht verdaut werden kann • Industriell hergestellte Babykost wird kritisch gesehen → **Für die Kleinkind-Ernährung nicht geeignet**
Haysche Trennkost	• Eiweißreiche und kohlenhydratreiche Lebensmittel müssen getrennt verzehrt werden • Übersäuerung des Körpers durch zu hohen Anteil an eiweißreichen Lebensmitteln wird befürchtet • Hoher Anteil an Obst und Gemüse (80 %), wenig energie- und fettreiche Lebensmittel, wenig Milch Proteine	Fett Calcium Eisen Jod Vitamin D	• Trennkost-Idee ist wissenschaftlich nicht nachvollziehbar • Eine vollwertige Ernährung kann nicht erreicht werden • Einschränkung oder Verzicht auf Milchprodukte ohne geeigneten Ersatz führt zu Fehlernährung → **Für die Kleinkind-Ernährung nicht geeignet**
Fit for Life	• Unterform der Trennkost • Starke Betonung auf Obst • Milch wird wegen „Verschleimung" gemieden • Als Getränk destilliertes Wasser	Fett Eiweiß Calcium Vitamine B_2, B_{12} Vitamin D Eisen Jod	• Wissenschaftliche Grundlage fehlt • Zu wenig Getreide, Hülsenfrüchte, Kartoffeln und Milchprodukte • Mineralwässer sind eine gute Quelle für Mineralstoffe → **Nicht geeignet**

Kostform	Ernährungsweise	kritische Nährstoffe	Bewertung
Makrobiotik	• Einteilung der Lebensmittel nach dem Prinzip von Ying und Yang • Getreide, Gemüse, Hülsenfrüchte, Seealgen, Nüsse, Samen, Sojaprodukte • Verzicht auf Fleisch und Milchprodukte	Proteinmangel Vitamin D Calcium Eisen Vitamine B_2, B_{12} Zink Jod Gesamtenergie	• Deutlich geringere Geburtsgewichte, verzögertes und geringeres Wachstum • Hohes Risiko einer Rachitis • Eisenmangel • B_{12}-Mangel, risikoreich für die Gehirnentwicklung → **Abzuraten, unzureichende Versorgung im Kleinkindalter nachgewiesen**
Vegane Ernährung	• Verzicht auf alle Arten tierischer Lebensmittel, es werden nur pflanzliche Produkte verzehrt	Gesamtenergie Proteinmangel Vitamin D Calcium Eisen Vitamin B_{12} Zink Jod	• Verfügbarkeit diverser Nährstoffe und die Verdaulichkeit von Protein und Stärke eingeschränkt • Zu wenig Fett und fettlösliche Vitamine • Gefahr der Anämie → **Unbedingt abzuraten**
Rohkost-Ernährung	• Alle Produkte werden roh verzehrt, Fleisch kann auch auf dem Speiseplan stehen, auch dies wird roh verzehrt	Gesamtenergie Proteinmangel ess. Fettsäuren Vitamine A, E, D, K Eisen Vitamine B_2, B_{12} Calcium Zink, Jod	• Verfügbarkeit diverser Nährstoffe und die Verdaulichkeit von Protein und Stärke eingeschränkt • Zu wenig Fett und fettlösliche Vitamine • Gefahr der Anämie • Aus hygienischen Gründen abzulehnen → **Unbedingt abzuraten**

Quellen: AID „Alternative Wege bewusster Ernährung", 2000
B. Koletzko „Alternative Ernährung bei Kindern in der Kontroverse", Springer Verlag, 1996
M.J. Lenzte „Vegetarische Ernährung und Außenseiterdiäten im Kindesalter" Monatsschr Kinderheilkd 2001. 149: 19–24
Annegret Rau, Dipl. Ern.-Wiss., Ernährungswiss. Abteilung, HIPP GmbH & Co. Vertrieb KG, Pfaffenhofen, 2002

Literatur

1. Aktionsgemeinschaft allergiekrankes Kind (AAK), ABC der Ernährung, Ernährung in besonderen Lebensabschnitten, Schwangerschaft – Stillzeit – Säuglingsalter, S. 9, S. 15, S. 18, S. 21–25, BESTELLADRESSE: AAK eV, Hauptstr. 29, 35745 Herborn
2. Aktionsgemeinschaft allergiekrankes Kind (AAK), ABC der Ernährung, Ernährungslehre, S. 9, S. 11
3. Aktionsgemeinschaft allergiekrankes Kind (AAK), ABC der Ernährung, Wird mein Kind durch Nahrungsmittel krank?, S. 3
4. Arbeitsgemeinschaft freier Stillgruppen (AfS) Bundesverband eV: Informationsbroschüre: Erste Beikost für gestillte Kinder, GESCHÄFTSSTELLE: Gertraudgasse 4 R, 97070 Würzburg
5. Auriccio, S.: Stärkeverdauung beim Säugling, in: Aktuelle Probleme der Ernährung im Säuglingsalter, Wissenschaftliche Arbeitstagung der städtischen Kinderklinik Wien-Glanzing, Hrsg.: Rosenkranz A.U., U. Wachtel, Stuttgart 1985
6. Bolte, G., Mielck, A., Meyer, I., Stiller-Winkler, R., Heinrich, J.:I
7. Classen, J., Classen D.: British Med J 1999; 319: 1133
8. Commitee on nutrition, American Academy of pediatrics. On the feeding of supplemental foods to infants. Pedeatrics 1980; 65:1178.
9. Denis F.: Bull Soc Fr Microbiol 1999;14: 70
10. Deutsche Gesellschaft für Ernährung, Empfehlungen für die Nährstoffzufuhr, 2. korrigierter Nachdruck 1995, Umschau-Verlag Frankfurt/M 1991
11. Deutsche Gesellschaft für Kinderheilkunde, Mitteilung der Ernährungskommission: Ratschläge für Eltern zur Säuglingsernährung. In: Der Kinderarzt, 22. Jg. 1991, Nr. 7, S. 1218
12. Dohmen, Barbara: So ernähre ich mein Baby richtig und gesund, TRIAS, 2003, S. 87, S. 125
13. Ernährungsbroschüren des Forschungsinstituts für Kinder, Ernährung, Dortmund: 1 x 1 der Babyernährung, BESTELLADRESSE: Broschürenvertrieb, Baumschulenweg 1, 59348 Lüdinghausen
14. Farrington, P., et al.: A new method for active surveillance of adverse effects from DPT- and MMR-vaccines. Lancet 1995, 345: 567–569
15. Forschungsinstitut für Kinderernährung, Dortmund: Empfehlungen für die Ernährung von allergiegefährdeten Säuglingen, Dortmund 1989, S. 9
16. Friedrich, F.: Erste Ergebnisse der Gini-Studie, Pädiatrische Allergologie, 2/2001
17. Harder, Ulrike: Wochenbettbetreuung in der Klinik und zu Hause, Hippokrates Verlag, 2003, S. 121
18. Hormann, E.: Tagungsbericht des 2. Aachener Stillkongresses 1994
19. Illing, Stephan: Das gesunde und das kranke Neugeborene, Enke, Stuttgart 1998, S. 21
20. Institute of Medicine, National Academy of Science, USA. Adverse Effects of Pertussis and Rubella Vaccines. 1991, National Academy of Science Press, Washington
21. Keane, V. et al.: Do solids help Baby sleed by the night? Am J Dis Child, 1999; 142:404–405
22. Körner, Ute: Allergieprävention im Säuglingsalter, Die Hebamme, Hippokrates Verlag, März 2001, S. 59
23. Macknin, M., et al.: Infant feed and bedtime cereal. Am J Dis Child 1989; 143:1066–68.
24. Matricari P. et al.: Cross sectional retrospective study of prevalence of atopy among Italian military students with antibodies against hepatitis A virus. British Med J 1997; 314: 1792–94
25. Meyer-Rebentisch, K., Friedrichsen, K.: Einmaleins der Babyernährung, Haug Verlag Heidelberg 1998, S. 65, S. 88
26. Morris K., Rylance G.: Guillain-Barré-Syndrome after MMR-vaccine. The Lancet 1994; 343–60
27. Müller-Bunke, H.: Säuglingsbotulismus durch Honig. DHZ 08/2002
28. Niessen, Karl-Heinz, Ernährung des Säuglings, 2. Auflage, Suttgart 1995, S. 64
29. Pisacane, A., et al: Iron status in breast-fed infants. J Pediatr 1995; 127 (3) :429–31
30. Pollard et al.: Influence of maternal diet during lactation ... In: Journal of Allergy an Clinical Immunology 97 (1;3) Abstract 231 (1996)

31. Pschyrembel, 257. Auflage, de Gruyter, 1994
32. Rau, Annegret in: HiPP-Service-Zeitung Nr. 24, Jg. 2002, S. 25-26
33. Saarinenstudie, U., Kajossaari, M.: Breastfeeding as prophylaxis against atopic disease: Prospective followup study until 17 years old. The Lancet 1995; 246: 1065-1069
34. Scherbaum, V., Perl, F.M., Kretschmer, U. (Hrsg.): Stillen, frühkindliche Ernährung und reproduktive Gesundheit, Deutscher Ärzte-Verlag, Köln 2003, S. 350, S. 362
35. Shaheen S. et al.: Measles and atopy in Guinea-Bissau. The Lancet 1996; 347: 1792f
36. Shirakawa T. et al.: The inverse association between Tuberculin Responses and Atopic Disorder. Science 1997; 275: 77-79
37. Thiel, C.: Ernährung, in: Unser Kind ist allergisch, AKK (Hrsg.), Ravensburger, 1989
38. Thompson, N. et al.: Is measles vaccination a risk factor for inflammatory bowel disease? The Lancet 1995; 345:1071-1074
39. Trornit, G.: Säuglings- und Kleinkindernährung in gesunden und kranken Tagen, Paderborn 1983
40. Verbraucherzentrale Düsseldorf, NRW und Niedersachsen: in Anlehnung an „Nitrat in Wasser und Gemüse", 1993, 5. Aufl.
41. Von Mutius, E., Weiland, S.K., Fritzsch, Duhme, H., Keil, U.: Increasing Prevalence of hay fever and atopy among children in Leipzig, East Germany. The Lancet 1998; 351. S. 862-866
42. Von Mutius et al.: Prevalence of asthma and allergic disorders among children in united Germany. British Med J 1992; 305: 1395-99
43. Von Mutius et al.: Skin test reactivity and number of siblings. British Med J 1994; 308: 692-95
44. Vuori, E., et al.: The effects of the dietary intakes of copper, iron, manganese and cinc on the trace element contant of human milk, 1980; 33:227-31
45. Weber, H.: Die Ernährung des gesunden Säuglings, in: Ernährungslehre, Hrsg.: Cremer at al. Stuttgart 1979
46. Woodruff, C., et al.: Iron nutrition in the breastfed infant. J Pediatr 1977; 90:36-38
47. American Acadamy of Pediatrics: Practice Parameter: Managment of Hyperbilirubinemia in the Healthy Term Newborn. Pediatrics 94, 1994, S. 297, S. 558-565
48. Arbeitsgemeinschaft freier Stillgruppen (AfS): Stillen und Stillprobleme, Hippokrates, Stuttgart 1998
49. Bader, P., Tsang, A. in Scherbaum, V., Perl, F.M., Kretschmer, U. (Hrsg.): Stillen, frühkindliche Ernährung, reproduktive Gesundheit, dt. Ärzteverlag Köln 2003, S. 253
50. Bundesministerium für Gesundheit (BZgA): Stillen und Muttermilchernährung. Bundeszentrale für gesundheitliche Aufklärung, 2. Auflage 1993 und 3. Auflage 2001
51. Cohen, R. et al.: Detaminants of Growth from Birth to 12 months among Breastfeed Honduran Infants in Relation to age of Intoduction of complimentary foods. Pediatrics 1995; 96 (3): 504-10 in Mohrbacher, Nancy, Stock, Julie: Handbuch für die Stillberatung, La Leche Liga Deutschland eV, Müchen 2000, S. 286
52. De Carvallho, M., Klaus, M.H., Merkatz, R.B.: Frequency of breast-feeding and serum bilirubin concentration, Am J Dis Child 1982, 136: 737-8
53. Dewey, K. et al.: Growth of Breastfed and Formulafed Invants from 0 to 18 months: The Darling study Pedeatrics 1992 a; 89 (6): 1035-41
54. Empfehlungen der Nationlalen Stillkommission (NSK) in: Hebammenforum 9/2002, S. 609 NSK, Thielallee 88-92, 14195 Berlin
Professor Dr. Hildegard Przyrembel
Internet: www.bgvv.de
55. Friedrich, Jule: Lactation und Stillen in: Harder, Ulrike: Wochenbettbetreuung in der Klinik und zu Hause, Hippokrates Verlag, Stuttgart 2003, S. 62-113, S. 71
56. Graf: Homöopathie, mündliches Protokoll, 1992
57. Hodgman, J., Edwards, N.: Racial Differances in Neonatal Jaundice. Clin Pediatr 1992; 719-722
58. Illing, Stephan: Das gesunde und das kranke Neugeborene, Enke, Stuttgart 1998, S. 177
59. Friedrich, Jule: Laktation und Stillen in Harder, Ulrike: Wochenbettbetreuung in der Klinik und zu Hause, S. 71, S. 77
60. Jonas, W.: Natürliche Reflexe bevorzugt. Einschluß des Kreißsaals auf Stillen und Mutter-Kind-Bindung in: Hebammenforum 9/2002

61. Kuhr, M., Paneth, N.: Feeding Practices and early Neonatal Jaundices. J Pediatr Gastroenterol Nutr, 1982
62. Landig, Margret: Alternativen zum Stillen, DHZ, 2001, S. 45
63. Lawrence, R.: Breastfeeding: A Guide for the Medical Profession. Mosby, St. Louis 1989, S. 290
64. Meisel, P.: Brustmilchikterus als Begleitsymptom des Stillens, Die Hebamme 3, Stuttgart, 1990
65. Mohrbacher, Nancy, Stock, Julie: Handbuch für die Stillberatung, La Leche Liga Deutschland eV, Müchen 2000
66. Nissen, E. et al.: Different patterns of oxytocin, prolactin but not cortisol release during breastfeeding in women delivered by Ceasarean section or by the vaginal route. Early Him Dev 1996; 45: 103–118
67. Nitsche, Sonja: Management des Neugeborenenikterus in: Hebammenforum 4/2003
68. Perl, F.M. in Scherbaum, V., Perl, F.M., Kretschmer, U. (Hrsg.): Stillen, frühkindliche Ernährung, reproduktive Gesundheit, dt. Ärzteverlag Köln 2003, S. 295
69. Reeder, S.J., Mastroianni, L., Martin, L.L.: Maternity nursing, 15th Ed., Philadelphia, PA: J.B. Lippincott, 1983
70. Riordan, J., Sherutti, E.R.: Pediatric Health problems and breastfeeding; in Riordan, J., Ed: A practice guide to breastfeeding, St. Louis, MO: C.V. Mosby CO.,1983
71. Riordan, J., Auerbach, K.: Breastfeeding and Human Lactation, 2nd Ed., Jones and Bartlett, 1999
72. Scherbaum, V., Perl, F.M., Kretschmer, U. (Hrsg.): Stillen, frühkindliche Ernährung, reproduktive Gesundheit, dt. Ärzteverlag Köln 2003, S. 241, S. 248
73. Sepkoski, C.M. et al.: The effects of maternal epidural anesthesia on neonatal behavior during the first month. Dev Med Child Neurol 1992; 34: 1072–1080 in: Hebammenforum 9/02
74. Springer, Scadi, Vogtmann, Christoph: Stillen in den ersten Lebenstagen – Brauchen gesunde Neugeborene eine Ergänzung? Universität Kinderklinik Leipzig 1996
75. Stiefel, Andrea, Ernährung des Neugeborenen und Säuglings: in Harder, Ulrike, Wochenbettbetreuung in der Klinik und zu Hause, Hippokrates Verlag, 2003
76. Stockhausen, H.B., Albrecht, K.: Leitlinien zur Betreuung des gesunden Neugeborenen im Kreißsaal und während des Wochenbettes der Mutter. Gemeinsame Stellungnahme der Deutschen Gesellschaft für perinatale Medizin der deutsch-österreichischen Gesellschaft für Neonatologie und pedeatrische Intensivmedizin und der deutschen Gesellschaft für Gynäkologie und Geburtshilfe. Der Frauenarzt 38, 1997, 227–230
77. Tietze, K.W., Trumann, B., Sedemund, C. (Hrsg.): Stillen in Deutschland, RKI-Heft 8/1995
78. Wahley, L. Wong, D.: Nursing care of instants and children, St. Louis, MO: C.V. Mosby 1983
79. Wakerley, J.B., Clarke, G.: Milk ejection and it´s control. In E Knobil, J.D. Neill (eds.): The physiology of reproduction. Vol. II, pp. 1131–1177. Raven Press, New York 1993
80. Yamauchi, Y., Yamanouch, H.: The relationship between rooming-in / not rooming-in and breastfeeding variables. Acta Paediatr Scand 1990, 79: 1017–1022
81. D'Alonzo, GE: The pregnant asthmatic patient. Sem Perinat 14: 119–29. In: Scherbaum; Perl, Kretschmer (Hrsg.) 2003
82. Ellsworth, A.: Pharmakotherapy of asthma with breastfeeding. J. Human lact 10: 39–41. In: Scherbaum, Perl, Kretschmer (Hrsg.) 2003

Information für Eltern

Ernährung im ersten Lebensjahr

- **Stillen**: Das Neugeborene sollte von Anfang an bis zum vollendeten 6. Lebensmonat ausschließlich gestillt werden. Mit der Einführung der festen Beikost verringern sich die Stillmahlzeiten. Bis das Kind frei stehen kann, sollten drei volle Stillmahlzeiten (400–500 ml Muttermilch) aufrechterhalten werden.

- **HA-Nahrung**: Wenn das Kind nicht gestillt werden kann, erhalten Kinder mit einem hohen Allergierisiko (über 20 %) eine so genannte HA-Nahrung.
  „HA" steht für Hypoallergene Säuglingsnahrung. Sie ist im Handel als Anfangsnahrung unter dem Stichwort Pre-HA, Start-HA und HA-Typ 1-Nahrung und als Folgenahrung unter HA-Typ 2-Nahrung zu finden. Das Milcheiweiß wurde in kleine Bestandteile aufgespalten, so dass die Kuhmilcheiweiße vom Körper nicht mehr als fremd erkannt werden sollen.

- **Pre-Nahrung**: Nicht gestillte Kinder mit einem geringen oder mit keinem Allergierisiko erhalten Pre-Nahrung. Sie ist der Muttermilch am ähnlichsten. Pre-Nahrung kann nach Bedarf bis zum Ende der Flaschenzeit, also bis das Kind laufen kann, gefüttert werden. Der Trinkrhythmus entspricht etwa dem eines gestillten Babys.

- **Folgenahrungen**: Babymilch mit der Ziffer „1" entspricht nicht mehr der Zusammensetzung der Muttermilch oder einer „Pre"-Nahrung, denn sie enthält zusätzlich Stärke und manchmal noch andere Kohlenhydrate. Die Stärke macht „1-er"-Nahrung sahnig und soll deswegen besser sättigen.
  Babymilch mit der Ziffer „2" und „3" ist noch kalorienreicher und nur zur Teilernährung geeignet. Wenn überhaupt, sollte sie erst zum Einsatz kommen, wenn das Kind feste Nahrung zu sich nehmen kann. Diese Milchnahrungen enthalten neben einem hohen Kohlenhydratanteil viel Eiweiß und Mineralstoffe und entsprechen in ihrer Zusammensetzung mehr der Kuhmilch als der Muttermilch.

- **Erstes Zufüttern pflanzlicher Beikost**: Pflanzliche Beikost sollte zugefüttert werden, sobald sich das Kind in Bauchlage aufrichten kann (Aufrichtung des Kopfes zu ca. 90 %), wenn es Sicherheit erwirbt bei der Gewichtsverlagerung (linke Seite, rechte Seite) und sich in den Vierfüßlerstand begibt (7.–8. Lebensmonat). Bei **allergiegefährdeten Kindern** kann mit dem Zufüttern gewartet werden, bis die Kinder krabbeln (8.–9. Monat). Voraussetzung für dieses späte Zufüttern ist eine ausreichende Versorgung mit Muttermilch (ca. 800–1000 ml).

- **Erstes Zufüttern tierischer Kost**: Tierische Kost wird zugefüttert, sobald das Kind stehen kann (ca. 12. Monat). Bei einem so späten Zufüttern von Fleisch und Eigelb sollten die Kinder bis zur Einführung der tierischen Kost noch drei volle Stillmahlzeiten erhalten. 500 ml Muttermilch (500 ml Pre-Nahrung).

© BDH – Das Neugeborene in der Hebammenpraxis, Hippokrates Verlag 2004

Information für Eltern

Fortsetzung: Ernährung im ersten Lebensjahr

Zu frühes Zufüttern ergibt sich häufig aus dem Irrglauben, dass die Kinder dann besser bzw. länger schlafen. Die weit verbreitete Annahme, dass feste Kost dazu beiträgt, dass die Babys die Nacht durchschlafen, entbehrt jeder wissenschaftlichen Grundlage. In zwei Untersuchungen wurden keine Unterschiede im Schlafverhalten von Babys festgestellt, die vor dem Schlafengehen feste Kost erhielten, im Vergleich zu denen, die keine feste Kost erhielten.

- **Einführung von Kuhmilch:** Der früheste Zeitpunkt, um eine 3,5 %ige pasteurisierte Kuhmilch in die Ernährung von Kindern einzuführen, ist der 9. oder 10. Lebensmonat, bei einer Allergieneigung erst nach dem Ende des ersten Lebensjahres oder noch besser, sobald das Kind läuft. Solange das Kind teilgestillt wird, besteht keinerlei Notwendigkeit, Milch oder Milchbreie anzubieten.
  Vor der Einführung der Kuhmilch kann etwas Kuhmilch auf den Handrücken oder in die Armbeuge des Kindes getröpfelt werden. Wenn eine Hautreaktion auftritt, sollte noch keine Milch gefüttert werden.

- **Obst- und Gemüsesorten, die besonders für den Beginn des Beikostalters geeignet sind:** Möhren, Kürbis, Pastinaken, Blumenkohl, Zucchinis, Broccoli, Kartoffeln, Birne, gedünsteter Apfel, Banane, Aprikose, Pfirsich, Blaubeere.

- **Gemüsesorten, die aus Gründen der Allergievermeidung nicht gefüttert werden sollten:** Sellerie, Tomate, Fenchel, Zitrusfrüchte, Kiwis, Ananas, Himbeeren, Erdbeeren.

- **Getreide:** Bei der Einführung der Getreidemahlzeit sollte mit hypoallergenen, glutenfreien Getreidesorten begonnen werden, z. B. Reis, Hirse. Sobald die Kinder krabbeln können, sind auch Dinkel, Hafer und Weizen in gebackener Form geeignet.

- **Fleisch:** Wenn Fleisch gefüttert werden soll, eignet sich Rind am besten, außerdem Kalb oder Putenfleisch, wenn die Tiere aus biologischer Haltung kommen.

- **Fette:** Fette sind für Babys viel wichtiger als für Erwachsene. In der Säuglingszeit decken Kinder ihren Energiebedarf zu 50 % aus Fett. Erst im dritten Lebensjahr sollten nicht mehr als 30 % der Energie aus Fetten stammen. Während der Stillzeit liefert die Muttermilch die idealen Fette. Im ersten Lebensjahr ist die Verwendung raffinierter Speiseöle am sichersten.
  Fettzugabe: 2 TL Öl für 200 g Gemüsebrei, 1 TL Öl für 200 g Getreide-Obst-Brei.

- Bei Verwendung von **Gläschenkost** ist darauf zu achten, dass zunächst nur Säuglingsnahrung mit ein bis zwei Gemüsesorten gewählt wird. Der Vorteil von Gläschenkost sind die Schadstoffkontrolle und der niedrige Nitratgehalt. Problematisch sind die zu niedrigen Fettbeimengungen. Deshalb sollte auf ein Gläschen mit der Füllmenge von 250 mg stets ein Teelöffel Öl hinzugefügt werden. Gläschen halten sich, solange sie noch nicht erwärmt wurden, geöffnet bis zu 2 Tagen im Kühlschrank. Wenn ein Gläschen bereits erwärmt wurde, muss der Rest verworfen werden.

© BDH – Das Neugeborene in der Hebammenpraxis, Hippokrates Verlag 2004

Information für Eltern

Fortsetzung: Ernährung im ersten Lebensjahr

- **Zu vermeidende Lebensmittel:** Fisch, Eiklar, Nüsse und Samen, Soja, Weizen und Roggen.

- **Getränke:** Sobald mit fester Babynahrung begonnen wird, sollte zu den Mahlzeiten auch ein Getränk angeboten werden. Diese Getränke dienen nicht der Sättigung, sondern sollen den Durst stillen und für einen ausgeglichenen Flüssigkeitshaushalt sorgen. Milch gilt dabei nach wie vor als Mahlzeit. Leitungswasser in Raumtemperatur ist das bevorzugte Getränk für Kinder, es sollte bis ins Krabbelalter abgekocht werden.

- **Zu vermeidende Inhaltsstoffe:** Salz, Gewürze, Zucker, Honig, Süßungsmittel, Bindemittel, Konservierungsstoffe, Eipulver, Molkeeiweiß, Milchpulver, Schokolade, Kakao.

- **Nahrungsmengen**: Erst wenn eine Stillmahlzeit durch eine feste Mahlzeit komplett ersetzt worden ist, wird mit einer zweiten festen Mahlzeit am Tag begonnen. Hat die Breimenge die 200 g-Grenze erreicht, sollte wegen der enthaltenen Kalorienmenge nicht mehr nachgestillt werden.

Praktische Tipps

- Beim Beginnen des Zufütterns gilt es, die **richtige Tageszeit** zu finden. Die Mutter sollte nicht mit der Abendmahlzeit anfangen, da sie das Kind dann nicht mehr wegen eventueller Unverträglichkeiten beobachten kann. Zum Einführen und Ausprobieren der ersten festen Beikost sollte das Kind wach und „spielbereit" sein. Geeignet sind die späteren Vormittagsstunden oder die Mittagszeit.

- Bei der ersten Einführung fester Nahrung darf das Baby **nicht hungrig** sein. Entweder stillt die Mutter das Kind und versucht es dann nach ca. 30–45 Minuten mit dem ersten Löffelchen Brei oder sie versucht es ca. eine Stunde vor der nächsten Mahlzeit.

- Beim Zufüttern wird angestrebt, zunächst **eine Stillmahlzeit** durch eine Breimahlzeit zu ersetzen. D. h. mit zunehmender Menge der Breimahlzeit „schleicht sich die Mutter aus der Stillmahlzeit heraus", die Abstände zwischen der Breimahlzeit und dem Nachstillen werden also immer größer, bis eine Stillmahlzeit komplett ersetzt wurde.

- Anfangs ist es einfacher, das Kind auf dem Schoß zu füttern, weil es diesen **Körperkontakt** vom Stillen her gewöhnt ist.

- Zunächst sollte immer **nur ein einzelnes Nahrungsmittel** angeboten werden. Anschließend sollte mindestens eine Woche, am Anfang besser zwei Wochen gewartet werden, bis ein neues Lebensmittel eingeführt wird. Bei der weiteren Einführung von neuen Lebensmitteln kann es auch sinnvoll sein, zunächst nur kleine Mengen einzuführen (z.B. einige Teelöffel ein- oder zweimal am Tag), um mögliche allergische Reaktionen zu erkennen, bevor das Kind eine größere Menge dieser neuen Speise gegessen hat.

© BDH – Das Neugeborene in der Hebammenpraxis, Hippokrates Verlag 2004

Information für Eltern

Fortsetzung: Ernährung im ersten Lebensjahr

- Die **Verträglichkeit** erkennen wir an der Verdauung (Durchfall oder Verstopfung, beides kann ein Hinweis auf zu frühes Zufüttern oder auf Unverträglichkeit sein), an der Haut (Ausschläge, rote, raue, juckende, pickelige Stellen) und an der Atmung (Anschwellen der Nasenschleimhäute, Fließschnupfen, Hüsteln, Bronchitis).

- Die Mahlzeiten bleiben ein angenehmes Erlebnis, wenn dem Kind erlaubt wird **auszuwählen**, das zu essen, was es gerne mag und sobald es satt ist **aufzuhören**. Ein sattes Baby lässt die Eltern deutlich wissen, wann es genug hat. Es dreht seinen Kopf zur Seite, hält seinen Mund geschlossen, spuckt das Essen wieder aus oder zeigt auf andere unmissverständliche Art und Weise, dass es genug hat.

- Erst wenn mit einer ersten Mahlzeit eine Stillmahlzeit komplett ersetzt worden ist, wird mit einer **zweiten festen Mahlzeit** am Tag begonnen.

- Hat die Breimenge die **200 g-Grenze** erreicht, sollte wegen der Kalorienmenge nicht mehr nachgestillt werden.

- Da zu einer festen Beikost auch **zusätzliches Trinken** notwendig wird, muss das Baby außerdem das Trinken aus einem Becher und Trinkschnabel erlernen. Beikosternährte Kinder benötigen mindestens einen Liter Flüssigkeit am Tag. Bei drei vollen Stillmahlzeiten müssen sie noch ungefähr 400–500 ml erhalten. Bei nichtgestillten Kindern sollte diese Menge durch eine Pre-Nahrung oder HA-Nahrung gefüttert werden. Wollen Kinder diese Nahrung nicht mehr aus der Flasche nehmen, kann diese aus dem Becher getrunken werden oder es wird mit Pre-Nahrung oder HA-Nahrung ein Getreidebrei hergestellt.

  Einen Teil der benötigten Flüssigkeitsmenge befindet sich auch in den Breien, die im Fall von Gemüse mit Kochwasser püriert werden oder in den Getreide-Obst-Breien in Form von Wasser zugefügt werden. Wenn das Baby dann noch 200–400 ml zusätzlich trinkt, ist der Flüssigkeitsbedarf gedeckt.

Prophylaxen, Vorsorgeuntersuchungen und Schutzimpfungen

Iris Edenhofer und Marion Stüwe

Vitamin-K-Prophylaxe (s. S. 111f)

Augenprophylaxe (s. S. 114f)

9.1 Neugeborenen-Screening

Iris Edenhofer

Screening (engl. Siebung, Durchleuchtung) nennt man eine Reihenuntersuchung. Beim Neugeborenen–Screening (auch bekannt als Guthrie- und TSH-Test) wird kindliches Blut zwecks Früherkennung von angeborenen Erkrankungen untersucht. Etwa eines von 1000 Neugeborenen leidet an einer seltenen Stoffwechselerkrankung oder Endokrinopathie. Werden diese Erkrankungen frühzeitig erkannt, können schwere Entwicklungsstörungen meist mit einfachen Therapien vermieden werden.

1972 wurde das Screening auf Phenylketonurie eingeführt. Auf Grund der sehr guten Ergebnisse wurden 1978 der TSH-Test und 1980 die Galaktosämie-Untersuchung in das Neugeborenenscreeening mit aufgenommen. Das Screeningprogramm wird in den einzelnen Bundesländern unterschiedlich gehandhabt, alle Neugeborenen werden mindestens auf diese 3 Krankheiten getestet. Zusätzlich kann mit **Standard-Untersuchungsmethoden** noch nach 2 weiteren Erkrankungen geforscht werden: Biotinidase-Mangel und Androgenitales Syndrom.

Durch die Einführung der **Tandem-Massenspektrometrie** (t-MS) können neben der PKU in **einem Arbeitsgang**, und damit kostengünstig, insgesamt 11 weitere Stoffwechselerkrankungen und Endokrinopathien ausgetestet werden. Bei 23 Erkrankungen sind Verdachtsdiagnosen möglich, denen dann weiter nachgegangen wird. Bei der Tandem-Massenspektrometrie werden die Inhaltsstoffe im Blut physikalisch gewogen. Zerfallsprodukte dieser Substanzen können ebenso gemessen werden. Die t-MS erfasst Aminosäuren, organische Säuren und an Carnitin (intrazelluläres Transportermolekül) gekoppelte Fettsäuren, ebenso weitere Stoffwechselprodukte.

Die wichtigsten dieser Erkrankungen sind äußert seltene (1/50 000 bis 1/100 000) und komplexe angeborene Stoffwechselstörungen. In den meisten Fällen fehlen Enzyme und es kommt häufig zur Bildung toxischer Zwischen- und Abfallprodukte. Kinder, welche an diesen Erkrankungen leiden, müssen sich meist einer lebenslangen, speziellen Diät unterziehen und müssen in Stoffwechselzentren betreut werden. Die Gesamthäufigkeit dieser 12 Erkrankungen beträgt etwa 1 : 1400 Geburten in Deutschland.

Phenylketonurie/PKU

- **Häufigkeit:** 1/10 000
- **Ursache:** Der PKU liegt ein autosomal-rezessiv vererbter Defekt im Aminosäurenhaushalt zugrunde. Phenylalanin (eine Aminosäure) wird in der Leber nicht zu Tyrosin ab-

gebaut. Es reichert sich in Blut und Geweben an und führt zur mangelnden Ausreifung des Gehirns. Schwere, irreversible, neurologische Schäden sind die Folge.
- **Symptome:** Erkrankte Kinder ohne Behandlung leiden mit zunehmendem Alter (meist nicht vor dem 2. Lebensjahr) an zerebralen Anfällen. Auffällig ist diesen Kindern auch ein muffiger Körper- und Uringeruch, der auf die Ausscheidung von Phenylazetat zurückzuführen ist.
- **Therapie:** Bei einem positiven PKU-Test werden spezielle, differenzierte Analysen durchgeführt, um durch die Erkennung der Variante die richtige Diät einleiten zu können. Unter dieser Diät und regelmäßigen Stoffwechselkontrollen bis zur Pubertät ist meist eine weitgehend ungestörte Entwicklung möglich.

Frauen, die selbst an PKU leiden, sollten darauf hingewiesen werden, dass sie bei einer geplanten oder bereits eingetretenen Schwangerschaft eine phenylalaninarme Diät zu sich nehmen müssen. Phenylalanin ist plazentagängig und schädigt bereits in der Schwangerschaft das Gehirn des Fetus. Der Phenylalaninspiegel sollte 4 mg pro dl (1 dl = 100 ml Blut) nicht überschreiten.

Galaktosämie

- **Häufigkeit:** 1/40 000
- **Ursache:** Bei der Galaktosämie kommt es zu einer Erhöhung der Galaktosekonzentration im Blut. Galaktose ist ein Bestandteil des Milchzuckers (Laktose). Zur Aufspaltung der Laktose im Darm sind drei Enzyme notwendig. Fehlt eines dieser Enzyme, kommt es zur Galaktosämie.
- **Symptome:** Dieser Defekt führt bereits nach den ersten Milchmahlzeiten zu Erbrechen, Trinkunlust, schwerem Ikterus und einer Vergrößerung der Leber. Das Risiko einer Sepsis durch E-coli Bakterien ist bei diesen Kindern stark erhöht. Wird weiterhin Galaktose zugeführt, kommt es innerhalb weniger Tage zu Leber- und Nierenversagen.
- **Therapie:** Nur durch eine milchzuckerfreie Diät ist eine normale Entwicklung der Kinder gewährleistet. Mütter eines an Glaktosämie erkrankten Kindes sollten in der darauf folgenden Schwangerschaft Milch und Milchprodukte meiden.

Das Neugeborene darf nicht gestillt werden!

Hypothyreose

- **Häufigkeit:** 1/4000!
- **Ursache:** Die Unterfunktion der Schilddrüse ist mit 1 : 4000 Fällen die häufigste angeborene Erkrankung. Bei der primären Hypothyreose ist eine Minderbildung der Schilddrüse für deren Unterfunktion verantwortlich.
- **Symptome:** Da das ZNS eines Neugeborenen in den ersten 3 Lebensmonaten ausreichend Schilddrüsenhormone zur Ausreifung benötigt, schädigt eine Unterfunktion der Schilddrüse das Kind beträchtlich. Die Kinder leiden an ausgeprägtem Schwachsinn, Sprachstörungen, Koordination und Raumorientierungsstörungen und sind im Sozialverhalten und in ihren Stimmungen stark gestört.
- **Therapie:** Die Behandlung besteht im Zuführen des Schilddrüsenhormons (L-Thyroxin) in ausreichender Menge.
- **Prognose:** Seit der Einführung des TSH-Screenings und der nachfolgenden frühen Behandlung haben Nachuntersuchungen bei den meisten Kindern eine normale geistige und körperliche Entwicklung ergeben.

Biotinidase-Mangel

- **Häufigkeit:** 1/80 000
- **Ursache:** Biotin (Vitamin H) findet sich in verschiedenen Nahrungsmitteln und kann auch von Bakterien im Darm gebildet wer-

den. Beim Biotinidasemangel kann kein körpereigenes oder in der Nahrung vorhandenes Biotin freigesetzt werden. Biotin geht als Biocytin über den Urin verloren.
- **Symptome:** Die Symptome manifestieren sich je nach der Schwere des Krankheitsbildes von den ersten Lebenswochen bis ins Kindesalter durch Hautveränderungen, Lethargie, Muskelspannung Schwerhörigkeit und neurologische Defekte.
- **Therapie:** Gaben von Vitamin H (Biotin).

Andrenogenitales Syndrom/AGS

- **Häufigkeit:** 1/8000
- **Ursache:** Durch eine Störung der Steroidhormonbildung in der Nebennierenrinde kommt es zu einem verstärkten Anfall von Zwischenprodukten mit androgener Wirkung.
- **Symptome:** Diese führen bei Mädchen zur Virilisierung (Vermännlichung) des äußeren Genitale. Bei Jungen fallen oft nur eine leichte Penisvergrößerung sowie stärkere Pigmentierungen des Genitales auf.
Ab der 2./3. Lebenswoche kommt es zu Trinkschwäche, Erbrechen und Gewichtsabnahme. Ohne Früherkennung und Therapie kann es zum Tod durch Elektrolytentgleisung (Kalium erhöht, Natrium und Chlorid erniedrigt) kommen.
- **Therapie:** Lebenslange Gaben von Kortison und orale Gaben von NaCl bei Kleinkindern.

MCAD-Mangel

- **Häufigkeit:** 1/10 000
- **Ursache:** Störung im Fettsäurestoffwechsel.
- **Symptome:** Zwischen dem 3. und 15. Lebensmonat kann es nach Magen-/Darm- oder Atemwegsinfekten zu akuten Stoffwechselkrisen mit Hypoglykämie, Hypotonie und Krämpfen bis hin zum Koma kommen. Es wird angenommen, dass ein Teil der ungeklärten Todesfälle (Verdachtsdiagnose Plötzlicher Kindstod) auf einem MCAD-Mangel beruhen. Bei überstandenen Krisen bleiben oft neurologische Schäden, Epilepsie und zentrale Lähmungen zurück.
- **Therapie:** Längere Nüchternperioden müssen gemieden werden. Kleine, häufige Mahlzeiten, kohlenhydratreiche und fettarme Nahrung.

Ahornsiruperkrankung

- **Häufigkeit:** 1/50 000
- **Ursache:** Störung im Abbau von verschiedenen Aminosäuren. Der Enzymdefekt führt zur Erhöhung der Konzentration der Aminosäuren und Ketonsäuren in Plasma, Urin und Liquor. Hohe Anteile dieser Stoffe führen zu Funktionsstörungen im Zentralen Nervensystem. Dies führt zu Lethargie, Hypotonie, Krampfanfällen bis hin zum Koma.
- **Symptome:** Bei der Geburt sind die Kinder unauffällig. Erst ab dem 4. Lebenstag treten Symptome auf wie schrilles Aufschreien, Trinkschwäche, eine gewölbte Fontanelle, Wechsel von muskulärer Hypertonie zu Hypotonie. Auffällig ist der Uringeruch nach Ahornsirup (Maggi-ähnlich)! Bei der milden Variante der Erkrankung fallen die Kinder erst im 2. Lebensjahr durch eine verzögerte psychomotorische Entwicklung auf.
- **Therapie:** Langzeittherapie mit einer speziellen Diät.

Methylmalonacidämie

- **Häufigkeit:** 1/100 000
- **Ursache:** Durch einen Enzymdefekt verursachte Störung im Abbau verschiedener Aminosäuren und Fettsäuren. Diese Stoffwechselstörung kann zu einer akuten Krise in den ersten Lebenstagen oder chronisch intermittierend verlaufen und zu neurologischen Schäden führen.
- **Symptome:** In den ersten Lebenstagen leiden betroffene Kinder an Trinkschwäche, musku-

lärer Hypotonie, Erbrechen, Krampfanfällen und Lethargie. Häufig treten motorische und geistige Entwicklungsstörungen auf.
- **Therapie:** Gabe von hohen Dosen Vitamin B_{12} und eiweißarmer Diät als Langzeittherapie. Zusätzliche Verabreichung von Carnitin (Transportsubstanz für Stoffwechselabbauprodukte).

Tyrosinämie

- **Häufigkeit:** 1/100 000
- **Ursache:** Tyrosin ist eine aromatische Aminosäure, die dem Körper in der Regel über das Nahrungseiweiß zugeführt wird. Durch enzymatische Störungen beim Abbau von Tyrosin kommt es zur Erhöhung der Tyrosinkonzentration im Plasma.

Bekannt sind **drei Formen** der Tyrosinämie:
- **Tyrosinämie Typ I** ist von einer Leberfunktionsstörung geprägt, die sich zu unterschiedlichen Zeiten manifestieren kann.
  - Bei der **akuten** Form vor dem 6. Lebensmonat leiden die Säuglinge an Trinkschwäche, Erbrechen und Gedeihstörungen. Bei Verschlechterung der Leberfunktion kommt es zu Blutungsneigung, schwerem Ikterus, zu Leberversagen bis hin zum Koma. Unbehandelte Kinder versterben vor dem 6. Lebensmonat.
  - Die **subakute** Form des Typ I manifestiert sich zwischen dem 6. und 12. Lebensmonat. Die Anfangssymptome sind ebenso Erbrechen, Durchfall, Trinkschwäche und schlechtes Gedeihen. Kinder mit dieser Erkrankung erkranken häufig an einem Karzinom der Leber, haben häufig starke Schmerzzustände und Lähmungen an den Extremitäten. Sie versterben häufig mit etwa 10 Jahren am Karzinom.
  Therapie: Mit der Verabreichung einer tyrosin- und phenylalaninarmen Diät können die Krankheitsverläufe nur gemildert werden. Die Bildung von Karzinomen kann nicht verhindert werden. Seit 1990 gibt es eine spezielle medikamentöse Therapie, welche die Prognose der Kinder deutlich verbessert hat. Vor dieser Zeit war eine Lebertransplantation das Mittel der Wahl.
- Bei der **Tyrosinämie Typ 2** führt die Erhöhung des Tyrosinspiegels zu Augenveränderungen wie Veränderungen an der Hornhaut mit schmerzhaften Belägen, Tränenfluss, Rötung und Lichtscheuheit.
  Therapie: Verabreichung einer tyrosin- und phenylalaninhaltigen Diät.
- Bei der **Tyrosinämie Typ 3** weisen die Kinder eine Trinkschwäche auf und sind lethargisch. Eine Leberschädigung besteht nicht. Eventuelle geistige Retardierung wird kontrovers diskutiert.
  Therapie: Eine einfache eiweißreduzierte Diät unter 2 g pro Kilogramm Körpergewicht und die Gabe von Vitamin C 200–500 mg pro Tag.

Isovalerianacidämie

- **Häufigkeit:** 1/100 000
- **Ursache:** Störung im Abbau der Aminosäure Leucin. Es gibt zwei Formen.
- Bei der **akuten neonatalen Form** sind die Kinder in den ersten Lebenstagen unauffällig. Zwischen dem 3. und 6. Lebenstag kommt es zu Trinkschwäche, Erbrechen und Flüssigkeitsmangel. Es treten Krämpfe, Unterkühlung und Zittern auf. Ein unangenehmer Körpergeruch begleitet die Symptome (Isovaleriansäureausscheidung).
  Die akute Form kann bis zum Koma führen. Unbehandelt verstirbt die Hälfte der Kinder.
  Therapie: Unterbrechung der Proteinzufuhr für 24 Std. und Gabe von Insulin und Glucose in akuten Krisen. Langzeittherapie durch eiweißarme Diät und Gabe eines speziellen Aminosäuregemisches.
- Bei der **chronisch-intermittierenden** Form kommt es unerkannt immer wieder zu Stoffwechselentgleisungen. Eine erste Krise tritt meist im ersten Lebensjahr auf und steht häufig in Zusammenhang mit Infekten oder

einem Überangebot an Eiweiß in der Nahrung. Es kommt zu Erbrechen, Lethargie bis hin zum Koma. Es kommt ebenso wie bei der akuten Form zum unangenehmen Körpergeruch nach Isovaleriansäure. Diese Form führt unbehandelt zu leichter bis schwererer geistiger Behinderung.
Therapie: Langzeittherapie mit Diät. Einschränkung der Leukinzufuhr.

Propionacidämie

- **Häufigkeit:** 1/100 000
- **Ursache:** Komplizierter Enzymdefekt im Aminosäurehaushalt.
- **Symptome:** Nach der Geburt sind die betroffenen Kinder meist unauffällig. Bei der **akuten** Form der Erkrankung zeigt sich in den ersten Lebenstagen zunehmende Trinkschwäche, Erbrechen und Apathie. Die Erkrankung manifestiert sich innerhalb weniger Tage und führt zu schweren Hirnschädigungen durch Azidose bis hin zum Koma. Ebenso kann es zu Krampfanfällen, Dehydratation und Leberschädigung kommen.
  Bei der **chronischen** Form der Propionacidämie manifestiert sich die Erkrankung meist in den ersten Lebensmonaten in Form von Stoffwechselentgleisungen. Diese können nach einer vermehrter Eiweißzunahme und nach Infektionen auftreten. Neurologische Schäden sowie Entwicklungsverzögerungen sind bei diesem Krankheitsbild häufig.
- **Therapie:** Unterbrechung der Eiweißzufuhr während der akuten Phase für mindestens 24 Stunden. Durch Bikarbonatinfusionen wird die Acidose ausgeglichen. Gabe von Carnitin. Die Langzeittherapie besteht aus einer eiweißarmen Diät und der Verabreichung von einer speziellen Aminosäuremischung mit Carnitin.

Homozystinurie

- **Häufigkeit:** 1/150 000

Es gibt zwei Typen der Homozystinurie.
- **Ursache:** Typ I liegt ein Defekt des Enzyms **Cysthationin-Synthetase** zugrunde, Typ II ein Enzymdefekt bei der Rückbildung von **Homozystein** zu **Methionin**.
- **Symptome:** Je früher die Erkrankung auftritt, umso gravierender sind die Schäden der geistigen Entwicklung neben neurologischen Auffälligkeiten (häufiger bei Typ II). Es kommt zu einer verfrühten Arteriosklerose mit Thrombosen und Embolien in Gehirn, Herz und Nieren. Homozystein kann durch abnorme Kollagenvernetzung im Skelett zu Großwuchs führen. Neugeborenen sind im ersten Lebensjahr unauffällig.
- **Therapie:** Je nach der Form der Erkrankung entweder Gaben von Vitamin B_6 und B_{12} bzw. bei Nichtansprechen der Therapie proteinarme Diät.

Durchführung des Screenings

■ Abnahmezeitpunkt

Als günstigster Abnahmezeitpunkt gelten **72 Stunden** nach der Geburt, da der Stoffwechsel des Neugeborenen in dieser Zeit bereits anfängt, regelrecht zu funktionieren. Bei den neuen Testmethoden, z. B. der Tandem-Massenspektrometrie, sind bereits nach 36 Stunden genaue Messergebnisse zu erwarten. Da die Frauen die Klinik immer früher verlassen, ist mit dieser frühen Abnahme eine lückenlose Durchführung der Neugeborenenreihenuntersuchung gewährleistet. Nicht empfehlenswert ist allerdings eine Blutabnahme am ersten Lebenstag aufgrund der relativ unklaren Aussage und dem erforderlichen Wiederholungstest zwischen dem dritten und fünften Lebenstag.

■ Vorbereitung

Zur **Abnahme** des Screenings benötigt man folgende Utensilien:
- Testkarte aus Filzpapier
- Sterile Punktionslanzette

- Alkoholtupfer (70 % Isopropanol) zur Hautdesinfektion
- Einmalhandschuhe zum Eigenschutz
- Kleines Pflaster

Da die Blutabnahme beim Neugeborenen eine invasive Methode darstellt, ist es wichtig, die **Eltern** vor dem Eingriff gut vorzubereiten: Sie sollten über die häufigsten oben aufgeführten Erkrankungen, mindestens aber über PKU, Galaktosämie und Hypothyreose **aufgeklärt** werden. Dabei sollte betont werden, dass die meisten Erkrankungen mit frühzeitiger Therapie den Kindern gute Lebensmöglichkeiten schaffen können und schwere körperliche Schäden abwenden helfen. Auch die Abnahmetechnik sollte besprochen werden.

■ Abnahmetechnik

- Die Blutabnahme kann in Rücken-/Bauchlage oder ebenso auf dem Arm der Mutter durchgeführt werden.
- Die Ferse wird gut angewärmt und vor dem Stechen massiert. Durch die bessere Durchblutung ist eine leichtere Blutabnahme möglich. In einigen Kliniken wird Blut nur aus der Fingerbeere abgenommen, um eine Osteomyelitis (Knochenhautentzündung) zu vermeiden.
- Bei Fersenblutabnahme soll die Punktion seitlich und nicht tiefer als 2,5 mm erfolgen, um die Knochenhaut nicht zu verletzen.
- Auf der Testkarte befinden sich fünf Kreise. Die Kreise auf der Testkarte werden mit Blut getränkt. Wichtig ist, dass von 5 Kreisen mindestens 3 auf beiden Seiten gut mit kindlichem Blut gefüllt werden.
- Es ist unbedingt auf eine ausreichende Blutmenge zu achten, selbst wenn man das Baby ein zweites Mal stechen muss, um die Wiederholung des Tests zu vermeiden.
- Die Testkarte muss vor dem Absenden 3 Stunden getrocknet werden.

Ein **Stillen** während der Abnahme ist nur schwer möglich, da sowohl die Mutter als auch das Kind sich nicht mit der nötigen Ruhe auf den Stillvorgang konzentrieren können. Mutter und Kind sollten nach der Abnahme liebevoll zum Schmusen und Stillen angehalten werden.

9.2 Vitamin-D-Prophylaxe

Iris Edenhofer

Zur **Aufnahme von Calcium** aus dem Darm wird ein Abkömmling von Vitamin D_3 benötigt. Vitamin D_3 kann nur mit Hilfe von UV-Anteilen des Lichtes gebildet werden. Im Winter und Frühling komm es wegen Lichtmangel oft zu einem Vitamin D_3-Mangel. Calciummangel hat eine unzureichende Verknöcherung des Skeletts zur Folge. Diese Erkrankung wird als **Rachitis** bezeichnet. Sie führt zu Skelettverformungen, Brustkorbeinziehungen, einem abgeplatteten Hinterkopf und zu Rückgratverkrümmungen. Muttermilch und auch andere tierische und pflanzliche Lebensmittel enthalten nur wenig Vitamin D. Lebertran, Pilze, Ei und Hefe enthalten reichlich Vitamin D, sind allerdings im ersten Lebensjahr nicht empfehlenswert.

Durchführung

In Deutschland ist die Gabe von täglich einer Tablette Vitamin D 500 I.E. über ein Jahr (Frühgeborene 1000 I.E.) üblich. Dies gilt als die sicherste Rachitisprophylaxe. Sollte das Kind im Winter geboren sein, empfiehlt sich das Verabreichen über das 1. Lebensjahr hinaus bis zum Frühling, da in dieser Zeit wieder verstärkt UV-Licht zur Verfügung steht.

Wenn ein hellhäutiges Kind jedoch mindestens 30 Minuten pro Woche mit leichter Bekleidung oder 2 Stunden pro Woche mit dichter Bekleidung der Sonne ausgesetzt wird, kann auf eine Vitamin-D-Gabe verzichtet werden (132). In diesem Fall ist es jedoch wichtig, dass die stillende Mutter ausreichend Vitamin D (z. B. Milchprodukte) zu sich nimmt, da der Vitamin-D-Gehalt der Muttermilch von der Ernährung der Mutter beeinflusst wird. Hellhäutige Kinder haben eine bessere Vitamin-D-Synthese als dunkelhäutige Kinder (132).

Prophylaxe: Ab dem 7. Lebenstag erhält das Neugeborene täglich eine Tablette Vigantoletten® 500 (bzw. ein Kombinationspräparat mit Vitamin und Fluorid). Auf einem Teelöffel wird diese Tablette in etwas Wasser aufgelöst und vor oder zwischen dem Stillen oder der Flaschenmahlzeit dem Kind direkt verabreicht. Eine Zugabe zur Flasche empfiehlt sich nicht, da die Tablette dann nur in ungenügendem Maße aufgenommen wird. Ein großer Rest verbleibt an der Flaschenwand. Das Zuführen mit dem Löffel erscheint anfangs kompliziert, jedoch nehmen selbst Neugeborene nach etwas Training Flüssigkeiten über den Löffel gut auf.

Alternativ gibt es die Möglichkeit, Vitamin D in Tropfenform zu verabreichen (Vigantol-Öl®). Vigantol-Öl® hat sich auch bei einer allergischen Disposition gut bewährt, da es im Gegensatz zur Tablette mit nur einem Zusatzstoff (Pflanzenöl) auskommt.

Da sich Fluor nicht nur im Zahnschmelz, sondern auch im Knochen abgelagert, wird bei einer **Überdosierung** der Phosphoranteil im Knochen verdrängt. Dies kann z. B. zur vorzeitigen Knochenalterung in der zweiten Lebenshälfte führen. Es ist deshalb wichtig die Eltern über eine vernünftige Ernährung und richtige Verhaltensmaßnahmen zu beraten.

Folgende Maßnahmen helfen, Karies zu vermeiden:
- Keine Nuckelflaschen, die das Baby bzw. Kleinkind den ganzen Tag/Nacht zur Verfügung hat
- Ungesüßte Getränke, nur als Durststiller und nicht als Tröster!
- Rohkostreiche, zuckerarme Ernährung
- Frühstmögliche Zahnpflege, ab dem 3. Lebensjahr 2 × täglich
- Regelmäßige Kontrolle der Zähne beim Zahnarzt

Ab dem Durchbruch der ersten Zähne lässt sich die Härte des Zahnschmelzes durch lokale Fluoridgaben verbessern. Dieses ist in Kinderzahncremes enthalten. Ebenso empfiehlt sich die lokale Anwendung von fluoridhaltigem Gel (z. B. Elmex Gelee®) einmal wöchentlich bei Kindern ab dem 3. Lebensjahr.

9.3 Kariesprophylaxe
Iris Edenhofer

Wissenschaftliche Studien haben hinlänglich bewiesen, dass die in Deutschland lange Zeit praktizierte Gabe von Fluoriden vor dem 6. Lebensmonat keinen wirksamen Schutz vor Karies bietet. Die Verabreichung von Kombinationspräparaten zur Vitamin D- sowie Kariesprophylaxe sind somit nicht mehr empfehlenswert. Es bestehen allerdings immer noch unterschiedliche Lehrmeinungen zu diesem Thema und Kombinationspräparate werden nach wie vor häufig verabreicht.

9.4 Vorsorgeuntersuchungen
Iris Edenhofer

Die kindlichen Vorsorgeuntersuchungen dienen der Erkennung von Entwicklungsstörungen und Anomalien. Seit 1971 sind Vorsorgeuntersuchungen in Deutschland eingeführt und wurden die letzten Jahre ständig erweitert und verlängert. Vom Tag der Geburt bis zum 64. Lebensmonat werden die Kinder in regelmäßigen Abständen vom Kinderarzt untersucht. Während die ersten Untersuchungen sich hauptsächlich mit Anomalien und körperlichen Befindlichkeiten beschäftigen, dienen die Untersuchungen ab dem 12. Lebensmonat in großem Maße der körperlichen und geistigen Entwicklung.

Hebammen sind befugt, die U1 durchzuführen und diese auch zu dokumentieren und abzurechnen (s. Kap. 4, S. 84f). Alle weiteren Untersuchungen sind Aufgabe des Kinderarztes oder eines in gleichem Maße befugten praktischen Arztes bzw. Allgemeinmediziners.

- U1: wird kurz nach der Geburt von der Hebamme und/oder dem Arzt durchgeführt.
- U2: am 3.–10. Lebenstag
- U3: in der 4.–6. Lebenswoche
- U4: im 3.–4. Lebensmonat
- U5: im 6.–7. Lebensmonat
- U6: im 10.–12. Lebensmonat
- U7: im 21.–24. Lebensmonat
- U8: im 43.–48. Lebensmonat
- U9: im 60.–64. Lebensmonat

Alle Untersuchungen werden in das so genannte gelbe Kinderuntersuchungsheft eingetragen, welches sofort nach der Geburt erstellt wird. Die Kosten für das Vorsorgeprogramm tragen die Krankenkassen.

9.5 Hüftsonographie

Iris Edenhofer

Bei 2–4 % der Neugeborenen (gehäuft bei Mädchen) findet sich die Anlage einer zu flachen Hüftgelenkspfanne (Hüftgelenksdysplasie). Sie kann in unterschiedlichen Schweregraden auftreten bis hin zur Hüftluxation, dem Auskugeln des Gelenkkopfes.

Hüftgelenksdysplasie

Symptome und Risikofaktoren

Hinweiszeichen auf eine Hüftgelenksdysplasie sind asymmetrische Oberschenkel- und Gesäßfalten und das Auftreten des Ortolani-Zeichen: ein Schnappen oder Knacken beim Spreizen der kindlichen Beine im abgewinkelten Zustand von der Mitte nach außen. Dieses Zeichen erfordert vom Untersucher jedoch viel Erfahrung.

Die Beinchen eines Neugeborenen können normalerweise bis zu 90° gespreizt werden. Unmittelbar nach der Geburt ist eine Flexionskontraktur von 30°–40° auf Grund der intrauterinen Beugehaltung der Beinchen physiologisch. Ab dem 2. Lebensmonat sollte die Abduktion (Abspreizung von der Mitte nach außen) mindestens noch 65° betragen.

In der **Anamnese** können bestimmte **Risikofaktoren** auf eine angeborene Hüftdysplasie hinweisen:
- Geburt aus Steißlage, Sectio oder Frühgeburt
- Positive Familienanamnese
- Oligohydramnie, übergroßes Kind, Zwillingsschwangerschaft, Plazentaanomalien

Diagnosesicherung

Als sicheres und wenig invasives Verfahren gilt die seit 1996 in den Vorsorgekatalog aufgenommene Hüftsonographie nach Prof. Graf. Sie hat die lange Zeit übliche Röntgenuntersuchung abgelöst. Im Jahre 2002 erhielten jedoch erst 77 % aller Kinder diese Untersuchung. Hebammen sollten bei der Wochenbettbetreuung unbedingt auf die Wichtigkeit dieser frühen, nicht invasiven Maßnahme hinweisen. Sie ermöglicht meist eine wesentlich schonendere Therapie und hat einen geringeren Schweregrad der Erkrankung zur Folge. Vor der Einführung des Sonographiescreenings wurden Kinder mit Hüftgelenksdysplasie in der Regel im 9. Lebensmonat erfasst und dann spät therapiert.

Durchgeführt wird die Ultraschalluntersuchung der Hüfte bei vorliegenden Risikokatalogfaktoren frühstmöglich, bei unauffälligen Säuglingen ohne Anamnese in der 4.–6. Lebenswoche.

> Die Hüftsonographie sollte spätestens zur U3 vorliegen, denn es gilt der Grundsatz: Je früher die Hüftdysplasie erkannt wird, desto kürzer ist die Behandlungszeit!

Therapie

Eine Therapie der Hüftdysplasie und -luxation muss orthopädisch behandelt werden. Die Kinder erhalten je nach dem Schweregrad verschiedene Spreizschienen bis zur Ausreifung und Verknöcherung der Gelenkpfanne.

Bei einer Hüftluxation erfolgt nach der Retention (Einstellung des Hüftkopfes in die Pfanne) beim Neugeborenen das Anbringen einer straff eingestellten Spreizhose mit parallel eingestellten Beinzügeln. Ist die Hüfte nach 4 Wochen noch instabil, ist eine sichere Retention mit einem so genannten „Fettweis-Gips" nötig. Dieser verbleibt nochmals mindestens für 5 Wochen. Im Gegensatz zu früher wird keine extreme Spreizung von 90° mehr herbeigeführt. Da diese extremen Abduktionen vermehrt Hüftgelenksnekrosen begünstigten.

9.6 Hörscreeening

Iris Edenhofer

1–2 Kinder von 1000 kommen in Deutschland mit einer angeborenen Hörstörung zur Welt. Zudem gibt es Kinder, die nur leicht oder mittelgradig schwerhörig sind. Eine angeborene, beidseitige Hörstörung führt zu schweren Sprachentwicklungsstörungen und zu einer gestörten emotionalen und sozialen Entwicklung des Kindes. Meist werden diese Hörstörungen erst im 2. oder 3. Lebensjahr entdeckt, eben durch die verzögerte Sprachentwicklung. Ein Screeningprogramm zur Früherkennung von schweren Hörstörungen ist für eine frühe Diagnosestellung wichtig. Geeignete Therapiemaßnahmen innerhalb der ersten 6 Lebensmonate schaffen die Voraussetzung für eine weitgehend ungestörte Entwicklung von Spracherwerb und Sprachverständnis.

Zeitpunkt

Innerhalb der ersten Lebenstage! Ein Screening im 6. bzw. 7. Lebensmonat ist weitaus aufwändiger, wichtig ist eine sehr frühe Therapie.

Durchführung

Bei der otoakustischen Emissionsmessung (OAE) wird ein kleiner Stöpsel in das Ohr des Neugeborenen gesteckt. Ein Ton von ca. 70 dB (normale Unterhaltung ca. 65 dB) wird zugeführt. Die Hörschnecke im gesunden Ohr sendet einen zweiten Ton. Dieser Ton wird von dem Gerät registriert, das grüne Licht leuchtet auf. Die Hörschnecke funktioniert. Ist der Test nicht bestanden und wird kein Ton ausgesandt, leuchtet das rote Licht. In diesem Fall wird zu einem späteren Zeitpunkt eine Wiederholungsuntersuchung durchgeführt.

Sinnvoll ist die Durchführung des Testes bei einem satten, schlafenden Säugling. Die Untersuchung ist völlig schmerzlos und schnell durchführbar.

9.7 Allergieprophylaxe

Marion Stüwe

> Eine Allergie ist eine Überreaktion des menschlichen Abwehrsystems auf bestimmte körperfremde Eiweiße.

Die Eiweißstoffe, auf die der Mensch unter Umständen überempfindlich reagieren kann, werden als **Antigene** bezeichnet. Eine allergisierende, krank machende Wirkung entfalten diese

Tab. 9.1: Allergische Krankheiten lassen sich in vier Arten einteilen

Art	Reaktion	Reaktionszeit	Krankheitsbild
Typ I (Sofortreaktion)	Freisetzung verschiedener Mediatoren (IgE, Histamin, Leukotrine, Prostaglandine, Thromboxan u.a.	sofort (Sekunden bis Minuten)	allergisches Asthma, Urtikaria, Heuschnupfen, anaphylaktischer Schock u.a.
Typ II (toxische Reaktion)	Bildung von Immunkomplexen, IgG, IgM. Unter der Aktivität von Killerzellen kommt es zur Zytolyse körpereigener Zellen	6 bis 12 Std.	allergisch bedingte hämolytische Anämie, Thrombopenie, Agranulozytose u.a.
Typ III (Arthus-Typ, Immunkomplex-Reaktion)	Es kommt zur Bildung von zirkulierenden oder auch stationären mesenchymalen Immunkomplexen aus Antikörpern (IgG, IgM) und Antigenen. Nach der Freisetzung von Komplementfaktoren kommt es zur Phagozytose durch Granulozyten, wobei gewebeschädigende Enzyme freigesetzt werden	6 bis 12 Std.	allergische Blutgefäßentzündung, exogen allergische Alveolitis u.a.
Typ IV (Verzögerter Typ, zelluläre Überempfindlichkeit)	Durch die Freisetzung von Lymphokinen aus spez. sensibilisierten T-Lymphozyten kommt es bei erneutem Kontakt mit einem Vollantigen zu einer allergischen Entzündungsreaktion	12–72 Std.	allergisches Kontaktekzem. Tuberkulinreaktion, die Arzneimittel ausgelöste Ausschläge u.a.

(Pschyrembel, 257. Auflage, de Gruyter)

Antigene nur bei sensibilisierten, d.h. überempfindlich gewordenen Personen. Sensibilisierte Personen sind bereits vor der krank machenden Wirkung mit dem körperfremden Eiweiß in Kontakt gekommen und haben als Reaktion darauf spezielle Antikörper und/oder Abwehrzellen produziert. Beim erneuten Kontakt mit dem Antigen kann es aufgrund besonderer individueller Empfindlichkeiten zu einer Überreaktion des Abwehrsystems kommen, bei der dann die Symptome einer Allergie auftreten. Die **Symptome** können verschiedene Teile des Körpers betreffen.
- die Atemwege – Heuschnupfen, Asthma bronchiale
- die Haut – Dermatitis, Nesselsucht (Urtikaria)
- das Verdauungssystem – Übelkeit, Erbrechen, Durchfall

Allergieentstehung

Die **Veranlagung** eine Allergie zu bekommen, wird vererbt. Das Risiko eines Kindes an einer Allergie zu erkranken ist umso größer, je mehr Familienmitglieder bereits an einer Allergie leiden. Bei Hochrisikokindern haben beide Eltern die gleiche allergische Erkrankung oder es sind besonders schwere Verlaufsformen atopischer Erkrankungen in der Familie bekannt.

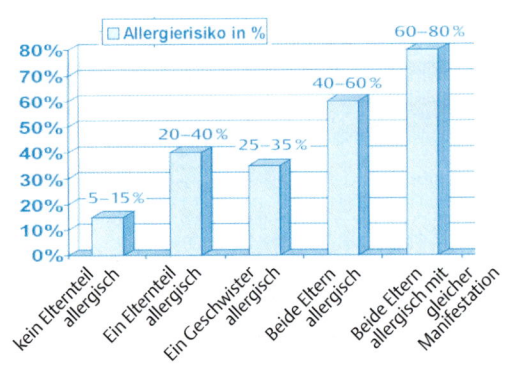

Abb. 9.1: Allergierisiko eines Neugeborenen in Abhängigkeit von der Atopiebelastung der Familie.
Nach: Deutscher Allergie- und Asthmabund e.V.: Allergien vermeiden, 1999

> Vererbt wird primär die Veranlagung zum Ausbruch einer Allergie und nicht die allergische Erkrankung selbst. Erst der häufige Kontakt mit möglichen allergenen sowie der Einfluss verschiedener spezifischer und unspezifischer Faktoren machen dann aus der Veranlagung eine Allergie.

Begünstigende Faktoren
- Frühe und häufige Allergenexpositionen:
  - Unreife der Verdauungs- und Immunfunktionen
  - Nahrungsmittelallergene
  - Inhalationsallergene (Hausstaub, Milben, Pollen, Tierhaar und Tierprodukte)
- Unspezifische Faktoren
  - Rauchen in der Umgebung des Kindes
  - Luftverschmutzung
  - schlecht durchlüftete Wohnungen
  - Virusinfektionen

> Aufgrund der besonderen Unreife des Verdauungs- und Immunsystems bei Säuglingen kommt der Ernährung in den ersten Lebensmonaten beim Vermeiden von Allergien eine besondere Bedeutung zu. Insbesondere in den ersten Lebenswochen, der so genannten Adaptionszeit, haben Säuglinge bei einer oralen Allergenzufuhr ein höheres Sensibilisierungsrisiko als bei einer späteren Exposition.

Dabei spielt nicht nur die Unreife eine Rolle, sondern auch die erhöhte Durchlässigkeit der Darmschleimhaut für Makromoleküle. So begünstigt eine Zufütterung von Kuhmilcheiweiß oder sojaeiweißhaltiger Säuglingsnahrung während der ersten Lebenswochen die Entstehung einer Kuhmilcheiweiß- oder Sojamilcheiweißallergie, selbst wenn diese Kinder nachfolgend längere Zeit gestillt werden. Eine wiederholte Zufuhr kleinerer Mengen Fremdeiweiß, z. B. bei der Zufütterung, kann auch bei gestillten Säuglingen das Risiko der Sensibilisierung wesentlich erhöhen, so dass es bei der Wiedereinführung des betreffenden Fremdeiweißes nach der Stillzeit zu schweren allergischen Reaktionen kommen kann.

Bei der Allergieentstehung spielen außerdem auch Umweltfaktoren, die Häufigkeit der Exposition, die Regelmäßigkeit sowie positiver und negativer Stress eine Rolle. Positiver Stress sind schon die ganz normalen Entwicklungsschritte und die Anpassung an das Leben als Säugling, Krabbelkind und Kleinkind. Negativer Stress sind Überforderung und starke Anpassungsstörungen.

Unmittelbar mit der Geburt beginnt die Auseinandersetzung des kindlichen Immunsystems mit der Umwelt. Das Immunsystem muss trainiert werden durch Keime und Fremdstoffe, die über die Mund- und Nasenschleimhäute in den kindlichen Organismus eindringen, zwischen fremd und selbst zu unterscheiden. Dabei helfen spezielle Lymphozyten, welche als Gedächtniszellen (Memory cells) diese Unterscheidungsfähigkeit speichern und später beim erneuten Fremdkontakt schnell reagieren können.

Die **massive Zunahme von Allergien**, welche natürlich eine multifaktorielle Genese haben, scheint allerdings einen auffälligen Zusammenhang mit der verminderten Krankheitsexposition im Kindesalter zu haben. Asthma, Heuschnupfen und atopisches Ekzem werden in Zusammenhang gebracht mit niedriger Geschwisterzahl (124), hohem Hygiene-Standard

Tab. 9.2: Aufwand und Nutzen einzelner Maßnahmen zur Allergieprävention

	Aufwand	Nutzen
Tierhaare (Babyfell, Haustiere) meiden bzw. abschaffen	mittel	hoch
regelmäßiges Lüften	gering	hoch
Textilien (Bettzeug, Stofftiere, Decke) über 60° alle zwei Wochen waschen	mittel	hoch
kein Tabakrauch in der Umgebung des Kindes	gering	hoch
allergenarme Ernährung der Mutter in der Schwangerschaft	hoch	gering
allergenarme Ernährung der Mutter in der Stillzeit	hoch	mittel
allergenarme Ernährung des Babys in den ersten sechs Monaten	gering	hoch
späte Einführung von Beikost	gering	hoch

(Meyer-Rebentisch, Friedrichsen 1998)

(124), negativer Tuberkulinreaktion (125), fehlenden Antikörpern gegen Hepatitis A (126) sowie fehlendem Durchmachen der Masern (127). Allergien könnten demnach als Ausdruck eines untrainierten, gelangweilten Immunsystems angesehen werden, welches zu Überreaktionen neigt.

Vorbeugende Maßnahmen

Bei der Allergieprävention besteht ein allgemeiner **Konsens**, dass Babys möglichst spät und wenig mit häufig allergieauslösenden Stoffen in Berührung kommen sollen. Vorbeugung vor Allergien (Prävention) ist das Meiden von Allergenen und der möglichst späte Kontakt mit eiweißhaltigen Substanzen. Dazu gehören auch verschiedene zuckerfreie Instanttees, die Eiweiß enthalten, in der Regel versteckt in den Süßstoffen.

> Die wichtigste Empfehlung für Mütter allergiegefährdeter Kinder ist mindestens vier, besser sechs bis acht Monate voll zu stillen.

Stillende Mütter müssen hierbei nicht generell allergieauslösende Lebensmittel aus ihrem Speiseplan streichen. Sie sollen lediglich die Nahrungsmittel weglassen, auf die sie selber empfindlich oder mit Allergien reagieren. Eine

Tab. 9.3: Lebensmittel, die häufig Allergien oder Unverträglichkeitsreaktionen auslösen

Lebensmittel	Typische Reaktionen
Hühnerei	sofortige und verzögerte Allergie/Unverträglichkeit
Kuhmilch	verzögerte Allergie/Unverträglichkeit
Weizen	verzögerte Allergie/Unverträglichkeit
Zitrusfrüchte	Allergie/Unverträglichkeit/ Wundsein
Soja	verzögerte Allergie/Unverträglichkeit
Fisch	sofortige Allergie
Nüsse	sofortige und verzögerte Allergie
Kohlgemüse/ Zwiebelgemüse	sehr selten Allergie/ starke Blähungen

Studie von Pollard besagt sogar, dass der geringe Gehalt an allergenen Stoffen in der Muttermilch die Entwicklung einer oralen Toleranz beim Säugling eher fördert, als dass sie zur Sensibilisierung gegen die Stoffe beiträgt. So weisen Stillkinder von normal ernährten Müttern deutlich weniger Allergien auf als Stillkinder von Müttern, die eine allergenarme Diät hielten (129). Entdecken die Eltern allerdings Anzeichen von Unverträglichkeit bei den Kindern, wie häufige Blähungen, Koliken, häufiges Schreien ohne erkennbaren Grund, stärkere Hautreaktionen oder eine ständige Schnupfennase, können sie ausprobieren, ob Nahrungsmittel, die die stillende Mutter konsumiert hat, unverträglich sind.

Für Kinder aus Allergikerfamilien, die nicht gestillt werden können, sind spezielle „hypoallergene" Säuglingsnahrungen im Handel (s. S. 267).

Vorbeugende Maßnahmen gegen Allergien im häuslichen Bereich:
- Keine Haustiere halten.
- Im Lebensbreich des Kindes nicht Rauchen.
- Keine Teppiche und Gardinen im Kinderzimmer.
- Keine Roßhaarmatratzen, Federbetten, Schaffelle oder Naturhaardecken.
- Keine Topfpflanzen aufstellen.
- Die Zimmerreinigung sollte stets mit einem feuchten Tuch erfolgen.
- Die Räume sollten häufig gelüftet werden.
- Bevorzugung von Baumwollkleidung.
- Möglichst Naturtextilien, jedoch auf reine Wolle und echte Seide verzichten.
- Stofftiere sollten häufiger gewaschen oder drei Tage lang eingefroren werden. Im Sommer hilft auch direkte Sonnenbestrahlung gegen Staubmilben.
- Das Baby nicht häufiger als einmal pro Woche baden, hierbei auf Pflegemittel entweder ganz verzichten oder solche meiden, in denen Molke oder Milcheiweißstoffe, Duftstoffe und ätherische Öle enthalten sind.
- Die bewusste Auswahl von Baumaterialien bei Renovierungs- und Umbauarbeiten.

Lebensmittel, die allergiegefährdete Kinder meiden sollten:
- Zitrusfrüchte
- Nüsse und Samen mit Ausnahme der Mandel
- Weizen
- Roggen
- Schweinefleisch
- Konservierungs- und Farbstoffe
- Hühnereier
- Kuhmilch und Kuhmilchprodukte mit Ausnahme von Joghurt, Kefir, Schwedenmilch, Butter und Sahne
- Produkte, die viel Milch- oder Molkeeiweiß enthalten (Kekse, Waffeln, Knäckebrot, Kuchen, helle süße Brotsorten)
- Wurstsorten mit Milcheiweiß (Bockwürstchen und Mortadella u. a.)
- Fertigprodukte, wie Kakao, Schokolade, Pudding, Milchreis, Eiscreme und Nougatcreme
- Fisch
- Sojamilch und Sojanahrung
- Sellerie
- Grünkern
- Huhn- und Putenfleisch wirken zwar nicht allergen, sie sollten aber wegen hoher Anteile von Restsubstanzen und Medikamenten aus der Zucht im ersten Lebensjahr nicht gefüttert werden.
- Honig ist ebenfalls im ersten Lebensjahr nicht geeignet wegen möglicher Verunreinigungen mit Botulinusbakterien. Außerdem können Blütenpollen enthalten sein, die für allergiegefährdete Babys ein Risiko darstellen.

9.8 Schutzimpfungen

Marion Stüwe

Der Umgang mit Krankheit und Gesundheit, welcher auch die Impfentscheidung mit einschließt, kann in der Regel nicht von einem rationalen, wissenschaftlichen Standpunkt heraus entschieden werden, sondern bleibt letztlich eine eher intuitive Entscheidung. Bei der Entwicklung, Erforschung und wissenschaftlichen Beurteilung der Impfstoffe steht stets deren Wirksamkeit im Vordergrund und niemals die auch wichtige Frage, wie die positiven Auswirkungen von Krankheit auf die Lebensqualität des Menschen wirken können. Es gibt nur wenige Studien, in welchen geimpfte und nicht geimpfte Gruppen miteinander verglichen werden und in kaum einer Studie geht es um weiter reichende Kriterien wie Lebensqualität, Lebensdauer, seelische Gesundheit oder Häufigkeit chronischer oder bösartiger Erkrankungen bei Geimpften und Ungeimpften.

Seit der Aufhebung der Pockenpflichtimpfung 1982 in Deutschland gibt es **keine Impfpflicht** mehr. Die Entscheidung über die Durchführung einer Schutzimpfung liegt seitdem beim Einzelnen und im Fall von Kindern bei ihren Eltern. Die **öffentlichen Impfempfehlungen** werden seit 1991 mit Beschluss der Konferenz der Gesundheitsminister der Länder von der Ständigen Impfkommission (STIKO) bekannt gegeben. Sie ist das zentrale Forschungsinstitut des Bundesministeriums für Gesundheit auf dem Gebiet der Infektionskrankheiten. Die öffentliche Empfehlung durch die STIKO begründet in aller Regel die Kostenübernahme der Impfung durch die gesetzlichen Krankenkassen und für den Fall eines Impfschadens durch einen Versorgungsanspruch von Seiten des Staates (Staatshaftung). Diese Staatshaftung ist nur dann verbindlich, wenn ein vom Paul-Ehrlich-Institut zugelassener Impfstoff verwendet wurde. Auf europäischer Ebene ist die Zulassungsbehörde EMEA (Evaluation of Medicinal Products) in London für die Erteilung von Genehmigungsverfahren zuständig.

Für die **Durchführung** und die **Aufklärung** sind die Ärzte zuständig.

Aufklärungspflicht vor Schutzimpfungen:
„Vor Durchführung einer Schutzimpfung hat der Arzt die Pflicht, den Impfling oder seine Eltern bzw. Sorgeberechtigten über die zu verhütende Krankheit und die Impfung aufzuklären, damit sie über die Teilnahme an der Impfung entscheiden können. Die Aufklärung sollte umfassen:
- Information über die zu verhütende Krankheit,
- Behandlungsmöglichkeiten der Krankheit,
- Nutzen der Schutzimpfung für das Individuum und die Allgemeinheit,
- Art des Impfstoffes,
- Durchführung der Impfung,
- Dauer des Impfschutzes,
- Verhalten nach der Impfung,
- Kontraindikation,
- mögliche Nebenwirkungen und Impfkomplikationen,
- Notwendigkeit von Auffrischimpfungen.

Für öffentliche Impftermine wird eine vorherige Aufklärung in schriftlicher Form empfohlen. Eine Gelegenheit zu weitergehenden Informationen durch ein Gespräch mit dem Arzt muss aber gegeben sein" (Impfempfehlung der STIKO, Januar 2000).

Aus diesen Ausführungen wird deutlich, dass die Entscheidung über die Durchführung einer Impfung bei dem Impfling selbst bzw. bei den Sorgeberechtigten liegt! Diese **Notwendigkeit der Einwilligung**, ergibt sich aus der Tatsache, dass jede Impfung durch Injektion eine Körperverletzung darstellt. Körperverletzungen sind nur mit Einwilligung der Betroffenen rechtmäßig. Eine sorgsam ausgeführte Impfaufklärung hat zum Ziel, den Impfling bzw. dessen Eltern oder Sorgeberechtigten selbständig urteilsfähig zu machen.

Die natürliche Immunisierung

Die Voraussetzung zur Schaffung einer dauerhaften Immunität bietet die Aktivierung unseres „Zellulären Abwehrsystems". Bei Infektionskrankheiten versuchen die meisten Erreger über die Schleimhäute in den Organismus zu gelangen. Dort bekommen sie Kontakt mit dem Abwehrsystem im Mund-Rachen-Raum, in den Luftwegen oder im Verdauungstrakt. Dieser Kontakt führt zu einer Steigerung der Durchblutung. Erste Abwehrstoffe haften sich an die Erreger an und Abwehrzellen erkennen so die gekennzeichneten Erreger und können sie angreifen. So genannte Fresszellen zerstören dann die gekennzeichneten Erreger. Informationen über die Eigenschaften der Erreger gelangen nun von den Fresszellen an spezialisierte Abwehrzellen, vor allem an die T-Helfer-Zellen-1 (Th1-Zellen; Untergruppe der T-Lymphozyten). Durch deren Aktivierung werden alle von Erregern befallenen Körperzellen abgebaut. Dieses System funktioniert besonders gut bei Viren, da diese sich im Inneren der Körperzellen vermehren.

■ Das Th2-Abwehrsystem

Die Fresszellen geben Informationen über den Erreger mit Hilfe von T-Helfer-2-Zellen (Th2-Zellen) an spezialisierte weiße Blutkörperchen, die B-Lymphozyten, weiter. Dadurch wird die **Produktion spezifischer Antikörper** angeregt. Diese Antikörper werden gezielt und ausschließlich gegen einzelne Erreger gerichtet. Sie kommen nur in Körperflüssigkeiten vor und sind im Blut messbar (Titer). Diese Antikörper erkennen die zu ihnen passenden Erreger (Antigene), haften sich ihnen an und bereiten sie so auf die Zerstörung durch die Abwehrzellen vor. Dieser Vorgang ist das **„Humorale Abwehrsystem"** oder Th2-System.

Nur wenn das Th1-System stark auf einen Eindringling reagiert hat, werden die B-Lymphozyten zu so genannten **Gedächtniszellen** umgeformt und bleiben ein Leben lang bereit, bei Bedarf oder einem erneuten Kontakt mit dem spezifischen Antigen wieder große Mengen an Antikörpern auszuschütten und so eine neuerliche Infektion mit dem selben Erreger zu verhindern.

Nach einem Erstkontakt mit Krankheitserregern dauert es normalerweise vier bis 10 Tage, bis die spezifische Abwehr anläuft. Dies ist meistens zu lange um einen Krankheitsausbruch zu verhindern. Beim erneuten Eindringen der gleichen Antigene werden dann aber sofort und in großen Mengen Th1-Zellen in die Blutbahn entsandt und spezifische Antikörper produziert, so dass ein Krankheitsausbruch verhindert wird. Der Organismus ist also **„immun"** geworden.

Ein **gesundes Immunsystem** gründet auf dem Zusammenspiel von Abwehrstoffen (Antikörpern) und Abwehrzellen mit verschiedenen gegenseitigen Kontroll- und Verstärkungsmechanismen. Wird dieses Gleichgewicht gestört und überwiegt beispielsweise das Th2-System, kommt es zu einer Produktion von Abwehrstoffen und Abwehrzellen als Überreaktion gegen harmlose Fremdstoffe wie Lebensmittel oder Partikel aus der Atemluft. Dieses ist dann der Beginn einer **allergischen Erkrankung**. Ist dagegen das Th1-System stark genug, wird diese allergische Reaktion unterdrückt. Faktoren, die das Th1-System schwächen und die Entstehung von Allergien fördern, sind z. B. in der Kindheit der mangelnde Kontakt mit Viren und Bakterien durch unseren hygienischen westlichen Lebensstil, die Verabreichung von Breitbandantibiotika im ersten Lebensjahr, auch vermutlich Impfungen sowie die Aufnahme von deren Begleitstoffen.

Unser Immunsystem verfügt über ganz verschiedene Einsatzmöglichkeiten. Die beiden T-Helferzellen, Th1 und Th2, sind mit verschiedenen Reaktionsmustern an Immuneffektorfunktionen gebunden. Durch intrazelluläre Bakterien und Viren wird das **Zytokinprofil der natürlichen Immunität** (hohe Interferon-Gammaproduktion ohne Interleukin-4-Produktion) hervorgerufen. Dabei werden sowohl Makrophagen als auch natürliche Killerzellen aktiviert. Dieses besondere Profil bestimmt die nachfolgende spezifische Th1-Reaktion. Diese ist zytotoxisch und unterstützt nicht die IgE-Synthese. Eine Abwesenheit oder eine niedrige Konzentration von Interferon-Gamma und die frühe Produktion von Interleukin-4, welche als Reaktion auf Allergene auftritt, favorisiert dann wahrscheinlich die Entwicklung von Th2-Zellen. Th2-Reaktionen sind mit starken, andauernden Antikörperreaktionen, einschließlich einer IgE- und Eosinophilen-Produktion verbunden. So legen Forschungsergebnisse nahe, dass virale und bakterielle Infektionen vor einer Atopie schützen können, wenn Th1-Zellen aktiviert und Interferon-Gamma produziert wird. Die Zytokine können die Differenzierung von allergenspezifischen T-Zellen verändern: Zellen, die eigentlich als Th2-Typ bestimmt waren, werden Th1-Zellen (98, 97, 94, 70).

Bei Schutzimpfungen zur Vermeidung von Infektionskrankheiten wird stets nur das Th2-System aktiviert.

Die künstliche Immunisierung

Während der Schwangerschaft ist das Immunsystem von Mutter und Kind Th2-betont, um eine mögliche Abstoßung des Fötus durch Abwehrzellen zu verhindern. Nach der Geburt wird durch spezifische Botenstoffe aus der Muttermilch das Th1-System des Kindes als vorrangiges Abwehrsystem im ersten Lebensjahr aktiviert. Dieser Vorrang des Th1-Systems ist sozusagen **die Lernphase des Immunsystems**. Die Bildung von Gedächtniszellen spielt bei Säuglingen aus bisher nicht bekannten Gründen eine untergeordnete Rolle und wird sogar unterdrückt.

Durch Impfungen wird das Th2-System beim Säugling aktiviert und die Produktion von Antikörpern und Gedächtniszellen provoziert. Impfkritische Ärzte weisen darauf hin, dass durch Impfungen im Säuglingsalter ein Ungleichgewicht im kindlichen Abwehrsystem geschaffen wird, welches den Organismus für Allergien und Autoimmunerkrankungen empfänglich macht. „Bei einer Impfung werden Impfantigene zugeführt. Es handelt sich (...) um abgetötete Viren oder Bakterien, um Bruchstücke von Bakterien oder um abgeschwächte Lebendviren. Sie werden unter die Haut oder in den Muskel gespritzt, ohne mit der Schleimhaut und dem dort befindlichen Abwehrsystem Berührung aufzunehmen. Von hier aus gelangen sie in den Blutkreislauf und in die Milz, wo in erster Linie das Th2-System aktiviert wird.

Die Aktivierung des Th1-Systems unterbleibt, ja es kommt unter Umständen sogar zu einer Schwächung (...), was unter anderem zur Folge haben kann, dass Geimpfte häufig später teils

Natürliche Immunisierung	Künstliche Immunisierung
Keime (Antigene) ↓ Schleimhäute ↓ Aktivierung des Abwehrsystems im Mund-Rachen-Raum, in den Luftwegen, im Darmtrakt ↓ Aktivierung der Th1-Zellen ↓ Abbau der durch Keime befallenen Körperzellen ↓ Aktivierung des Th2-Systems ↓ Informationsübertragung an die B-Lymphozyten (Antikörperbildung) ↓ Gedächtniszellen (Titer)	Impfung ↓ Aktivierung des Th2-Systems ↓ Informationsübertragung an die B-Lymphozyten ↓ Gedächtniszellen (Impftiter)

‚subklinisch', also ohne deutliche Krankheitssymptome, die entsprechende Krankheit durchmachen, mit unbekannten weiteren Folgen auf die Abstimmung der beiden Abwehrsysteme." (Hirte 2001)

> Impfungen stimulieren das Immunsystem also völlig anders als natürliche Infekte.

In der Impfforschung ist dieses Problem bekannt und es wird derzeit daran gearbeitet, den Impfstoffen Substanzen beizumischen, die auch das Th1-System stimulieren. Nach einer durchgemachten Infektionserkrankung liegen die messbaren Antikörper stets deutlich höher als nach der entsprechenden Impfung. Dies führt unter anderem dazu, dass geimpfte Mütter ihren Kindern nach der Geburt kaum noch einen Schutz vor Masern oder Windpocken mitgeben können. Der so genannte **Nestschutz** während der Schwangerschaft und in den ersten drei Lebensmonaten des Säuglings wird durch Impfungen stark gemindert.

Totimpfstoffe

Heute kennen wir drei Arten von Impfstoffen:
- Lebendimpfstoffe,
- Totimpfstoffe und
- DNA-Impfstoffe.

Totimpfstoffe bestehen aus abgetöteten Bakterien oder Viren (Polio, FSME, Influenza, Hepatitis A) oder aus immunogenen Bestandteilen ihrer Zelloberfläche (Keuchhusten, HIB, Hepatitis B) und auch aus entgifteten Giftstoffen der Erreger (Tetanus, Diphtherie).

Bei der Herstellung von Totimpfstoffen werden die Keime inaktiviert und verschiedenen Reinigungsschritten unterworfen. Bestandteile der Kulturmedien (die Nährböden, auf denen die Impfkeimkulturen gezüchtet werden) wie Hühnerembryo- oder Hefeeiweiß lassen sich dabei leider nicht vollständig entfernen. Zur Inaktivierung der Erregerstämme werden Substanzen wie Formaldehyd, Phenol, Thiocyanat, Äther oder β-Propiulacton verwendet. Auch von diesen Stoffen finden sich teilweise noch Spuren in den späteren Impfstoffen.

Des Weiteren werden den Impfstoffen chemische Substanzen zur **Konservierung** beigefügt, dazu zählen das problematische, weil **quecksilberhaltige Thiomersal**, aber auch Polygeline, Benzalkoniumchlorid und Cetyltrimethyl-Ammoniumbromid. Das Thiomersal oder Natriumtimerfonat ist der derzeit umstrittene Inhaltsstoff von Impfampullen. Er besteht zu ca. 50 % aus Quecksilber und wird seit den 30er Jahren weltweit eingesetzt, um das Wachstum von Bakterien oder Pilzen in Impfstoffen zu verhindern. Werden thiomersalhaltige Impfstoffe bei Kindern in den ersten sechs Lebensmonaten verabreicht, so kann dies aufgrund des geringen Körpergewichts zu einer enormen Quecksilberbelastung führen. Von daher empfiehlt beispielsweise die American Association of Pediatrics die Hepatitis-B-Impfung bis auf weiteres nicht mehr im ersten Lebenshalbjahr bei Kindern durchzuführen, außer bei Säuglingen von infektiösen, also HBsAG-positiven Müttern (105). Thiomersal ist enthalten in allen Hepatitis-B-Einzelimpfstoffen, den meisten Grippeimpfstoffen, allen Tetanus- und Diphtherieeinzelimpfstoffen und DT-Impfstoffen.

Weiterhin problematisch ist das in fast allen Totimpfstoffen verwendete Aluminiumhydroxid oder Aluminiumphosphat. Diese werden eingesetzt als Hilfsstoffe für eine verzögerte Freisetzung des Impfantigens zur Erhöhung der Wirksamkeit. **Aluminium** kann Reizungen an der Impfstelle oder in nahe gelegenen Lymphbahnen hervorrufen sowie zu allergischen Reaktionen auf den Impfstoff führen. Vermutlich trägt es auch zur vermehrten Bildung von IgE und somit zur Entstehung chronisch-allergischer Erkrankungen bei (44). Als problematisch gilt auch die Aufnahme von Aluminium ins Nervengewebe durch Bindung an Eiweiß (Transferin), da es sich um ein Nervengift handelt.

Lebendimpfstoffe

Bei der Herstellung von Lebendimpfstoffen werden Viren unter nicht optimalen Wachstumsbedingungen abgeschwächt (attenuiert). Sie bleiben vermehrungsfähig und sind durch serologische Methoden nicht vom natürlichen Erreger zu unterscheiden.

Lebendimpfstoffe werden zum Schutz vor einer bakteriellen Verunreinigung mit **Antibiotika** versehen (Streptomycin oder Neomycin), welche noch in den Impfstoffen nachweisbar sind. Außerdem sind in Lebendimpfstoffen häufig Humanalbumine enthalten.

DNA-Impfstoffe

DNA-Impfstoffe werden aus der Erbsubstanz bestimmter Bakterien gewonnen sowie aus den an sie gebundenen Impfantigenen. Die DNA-Impfstoffe werden in Muskelgewebe oder unter die Haut gespritzt und gelangen von dort in die Körperzellen und werden von den Zellkernen aufgenommen. Die Zelle beginnt nun die DNA zu übersetzen, transkribieren und ein Antigen zu produzieren, den körperfremden Stoff, den das Abwehrsystem des Körpers dann als Eindringling erkennt. Dies führt wiederum zur Bildung von Antikörpern wie bei einer herkömmlichen Impfung, aber zugleich auch die Stimulierung von Abwehrzellen, den Th1-Lymphozyten, was den bisherigen Impfstoffen nicht gelang. Dadurch wird der Impferfolg gegen Krankheiten wesentlich verbessert. Über diesen gentechnologischen Weg können Impfungen hergestellt oder designed werden gegen Krankheiten, gegen die bislang nicht geimpft werden konnte, z. B. gegen Malaria, Herpes simplex, Hepatitis C, AIDS, Autoimmunerkrankungen und Allergien.

Die größten **Risiken** dieser DNA-Impfung sind begründet durch den Einbau fremder DNA-Ketten in körpereigene Chromosomen. Dadurch können die Funktionen körpereigener Gene gestört oder ausgeschaltet werden und schwerwiegende Erkrankungen wie Krebs oder Autoimmunkrankheiten ausgelöst werden. DNA-Impfstoffe können sich auch in das Erbmaterial von Keimzellen einfügen und so an die Nachkommen weitergegeben werden. Diese Impftechnik birgt zudem die Gefahr, dass Abwehrstoffe nicht nur gegen das Impfantigen, sondern auch gegen die körpereigenen Zellen gebildet werden, die durch den Impfstoff manipuliert worden sind.

Mehrfachimpfstoffe

Mehrfachimpfstoffe sind die Kombination mehrerer Impfstoffe in einer Injektionslösung. Ende 2000 wurden erste Sechsfachimpfstoffe zugelassen (Diphtherie, Polio, Tetanus, Pertussis, HIB und Hepatitis-B). Ein Vorteil dieser Präparate kann es sein, dass die Kinder mit weniger Zusatzstoffen und weniger schmerzhaften Injektionen belastet werden. Neuerdings werden allerdings wieder Impfstoffe mit weniger Kombinationen, z. B. HIB und Hepatitis-B als Zweierkombination und der Vierfachimpfstoff Diphtherie, Tetanus, Polio, Pertussis angewandt. Das Argument für dieses Vorgehen ist die Beobachtung, dass mit der Zunahme der Kombination von Impfantigenen deren **Wirksamkeit** nachlässt. Nachgewiesen werden konnte dieses beim Schutz vor HIB.

Auch die **Verträglichkeit** mancher Vielfachimpfstoffe scheint gemäß Untersuchungen in Neuseeland (69b, 4) schlechter zu werden, je mehr Komponenten einem Impfstoff zugefügt werden.

> Ein nicht zu klärendes Problem bei den Vielfachimpfstoffen sind eventuelle Wechselwirkungen zwischen den Einzelkomponenten, und auch bei Impfkomplikationen ist in der Regel nicht feststellbar, welche Impfkomponente dafür verantwortlich ist.

Zu **möglichen Langzeitwirkungen** von Kombinationsimpfstoffen gibt es bisher überhaupt keine Untersuchungen! Gut untersucht und jahrelang geprobt ist unter den derzeit gängigen Kombinationsimpfstoffen lediglich die Diphtherie-Tetanus-Impfung.

Zeitabstände zwischen den Impfungen

Die einzelnen Zeitabstände zwischen den Impfungen, wie sie in den offiziellen Impfplänen der STIKO genannt werden, sind in der Regel Mindestabstände, die nicht unterschritten werden sollten. Es ist jedoch ohne weiteres möglich, diese Abstände zu verlängern, denn „jede Impfung gilt". Ist einmal eine Grundimmunisierung einer Schutzimpfung verabreicht worden, kann sogar noch nach Jahren eine einfache Auffrischungsimpfung ausreichen, um einen Impftiter wiederherzustellen. Es muss nicht wieder mit der Grundimmunisierung begonnen werden!

Nebenwirkungen von Impfungen

In Deutschland gibt es kein Impfschadensregister, in dem die anerkannten oder abgelehnten Anträge auf Entschädigung nach einem Impfschaden veröffentlicht werden. Auch eine systematische Erfassung von Impfnebenwirkungen nach der Zulassung eines neuen Impfstoffes fehlt.

Nach der Zulassung eines Impfstoffes ist das Bekanntwerden von Nebenwirkungen abhängig von den Impfärzten, d. h. die Meldung einer Impfkomplikation ist allein abhängig von der Initiative des Arztes. Diese „passiven" Meldesysteme sind jedoch bekanntermaßen ungenügend. „Die Erfassungsquote selbst für schwere unerwünschte Arzneimittelnebenwirkungen liegt in Deutschland nur bei 5–10 %; zudem wird bei uns die Mehrzahl der Fälle nicht an offizielle Stellen, sondern an Pharmareferenten oder Hersteller gemeldet." (Hirte 2001)

> Es gibt in Deutschland kein zentrales Impfschadensregister und keine zuverlässigen Zahlen über Nebenwirkungen.

Die **Impfnebenwirkungen** werden wie folgt unterschieden:

- **Akute Impfreaktionen** sind vorübergehender Natur. Leichte Reaktionen sind z. B.: örtliche Rötung, Schwellung, Fieber oder Reizbarkeit.
  Stärkere Impfreaktionen sind: Apathie oder Übererregbarkeit, Hyperexzitabilität (schrilles Schreien), Krampfanfälle, Impfabszesse, akute Gelenkbeschwerden, Atemstillstand bei Säuglingen oder allergische Reaktionen von Nesselfieber über Asthmaanfälle bis hin zum allergischen Schock.
- **Impfkrankheit** ist ein Sonderfall der Impfaktion, sie kommt nur bei der Verabreichung von Lebendimpfstoffen vor und imitiert die zu impfende Krankheit, z. B. die Impfmasern.
- **Impfkomplikationen** hinterlassen dauerhafte Impfschäden, z. B. chronische Krankheiten. Hierunter fallen vor allem neurologische Krankheiten, wie Nervenentzündungen, Guillain-Barré-Syndrom (fortschreitende Schwäche oder Lähmung von Muskeln, insbesondere der Extremitäten), Meningitis, Enzephalitis und multiple Sklerose sowie Autismus oder Autoimmunerkrankungen wie rheumatische Arthritis oder juveniler Diabetes (86).

Die **Asthma- und Allergiehäufigkeit** ist in den vergangenen Jahrzehnten weltweit deutlich angestiegen, vor allem im Kindesalter. In den alten Bundesländern ist mittlerweile jedes 4. Kind bei der Einschulung allergiekrank, in den neuen Bundesländern jedes 5. Schulkind. Laut WHO hat sich in Mitteleuropa in den letzten 30 Jahren die Häufigkeit an Asthmaerkrankungen vervierfacht und in den USA nahm die Sterblichkeit an Asthma bronchiale zwischen 1977 und 1991 um fast das Doppelte zu (50).

Verschiedenste Untersuchungen belegen, dass für die **Entstehung von Allergien** im späteren

Leben drei Umstände signifikant sind:
- Allergien bei der Mutter
- Die Behandlung mit Breitspektrum-Antibiotika vor dem dritten Lebensjahr sowie
- Die Keuchhustenimpfung in den ersten Lebensjahren (39, 53, 58).

Des Weiteren gibt es verschiedene Studien, die sich mit der **Abwehrschwäche** durch Impfvorgänge befassen. Es wird beschrieben, dass in den vier Wochen nach einer DTP-Impfung (Diphtherie, Tetanus, Polio) häufiger Fieber, Diarrhöe oder Husten bei den Impflingen beobachtet wurde als vor der Impfung (56). Des Weiteren wurde beobachtet, dass nach Tetanus-Auffrischimpfungen eine Störung im Verhältnis von bestimmten Abwehrzellen, den NT4- und T8-Lymphozyten, entstehen (36). Diese Tatsache erklärt möglicherweise, warum es in den ersten drei Wochen nach der DT-Impfung vermehrt zu Infekten der oberen Luftwege und zu Grippeerkrankungen kommt (11).

> Das größte Problem bei der Beurteilung von Impfnebenwirkungen ist die mangelnde Erforschung und das Fehlen von Langzeituntersuchungen.

Deutlich wird dies z. B. bei den **Krampfanfällen**. Häufige Ursache für einen Krampfanfall ist eine Impfreaktion mit Fieber, welche dann zu einem Fieberkrampf führt. Bei fast 1 % der Impflinge werden Krampfanfälle nach der MMR- (Maser, Mumps, Röteln) und der Keuchhustenimpfung gemeldet (92). Langzeituntersuchungen über die neurologischen Entwicklungen der betroffenen Impflinge fehlen!

Eine besonders dramatische Impferkrankung ist der **juvenile Diabetes**. In Europa treten von Jahr zu Jahr mehr Neuerkrankungen auf, wobei die Zunahme bei Kindern in den ersten vier Lebensjahren am deutlichsten ist (92). In epidemiologischen Studien in Finnland und den USA wurde ein um 60 %iger Zuwachs an Neuerkrankungen (mit kindlichem Diabetes) parallel zur Einführung von Impfung gegen Hepatitis B, HIB und anderen Impfungen beobachtet (23, 24). Um mögliche Zusammenhänge zwischen Impfung und Autoimmunerkrankungen wie Diabetes aufzudecken, bedarf es Langzeitstudien. „Impfstudien verfolgen die Impflinge typischerweise nur wenige Wochen, um zu sehen, ob sie Nebenwirkungen entwickeln. Durch Impfungen verursachter Diabetes hingegen kann erst ein Jahr oder später nach der Impfung auftreten." (23)

Ob Impfungen auch Ursache **neurologischer Schäden** bei Kindern sein können, ist bisher ebensowenig zufriedenstellend erforscht. Neurologische Erkrankungen können auch spontan auftreten oder durch spezifische Erreger ausgelöst werden. Als mögliche Ursache neurologischer Schäden nach Impfungen werden immunologische Überreaktionen auf den jeweiligen Impfstoff benannt. Als weitere Möglichkeit wird die Tatsache diskutiert, dass viele Impfstoffe Myelin enthalten. Aus Myelin besteht die fetthaltige Markscheide, welche die Nerven spiralförmig umgibt. Durch das Myelin in den Impfstoffen kann beim Impfling möglicherweise die Antikörperbildung gegen Myelin provoziert werden, was dann zur Zerstörung der Markscheide, Demyelinisierung, und zur Schädigung des Nervengewebes führen kann (83).

Des Weiteren kommt es bei der Immunisierung durch Impfungen zu einer starken Ausschüttung von Stoffen wie Interferon y, welche die Darmschleimhaut und auch die Blut-Hirn-Schranke durchlässiger machen. Letzteres bewirkt einen leichteren Übertritt schädigender Substanzen in das Nervengewebe (68, 54, 81).

Folgende neurologische Erkrankungen werden im Zusammenhang mit verschiedenen Impfungen diskutiert oder sind zumindest teilweise darauf zurückzuführen:
- Nervenschäden, insbesondere im Bereich des Gesichtsnervs und der Armnerven sowie am Sehnerv
- Enzephalitis und Meningitis
- Guillain-Barré-Syndrom

- Transverse Myelitis
- Multiple Sklerose
- Autismus
- Impf-Enzephalopathie

> Bei Frühgeborenen sollte der Impfkalender unbedingt nach dem berechneten Geburtstermin ausgerichtet werden und nicht nach dem tatsächlichen Geburtsdatum.

Je jünger und leichter die Kinder bei der DTP, bei der HIB oder bei einer Kombination aus HIB-, Hepatitis-B- und Polio-Impfung waren, umso häufiger erlitten sie Zustände von **Apnoe** (84, 90, 9). Auch bei Untersuchungen reifer Säuglinge fanden sich teilweise Apnoen oder veränderte Atemmuster nach Impfungen (101, 92). Zwei Apnoen ereigneten sich auch unter 1500 geimpften Kindern mit dem neuen 6-fach-Impfstoff Hexavac (67).

Das Problem der Virusausscheidung

Das Problem der Virusausscheidung und der Infektiosität von Impfviren hat sich seit der Abschaffung der Schluckimpfung gegen Kinderlähmung und dem Einsatz eines Totimpfstoffes verringert. Bei den Lebendimpfungen gegen Masern, Mumps und Röteln besteht nur ein sehr geringes Risiko, dass Viren ausgeschieden werden und Menschen mit defektem Immunsystem sich anstecken können. Unklar ist jedoch die Gefahr für Kinder im Mutterleib und für gestillte Kinder, weshalb Lebendimpfungen während der Schwangerschaft und der Stillzeit nicht durchgeführt werden sollen. Dieses gilt auch für andere Lebendimpfungen, z. B. gegen Windpocken.

Kontraindikationen zur Impfdurchführung

- Bei **Erkrankung des Impflings** sollte die Impfung verschoben werden, nach akuten Erkrankungen sollte mindestens zwei Wochen abgewartet werden.
- Vor einer geplanten **Operation** sollten bei der Gabe von Totimpfstoffen mindestens eine Woche, bei Lebendimpfstoffen zwei Wochen vergangen sein. Nach einer Operation sollte der Impfabstand mindestens zwei Wochen betragen. So können Impfreaktionen nicht mit Operationskomplikationen verwechselt werden.
- Während einer **Schwangerschaft** sollte nach Möglichkeit gar nicht geimpft werden und im Fall von Lebendimpfungen auch nicht in der Stillzeit.
- Im Fall eines angeborenen oder erworbenen **Immundefekts** oder einer Erkrankung der Leber oder anderer lebenswichtiger Organe muss die Impffrage mit einem darauf spezialisierten Arzt geklärt werden. Lebendimpfungen sind in solchen Fällen in der Regel nicht empfehlenswert.
- Bei bekannten **Allergien gegen Impfinhaltsstoffe** (Antibiotika, Hühnereiweiß, Formaldehyd, Thiomersal).
- Nach dem Auftreten einer **stärkeren Impfreaktion** darf die Impfung bis zur Klärung des Zwischenfalls nicht wiederholt werden.

> Jede Impfung kann hinausgeschoben werden, ohne dass eine vorherige Impfung ungültig wird!

Infektionskrankheiten, gegen die geimpft werden kann:

Tetanus

Krankheitserreger, Krankheitssymptome:
Clostridium tetani ist ein Bakterium, welches durch Sporenbildung sehr langlebig und widerstandsfähig gegen äußere Einflüsse ist. Die Sporen kommen vor im Erdreich und besonders häufig im Stuhl von Weidetieren. Im Infektionsfall wandert das Tetanustoxin die Nervenbahnen entlang ins zentrale Nervensystem. Je nach

der Nähe der Verletzung zum Gehirn und Rückenmark kommt es zwei bis vier Wochen später zu äußerst schmerzhaften Krämpfen aller Körpermuskeln bei vollem Bewusstsein mit Lebensgefahr durch Atem- und Herzstillstand.

Übertragungsweg:
Infektionsträchtig sind verschmutzte, infizierte oder schlecht durchblutete Wunden. z. B. Stich-, Quetsch- oder Bisswunden, Verbrennungen oder Splitterverletzungen. Begünstigt wird die Infektion durch Durchblutungsstörungen des Wundbereichs z. B. bei Ateriosklerose oder Diabetes. Tetanus-Bakterien können sich besonders bei niedriger Sauerstoffkonzentration gut vermehren.

Behandlungsmöglichkeiten nach Ausbruch der Krankheit:
Intensivmedizinische Behandlung mit Beatmung und starken Medikamenten wie Sedativa, Muskelrelaxanzien, Antibiotika, Immunglobulinen und Antitoxin. Im Verletzungsfall kommt bei fehlendem Tetanusschutz eine Behandlung mit Lebendimpfstoff zu spät. In solchen Fällen wird eine Simultanimpfung vorgeschlagen, d. h. die gleichzeitige Verabreichung von Tetanusimpfung und Tetanus-Immunglobulinen (Tetagam®). Wird Tetagam® innerhalb von 72 Stunden nach der Verletzung gespritzt, können diese Antikörper die entstehenden Tetanusgifte abfangen und so den Ausbruch der Erkrankung verhindern.

Risikogruppe und Risikoalter, Häufigkeit der Infektionskrankheit:
Ältere Menschen, nur 6 % der Erkrankungen ereignen sich bei Personen unter 20 Jahren. In der Dritten Welt ist Tetanus eine der häufigsten Todesursachen. Insgesamt ist es eine sehr seltene Erkrankung. 1996 – 17 Fälle in Deutschland, 1997 – 11 Fälle, 1998 – 7 Fälle.

Besonderheit: Durch den Tetanusschutz der Mutter bekommt auch das Neugeborene einen mehrwöchigen Nestschutz.

Impfstoff, Darreichungsform, Wirksamkeit, Immunität, Impfauffrischung:
Die Impfung gegen Tetanus ist in allen Ländern der Welt ab dem dritten Lebensmonat empfohlen. Das entgiftete Tetanusgift, das Toxoid, ist an Aluminiumhydroxid gebunden. Alle Tetanuseinzelimpfstoffe enthalten als Konservierungsmittel die Quecksilberverbindung Thiomersal. Der ab dem dritten Lebensjahr zu verwendende Kombinationsimpfstoff mit Diphtherie, Td-pur sowie einige Mehrfachkombinationsimpfstoffe sind frei von Thiomersal.

Zur Erreichung der **Grundimmunisierung** sollte die Impfung dreimal innerhalb eines Jahres durchgeführt werden, danach alle 10 Jahre. Durch dieses Vorgehen erhalten über 95 % der Geimpften einen sicheren Schutz. Bei Risikoverletzungen ist eine Auffrischung angezeigt, wenn die letzte Impfung mehr als fünf Jahre zurückliegt. Bei Kombinationsimpfstoffen mit Keuchhusten-Komponente wird heute die viermalige Impfung empfohlen, da die Wirksamkeit durch die Kombination schwächer ist.

Gegenanzeigen:
- Akute Erkrankung
- Allergien auf die Inhaltsstoffe der Impfung

Mögliche Nebenwirkungen:
Der Tetanusimpfstoff wird allgemein als gut verträglich dargestellt.
- Die häufigste Beschwerde nach einer Tetanusimpfung ist die Schwellung und Schmerzen an der Impfstelle. Typisch sind lokale Beschwerden bei der Auffrischungsimpfung!
- Allergische Reaktionen sind bei der Tetanusimpfung selten. Wenn sie auftreten, dann meist nach der Gabe von Kombinationsimpfstoffen mit Diphtherie und Pertussis.
- Als gesichert gilt der Zusammenhang zwischen Nervenentzündungen sowie schweren neurologischen Komplikationen und der Tetanusimpfung (Guillain-Barré-Syndrom, Transverse Myelitis oder Enzephalitis und Nervenentzündung).

- Schwere Nebenwirkung, wie allergischer Schock oder Nervenschäden sind sehr selten. Langzeitfolgen sind nicht erforscht.

Impfempfehlungen:
Mit Beginn der Verletzungsgefahr im Krabbel- oder Laufalter des Kindes.

Diphtherie

Krankheitserreger, Krankheitssymptome:
Corynebacterium diphtheriae. Der Ausbruch der Krankheit wird verursacht durch die Bildung eines Giftstoffes, des Diphtherietoxins. Dieses führt zu einer Art Angina, mit süßlichem Mundgeruch, Schluckbeschwerden und Lymphknotenschwellung am Hals. Daraus können sich lebensbedrohliche Komplikationen entwickeln, der so genannte Diphtheriekrupp mit Behinderung der Atmung, Lähmung von Gaumensegel oder Atemmuskulatur und Herzversagen. Die Sterblichkeit liegt auch heute noch bei über 5 %.

Übertragungsweg:
Tröpfcheninfektion durch an Diphtherie erkrankte Menschen.

Behandlungsmöglichkeiten nach Ausbruch der Krankheit:
Verabreichung von Antibiotika, Antitoxin und Immunglobulin schon bei Verdacht auf eine Diphtherieerkrankung. Außerdem intensivmedizinische Maßnahmen je nach Art der Komplikation.

Risikogruppe und Risikoalter, Häufigkeit der Infektionskrankheit:
Diphtherie kommt fast ausschließlich in Ländern mit niedrigem Lebensstandard und schlechter medizinischer Versorgung vor, in Kriegs- und Elendsgebieten. Die letzten Fälle wurden bekannt in China, Ecuador, Algerien, in der Karibik und in Russland nach dem Zerfall der Sowjetunion.

Impfstoff, Darreichungsform, Wirksamkeit, Immunität, Impfauffrischung:
Der Impfstoff ist wie bei Tetanus ein Toxoid, d. h. ein entgifteter Giftstoff, der an Aluminiumhydroxid gebunden ist. Durch die Impfung werden Antikörper gegen die Diphtherietoxine gebildet. Geimpfte können also theoretisch Träger von Bakterien sein und diese weiter verbreiten. In der Praxis ist dieses sehr selten.

Die **Grundimmunisierung** umfasst zwei Infektionen im Abstand von mindestens vier Wochen und eine dritte nach sechs bis 12 Monaten. Bei Kombinationsimpfstoffen mit Pertussis muss viermal geimpft werden. Die Wirksamkeit liegt bei 90 %. Eine Auffrischung ist alle zehn Jahre empfohlen. Der Impfstoff liegt vor in Kombination mit Tetanus, in Kombination mit Tetanus und Keuchhusten, als 5fach-Impfstoff gegen Diphtherie, Tetanus, Keuchhusten, Polio und HIB (Pentavac) oder als 6fach-Impfstoff mit Hepatitis B.

Gegenanzeigen:
- Akute Erkrankung
- Allergien auf die Inhaltsstoffe der Impfung

Mögliche Nebenwirkungen:
Die Verträglichkeit der Impfung ist ähnlich gut wie die der Tetanusimpfung.
- Lokalreaktionen sind häufig.
- Gelegentlich treten nach der Impfung kurzzeitig Fieber und andere allgemeine Reaktionen wie Kopfschmerzen, Unwohlsein und Hautreaktionen auf.
- Schwere Reaktionen (allergische Reaktionen bis hin zum Schock) sind sehr selten.
- Langzeitfolgen sind nicht untersucht. Sehr selten, nur in Einzelfällen berichtet, sind allergisch-toxische Gefäßschäden mit Haut- und Schleimhautblutungen. Als gesichert, aber sehr selten, gilt die Enzephalopathie durch DTP-Impfung mit möglichem bleibendem Hirnschaden.

Impfempfehlungen:
Bei Reisen nach Afrika, Asien, Lateinamerika ist ein Impfschutz unbedingt empfehlenswert. In

Deutschland, wie im übrigen Europa sind Diphtheriefälle sehr selten, auch Ungeimpfte erkranken so gut wie nie. Die Impfung hat allerdings einen sozialen Charakter, denn bei der Einstellung des Impfprogramms könnte es auch bei uns wieder vermehrt zu Diphtherieerkrankungen kommen. Da bei unserem jetzigen Lebensstandard Epidemien nicht zu erwarten sind, ist eine Impfung im Säuglingsalter nicht unbedingt zwingend. Sie kann z. B. zusammen mit der Tetanusimpfung ins Krabbel- oder Laufalter verschoben werden. Nach dem fünften Lebensjahr wird ein Impfstoff (d-Impfstoff) mit verringertem Toxoidgehalt gegen Diphtherie verwandt. Schon bei Einjährigen ist dieser niedrig dosierte Impfstoff wirksam, so dass bei ihnen bereits die thiomersalfreien Impfstoffe, TD-pur oder Revaxis (TDPolio) eingesetzt werden können (96).

Polio (Kinderlähmung)

Krankheitserreger, Krankheitssymptome:
Polio wird durch RNS-Viren verursacht. Diese gelangen über Mund oder Nase in den Verdauungstrakt oder in das Lymphsystem. Von hier aus dringen sie in den Blutkreislauf ein und befallen die Nervenzellen im Rückenmark. Die Infektion verläuft in der Regel völlig symptomlos.

Nur 5 % der Infizierten erkranken mit grippeartigen Symptomen und Durchfällen (Minor illness). Bei weniger als 1 % der Infizierten kommt es zu einer echten Polioerkrankung mit Muskelsteife, Muskelschmerzen und Lähmungen (Major illness), welche sich wiederum bei einem Teil der Erkrankten nicht zurückbildet und zu bleibenden Lähmungen und lebenslanger Behinderung führen kann. Auch Todesfälle kommen vor durch Lähmung der Atemmuskulatur.

Übertragungsweg:
Von Mensch zu Mensch über Schmierinfektionen. Infektiös ist hauptsächlich der Stuhl von Virusträgern. Der Virus wird also fäkal-oral über Mund oder Nase aufgenommen.

Behandlungsmöglichkeiten nach Ausbruch der Krankheit:
Eine schulmedizinische Behandlung der Erkrankung ist nicht bekannt. Alternative Heilmethoden sind wissenschaftlich nicht belegt.

Risikogruppe und Risikoalter, Häufigkeit der Infektionskrankheit:
In Ländern der Dritten Welt kommt es schon aufgrund der schlechten hygienischen Verhältnisse im frühen Säuglingsalter zum ersten Kontakt mit dem Poliovirus. Die Kinder haben dann in der Regel noch einen Schutz durch mütterliche Antikörper. Die eigene Antikörperbildung setzt schleichend ein und wird durch weiteren Viruskontakt im späteren Leben immer wieder aufgefrischt. Es kommt nach wie vor nur zu einzelnen Erkrankungen, nicht zu Epidemien. Durch den verbesserten Lebensstandard und bessere sanitäre und hygienische Verhältnisse ist der Kontakt mit Polioviren seltener geworden und immer weniger Menschen entwickeln in der frühen Kindheit schützende Antikörper. Dies ist die Voraussetzung für epidemieartige Krankheitshäufungen. Bei den Epidemien in den vorangegangenen Jahrzehnten war die Kinderlähmung in den Industrieländern eine gefürchtete Krankheit. (In den 50er Jahren erkrankten in Deutschland zwischen 3500 und 9500 Menschen pro Jahr, 80–90 % der Betroffenen waren Kinder unter 5 Jahren. Daher auch der Name Kinderlähmung.)

Impfstoff, Darreichungsform, Wirksamkeit, Immunität, Impfauffrischung:
Die ab 1962 etablierte Schluckimpfung nach Albert Sabin, bei der drei abgeschwächte Poliovirusstämme oral verabreicht wurden, wurde 1998 ersetzt durch einen verstärkten Totimpfstoff (IPV). Dieser neue Impfstoff kann keine Impfpolio erzeugen und die Impflinge sind nicht infektiös. Er gilt als gut verträglich und Langzeitstudien beweisen eine Schutzwirkung von über 95 %. Sein Nachteil ist die ungenügende Darmimmunität, so dass das echt Poliovirus weiterhin im Umlauf sein könnte. Der inaktivierte Polioimpfstoff enthält das Konservie-

rungsmittel 2-Phenoxyethanol sowie Spuren von Formaldehyd und mehrere Antibiotika. Thiomersal ist in keinem Impfstoff mit Poliokomponente enthalten.

Der Impfstoff IPV-Virelon® muss für Kinder ab sechs Jahren nur zweimal im Abstand von sechs Monaten als Kombinationsimpfstoff mit Tetanus und Diphtherie verabreicht werden (Revaxel®). Dieser ist zwar auch für Kleinkinder verträglich, immunisiert aber zumindest in den ersten sechs Lebensmonaten nur unvollständig gegen Diphtherie. Weitere Kombinationsimpfstoffe sind erhältlich zusammen mit Diphtherie, Tetanus und Keuchhusten, mit Diphtherie, Tetanus, HIB und Keuchhusten und als 6fach-Impfstoff mit Hepatitis B.

Gegenanzeigen:
- Akute Erkrankung
- Allergien auf die Inhaltsstoffe der Impfung

Mögliche Nebenwirkungen:
Die Dokumentation von Nebenwirkungen ist sehr erschwert, da die Polioimpfung fast ausschließlich als Mehrfachimpfstoff verwendet wird. Der inaktivierte Polioimpfstoff gilt als gut verträglich und schwere Nebenwirkungen sind sehr selten. Allergische Reaktionen sind möglich, da er die Antibiotika Streptomycin und Neomycin enthält. In den USA ist der allergische Schock nach Polioimpfung ein anerkannter Impfschaden.

Impfempfehlungen:
Eine mögliche Darreichungsform ist die Kombination mit der Tetanus- und Diphtherieimpfung im Laufalter des Kindes.

Seit Einführung der Impfung ist Polio weltweit sehr selten geworden. Es gibt noch Fälle in Afrika, Asien und Indien. 50 % aller Fälle weltweit treten in Indien auf. In Europa, Australien und Nordamerika besteht auch für Ungeimpfte derzeit keine Poliogefahr. Bei einem Aussetzen des Polioimpfprogrammes sind allerdings neue Epidemien möglich. Somit hat auch diese Impfung einen sozialen Charakter. Im ersten Lebensjahr kann allerdings ohne Risiko auf die Polioimpfung verzichtet werden.

Keuchhusten

Krankheitserreger, Krankheitssymptome:
Bordetella pertussis. Kommt ausschließlich beim Menschen vor und stirbt außerhalb des menschlichen Organismus schnell ab. Dieses Bakterium dringt nicht in den Blutkreislauf ein, sondern infiziert die Zellen der Bronchialschleimhaut, was zur Schwellung der Schleimhaut und zur Produktion eines dicken, zähflüssigen Schleims führt.

- **Inkubationszeit:** 1–2 Wochen, danach **Stadium catarrhale**: Grippale Erscheinung mit zunehmendem Husten.
- **Stadium convulsivum:** In der zweiten Krankheitswoche beginnen die krampfartigen Keuchhustenanfälle über wenige Tage bis zu vier Wochen, heftige Hustenanfälle mit Würgen oder Erbrechen. Beim Einatmen mit einem ziehenden Geräusch, Keuchen, gefolgt von längeren Pausen mit völligem Wohlbefinden.
- **Stadium decrementi:** Die Hustenanfälle werden seltener und treten schließlich nur noch bei körperlicher Belastung auf.

Dieser beschriebene Husten wird durch Giftstoffe der Pertussiserreger ausgelöst. Deshalb bringt die Eliminierung der Bakterien durch eine antibiotische Behandlung keine Besserung, wenn der Husten schon angefangen hat. Komplikationen des Keuchhustens sind Lungenentzündung, in sehr seltenen Fällen Gehirnerkrankungen, Enzephalopathie mit Krampfanfällen, Koma und möglichen bleibenden Hirnschäden.

Das **Hauptproblem** des Keuchhustens ist die Erkrankung junger **Säuglinge** bis zum dritten oder vierten Lebensmonat. In diesem Alter kann es zum Atemstillstand kommen, auch Lungenentzündungen und Enzephalopathien sind bei jungen Säuglingen häufiger. Die Sterblichkeit beträgt 0,3–0,6 % (5). Etwa 70 % der Todesfälle an Keuchhusten betreffen Säuglinge in den ersten Lebensmonaten. Nach dem sechsten Lebensmonat nimmt die Gefahr von Komplikationen deutlich ab. Säuglinge von Müttern, die selbst schon Keuchhusten durchgemacht haben, verfügen über einen gewissen Nestschutz. Das Risiko einer schweren Keuchhustenerkrankung haben von daher vor allem nicht gestillte Säuglinge bzw. Säuglinge von Müttern, die keinen Keuchhusten durchgemacht haben oder gegen Keuchhusten geimpft wurden. Letzteres ist durch die Praxis bestätigt.

Übertragungsweg:
Tröpfcheninfektion. Bereits das Anhusten auf eine Entfernung von weniger als zwei Meter genügt zur Keimübertragung.

Behandlungsmöglichkeiten nach Ausbruch der Krankheit:
Nur wenn eine Ansteckung bekannt ist, kann der Versuch unternommen werden, den Keuchhusten mit einem Antibiotikum zu verhindern. Dies hat jedoch nur Erfolgsaussichten, solange der Patient noch nicht hustet.

Risikogruppe und Risikoalter, Häufigkeit der Infektionskrankheit:
Sinnvoll ist die Keuchhustenimpfung bei chronisch kranken Kindern wegen der Gefahr der Lungenentzündung, eventuell auch bei Säuglingen in Kinderkrippen oder Kinderheimen. Ein weiteres Kriterium ist die Berufstätigkeit beider Elternteile, da im Krankheitsfall eine mehrwöchige Pflege des Kindes gewährleistet werden muss.

Impfstoff, Darreichungsform, Wirksamkeit, Immunität, Impfauffrischung:
Ende der 30er Jahre wurde in Europa und den USA die Keuchhustenimpfung eingeführt aus abgetötetem Keuchhustenerreger, der so genannte **Ganzkeimimpfstoff**. Aufgrund der schweren Nebenwirkungen dieses Impfstoffes, wie Krampfanfälle, Hirnschäden, sogar Todesfälle, neurologische Störungen sowie Lern- und Verhaltensauffälligkeiten, wurde die Ganzkeimimpfung in Deutschland seit 1974 nicht mehr öffentlich empfohlen. 1982 erschien in den USA eine Studie von William C. Torch, dem Direktor der neuropädiatrischen Abteilung der Universitätsklinik Nevada, in der ein Zusammenhang der Diphtherie-Tetanus-Pertussis-Impfung mit dem Plötzlichen Kindstod nachgewiesen wurde (104). Daraufhin entbrannte eine jahrelange Diskussion von Impfbefürwortern und Impfgegnern über den Nutzen der Keuchhustenimpfung mit Ganzkeimen. Trotz vieler Warnungen empfahl die STIKO im Juli 1991 erneut die Keuchhustenimpfung mit Ganzkeimimpfstoff.

Mitte der 90er Jahre wurde dann ein **azellulärer Impfstoff** eingeführt, welcher besser verträglich ist und seltener zu Nebenwirkungen führt. Die Verabreichung erfolgt dreimal in vier- bis achtwöchigen Abständen und dann noch einmal nach einem Jahr. Bei älteren Kindern reichen vermutlich zwei Impfungen im Abstand von vier bis acht Wochen aus. Es gibt diesen Keuchhustenimpfstoff auch kombiniert mit Diphtherie und Tetanus. Als Vierfachimpfstoff mit Polio, als Fünffachimpfstoff mit HIB und als Sechsfachimpfstoff zusätzlich mit Hepatitis-B-Komponente. Bei diesen Kombinationsimpfstoffen wird durch den Keuchhustenanteil die Wirksamkeit der anderen Bestandteile herabgesetzt, so dass für einen sicheren Schutz alles viermal geimpft werden muss. Thiomersal befindet sich nur noch in den Einzelimpfstoffen und in Kombination mit Tetanus.

Die Keuchhustenimpfung erreicht eine vergleichsweise niedrige Schutzrate. Nur 70–85 % der Impflinge sprechen auf die Impfung an und sind zudem nur vorübergehend geschützt. Die Schutzdauer wird von Herstellern mit mindestens fünf Jahren angegeben.

Gegenanzeigen:
- Akute Erkrankung
- Allergien auf die Inhaltsstoffe der Impfung

Mögliche Nebenwirkungen:
Auch der neue azelluläre Impfstoff zeigt viele gemeldete Impfreaktionen: Unstillbares Schreien, allergische Reaktionen, Thrombozytopenien (Blutplättchenmangel), Lymphknotenschwellung, Krampfanfälle, Nervenschädigung, Gehirnhaut- oder Gehirnentzündungen, Todesfälle, Plötzlicher Kindstod. Die Keuchhustenimpfung ist diejenige, die am häufigsten in Zusammenhang mit der weltweiten Zunahme allergischer Erkrankungen genannt wird. Auch weisen geimpfte Kinder ein 5fach erhöhtes Risiko auf, Asthma zu erwerben (78). In Tierversuchen führte auch ein niedrig dosierter Keuchhustenimpfstoff zu einem deutlich erhöhten Diabetesrisiko (20). Das Diabetesrisiko für Menschen kann noch nicht eingeschätzt werden, da Langzeituntersuchungen fehlen.

Impfempfehlungen:
Keuchhustenerreger zirkulieren ungeachtet einer hohen oder niedrigen Durchimpfung im gleichen Maße in der Bevölkerung (18). Gerade durch hohe Impfungsraten sind nicht mehr geschützte Erwachsene und junge oder ungeimpfte Säuglinge zur Zeit ein wichtiges Erregerreservoir für Keuchhustenbakterien. Die Gefährdung junger Säuglinge durch Keuchhusten ist von daher heute kaum geringer als vor der Einführung der Impfung. Seit der Einführung der Impfung erleben viele Erwachsene eine Keuchhusteninfektion, die ebenso häufig zu schweren oder komplizierten Verläufen führen kann wie bei Kindern. Auffrischungsimpfungen für Erwachsene und Jugendliche werden von daher gefordert. In Deutschland ist ein Impfstoff für Jugendliche und Erwachsene in Kombination mit Tetanus und Polio auf den Markt gekommen (Boostrix®). Seit Januar 2000 wird in Deutschland eine Auffrischung für alle Jugendlichen zwischen dem 11. und dem 18. Lebensjahr empfohlen.

HIB (Haemophilus influenzae B)

Krankheitserreger, Krankheitssymptome:
Haemophilus influenzae B (HIB) ist ein Nasskeim, der häufig bei Gesunden in der Nasen- und Rachenflora gefunden wird und nur ausnahmsweise zu schweren Krankheiten führt. 2–5 % der Bevölkerung sind gesunde Keimträger, die meisten akuten Erkrankungen werden durch Ansteckung von nicht kranken HIB-Trägern hervorgerufen. Der Keim besitzt eine Kapsel, wodurch er durch das unreife Immunsystem kleiner Kinder schwer erkennbar und angreifbar wird.

Bei einer Erkrankung sind $1/3$ der Symptome auf Kehldeckelentzündungen und auf $2/3$ Gehirnhautentzündungen zurückzuführen. Ferner kann es zu eitrigen Gelenk-, Bindegewebs- und Knochenmarksentzündungen kommen. Erste Symptome der Krankheit sind hohes Fieber, Erbrechen, Kopfschmerzen, Berührungsempfindlichkeit, Nackensteife (auch bei angewinkelten Beinen kann das Kind den Mund nicht auf das Knie bringen [Kniekuss]). Die HIB-Meningitis war in den späten 80er Jahren die häufigste Ursache erworbener Hirnschäden. 2–5 % der Meningitisfälle verlaufen trotz antibiotischer Therapie tödlich. Etwa 4 % behalten schwere Behinderungen oder Krampfanfälle und 3 % Hörstörungen (71).

Übertragungsweg:
Die Aufnahme des Bakteriums geschieht über die Schleimhäute oder seröse Häute.

Behandlungsmöglichkeiten nach Ausbruch der Krankheit:
HIB-Erkrankungen sind schwer und potentiell lebensbedrohlich und dieses oft trotz einer Antibiotikatherapie.

Prophylaktische Maßnahmen:
Kommt es in einem Haushalt zu einer HIB-Infektion und befinden sich dort noch Kinder bis zum Alter von 12 Monaten oder ungeimpfte Kinder bis zum Alter von 48 Monaten, wird für alle Mitglieder des Haushalts die Gabe des Antibiotikums Rifampicin über 4 Tage empfohlen. Dieselbe Prophylaxe soll in Kindergärten und -krippen durchgeführt werden, wenn zwei oder

mehr Kinder innerhalb von zwei Monaten schwer an HIB erkrankt sind und sich dort noch weitere ungeimpfte Kinder befinden. Seit dem 01.01.2001 besteht in Deutschland eine namentliche Meldepflicht für HIB, wenn Erreger im Blut oder im Liquor nachgewiesen wurden.

Risikogruppe und Risikoalter, Häufigkeit der Infektionskrankheit:
90 % der HIB-Fälle treten bei Kindern unter 5 Jahren auf, 60 % im ersten Lebensjahr mit einem Gipfel im sechsten bis siebten Lebensmonat. Eine schwedische Studie besagt ein signifikant geringeres HIB-Risiko für gestillte Kinder, wobei jede Woche ausschließlicher Muttermilchgabe das Risiko weiter verringerte. Dieser Effekt hielt auch nach Ende des Stillens bis zum zehnten Lebensjahr an (100). Ein erhöhtes Risiko haben Krippenkinder, Frühgeborene und nicht gestillte Kinder.

Impfstoff, Darreichungsform, Wirksamkeit, Immunität, Impfauffrischung:
1990 wurde die HIB-Impfung in Deutschland eingeführt. Es handelt sich um einen Totimpfstoff aus Bestandteilen der Bakterienkapseln. Die Wirksamkeit dieser Impfung ist abhängig von seiner Eiweißverbindung. Deshalb wird das Antigen an ein Träger-Eiweiß aus Tetanustoxoid, Diphtherietoxoid oder Meningokokkenbakterien gebunden (= Konjugartimpfstoff). Es gibt Einzelimpfstoffe ohne Thiomersal (HIB TITER® enthält Reste von Rinderhirneiweiß, Pedvachib® enthält Aluminiumhydroxid). Kombinationsimpfstoffe gibt es als Vierfachimpfstoff zusammen mit Keuchhusten, Diphtherie und Tetanus.

In Deutschland ist diese Impfung ab dem dritten Lebensmonat empfohlen, eine Auffrischung im 5. und im 12. bis 15. Monat. Kombinationsimpfstoffe müssen viermal verabreicht werden. Bei einem Impfbeginn nach dem vierten Monat reichen vermutlich zwei Impfdosen, nach dem 12. bis 15. Monat ist je nach Präparat eine einzige Impfung ausreichend (88).

Die Wirkung einer HIB-Impfung geht über den Schutz der geimpften Bevölkerung hinaus und umfasst auch ungeimpfte Gruppen, indem HIB-Träger seltener werden und damit die allgemeine Ansteckungsgefahr sinkt. Die Impfung bietet keinen 100 %igen Schutz. Der HIB-Impfstoff verliert leider an Wirksamkeit durch die Kombination mit anderen Impfstoffen, besonders mit Keuchhusten. Die Antikörperspiegel liegen nach einer Impfung mit Fünffachimpfstoffen nicht einmal halb so hoch wie nach der Immunisierung mit dem Einzelpräparat (61).

Gegenanzeigen:
- Akute Erkrankung
- Allergien auf die Inhaltsstoffe der Impfung

Mögliche Nebenwirkungen:
- Bei jedem vierten Impfling kommt es zu Rötungen, Schwellungen und Überwärmung der Impfstelle. Bei jedem 100. treten Fieber, Erbrechen, Durchfall und anhaltendes Schreien auf. Der Kombinationsimpfstoff scheint verträglicher zu sein als eine getrennte Verabreichung eines HIB und eines DTP-Impfstoffes am gleichen Tag.
- Seltenere Impfnebenwirkungen sind allergische Reaktionen, Blutgerinnungsstörungen und neurologische Komplikationen, wie Krampfanfälle, Lähmungen, Meningitis, Enzephalitis oder Guillain-Barré-Syndrom. Auch Todesfälle, vor allem der Plötzliche Kindstod, wurden gemeldet (55).
- Die HIB-Impfung erhöht nach epidemiologischen Studien deutlich das Risiko an Diabetes zu erkranken (32, 45, 20). Das Risiko einer Diabeteserkrankung nach HIB-Impfung wird mit 1 zu 1724 angegeben. Das Risiko einer HiB-Erkrankung liegt bei 1 zu 15000 bis 1 zu 30000! (25/21)
- Besonders schwere HIB-Erkrankungen wurden beobachtet, wenn geimpft wurde, während das Kind mit HIB-Bakterien in Kontakt gekommen war. In den USA sind diese Fälle anerkannte Impfschäden.

Impfempfehlungen:
Für Kinder ab fünf Jahren gibt es keine Impfempfehlung mehr, da HIB-Erkrankungen dann nur noch äußerst selten auftreten.

Hepatitis B

Krankheitserreger, Krankheitssymptome:
Die Übertragung der Viruserkrankung Hepatitis B geschieht durch kontaminierte Genitalsekrete und Blut, vor allem beim Geschlechtsverkehr und durch unsauberes Operations- oder Spritzbesteck. Ein weiterer wichtiger Übertragungsweg ist die Geburt, bei der Viren von der Mutter auf das Neugeborene übertreten können. Eine Übertragung über virushaltigen Speichel ist nicht möglich, da der Virus im Verdauungstrakt inaktiviert wird!

Der Verlauf einer Hepatits-B-Erkrankung ist abhängig vom Alter, Geschlecht, Gesundheitszustand und der Funktion des Immunsystems. Die Inkubationszeit beträgt 40 bis 160 Tage und nur bei 20 % der Infizierten kommt es zu einer klassischen Leberentzündung mit vergrößerter und druckschmerzhafter Leber, Krankheitsgefühl, Übelkeit und Erbrechen, Gelbfärbung der Haut und Augenbindehaut, entfärbtem Stuhl und dunkelfarbigem Urin. Ca. 80 % der infizierten Erwachsenen werden immun, ohne zu erkranken. Dies betrifft besonders Angehörige oder Beschäftigte im Gesundheitswesen.

Einem Teil der Infizierten gelingt es jedoch nicht, den Virus zu eliminieren und es kommt zu einer **Chronifizierung der Erkrankung** (90 % der infizierten Neugeborenen, 60 % der Einjährigen, 30 % der Sechsjährigen, 1–5 % der Erwachsenen, 27 % der Drogenkonsumenten, 20–30 % der Dialysepatienten, 40–50 % Nierentransplantierte) (28). Etwa 0,7 % der Bevölkerung in Deutschland sind chronische Virusträger. $1/3$ davon sind Kinder, die sich meist vor oder während der Geburt bei ihrer Mutter angesteckt haben. In Deutschland kommt es pro Jahr zu 150–200 gemeldeten Todesfällen.

Hepatitis-B-Fälle müssen seit dem 1. Januar 2001 **namentlich gemeldet** werden.

Übertragungsweg:
Der Übertragungsweg der Hepatitis B-Viren erfolgt meist parenteral, über Blut oder Serum (es genügen bereits 0,0001 ml), verunreinigte Spritzen oder Kanülen usw. Die Infektion kann aber auch wie bei der Virus-A-Hepatitis durch Schmierinfektion erfolgen, z. B. mit Genitalsekret.

Behandlungsmöglichkeiten nach Ausbruch der Krankheit:
Mit der Gabe von Interferon® oder dem virushemmenden Medikament Lamivuden® kann die Komplikationsrate der Hepatitis B erheblich gesenkt werden. Bei bestimmten Formen der Erkrankung kann damit sogar das Virus aus dem Blut entfernt werden (66, 40).

Risikogruppe und Risikoalter, Häufigkeit der Infektionskrankheit:
Risikogruppen sind promiskuitive Erwachsene, Homosexuelle, Drogenabhängige und Beschäftigte im Gesundheitswesen, wenn sie beruflich mit menschlichem Blut in Kontakt kommen. Bei den Neuerkrankungen ist die Altersgruppe von Jugendlichen und jungen Erwachsenen besonders betroffen.

Impfstoff, Darreichungsform, Wirksamkeit, Immunität, Impfauffrischung:
Der Hepatitis-B-Impfstoff besteht aus Antigenen von der Oberfläche des Hepatitis-B-Virus (HBs-Antigen), welches an Aluminiumhydroxid gebunden ist. Die Hepatitis-B-Impfung war zunächst eine reine Risikogruppenimpfung. Seitdem der Impfstoff gentechnologisch hergestellt wird, enthält dieser keine humoralen Bestandteile mehr, wodurch das Risiko der Übertragung unerwünschter Viren, z. B. HIV-Viren, nicht mehr möglich ist. In den Kombinationsimpfstoffen mit HIB, mit Hepatitis A und in den Sechsfachimpfstoffen für die Säuglingsimpfung ist kein Thiomersal enthalten. Bei den Einzel-Hepatitis-B-Impfstoffen sind sowohl Thiomersal als auch Aluminiumhydroxid enthalten.

Es gibt zahlreiche Meinungen und Untersuchungen, dass eine Fortführung der Risikogruppen-Impfung zur Vermeidung der Neuerkrankungen ausreichend gewesen wäre. Über die Qualität und Dauer des Impfschutzes bei Kindern weiß man bisher noch nichts. Eines der Hauptprobleme dieser Impfung ist der hohe Anteil an **Impfversagern**. Direkt nach der dritten Impfung haben 1,5–4 % der Neugeborenen, 2–3 % der Säuglinge und 5–32 % der Erwachsenen keinen Schutz (13). Eine generelle Impfempfehlung für Kinder und Jugendliche ist angesichts der unklaren Datenlage über die Krankheitsrisiken, die Wirkung und Nebenwirkung der Impfung abzulehnen (50).

Gegenanzeigen:
- Akute Erkrankung
- Allergien auf die Inhaltsstoffe der Impfung

Mögliche Nebenwirkungen:
Die Hepatitis-B-Impfung birgt ein sehr **hohes Nebenwirkungsrisiko**. Die Meldung an das Paul-Ehrlich-Institut im Jahr 1993, also vor der Einführung als Massenimpfung, betrafen unter anderem Krampfanfälle, Nervenschäden, Gehirnhaut- oder Gehirnentzündungen und mehrere Todesfälle, darunter acht vom Plötzlichem Kindstod. Bei der derzeitigen Impfrate in Deutschland wird die Zahl schwerer neurologischer Komplikationen pro Jahr auf 40–200 geschätzt (72).

Der Hepatitis-B-Impfstoff neigt insbesondere mehr als andere Totimpfstoffe dazu, **Autoimmunkrankheiten** hervorzurufen, z. B. Arthritis, Vaskulitis und neurologische Erkrankungen. Insbesondere so genannte Impfversager sind hiervon betroffen. Die „Association of American physicians and surgeons" vertritt die Auffassung, dass die Gefahr für Kinder sogar dreimal größer ist, durch die Impfung schwere oder sogar tödliche Nebenwirkungen zu erleiden, als das Risiko ohne Impfung an Hepatitis B zu erkranken (43).
- 10–15 % der Impflinge haben lokale Beschwerden an der Impfstelle, aber auch Fieber, Gelenkbeschwerden, Kopfweh und Müdigkeit.
- Bei dem US-amerikanischen Meldesystem für Impfnebenwirkungen VAERS werden pro Monat mehr als drei Fälle von Plötzlichem Kindstod nach der Hepatitis-B-Impfung gemeldet (7).
- Akute allergische Reaktionen auf Bestandteile des Impfstoffes sind gesicherte Impfnebenwirkungen (75).
- Der impfbedingte allergische Schock hat ein Risiko von unter 1 zu 100 000 und ist in den USA ein anerkannter Impfschaden (52).
- **Autoimmunkrankheiten** und **neurologische Schäden**, die alle im Zusammenhang mit der Hepatitis-B-Impfung gemeldet wurden, sind Gelenkschmerzen und -entzündungen, Nervenentzündungen, degenerative Nervenerkrankungen, Multiple Sklerose und chronische Müdigkeit (33). Viele Meldungen und Berichte beziehen sich vor allem auf demyelinisierende Krankheiten, also Nervenkrankheiten durch Zerstörung der Nervenscheide, z. B. Guillain-Barré-Syndrom. Die Multiple Sklerose scheint ein besonderes Problem nach einer Hepatitis-B-Impfung zu sein. Im Oktober 1998 hat die französische Regierung die Hepatitis-B-Kampagne an Schulen wegen des Verdachts von demyelinisierenden Erkrankungen als Impfnebenwirkung ausgesetzt. Der französische Multiple Sklerose-Verband hat von der weiteren Verwendung des Hepatitis-B-Impfstoffs abgeraten (80).
- Rheumatische Erkrankungen haben 1 % der Impflinge (86).
- Diabetesuntersuchungen in Neuseeland und den USA zeigen eine Zunahme des Diabetesrisikos bei Kindern nach der Einführung der Hepatitis-B-Impfung um 60 bzw. 50 % (22, 14, 85).
- Eine weitere bekannte Nebenwirkung der Hepatitis-B-Impfung ist die Entzündung des Sehnervs. Einzelmeldungen betreffen Sehstörungen bis zur Erblindung, die Entzündung der Regenbogenhaut und Hörstörungen.

Impfempfehlungen:
Eine Impfung ist zu empfehlen, wenn ein anderes Familienmitglied infektiös ist. Auch Säuglinge, deren Mütter eine übertragbare Hepatitis-B haben, gehören zur Risikogruppe und sollten direkt nach der Geburt geimpft werden, zeitgleich mit der Verabreichung schützender Antikörper gegen Hepatitis B (Hepatitis-B-Immunglobulin). Nur so kann eine Infektion des Säuglings mit hoher Sicherheit verhindert werden.

1995 wurde die Hepatitis-B-Impfung in den deutschen Impfkalender für Säuglinge und Jugendliche bis zum 15. Lebensjahr aufgenommen. Die Säuglingsimpfung hat hier eher einen sozialen Charakter, da Jugendliche für vorbeugende Maßnahmen oft schlechter erreichbar sind als die Eltern von Säuglingen.

Eine Impfempfehlung sollte ausgesprochen werden bei Drogenabhängigen, Dialysepatienten, exponiertem medizinischem Personal, Wohngemeinschaften mit Virusträgern.

Masern

Krankheitserreger, Krankheitssymptome:
Die Masern sind eine fieberhafte, extrem ansteckende Viruserkrankung. Nach einer Inkubationszeit von 8 bis 12 Tagen beginnt sie mit Fieber, Krankheitsgefühl, Schnupfen, Bindehautentzündung und intensivem Husten. Typisch sind die so genannten Koplik'schen Flecken, kleine weiße kalkspritzerartige Flecken an der Wangenschleimhaut gegenüber den Backenzähnen. Nach einem kurzen Fieberabfall am dritten bis vierten Tag kommt es erneut zu starkem Fieberanstieg und dem typischen Masernhautausschlag, welcher am Kopf beginnt und sich nach unten ausbreitet. Nach weiteren 3 bis 4 Tagen klingt das Krankheitsbild ab, so dass eine Masernerkrankung nach etwa sieben bis zehn Tagen überstanden ist.

Ansteckend sind die Masern 5 Tage vor bis 4 Tage nach dem Ausbruch des Hautausschlags. Selten können Infizierte auch ohne Krankheitssymptome die Masern durchmachen.

Komplikationen: Pseudo-Krupp, Ohrenentzündung, Bronchitis, Lungenentzündung, selten Thrombozytopenie und Fieberkrämpfe.

Die gefährliche **Masernenzephalitis** tritt in den ersten vier Lebensjahren bei einem von 15 000 Masernfällen auf. Bei Fünf- bis Neunjährigen bei einem von 5500, bei über Zehnjährigen bei einem von 2500 (27, 48). Diese Gehirnentzündung heilt nur bei 60 % aller Fälle folgenlos aus, bei ca. 25 % hinterlässt sie Dauerschäden, 15 % sterben (91).

Eine sehr seltene Spätkomplikation nach Masern ist die **SSPE** (Subakute sklerosierende Panenzephalitis), eine Gehirnhautentzündung, die immer tödlich verläuft. Einer von 1 000 000 Masernkranken ist davon betroffen.

Die Masernerkrankung ist in den ersten Lebensmonaten besonders gefährlich. Jeder dritte Todesfall bei Masernerkrankung ereignet sich im ersten Lebensjahr und die häufigsten **Todesursachen** sind Enzephalitis und Lungenentzündung. Seit dem 1. Januar 2001 besteht eine namentliche Meldepflicht bei Masernerkrankung.

Es werden jedoch auch **positive Folgen** der Masernerkrankung berichtet, u. a. die heilende Wirkung auf chronische Erkankungen, wie Schuppenflechte (17) und nephrotisches Syndrom. Die Infektanfälligkeit der Kinder sinkt (65). Weitere Untersuchungen besagen, dass das Durchmachen von Kinderkrankheiten, insbesondere von Masern, Röteln und Mumps, im späteren Leben ein vermindertes Krebsrisiko ausmacht. Die Brustkrebsrate sinkt dabei auf weniger als die Hälfte (2). Auch die Multiple Sklerose scheint bei Menschen seltener zu sein, die in der Kindheit Masern hatten (59). Die Masern verringern anscheinend auch das Risiko, im späteren Leben an Allergien zu erkranken (82).

Übertragungsweg:
Tröpfcheninfektion (Virusausscheidung während der ganzen Inkubation und bis zum Ende des Exanthemstadiums).

Behandlungsmöglichkeiten nach Ausbruch der Krankheit:
Eine ursächliche Behandlung gibt es nicht. Bei bakteriellen Superinfektionen können Antibiotika gegeben werden.

Risikogruppe und Risikoalter, Häufigkeit der Infektionskrankheit:
Alle Kinder und Erwachsene, die keinen Masernschutz haben. Säuglinge sind etwa bis zum achten Monat immun gegen Masern, sofern die Mutter in ihrer eigenen Kindheit Masern durchgemacht hat.

Die Masernerkrankung ist in den ersten Lebensmonaten besonders gefährlich. Jeder dritte Todesfall bei Masernerkrankung ereignet sich im ersten Lebensjahr. Für dieses Risikoalter gibt es keine Impfung! Das weitere Risikoalter liegt jenseits der Pubertät, also bei älteren Jugendlichen und Erwachsenen.

Impfstoff, Darreichungsform, Wirksamkeit, Immunität, Impfauffrischung:
Der seit 1992 gebräuchliche Masernimpfstoff besteht aus abgeschwächten Lebendviren, die aus Zellkulturen, von Hühnerembryos oder Hühnerbindegewebe gezüchtet werden. Sie enthalten Gelantine und Spuren von Antibiotika, meist Neomycin sowie je nach Präparat verschiedene Hilfsstoffe, wie Dextran, Humanalbumin, Polysorbat und Phenolsulfonphthalein. Den Masernimpfstoff gibt es als Einzelpräparat oder in Kombination mit dem Mumpsimpfstoff (MM) oder dem Mumps- und Rötelnimpfstoff (MMR). Die Masernimpfung wird in Deutschland seit 1974, die Masern-Mumps-Röteln-Impfung (MMR) seit 1980 von der STIKO für alle Kinder im 12.–15. Lebensmonat empfohlen. Seit 1991 ist die Impfauffrischung ab dem sechsten Lebensjahr empfohlen. Eine Altersbegrenzung für die Impfung besteht nicht.

Die **Dauer des Impfschutzes** ist umstritten. Früher hieß es, die Impfung schützt ein Leben lang. Mittlerweile weiß man, dass die Impfung nicht nur viele Impfversager hat (15 %), bei Fünfjährigen hatten nicht einmal mehr 80 % der Impflinge messbare Antikörper (103). Die Nachimpfung mit sechs Jahren ist ebenfalls fraglich, da die Impflinge, die bei der Auffrischungsimpfung nur noch einen niedrigen oder nicht mehr nachweisbaren Titer hatten, auch ein halbes Jahr nach der Wiederimpfung keinen nennenswerten Titer aufwiesen (29, 106). Wenn die erste Impfung nicht ansprach, so profitiert nur jeder Zweite von einer Wiederholungsimpfung (26). Auch bei einer kompletten Durchimpfung liegt der Impfschutz nach der zweiten Masernimpfung nicht über 95 % (60). Bei der Zweitimpfung Jugendlicher oder im Erwachsenenalter fällt der Antikörper-Titer bei 30 % der Impflinge sogar innerhalb eines Jahres wieder auf negative Werte (26).

Besonderheit: Liegt die Impfungsrate in einer Gesellschaft nicht zu hoch, so kursieren noch ausreichend **Wildviren**, um geimpfte, nicht mehr immune Menschen zu boostern, d. h. mit Wildviren frischen sie ihre Impfung auf und entwickeln neue Antikörper. Bei hohen Impfungsraten in einer Gesellschaft kursieren diese Wildmasern nicht mehr und wir erhalten auf diese Weise einen großen Anteil Erwachsener ohne Masernimmunität.

Ein weiteres großes Problem ist der fehlende **Nestschutz** bei Kindern masergeimpfter Mütter. Selbst Mütter, die eine Masernerkrankung durchgemacht hatten und in ihrem späteren Leben keinen Masernkontakt mehr hatten, vermitteln nur noch einen schlechten Impfschutz. Auch ist es nicht möglich, die Impfung zeitlich weiter vorzuverlegen, weil bereits im Alter von sechs Monaten die Masernimpfung zu keiner genügenden Antikörperbildung führt. D. h., durch eine hohe Impfungsrate gefährden wir nicht nur Erwachsene, die keinen Impfschutz aufgrund vorangegangener Impfungen mehr haben, sondern insbesondere Säuglinge im ersten Lebensjahr! Das wichtigste Ziel der Masernimpfung, nämlich der Rückgang der Enzephalitis, wurde nach jüngsten Untersuchungen verfehlt (62).

Gegenanzeigen:
Die aktive Masernimpfung verbietet sich in der Schwangerschaft, bei Personen, die gegen Gelatine und Neomycin allergisch sind oder eine schwere Hühnereiweißallergie haben, bei Immunschwäche, bei Krebserkrankungen oder während der Krebstherapie. In drei Monaten nach der Impfung sollte eine Frau nicht schwanger werden.

Mögliche Nebenwirkungen:
Die meisten Studien, die sich mit der Sicherheit der Masern- oder der MMR-Impfung befassten, haben die Impflinge nur bis zu drei Wochen nach der Impfung beobachtet, da das Impfvirus nur in der zweiten Woche nach der Impfung im Blut erscheint (Virämie). Auch gibt es kaum experimentelle Studien zur Impfsicherheit, lediglich epidemiologische. Dies wird als unzureichend eingeschätzt, da insbesondere bei Lebendimpfungen durch überlebende Viren (Viruslatenz), durch Virusmutation und durch ein mögliches Auftreten von Autoantikörpern mit Impfschäden noch nach Monaten oder Jahren gerechnet werden muss (51).

Als problematisch gilt außerdem die Verabreichung von mehr als einem Lebendvirus, da auf verschiedene Weise Wechselwirkungen auftreten können. Eine Mischung abgeschwächter Viren hat durch den möglichen Austausch von genetischem Material ein hohes Risiko für Veränderungen in den Viruseigenschaften. So kann es zur Entstehung neuer Krankheiten kommen (57, 31, 79). Wenn die Masern „still" durchgemacht wurden, also ohne den typischen Hautausschlag oder nach einer Masernimpfung, bleiben Masernviren im Körper und können chronische Krankheiten hervorrufen. Hier werden z. B. die Multiple Sklerose, degenerative Knochen- und Knorpelerkrankungen sowie Haut- oder Gebärmutterkrebs diskutiert (89).

Noch unklar ist außerdem die Bedeutung der **Virusverunreinigung**. Praktisch alle Masern- und Mumpsimpfstoffe sind mit dem Avian-leucosis- und dem Endogenous-Avian-Virus belastet. Eine weitere Besonderheit, die für die Masernimpfung, aber auch für die Mumps-, Röteln- und Windpockenimpfung gilt, ist die Verwendung von Humanalbumin. So gibt es in letzter Zeit Hinweise, dass durch Humanalbumin der infektiöse Auslöser des Rinderwahnsinns (BSE) übertragen werden kann, welcher beim Menschen eine Variante der tödlichen Creutzfeldt-Jakob-Erkrankung hervorruft (30).

- Anerkannte Impfschäden nach Masernimpfung sind **Meningoenzephalitis und chronische Arthritis**. Das errechnete Risiko schwerer Nebenwirkungen beträgt 1 zu 13 000 (42, 3).
- Weitere schwere Nebenwirkungen, welche nach Masernkombinationsimpfungen gemeldet wurden, sind Autismus, Morbus Crohn, Verdauungserkrankungen, Epilepsie, zentralnervöse Erkrankungen wie Meningitis oder Enzephalitis, Hör- und Sehstörungen, Gelenkschmerzen und Arthritis, Verhaltens- und Lernstörungen bei älteren Kindern, chronisches Müdigkeitssyndrom, Diabetes, Guillain-Barré-Syndrom, subakute sklerosierende Panenzephalitis, Multiple Sklerose und Todesfälle (95, 6).
- **Fieber** tritt bei 5 bis 15 % der Geimpften über mehrere Tage auf, meist ab dem siebten Tag nach der Impfung. Bei 3 bis 5 % der Impflinge kommt es zu leichten masernähnlichen Symptomen. In einem zu 2600 Fällen treten Fieberkrämpfe innerhalb von 6 bis 14 Tagen nach einer Masern- oder MMR-Impfung auf (41). Innerhalb der ersten beiden Wochen nach der Impfung ist das Risiko gegenüber Nichtgeimpften um etwa das Doppelte erhöht (86), wobei die Gefahr, während einer Masernerkrankung einen Fieberkrampf zu erleiden, wesentlich größer ist. Ein erhöhtes Krampfrisiko haben Kinder, die bereits früher einen Fieberkrampf erlitten oder in deren enger Verwandtschaft Krampfanfälle vorkommen. Hierüber sollte vor der Masernimpfung eine Aufklärung erfolgen!

- **Allergische Reaktionen** sind möglich auf die im Impfstoff enthaltenen, wenn auch kleinen Mengen an Antibiotikum (Neomycin), dem Stabilisator Gelantine und Spuren von Hühnerembryozellen, auf denen der Impfvirus gezüchtet wird. Diese Allergien können sich als harmlose Nesselsucht bis hin zum akuten Asthma bronchiale oder lebensbedrohlichen allergischen Schock äußern.
- Heute werten die Impfempfehlungen eine Hühnereiallergie nicht mehr als Gegenanzeige, obwohl es zu einer Kreuzallergie mit den Hühnerembryozellen kommen kann. Für Eiallergiker kann es eine Alternative sein, den Impfschutz Triviraten Berna® aus der Schweiz zu importieren, welcher kein Hühnerprotein enthält, sondern aus menschlichen Zellen gezüchtet wurde.
- Thrombozytopenische Purpura wird bei einem von 30 000–50 000 Maserngeimpften gemeldet (86). Blutplättchenmangel tritt allerdings häufig auch bei einer Masernerkrankung auf. Selten gemeldete Masernnebenwirkungen sind die Ataxie (Störung von Bewegungsabläufen).

Impfempfehlungen:
Es ist vermutlich sinnvoll, gesunden Kindern zunächst die Chance zu einer Masernerkrankung mit anschließender lebenslanger Immunität zu geben. Ab dem Schulalter, spätestens jedoch in der Pubertät, ist die Impfung eventuell zu empfehlen, da Masernkomplikationen wie Enzephalitis in diesem Alter zunehmen und die Impfung wahrscheinlich sicherer ist, als die Erkrankung durchzustehen.

Für einen annehmbaren Impfschutz empfiehlt die STIKO zwei Impfungen im Abstand von mindestens vier Wochen. Sicherer wäre zunächst eine Antikörperuntersuchung zum Nachweis des Impferfolges und nur bei fehlenden Antikörpern eine Impfung oder Wiederholungsimpfung.

Mumps

Krankheitserreger, Krankheitssymptome:
Mumps ist ebenfalls eine Virusinfektion, die hauptsächlich die Speicheldrüsen, vor allem die Ohrspeicheldrüsen befällt. Die Inkubationszeit beträgt zwei bis drei Wochen. Die typischen Krankheitssymptome sind Fieber, Kopfschmerzen, Appetitlosigkeit und Krankheitsgefühl, Schmerzen und Schwellungen vor den Ohren. Gelegentlich werden auch die Unterkieferspeicheldrüsen unter dem Kinn befallen. Die Beschwerden dauern drei bis sieben Tage.

Vor Beginn der Impfung waren in Deutschland 90 % der Bevölkerung bis zum 15. Lebensjahr „durchseucht", sie hatten bis dahin eine Mumpsinfektion durchgemacht und dadurch schützende Antikörper erworben. Der Erkankungsgipfel lag vor der Einführung der Impfung im vierten bis sechsten Lebensjahr.

Bei ca. 20 % der Infizierten verläuft die Krankheit als stille Feiung. 40 bis 50 % entwickeln lediglich leichte grippale Symptome, nur 30 % erkrankten mit den klassischen Speicheldrüsenentzündungen (16). Das Durchmachen von Mumps hinterlässt eine lebenslange Immunität. Säuglinge, deren Mütter Mumps hatten, sind bis in den achten Lebensmonat durch übertragende mütterliche Antikörper geschützt.

Mumps ist in den allermeisten Fällen eine harmlose Kinderkrankheit, die von alleine ausheilt. **Komplikationen** sind bei Kindern selten. Mögliche Komplikationen sind milde Gehirnhautentzündungen (Meningitis) bei ein bis zwei von 100 Erkrankten. Die Meningitis heilt spontan ab. Bei weniger als zwei von 10 000 Infizierten geht die Meningitis auf das Hirngewebe über (Enzephalitis). Diese Wahrscheinlichkeit ist bei Kindern deutlich geringer als bei Erwachsenen (47, 16). Zu weiteren Komplikationen wie bleibende Hirnschäden oder Todesfälle, gibt es aufgrund der Seltenheit keine statistischen Daten.

Schwere Mumpsverläufe und Komplikationen finden sich vor allem im Erwachsenenalter über 20 Jahre. Neben der Meningitis handelt es sich hier um Entzündungen der Bauchspeicheldrüse oder die Hodenentzündungen. Letztere betrifft 20 bis 30 % der männlichen Erkrankten nach der Pubertät, Kinder sind äußerst selten und höchstens einseitig betroffen (69, 111). Bei jeder dritten Hodenentzündung schrumpft dieser, eine beidseitige Entzündung mit nachfolgender Sterilität ist äußerst selten (12). In den letzten Jahren ist allerdings ein deutliche Anstieg von Hodenentzündungen bei Erwachsenen registriert worden. Dies muss als Folge der Mumpsimpfung gewertet werden, die den Erkrankungszeitraum für Ungeimpfte und Impfversager ins Erwachsenenalter verschiebt (99).

Bei erwachsenen Frauen kommt es selten zu einer Eileiterentzündung, die jedoch folgenlos ausheilt. Mumps in der Frühschwangerschaft erhöht die Gefahr der Fehlgeburt, führt aber nicht zu Fehlbildungen des Embryos. Die schwerwiegendste Folge von Mumps ist ein bleibender einseitiger, durch eine Entzündung des Hörnervs hervorgerufener Hörverlust bei 0,5 bis 5 von 100 000 Mumpsfällen (107, 12).

Positive Aspekte der Krankheit: Das Durchmachen von Mumps verringert bei Frauen deutlich das Risiko an Eierstockkrebs zu erkranken (77). Auch andere Krebsarten außer Brustkrebs sind seltener (2). Mumps in der Kindheit senkt die Wahrscheinlichkeit, im späteren Leben an Multipler Sklerose zu erkranken (59).

Übertragungsweg:
Tröpfchen- und Kontaktinfektion über Speichel. Die Ansteckungsgefahr beginnt vier Tage vor Ausbruch der Erkrankung und endet sieben Tage danach mit dem Abschwellen der Drüsen.

Behandlungsmöglichkeiten nach Ausbruch der Krankheit:
Eine schulmedizinische Behandlung gibt es nicht.

Risikogruppe und Risikoalter, Häufigkeit der Infektionskrankheit:
Mumps ist eine harmlose Kinderkrankheit. Die Wahrscheinlichkeit von Komplikationen steigt mit zunehmendem Alter der Erkrankten, insbesondere bei jungen Männern über 20 Jahre (Meningitis, Entzündung der Bauchspeicheldrüse oder der Hoden).

Impfstoff, Darreichungsform, Wirksamkeit, Immunität, Impfauffrischung:
Der Mumpslebendimpfstoff ist seit den 70er Jahren im Handel und enthält abgeschwächte vermehrungsfähige Mumpsviren, die auf Hühnerembryozellen gezüchtet werden. Weitere Bestandteile sind Gelantine, Humanalbumin und Spuren des Antibiotikums Neomycin. Häufig wird die Mumpsimpfung in Kombination mit Masern- und Röteln-Komponenten angewandt (MM- oder MMR-Impfung). Die Mumpsimpfung wird von der WHO nicht empfohlen.

Der **Impfschutz** soll sich über mindestens 25 Jahre erstrecken, vermutlich ist er jedoch auch nach der zweiten Impfung kürzer und schlechter als nach einer Mumpserkrankung im Kindesalter. Ein noch nicht vorhersehbares Problem ist der fehlende Nestschutz für Kinder geimpfter Mütter. Als besondere Problematik: Infolge der Mumpsimpfung sind zwar die Erkrankungsfälle unter Kindern rückläufig, doch treten vermehrt Erkrankungsfälle bei Jugendlichen und Erwachsenen auf (16). Von daher sind die Mumpskomplikationen durch die Impfung nicht gesunken! (49).

Gegenanzeigen:
- Akute Erkrankung
- Allergien auf die Inhaltsstoffe der Impfung
Die Impfung darf nicht während der Schwangerschaft und Stillzeit, bei Krankheiten des Immunsystems oder Therapie mit immunschwächenden Medikamenten (Chemotherapie, Kortison) durchgeführt werden. Die Wirksamkeit der Mumpsimpfung ist nur mäßig. Die Schutzquoten liegen bei 50 bis 90 %.

Mögliche Nebenwirkungen:
- Bei ca. 2 % der Impflingen kommt es 9 bis 12 Tage nach der Impfung zu Krankheitsgefühl mit Fieber und gelegentlich zur Schwellung der Lymphknoten (86). Begleitend können Krampfanfälle auftreten, wobei eine klare Trennung der Ursachen aufgrund der Kombinationsimpfungen nicht möglich ist.
- Allergische Reaktionen sind möglich auf Gelantine, das Antibiotikum Neomycin und bei bekannter Eiallergie. Hier sollte der Impfstoff nicht verwendet werden (der Impfstoff Mumaten Berna® enthält kein Hühnerprotein).
- Hodenschwellung, 1 zu 1 000 000 (86).
- Speicheldrüsenentzündung: Die Mumpsimpfstoffe sind gemäß der WHO der häufigste medikamentöse Auslöser von Entzündungen der Ohrspeicheldrüse. Sie treten bei jedem 20. Impfling innerhalb von zwei Wochen nach der Impfung auf (3).
- Selten sind Bauchspeicheldrüsenentzündung, Innenohrschwerhörigkeit, Meningitis und Enzephalitis. Mit dem neuen Mumpsimpfvirusstand „Jeryll-Lynn" kommt es nur noch sehr selten zur Impfenzephalitis oder Meningitis, 1 zu 1 000 000 (86).
- Ein anerkannter Impfschaden nach der Mumpsimpfung sind Fälle von Diabetes (35). Langzeitfolgen sind auch bei dieser Impfung nicht ausreichend untersucht.

Impfempfehlungen:
Der früheste Impfzeitpunkt ist das zweite Lebensjahr, da die Impfung wegen noch vorhandener mütterlicher Mumpsantikörper im ersten Lebensjahr oft nicht wirksam ist. Wegen der nur mäßigen Immunität nach Mumpsimpfung wird seit einigen Jahren eine zweite Impfung, ebenso wie bei Masern und Röteln, empfohlen. Nach dieser zweiten Impfung steigt die Immunität an, jedoch mit noch nicht bekannter Dauer.

Kinder sollten Mumps in jungen Jahren durchmachen und damit eine lebenslange Immunität erwerben. Wenn Kinder nicht die Möglichkeit hatten eine Mumpserkrankung durchzumachen, sollte bei Jungen im Alter von neun Jahren eine Titerbestimmung erfolgen, mit eventueller anschließender Mumpsimpfung. Eine vorherige Antikörpertestung im Blut empfiehlt sich, weil Mumps oft unbemerkt verläuft.

Röteln

Krankheitserreger, Krankheitssymptome:
Röteln sind eine harmlose Virusinfektion mit grippalen Symptomen, Lymphknotenschwellung und einem typischen Hautausschlag. Komplikationen sind sehr selten. Gelegentlich treten im Verlauf der Erkrankung Hautblutungen auf durch Verlust an Blutplättchen (Thrombozytopenie).

Das Hauptproblem der Röteln ist die **Rötelnembryopathie**, eine Fruchtschädigung bei Erkrankung der Mutter in den ersten vier Schwangerschaftsmonaten. Diese kann zur Fehlgeburt oder zu schweren Fehlbildungen des Kindes führen. Jedes Jahr werden in Deutschland mindestens 20 Fälle von Rötelnembryopathie registriert (93). Auch bei der Rötelnerkrankung gibt es die stille Feiung.

Zu Beginn der Impfprogramme waren fast 90 % der Heranwachsenden mit Röteln durchseucht und hatten, aufgefrischt durch vielfachen Kontakt mit Rötelkranken, eine lebenslange Immunität. In Deutschland hat sich die Situation für die Ungeimpften durch die Rötelnimpfung deutlich verschlechtert. Die Wahrscheinlichkeit einer Rötelnerkrankung ist gesunken und auch die Auffrischung der Immunität (boostern) durch den Kontakt mit anderen Rötelnkranken unterbleibt. Somit ist der Schutz für junge Frauen und Schwangere nicht mehr gegeben.

Nutzen der Krankheit: Röteln gehören zu den Erkrankungen, durch die im späteren Leben das Risiko einer Erkrankung an Krebs und Multipler Sklerose verringert wird (77, 59, 2).

Übertragungsweg:
Kontaktinfektion.

Behandlungsmöglichkeiten nach Ausbruch der Krankheit:
Eine besondere Behandlung ist nicht erforderlich. Die Röteln sind eine harmlose Kinderkrankheit. Schulmedizinische Behandlungsmöglichkeiten sind in der Regel nicht notwendig und wenn, dann ausschließlich auf der symptomatischen Ebene.

Risikogruppe und Risikoalter, Häufigkeit der Infektionskrankheit:
Alle Menschen, die keinen Rötelnschutz haben.

Impfstoff, Darreichungsform, Wirksamkeit, Immunität, Impfauffrischung:
Der Impfstoff besteht aus abgeschwächten Lebendviren, welche aus Zellkulturen von abgetriebenen menschlichen Föten gezüchtet werden. Im Impfstoff enthalten sind außerdem Gelantine und Antibiotika, meist Neomycin. Die Impfung wird häufig in Kombination mit dem Masern- und Mumpsimpfstoff verabreicht.

Problematik: Mit der Rötelnimpfung sollte versucht werden, die Rötelnembryopathien zu verhindern, also den Schutz gebärfähiger Frauen vor einer Rötelninfektion in der Schwangerschaft zu erhöhen. Werden jedoch nicht extrem hohe Impfraten von nahezu 100% erreicht, die zu einer Ausrottung des Virus führen, wird die Erkrankung aus dem Kindesalter heraus vermehrt ins Erwachsenenalter verschoben, mit einer entsprechenden Zunahme der Rötelnembryopathie (109).

Vor der Einführung der Impfung hatten 85% der Frauen bis zur ersten Schwangerschaft die Röteln durchgemacht (34).

Nach einer einmaligen Impfung im Kindesalter liegt die Schutzquote im jungen Erwachsenenalter jedoch unter 90% (73). Bei den gegenwärtigen Impfquoten von 75 bis 80% und der natürlichen Durchseuchung von 25% der Ungeimpften, haben rechnerisch höchstens 77% der gebährfähigen Frauen einen Schutz vor Röteln! Dies sind wesentlich weniger Frauen als vor Beginn der Impfprogramme! Dies ist der Grund, warum laut STIKO Mädchen vom 12. bis 14. Lebensjahr ein zweites Mal geimpft werden sollen.

Die Impfung gegen Röteln ist bislang ein Fehlschlag. Die Anzahl der Embryopathien ist in Deutschland bis Mitte der 90er Jahre konstant geblieben (46). Grund sind ungeimpfte Kinder, Impfversager und die Verschiebung der Rötelninfektion ins Erwachsenenalter durch die Kleinkindimpfung.

Gegenanzeigen:
- Rötelnviren können auch bei Impflingen im Rachenspülwasser nachgewiesen, bis zu 90 Tage nach der Impfung ausgeschieden und auf die Umgebung übertragen werden.
- Kontraindiziert ist die Impfung also in der Schwangerschaft, aber auch in der Stillperiode sollte sie vermieden werden. Bei $2/3$ von in der Stillperiode geimpften Frauen konnte das Virus in der Muttermilch nachgewiesen werden (102).
- Akute Erkrankung
- Allergien auf die Inhaltsstoffe der Impfung

Mögliche Nebenwirkungen:
- Gelegentlich kommt es in den ersten zwei Wochen nach der Impfung zu Fieber und Krankheitsgefühl. Bei einem von 7 rötelngeimpften Kindern kommt es zur Schwellung der Nackenlymphknoten. Krampfanfälle werden vor allem beobachtet nach Kombinationsimpfstoffen mit Masern und Mumps.
- Es liegen Einzelberichte über neurologische Folgeschäden vor, wie Guillain-Barré-Syndrom, transverse Myelitis und Enzephalitis, auch hier nach dem Einsatz des Kombinationsimpfstoffes. Ebenso wie bei Masern und Mumps ist im Rötelnimpfstoff Humanalbumin enthalten, was theoretisch zur Übertragung der Creutzfeldt-Jakob-Erkrankung führen kann.
- Bei der Impfung Jugendlicher oder Erwachsener kommt es bei jedem zweiten Impfling zwei Wochen nach der Impfung zu vorüber-

gehenden Schmerzen und Steifheit in den Gelenken, bei ca. 1 % der Kinder und ca. 10 % der Erwachsenen zu einer Arthritis mit Rötung und Schwellung des Gelenks. Ein anerkannter Impfschaden in den USA ist die chronische Arthritis nach Rötelnimpfung (52, 1).

- Ebenso wie nach der Rötelnerkrankung kann es auch zwei bis drei Wochen nach der Impfung zu einem Blutplättchenmangel mit Blutungsneigung kommen.

Impfempfehlungen:
Vor Beginn der Gebährfähigkeit sollte jedes Mädchen eine Rötelnantikörperbestimmung im Blut durchführen lassen, um dann bei fehlendem Rötelnschutz eine Impfung durchführen zu lassen. Geimpft werden sollten Mädchen, sobald sie ihre Regel haben und die Impfung sollte dann in den Menstruationstagen erfolgen.

Literatur

1. ACIP (Advisory Commettee on Immunization Practices): Update: Vaccine Side Effects, Adverse Reactions, Contraindications and Precautions. 1999, http://www.medscape.com/govmt/CDC/ /MMWR/1996/sep/rr4512.html#TOC
2. Albonico, H., et al.: Febrile infectious childhood diseases in the history of cancer patients and matched controls. Med Hypotheses 1998, 51(4): 315–320
3. AT (Arzneitelegramm): Zur Verträglichkeit der Masernimpfung. AT 1996, 2: 22
4. Aventis Pasteur MSD: Haxavac Produktmonographie 2000. In: Hirte, M.: Impfen Pro und Contra, München 2001
5. Baron, S., Grimpel, E., Tirard-Fleury, V.: Conduire à tenir – recommendation lors de cas groupés de coqueluche. Bull Epidémiol Hebdom 1996, 52: 227–229
6. Barr, R.: et al.: The MMR and MR vaccine cases. 2000. http://www.alexharris.co.uk/mmr2.htm
7. Belkin, M.: Mindless Vaccination Bureaucracy. National Vaccine Information Center. 1996–99. http://www.909shot.com/belin.htm
8. Beutels, P., et al.: Costs and benefits of routine varicella vaccination in German children. J Infect Dis, 1996, 174 Suppl 3: 335–341
9. Botham, S.J., et al.: Incidence of apnoea and bradycardia in preterm infants following DTPw and Hib immunization: a prospective study. J Paediatr Child Health, 1997, 33(5): 418–421
10. Bundeszentrale für gesundheitliche Aufklärung (BZgA), Postfach 91 01 52, 51071 Köln, im Auftrag des Bundesministeriums für Gesundheit
11. Burmistrova, A.L., Gorshunova, L.P., Ebert, L.: Change in the nonspecivic resistance of the body to influenza and acute respiratory diseases following immunization diphtheria-tetanus vaccine. Zh Mikrobiol Epidemiol Immunobiol 1976; (3): 89–91
12. CDC (Centers for Disease Control): Recommendations of the Immunization Practices Advisory Committee: Mumps Prevcention. MMWR 1989, 38(22): 388–392, 397–400
13. CDC (Centers for Disease Control): Morbidity and Mortality Weekly Report (MMWR) 1994, 42(53): 10
14. CDC (Centers for Disease Control): Pharmacoepidemiology and Drug Safety 1998, 6 (suppl 2): 60
15. CDC (Centers for Disease Control): Morbidity and Mortality Weekly Report May 15, 1998, 47(18)
16. CDC (Centers for Disease Control): Mumps. 2000. www.cde.gov/nip/publications/pink/mumps.pdf
17. Chakravati, V.S., et al.: Measles induced remission of psoriasis. Annals of Tropical Paediatrics 1986, 6: 293–294
18. Cherry, J.D.: Comparison of values of antibody to Bordetella pertussis antigens in young German and American men. Clin Infect Dis 1995, 20: 1271–1274
19. Cherry, J.D.: Pertussis and adults (Editorial). Ann Intern Med 1998, 128: 64–66
20. Classen, D.C., Classen J.B.: The timing of pediatric immunization and the risk of insulin-dependant diabetes mellitus. Infectious Diseases in Clinical Practice 1997; 6: 449–454
21. Classen, D.C.: Letters: Public should be told that vaccines may have long term adverse effects. BMJ 1999b, 318: 193
22. Classen, J.B.: Diabetes epidemic follows hepatisis B immunization programm. New Zealand Medical Journal 1996, 109: 195
23. Classen, J.B.: Increased Risk of Childhood Diabetes Following Immunization Receives National Recognition. 16.2.1998a. http://www.vaccines.net/newpage15.htm
24. Classen, J.B.: Hemophilus Influenza B Vaccine. 1998b. http://www.vaccines.net/hemophil.htm
25. Classen, J.B., Classen D.C.: Association between type 1 diabetes and Hib vaccine: causal relation is likely. BMJ 1999a, 319: 1133
26. Cohn, M.L., Robinson, E.D., Faerber, M., Thomas, D., Geyer, S., Peters, S., et al: Measles vaccine failures: lack of sustained measles-specific immunoglobulin G responses in revaccinated adolescents and young adults. Pediatr Infect Dis J 1994, 13(1): 34–38

27. Conybeare, E.T.: Month Bull Health 1956, 15: 40. Zitiert bei Ehrengut, W.: Measles Encephalitis: Age disposition and vaccination. Archiv ges Virusforsch 1965, XVI (1–5): 311–313
28. Crawford, J.M., et al.: The liver and the biliary tract. In: Robbins Pathologic Basis of Disease. 5th edition W.B. Saunders Co, Philadelphia: 1994: 844–845
29. Cutts, T.C., Markowitz, L.E.: Success and Failures in Measles Control. J Infect Dis 1994, 170 suppl: 32–41
30. Dealler, S.: BSE and Blood Transfusion or use of pooled plasma derivates. 2000. http://sparc.airtime.co.uk./bse/bloodtr.htm
31. De Long, R.: A possible cause of acquired immune deficiency syndrome and other diseases. Medical Hypothesis 1984, 13:395–397
32. Dokheel, T.M.: An epidemic of childhood diabetes in the United Stades. Diabetes Care 1993, 16: 1606–1611
33. Dunbar, B.S.: Breaking News 2 – research into autoimmunity and vaccine. Letter, Sept 1997. http://www.atschool.eduweb.co.uk/autism/autism9a.html
34. Ehrengut, W.: Fünf Jahre Rötelnschutzimpfung. Dtsch Ärztebl 1974, 51: 3675–3677
35. Ehrengut, W.: Mumpsschutzimpfungen. In: Gsell, O., et al.: Klinische Virologie. Urban & Schwarzenberg, München 1986: 447–453
36. Eibl, M.M., Mannhalter, J.W., Zlabinger, G.: Abnormal T-lymphocyte subpopulations in healthy subjects after tetanus booster immunization. N Engl J Med 1984, 310(3): 198–199
37. ESPED (Erhebungseinheit für seltene pädiatrische Erkrankungen in Deutschland) – Jahresbericht 1998, http:// www.public.rz.uni-duesseldorf.de/~esped/jabe1998.htm
38. EURODIAB ACE Study Group: Variation and trends in incidence of childhood diabetes in Europa. Lancet 2000, 355: 873–876
39. Farooqi, I.S., Hopkin, J.M.: Early childhood infection and atopic disorder. Thorax (England), 1998, 53(11): 927–932
40. Farrell, G.: Hepatitis B antigen seroconversion: effects of lamivudine alone or in combination with interferon alpha. J Med virol 2000, 61(3): 374–379
41. Farrington, P., et al.: A new method for active surveillance of adverse events from diphtheria/pertussis and measles/mumps/rubella vaccines. Lancet 1995, 345: 567–569
42. Fletcher, J.: Safe or Sorry? Health visitor, 1996, Vol. 69, No.5: 200
43. Forsters Online: Health Briefs: Association says numbers show mandatory vaccinations not best for children. 1999 Cox News Service. http://www.forsters.com/health/articles/health_0506c.htm
44. Fujimaki, H., Ozawa, M., Imai, T., et al.: Adjuvant effects of aluminium silicate on IgE and IgG1 antibody production in mice. Int Arch Allergy Appl Immunol 1984, 75(4): 351–356
45. Gardner, S., et al.: Rising incidence of insulin dependent diabetes in children under 5 years in Oxford region: time trend analysis. BMJ 1997, 315: 713–716
46. Gerike, E.: Epidemiologie – Masern, Mumps, Röteln. In: Ley, S., Stück, B. (Hg.): Masern – Mumps – Röteln, Kilian Verlag, Marburg 1995
47. Gerth, H.J.: Mumps. In: Krumbach/Kikuth (Hg.): Die Infektionskrankheiten des Menschen und ihre Erreger, Bd. II. Thieme, 2. Aufl., Stuttgart 1969: 1421–1433
48. Gritz, K.: MMR-Impfung: Vorurteile – Fakten. Kinderarzt 1999, 30: 10–11
49. Gugelmann, R.: Why we need to continue to immunize against mumps. Soz Praventivmed 1995, 40(2): 124–127
50. Hirte, Martin, Impfen – Pro und Contra, München 2001
51. Howe, C.J., Stratton, K.R.: Adverse Events Associated with Childhood Vaccines – Evidence Bearing on Causality. National Academy Press Washington, D.C., 1993: 316
52. HRSA (Health Resources and Services Administration): Vaccine Injury Table March 24, 1997. http://www.hrsa.dhhs.gov/bhpr/vicp/table.htm
53. Hurwitz, E.L., Morgenstern, H.: Effects of diphtheria-tetanus-pertussis or tetanus vaccination on allergies and allergy-related respiratory symptoms among children and adolescents in the United States. J Manipulative Physiol Therap Feb 2000, 23/2: 81–90

54. Huynh, H.K., Dorovini-Zis, K.: Effects of interferon-gamma on primary cultures of human brain microvessel endothelial cells. Am J Pathol 1993, 142(4): 1265–1278
55. Impfreaktionen, Impfkomplikationen. 1995, Kilian-Verlag: 40
56. Jaber, L., Shohat, M., Mimouni, M.: Infectious episodes following diphtheria-pertussis-tetanus vaccination. A preliminary observation in infants. Clin Pediatr (Phila) 1988; 27(10): 491–494
57. Javier, R.T., et al.: Two avirulent herpes simplex viruses generate lethal recombination in vivo. Science 1986, 234: 746–747
58. Kemp, T., et al. Is infant immunization a risk factor for childhood asthma or allergy? Epidemiology 1997, 8: 678–680
59. Kesselring, J.: Zur Pathogenese der multiplen Sklerose, Schweiz Med Wochenschr 1990, 120: 1083–1090
60. Klein, P.: Masern. In: Gruber, R., Heimann, R., Jenni, P., et al.: Impfen, Routine oder Individualisation. Eine Standortbestimmung zur Impfproblematik aus hausärztlicher Sicht. Bern 1999: 32. Zu beziehen über Postfach CH-3000 Bern 9
61. Kondler-Budde, R.: Neue IPV-Empfehlungen: Umsetzung im Kindesalter. Kinderärztl Prax 1999, Sonderheft Impfen 2: 37
62. Koskiniemi, M., Korppi, M., Mustonen, K., Rantala, H., Muttilainen, M., Herrgard, E., et al.: Epidemiology of encephalitis in children. A prospective multicentre study. Eur J Pediatr 1997, 156(7): 541–545
63. Krause P.R., Klinman, P.M.: Varicella vaccination: evidence for frequent reactivation of the vaccine strain in healthy children. Nat Med 2000, 6(4): 451–454
64. Kries, R. v.: Ist weniger mehr: Varizellen-Impfung für alle Kinder oder Indikationsimpfung? Kinderärztl Prax 2000, 3: 147
65. Kummer, K.H.: Masernverlauf in einer Kinderarztpraxis. Der Merkurstab 1992, 3: 180–189
66. Lai, C.L., Chien, R.N., Leung, N.W., et al.: A one-year trial of lamivudine for chronic hepatitis B. Asia Hepatitis Lamivudine Study Group. N Engl J Med 1998, 339(2): 61–68
67. Liese, J.G.: Bewertung der neuen hexavalenten Impfstoffe – eine Erleichterung für die Praxis? Vortrag, gehalten am 25.10.2000 auf dem 6. Münchner Impftag
68. Madara, J.L., Stafford, J.: Interferon-gamma directly affects barrier function of cultured intestinal epithelial monolayers. J Clin Invest 1989, 83(2): 724–727
69b. Mansor, O.; Pillaus, P.: Vaccine adverse events reported in New Zealand 1990–1995. NZ Med J. 1997, 110 (1048): 270–272
69. Manson, A.L.: Mumps orchitis. Urology 1990, 36(4): 355–358
70. Matricardi, P.M., Rosmini, F., Ferrigno, L., Nisini, R., Rapicetta, M. et al.: Cross sectional retrospective study of prevalence of atopy among Italian military students with antibodies against hepatitis A virus. British Medical Journal 1997, 314: 999–1003
71. McIntyre, P., Jepson, R., Leeder, S., Irwig, L.: The outcome of childhood Haemophilus influenzae meningitis. A Population baded study. Med J Aust 1999, 159(11–12): 766–772
72. Meinecke, C., Hildegard, D.: Allgemeine Hepatitis-B-Schutzimpfung im Kindesalter. Merkurstab 1998, 4: 220–229
73. Miller, C.: Live measles vaccine: a 21 year follow up. BMJ (Clin Res Ed) 1987, 295(6589): 22–24. http://webpages.netlink.co.nz/~ias/measles.htm
74. Miller, E., Waight, P., Gay, N., Ramsay, M., Vurdien, J., Morgan-Capner, P., et al.: The epidemiology of rubella in England and Wales before and after the 1994 measles and rubella vaccination campaign: fourth joint report from the PHLS and the National Congenital Rubella Surveillance Programme. Commun Dis Rep CDR Rev 1997, 7(2): R26–32
75. MMWR (Morbidity and Mortality Weekly Report): Vaccine Side Effects, Adverse Reactions, Contraindications, and Precautions Recommendations of the Advisory Committee on Immunization Practices (ACIP). 1996, 45 (RR-12): 1–35
76. Müschenborn-Koglin, S., Weiss, M., Reinhardt, D.: Säuglinge und Kleinkinder mit unklarem Fieber. Pädiatrie hautnah 2000, 1: 8–12

77. Newhouse, M., et al.: A case control study of carcinoma of the ovary. Br J Prev Soc Med 1977, 31: 148–153
78. Odent, M.R.: Pertussis vaccination and astgna: is there a link? JAMA 1994, 272(8): 592–593
79. Odent, M.: Long term effects on early vaccinations. Primal Health Review 1996, 2(1): 6
80. Orizzonti Nr 77/1998: Hepatitis B: Erneute Gerichtsurteile. http://www.groma.ch/news/Hepatitis_B_Impfung.htm
81. Papst, H.F., Spady, D.W., Carson, M.M., et al.: Kinetics of immunologie responses after primary MMR vaccination. Vaccine 1997, 15(1): 10–14
82. Paunio, M., et al.: Measles history and atopic diseases. JAMA 2000, 283: 343–346
83. Poser, C.M.: Neurological syndromes that arise predictably. Consultant, Jan 1987: 45–46
84. Pourcyrous, M., Korones, S.B., Crouse, D., et al.: Interleukin-6, C-reactive protein, and abnormal cardiorespiratory responses to immunization in premature infants. Pediatrics 1998, 101(3): E3
85. Poutasi, K.: Immunization and diabetes. N Zealand Med J 1996, 109(1026): 283
86. Quast, U., et al.: Impfreaktionen. Hippokrates (2. Aufl.), Stuttgart 1997: 65
87. Reuman, P.D., Sawyer, M.H., Kuter, B.J., Matthews, H.: Safety and immunogenicity of concurrent administration of measles-mumps-rubella-varicella vaccine and PedvaxHib vaccines in healthy children twelve to eighteen months old. The MMRV Study Group. Pediatr Infect Dis J 1997, 16(7): 662–667
88. RKI (Rober-Koch-Institut): Anmerkungen zu den im Impfkalender aufgeführten Impfungen. Stand: März 1998. yellow-fever.rki.de/PRAEV/IMPFEN/STIKO/STI_F11.HTM
89. Rönne, T.: Measles virus infection without rash in childhood is related to disease in adult life. Lancet 1985, 1(8419): 1–4
90. Sanchez, P.J., et al.: Apnea after immunization of preterm infants. J Pediatr 1997, 130(5): 746–751
91. Schaad, U.B.: Pädiatrische Infektiologie, 2. Aufl., Hans Marseille, München 1997
92. Scheibner, V., Karlson, L.: Association between Non-Specific Stress Syndrome, DTP Injection, and Cot Death (2nd Immunization Conference, Canberra, Australien, 27. bis 29.5.1991). Zitiert bei Sudden Infant Death Syndrome and Childhood Vaccines, http://www.thinktwice.com/sids.htm
93. Schneeweiß, B.: Pressegespräch »Kinderimpfungen – Investition in die Zukunft«, 91. Jahrestagung der Deutschen Gesellschaft für Kinderheilkunde 8.9.1995. Jatros Pädiatrie 1995, 11:10
94. Serafini, U.: Letter to the Editor: Do infections protect against asthma and atopy? Allergy 1997, 52, S. 955–957
95. SFTAH (Society for the Autistically Handicapped): Vaccines. FACT SHEET Juni 1997. http://www.autismuk.com/index1sub4.htm
96. Shabad, A.T., et al.: Use of ADT-tocoid with decreased antigen content for the immunization against diphtheria and tetanus of children with contraindications to the inoculation of APDT vaccine. Zh Mikrobiol Epidemiol Immunobiol 1976, 7: 80–5
97. Shaheen, S.O., Aaby, P., Hall, A.J., Barker, D.J.P., Heyes, C.B., Shiell, A.W., Goudiaby, A.: Measles and atopy in Guinea-Bissau. The Lancet 1996, 347: 1792–1796
98. Shirawaka, T., Enomoto, T., Shimazu, S., Hopkin, J.M.: The inverse association between tuberculin responses and atopic disorder. Science 1997, 275. S. 77–79
99. Siemer, S.W., Uder, M., Scholz M., Steffens, J., Jeanelle, J.P., Humke, U.: Erhöhte Inzidenz von Mumpsorchitis bei Jugendlichen und Erwachsenen – Folge einer niedrigen Impfrate? Urologe A 1997, 36(5): 456–459
100. Silfverdal, S.A.: Protective effect of breastfeeding on invasive Haemophilus influenzae infection: a case-control study in Swedish preschool children. Int J Epidemiol, 1997, 26(2): 443–450
101. Steinschneider, A., et al.: Effect of diphtheria-tetanus-pertussis immunization on prolonged apnea or bradycardia in siblings of sudden infant death syndrome victims. J Pediatr 1991, 119(3): 411–414
102. Stevenson, J., et al.: Resurgence of rubella. Lancet 1996, 347(9006): 980–981
103. Tische, A., Gerike, E.: Verlaufsbeobachtung der humoralen Immunantwort über fünf Jahre nach Erst- und Wiederimpfung gegen Masern,

Mumps, Röteln. Kinderärztl Prax, Abstracts zur 7. Jahrestagung der DGPI. 1999:443
104. Torch, W.: Diphtheria-pertussis-tetanus (DPT) immunization: A potenzial cause of the sudden infant death syndrome (SIDS). Neurology 1982, 32: A160
105. Tucker, M.E., et al.: Vaccine Experts question thiomersal concern. Pediatric News 1999, 33(8): 1–7
106. VIA (Vaccine Information and Awareness): Measles and Antibody Titre Levels. Vaccine Weekly, Januar 1996
107. Vuori, M., et al.: Perspective deafness in connection with mumps. A study of 298 servicemen suffering from mumps. Acta otolar 1962, 55: 231–236
108. Weber, T.: Haemophilus influenzae B (Hib), in: Guber, R., Heimann, R., Jenni, P., et al.: Impfen, Routine oder Individualisation. Eine Standortbestimmung zur Impfproblematik aus hausärztlicher Sicht. Bern 1999. Zu beziehen über Postfach CH-3000 Bern 9
109. WHO Kopenhagen: Expanded programme on immunization – report of the meeting national programme managers. 1989
110. Wise, R.P., Salive, M.E., Braun, M.M., Mootrey, G.T., Sward, J.F., et al.: Postlicensure safety surveillance for varicella vaccine. JAMA 2000, 284(19): 1271–1279
111. Zarzycka-Chrol, E., Smukalska, E., Sawilska-Tanska, M.: Complications of Mumps in children in light of personal observations. Pediatr Pol 1995, 70(10): 841–845
112. Liebl B. A.C. Muntau, I.Knerr u.a. Screening Handbuch: Fachschrift zum Neugeborenen-Screening auf angeborene Stoffwechselstörungen und Endokrinopathien / APS Edition, sps Publications / FS 2002
113. Harder U. : Wochenbettbetreuung in der Klinik und zu Hause / edition hebamme, Hippokrates Verlag 2003
114. Rauterberg E.W.: Neuordnung des Neugeborenen-Screening / Hebammen-Info 03/2003 Seite 56
115. Stiefel A., Rodriguez J. In: Geist, Chr., Harder, U., Stiefel, A. (Hrsg.): Hebammenkunde 2. Auflage 1998 / de Gruyter Verlag
116. Dudenhausen J.W.: Praktische Geburtshilfe 18. Auflage 1994 / de Gruyter Verlag
117. Ihme N. et al.: Die konservative Therapie der angeborenen Hüftdysplasie und -luxation, Kinderorthopädie RWTH Aachen, Zeitschrift für Orthopädie, Thieme 2003
118. Schmidt A.: Vorsorge Untersuchungen – IT Artikel 2002, http://www.dr-ansgar-schmidt.de/ultraschall/hueftsonographie/
119. Ärztliche Praxis 8/2003: Kinderhüftdysplasie, http://www.aerztlichepraxis.de/db/shownews/993726617/6/14/news.html
120. Hoffmann, Lindner, Universitätskinderklinik Heidelberg, Meilenstein der Präventivmedizin, http://www.uni-heidelberg.de/presse/ruca/ruca2_2002hoffmann.html
121. L. Lutmann, S. Arlinger, R. Daumann etc., Europäischer Konsens zum Hörscreening 1998
122. Bayerisches Hörscreening-Zentrum Universität Regensburg, http://www.lgl.bayern.de/de/left/fachinformationen/gesundheit/neugebscreen/hoerscreening/
123. Pschyrembel, 257. Auflage, de Gruyter, S. 32
124. Von Mutius et al.: Skin test reactivity and number of siblings. British Med J 1994; 308: 692–95
125. Von Mutius et al.: Skin test reactivity and number of siblings. British Med J 1994; 308: 692–94
126. Shirakawa T. et al.: The inverse association between Tuberculin Responses and Atopic Disorder. Science 1997; 275: 77–79
127. Matricari P. et al.: Cross sectional retrospective study of prevalence of atopy among Italian military students with antibodies against hepatitis A virus. British Med J 1997; 314: 1792–94
128. Shaheen S. et al.: Measles and atopy in Guinea-Bissau. The Lancet 1996; 347: 1792f
129. Meyer-Rebentisch, K., Friedrichsen, K.: Einmaleins der Babyernährung, Haug Verlag Heidelberg 1998, S. 65, S. 88
130. Pollard et al.: Influence of maternal diet during lactation... In: Journal of Allergy an Clinical Immunology 97 (1;3) Abstract 231 (1996)
131. Scherbaum, V., Perl, F.M., Kretschmer, U. (Hrsg.): Stillen, frühkindliche Ernährung und reproduktive Gesundheit, Deutscher Ärzte-Verlag, Köln 2003

Information für Eltern

Impfkalender für Säuglinge, Kinder und Jugendliche

Empfehlung der Ständigen Impfkommission (STIKO) am Robert-Koch-Institut (Stand: Januar 2000)

Alter	Impfung gegen	Impfabstände*
ab 3. Lebensmonat (9. Lebenswoche) (Grundimmunisierung)	Diphtherie Tetanus Keuchhusten Haemophilus influenzae Typ B Kinderlähmung Hepatitis B	dreimal im Abstand von 4 Wochen ** zweimal im Abstand von 4–8 Wochen
12.–15. Lebensmonat (Abschluss der Grundimmunisierung)	Diphtherie Tetanus Keuchhusten Haemophilus influenzae Typ B Kinderlähmung Hepatitis B	je einmal **
im 12.–15. Lebensmonat	Masern Mumps Röteln	je einmal
	Noch vor Schuleintritt ist für einen vollständigen Impfschutz Sorge zu tragen und spätestens bis zum vollendeten 18. Lebensjahr sind bei Jugendlichen bestimmte Impfungen nachzuholen	
5.–6. Lebensjahr (Auffrischung)	Masern Mumps Röteln Diphtherie / Tetanus	je einmal
11.–18. Lebensjahr (Auffrischung bzw. Grundimmunisierung)	Kinderlähmung Masern/Mumps/Röteln Diphtherie / Tetanus Hepatitis B Keuchhusten (aP)	je einmal

* Ziel muss es sein, unter Beachtung der Mindestabstände möglichst frühzeitig einen vollständigen Impfschutz zu erreichen. Ausschlaggebend ist die Fachinformation des Herstellers.

** Um die Zahl der Injektionen möglichst gering zu halten, sollten vorzugsweise Kombinationsimpfstoffe eingesetzt werden. Ihre Verträglichkeit ist gut. Impfreaktionen treten nicht häufiger auf als bei der Verwendung der entsprechenden Einzelimpfstoffe.

Impfstoffe mit unterschiedlichen Kombinationen, die gegen Diphtherie, Tetanus, Keuchhusten, Haemophilus influenzae Typ B und Kinderlähmung schützen, sind bereits verfügbar. Enthalten sie eine Keuchhusten-Komponente, müssen sie im ersten Lebensjahr dreimal und ein viertes Mal zu Beginn des zweiten Lebensjahres gegeben werden. Impfungen gegen Haemophilus influenzae Typ B oder gegen Kinderlähmung mit Einzelimpfstoffen erfordern je nach Herstellungsverfahren gelegentlich weniger Injektionen
(Bundeszentrale für gesundheitliche Aufklärung).

Information für Eltern

Alternativer Impfplan für vorsichtige Impfer

Reihenfolge	Wann	Impfstoffe	Verabreichungsform
1. Impfung	(6) 8–12 Monate	DT	Eine Spritze
2. Impfung	1 Monat nach I	Po	Eine Spritze
3. Impfung	1 Monat nach II	DT	Eine Spritze
4. Impfung	1 Monat nach III	Po	Eine Spritze
5. Impfung	1 Monat nach IV	DT	Eine Spritze
6. Impfung	1 Monat nach V	Po	Eine Spritze
(Auffrischung 1)	(1 Jahr nach VI)	(DT)	(Eine Spritze)
Auffrischung 2	10–18 Monate nach VI	Po	Eine Spritze
Auffrischung 3	zirka 14-jährig	T + Po	Eine Spritze
Rötelnimpfung	zirka 16-jährige Mädchen	Röteln	Nur bei negativem AK-Nachweis
(Masernimpfung)	(zirka 15-jährig)	(Masern)	(nur bei negativem AK-Nachweis)
Mumpsimpfung*	(zirka 14-jährige Jungen)	(Mumps)	(nur bei negativem AK-Nachweis)

Polio-Einnahmen sind mit Vorzug auf die kälteren Jahreszeiten zu verteilen. Die Polio-Spritze ist dem Schluckimpfstoff vorzuziehen, wenn die erste Polio-Impfung nach dem zweiten Lebensjahr erfolgt.

DT = Diphtherie und Tetanus
Po = Polio
T = Tetanus
AK = Antikörper

* Mumpsimpfung bei Jungen mit **9 Jahren vor** Eintritt in die Pubertät

Quelle: MedWork, Schweizer Fachzeitschrift für ökologische und bedürfnisorientierte Medizin, No 1 Juli 1999

Information für Eltern

Neugeborenenscreening (Guthrie-Test)

Eines von ca. 1000 Neugeborenen leidet an einer zumeist vererbten Stoffwechsel- oder Drüsenerkrankung. Eine frühe Erkennung und Behandlung kann den Krankheitsverlauf mildern und so dem Kind zu einer normalen geistigen und körperlichen Entwicklung verhelfen.

Am 3. Lebenstag, frühestens nach 36 Stunden, erfolgt eine Blutabnahme. Das Blut wird mindestens auf folgende Erkrankungen getestet:

Phenylketonurie:
Häufigkeit: 1 von 10 000–1 von 15 000
Galaktosämie:
Häufigkeit: 1 von 40 000
Hypothyreose (Schilddrüsenunterfunktion)
Häufigkeit: 1 von 4000

Mit neuen Untersuchungsmethoden besteht die Möglichkeit, noch weitere Stoffwechselerkrankungen in einem Untersuchungsgang auszutesten.

Vitamin D-Prophylaxe

Sonnenlicht ist gerade in den Wintermonaten nur in ungenügendem Maße vorhanden. Das lebensnotwendige Vitamin D wird mit Hilfe von UV-Licht in der Haut gebildet. Darum kann es in den Wintermonaten zu einem Vitamin D-Mangel kommen.

Zur Vorbeugung wird die tägliche Gabe von einer Tablette Vitamin D 500 I.E. oder Vitamin D-haltiges Öl über ein Jahr empfohlen.

Wenn ein Kind jedoch regelmäßig der Sonne ausgesetzt wird, kann in bestimmten Fällen auch auf eine Vitamin-D-Gabe verzichtet werden. Dafür ist allerdings eine sorgfältige individuelle Beratung durch den Kinderarzt Voraussetzung.

Information für Eltern

Karies-Prophylaxe

Die Gabe von Fluoriden vor dem 6. Lebensmonat bietet keinen wirksamen Schutz vor Karies. Erst nach dem Durchbruch der ersten Zähne ist die Gabe eines Kombinationspräparates von Vitamin D und Fluor sinnvoll. Weitere Maßnahmen zur Vermeidung von Karies sind:

- Ungesüßte Getränke
- Keine Nuckelflasche als Tröster
- Frühe Zahnpflege
- Rohkostreiche, zuckerarme Ernährung
- Regelmäßige Zahnarztkontrollen

Hüftsonographie

2–4 % aller Neugeborenen haben die Anlage zu einer flachen Hüftgelenkspfanne.

Die Untersuchung wird mittels Ultraschall in der 4.–6. Lebenswoche durchgeführt und ist für das Kind vollkommen schmerzlos. Beim Vorliegen eines Risikos (Hüftleiden in der Familie, Geburt aus Steißlage) sollte die Untersuchung bereits früher erfolgen.

Denn es gilt die Regel: Je eher die Hüftgelenksanomalie erkannt wird, desto kürzer sind die Behandlungszeiten!

Hörtest

Angeborene Hörstörungen sind nicht selten. 1–2 von 1000 Kindern leiden unter einer ausgeprägten, angeborenen Schwerhörigkeit der beiden Ohren. Gutes Hören ist für die emotionale und soziale Entwicklung, für die Ausbildung der Sprachentwicklung und die Sprachfähigkeit von entscheidender Bedeutung.

Eine möglichst frühe Erkennung des Leidens (in den ersten 6 Lebensmonaten) und die Einleitung der nötigen Therapie ermöglichen den betroffenen Kindern eine nahezu normale Entwicklung. Eltern sollten deshalb bei der Durchführung der zweiten Vorsorgeuntersuchung (U2) den Kinderarzt auch nach den Möglichkeiten der frühen Durchführung eines Hörscreenings befragen.

© BDH – Das Neugeborene in der Hebammenpraxis, Hippokrates Verlag 2004

Information für Eltern

Vorbeugung von Allergien

Allergische Erkrankungen (z. B. Heuschnupfen, Asthma, Neurodermitis, Allergien gegen Hausstaub, Tier oder Nahrungsmittel) haben in den letzten Jahrzehnten deutlich zugenommen. Unter dem Aspekt der Allergieprophylaxe und unter ernährungsphysiologischen Gesichtspunkten ist das **ausschließliche Stillen** des Neugeborenen von Anfang an bis zum vollendeten 6. Lebensmonat die einzige empfehlenswerte Ernährungsform.

Die Vorteile des Stillens für das Kind:

- Die Ausreifung des kindlichen Immunsystems wird durch das Stillen in besonderer Weise gefördert.
- Gestillte Säuglinge sind weniger infektionsanfällig.
- Ausschließliches Stillen von mehr als vier Monaten und eine Zufütterung von Beikost nach dem sechsten Lebensmonat führt zu einer Verringerung allergischer Erkrankungen.
- Das Saugen an der Brust kräftigt die Mundmuskulatur des Neugeborenen und fördert somit die Sprachentwicklung.
- Zahnfehlstellungen sind bei gestillten Kindern seltener als bei flaschenernährten Kindern.
- Das Stillen regt alle Sinne des Kindes an, das Baby riecht, fühlt, schmeckt, hört und sieht die Mutter.

Auswahl einer Säuglingsersatznahrung für das nicht gestillte Kind:

- Die Veranlagung eine Allergie zu bekommen, wird vererbt. Das Risiko eines Kindes, an einer Allergie zu erkranken, ist umso größer, je mehr Familienmitglieder bereits an einer Allergie leiden. Bei Hochrisikokindern haben beide Eltern die gleiche allergische Erkrankung oder es sind besonders schwere Verlaufsformen atopischer Erkrankungen in der Familie bekannt.

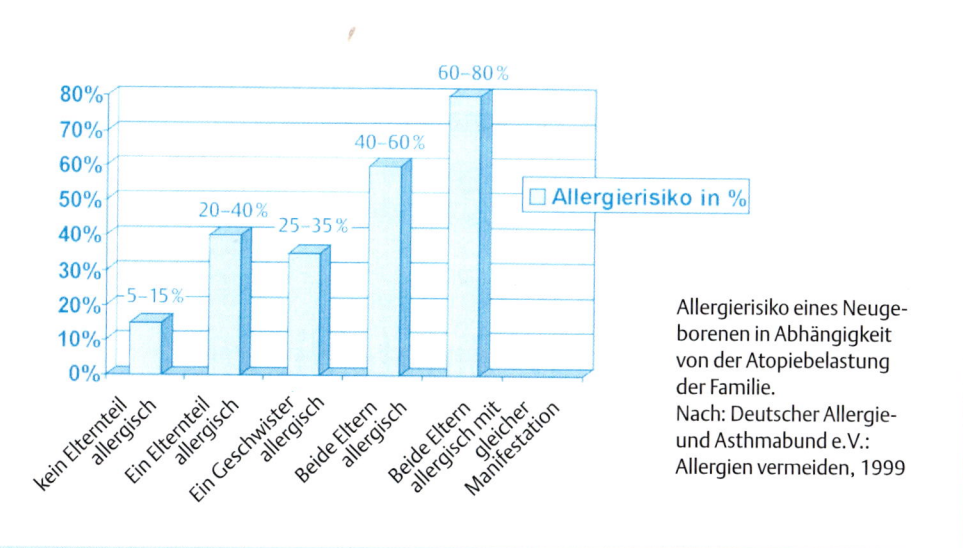

Allergierisiko eines Neugeborenen in Abhängigkeit von der Atopiebelastung der Familie.
Nach: Deutscher Allergie- und Asthmabund e.V.: Allergien vermeiden, 1999

© BDH – Das Neugeborene in der Hebammenpraxis, Hippokrates Verlag 2004

Information für Eltern

Fortsetzung: Vorbeugung von Allergien

- Die Auswahl einer Säuglingsersatznahrung ist abhängig von der prozentualen Allergiegefährdung des Neugeborenen. Bei einem Allergierisiko von über 20 % ist das Füttern einer HA-Nahrung empfehlenswert. Liegt kein oder ein geringes Allergierisiko vor, eignet sich die so genannte Pre-Nahrung für die Ernährung des Kindes während der gesamten Flaschenzeit.

- Bei nicht vermeidbarem **Zufüttern zum Stillen** sollte unabhängig von der Allergieneigung in den ersten drei Lebensmonaten eine HA-Nahrung verwendet werden. Danach kann weiter mit einer HA-Folgenahrung oder der Pre-Nahrung gefüttert werden.

- HA-Nahrungen sind auf keinen Fall für Babys mit bereits bestehender **Kuhmilcheiweißallergie** geeignet. In einem solchen Fall ist eine Spezialnahrung ohne Kuhmilcheiweiß nötig!

- **Ungeeignet** zur Allergieprävention sind Milchersatznahrungen auf Sojabasis. Das Sojaprotein kann wie jedes andere körperfremde Eiweiß als Allergen wirken. Auch Säuglingsnahrungen auf Basis von Ziegen-, Schaf- oder Stutenmilch sind nicht zur Dauerernährung eines Säuglings geeignet.

Lebensmittel, die allergiegefährdete Kinder meiden sollten

- Zitrusfrüchte
- Nüsse und Samen mit Ausnahme der Mandel
- Weizen
- Roggen
- Schweinefleisch
- Konservierungs- und Farbstoffe
- Hühnereier
- Kuhmilch und Kuhmilchprodukte mit Ausnahme von Joghurt, Kefir, Schwedenmilch, Butter und Sahne
- Produkte, die viel Milch- oder Molkeeiweiß enthalten (Kekse, Waffeln, Knäckebrot, Kuchen, helle süße Brotsorten)
- Wurstsorten mit Milcheiweiß (Bockwürstchen und Mortadella u. a.)
- Fertigprodukte, wie Kakao, Schokolade, Pudding, Milchreis, Eiscreme und Nougatcreme
- Fisch
- Sojamilch und Sojanahrung
- Sellerie
- Grünkern
- Huhn- und Putenfleisch wirken zwar nicht allergen, sie sollten aber wegen hoher Anteile von Restsubstanzen und Medikamenten aus der Zucht im ersten Lebensjahr nicht gefüttert werden.
- Honig ist ebenfalls im ersten Lebensjahr nicht geeignet wegen möglicher Verunreinigungen mit Botulinusbakterien. Außerdem können Blütenpollen enthalten sein, die für allergiegefährdete Babys ein Risiko darstellen.

© BDH – Das Neugeborene in der Hebammenpraxis, Hippokrates Verlag 2004

Die körperliche und seelische Entwicklung des Kindes im ersten Lebensjahr

Susanne Lohmann, Margarita Klein und Bettina Salis

10.1 Psychobiologische Grundlagen der kindlichen Entwicklung

Susanne Lohmann

Der menschliche Säugling weist eine im Vergleich mit Primatenjungen verzögerte motorische Entwicklung auf. Damit wäre er eher mit den Nesthockern (Katzen, Hunde, Ratten) unter den Säugern, die sich in der ersten Zeit nach der Geburt ebenfalls nicht selbständig fortbewegen können, vergleichbar. Er wächst aber nicht in einem Wurf mit gleichaltrigen Jungen, sondern einzeln direkt am Körper der Bezugsperson auf und wird deshalb als **Tragling** angesehen. Traglinge sind im Vergleich zu den typischen Nesthockern von Geburt an im Stande zu sehen, hören und sich stimmlich mitzuteilen. Sie sind weniger auf Geruchs- oder Berührungsreize als Kommunikationsmittel angewiesen.

Der menschliche Säugling als Tragling unterscheidet sich von den anderen Primatenjungen (Affen und Halbaffen) unter anderem dadurch, dass er bei seiner Bezugsperson keine Behaarung vorfindet, in der er sich selbst festhalten könnte. Vielmehr muss er von einem älteren Individuum aktiv getragen bzw. gehalten werden. Diese Notwendigkeit des Gehalten-Werdens begünstigt die Entwicklung eines **frühen kommunikativen Austausches in einer Zweierbeziehung** mit wechselseitigem Blickkontakt. Denn nur so wird gewährleistet, dass der Körperkontakt zwischen dem Kind und seinem Elternteil annähernd ununterbrochen aufrechterhalten bleibt.

Im biologischen Vergleich ist der menschliche Säugling, was seine integrativen und kommunikativen Fähigkeiten angeht, ein Frühentwickler, d. h. er verfügt von Geburt an über zahlreiche Fähigkeiten, die er zur Kommunikation und zum Aufbau einer engen Bindung zu seinen Bezugspersonen einsetzt. Aus dem Austausch mit einer anderen Person kann das Kind dann optimal profitieren und besonders viel lernen, wenn sie sich auf seine jeweiligen Fähigkeiten und Entwicklungsprozesse besonders genau abstimmt (9).

Unsere Kinder kommen im Vergleich zu Tierkindern relativ unreif zur Welt. Vermutlich geschieht dies als eine Art Kompromiss zwischen dem Gehirnwachstum des Menschen und den damit einhergehenden größeren Schädeldurchmessern und den Maßen des weiblichen Beckens. Nach 38 Schwangerschaftswochen ist die Geburt, zwar mit mehreren Drehungen des Ungeborenen, immer noch gut möglich. Die geringen motorischen Fähigkeiten und die noch nicht abgeschlossene Gehirnentwicklung machen neugeborene Menschenkinder allerdings unfähig, sich fortzubewegen, sich zu schützen oder zu verteidigen und ihre körperlichen Zustände zu regulieren. Sie sind dabei auf die Hilfe anderer Menschen, zumeist ihrer Eltern, angewiesen. Für einige Wochen benötigen sie noch eine Umgebung, die in manchen Aspekten an den intrauterinen Zustand erinnert.

Die aus der „**physiologischen Unreife**" resultierende Hilflosigkeit des neugeborenen Kindes ist aber zugleich sein größtes Potential. Denn Menschenkinder entwickeln ihre Fähigkeiten in der Auseinandersetzung mit ihrer Umwelt, mit den Menschen der Gruppe, in die sie hineingeboren wurden. Sie bringen kaum Instinkt-Programme mit auf die Welt, sondern lernen aus den Erfahrungen, die sie machen. Sie sind offen, sich an verschiedenste ökologische und kulturelle Gegebenheiten anzupassen (12).

> Die langsamere Gehirnentwicklung mit einem großen Teil erst nach der Geburt erfolgender „Verschaltungen" von Nervennetzen kann sich nur eine Spezies erlauben, die fähig ist, lange haltende, tiefe Bindungen zwischen dem Elternpaar und den Nachkommen aufzubauen und so der nachfolgenden Generation auf längere Sicht Schutz und Versorgung zu garantieren.
>
> Insofern stellt die Bindungsfähigkeit eine wichtige Voraussetzung für die Weiterentwicklung der menschlichen Art dar.

Aus einer stammesgeschichtlichen Perspektive betrachtet, ist es ein bedeutender zusätzlicher Vorteil, dass auch die erwachsenen Individuen so feste und weit verzweigte Bindungen untereinander eingehen und größere Gemeinschaften (Verwandtschaftsgruppen, Dorfgemeinschaften, Stämme, feudale oder moderne Gesellschaften usw.) bilden. Denn dies führt dazu, dass sich mehr Erwachsene als nur die biologischen Eltern an der Sorge für die Kinder beteiligen, was die Entwicklungsbedingungen der Kinder in besonderem Maße verbessert.

Jedes gesunde, reifgeborene Kind bringt trotz seiner besonders im Bereich der Motorik „physiologischen Unreife" etliche Fähigkeiten mit auf die Welt, die ihm helfen, Beziehungen zu den Menschen aufzunehmen, die sich um es kümmern. D. h., es trägt selbst einen wesentlichen Teil zum Entstehen dieses stabilen Bandes zwischen den Generationen, das für sein Überleben und das Fortbestehen der menschlichen Gemeinschaften so wichtig ist, bei.

Entwicklungstempo

In ihren ersten Lebensjahren entwickeln sich unsere Kinder in einem rasanten Tempo von mehr oder weniger hilflosen und abhängigen Neugeborenen zu Kleinkindern, die selbständig laufend und sprechend fähig sind, auf die Welt zuzugehen und im Spiel ihre eigene Welt zu erschaffen. Sie bauen Bindungen zu wichtigen Bezugspersonen auf, die ihnen Schutz und Rückhalt geben.

Die Entwicklungsschritte und -stadien bauen sinnvoll aufeinander auf und werden von so gut wie allen Kindern durchlaufen, allerdings in sehr unterschiedlichem Tempo. Wann ein Kind die Fähigkeit erwirbt beispielsweise ohne Rückenlehne stabil zu sitzen oder mit Daumen und Zeigefinger kleine Rosinen zu greifen, ist individuell so verschieden, dass es kaum Sinn macht, dafür ein bestimmtes Alter anzugeben. Bestenfalls lassen sich weitgesteckte Zeiträume angeben.

> Alle Altersangaben in diesem Kapitel sollten deshalb dahingehend verstanden werden, dass sie bestenfalls Durchschnittswerte sind, von denen nach oben und unten zum Teil enorme Abweichungen ebenfalls normal sind.

Andererseits ist das Erreichen eines „**Meilensteines" der Entwicklung**, wie etwa das Krabbeln auf allen vieren, bis zu einem bestimmten Alter auch ein diagnostisches Kriterium. Kinder, die von diesem Entwicklungsschritt noch weit entfernt sind, werden unter Umständen näher untersucht, inwieweit der Entwicklungsverzögerung gesundheitliche Probleme zu Grunde liegen, und ob dem Kind besondere Förder- oder Trainingsmaßnahmen weiterhelfen könnten.

Eltern sollten versuchen, nicht in den Sog zu geraten, ihr Kind zu einem Tun zu drängen, das es selbst noch nicht anstrebt. Das Kind spürt den Druck und wird den Eltern zuliebe vielleicht sogar versuchen, das Verlangte zu tun. Vermutlich wird es dabei aber unsicher sein, da ihm die Voraussetzungen noch fehlen. Selbst wenn der Versuch gelingt, kann in ihm das Gefühl entstehen: So wie ich von mir aus bin und mich verhalte, bin ich nicht gut genug. Es muss besondere Leistungen erbringen, die es im Grunde noch überfordern, um von seinen Eltern Anerkennung zu bekommen.

Im Grunde können sich die Eltern entspannt zurücklehnen, wenn sie den Wettbewerb um die Fähigkeiten ihrer Kinder nicht mitmachen.

> Jedes Kind hat sein eigenes Tempo und es ist niemandes Verdienst, wenn ein Kind einen Meilenstein in jüngerem Alter bewältigt als ein anderes.

Auch ausgefeilte Trainingsprogramme oder Lern-Hilfsmittel, wie sie den Eltern zum Kauf angeboten werden, ändern daran nichts. Vermutlich ist es so wie ein afrikanisches Sprichwort sagt: Das Gras wächst nicht schneller, wenn man daran zieht.

10.2 Motorische Entwicklung

Susanne Lohmann

Im ersten Lebensjahr eines Kindes sind die Veränderungen im Bereich seiner Bewegungs- und Fortbewegungsmöglichkeiten besonders eindrucksvoll. Aus einem strampelnden Neugeborenen, das kaum seinen Kopf halten kann, wird ein Kind, das sich zumindest auf dem Bauch oder auf allen vieren in erstaunlichem Tempo fortbewegt und das interessante Objekte gezielt ergreift und gründlich untersucht.

Die motorische Entwicklung lässt sich in zwei Bereiche unterteilen, die sich gegenseitig beeinflussen:
- Im Verlauf der **grobmotorischen Entwicklung** der ersten anderthalb Jahre bildet das Kind alle Bewegungsmuster, die es zum freien Gehen und Stehen braucht. Damit hat es die Bewegungsfähigkeiten erworben, die es im Laufe seines Lebens nur noch weiter ausbauen und verfeinern muss.
- Die **feinmotorische Entwicklung** führt zu einer immer differenzierteren Kontrolle seiner Hand- und Fingerbewegungen. Der Daumen-Zeigefinger-Griff (Pinzettengriff), mit dem ein Kind im Alter von 9–10 Monaten kleine Gegenstände einzeln ergreift, ist eine besondere Errungenschaft (er kommt nur beim Menschen und Menschenaffen vor), denn er bildet den Ausgangspunkt für das Halten und Führen kleiner und feiner Werkzeuge oder Materialien, wie Buntstifte oder Nadel und Faden.

Entwicklung der Feinmotorik

Bei Neugeborenen ist der **Greifreflex** an Händen und Füßen stark ausgeprägt. Bei einem entsprechenden Reiz schließt das Kind die Finger um den Gegenstand oder rollt die Zehen ein. Um aber etwas gezielt zu ergreifen, muss sich einerseits der Reflex abschwächen und andererseits das Kind seine Handbewegungen auch in bestimmte Richtungen steuern können. Zur Vorbereitung auf diese Fähigkeiten führt das Neugeborene Verhaltensweisen aus, die es schon intrauterin gezeigt hat: Es spielt mit seinen eigenen Händen, indem es sie anfangs zum Mund führt und daran saugt. Später betrachtet und betastet es seine Hände und erreicht im vierten bis fünften Monat eine gute Hand-Augen-Koordination, wenn es gezielt zu greifen beginnt (3).

Spiel mit den Händen
- **Hand-Mund-Koordination:**
  das Kind steckt die Hand in den Mund
- **Hand-Auge-Koordination:**
  es betrachtet seine Hände
- **Hand-Hand-Koordination:**
  es betastet seine Hände

Die anfänglich plumpe Greiffunktion des Säuglings entwickelt sich über verschiedene Zwischenstadien zum **Pinzettengriff**. Kinder, die einen Gegenstand ergriffen haben, wollen ihn kennen lernen: mit den Augen, mit den Händen, mit dem Mund. Sie eröffnen sich so einen Zugang zur gegenständlichen Welt und verschaffen sich über verschiedene Sinneseindrücke Vorstellungen von der Beschaffenheit der verschiedenen Objekte. Der Tastsinn hat eine besondere Bedeutung und diese taktilen Informationen werden mit den visuellen Eindrücken koordiniert. Noch als Erwachsene haben Menschen eine lebhafte Vorstellung davon, wie sich eine Handvoll Gras, etwas Sand oder ein Stück Webpelz im Mund anfühlen, obwohl es bei den meisten lange her ist, dass sie es probiert haben.

Gezieltes Greifen
- **Beidhändiges palmares Greifen:** beim Greifen mit beiden Handinnenflächen werden alle Finger gebeugt
- **Einhändiges palmares Greifen:** beim Greifen mit einer Hand machen alle Finger die Beugebewegung
- **Scherengriff:** das Kind ergreift den Gegenstand an der Basis von Daumen und Zeigefinger
- **Pinzettengriff:** es ergreift den Gegenstand zwischen den Fingerkuppen von Daumen und Zeigefinger

Grobmotorische Entwicklung

Die Untersuchungen der ungarischen Kinderärztin Emmi Pikler (2) an vielen Hunderten Kindern ergaben folgende Stufen der grobmotorischen Bewegungsentwicklung:

1. Das Kind dreht sich vom Rücken auf die Seite (und zurück).
2. Es dreht sich auf den Bauch.
3. Es dreht sich vom Bauch zurück auf den Rücken (es wälzt sich).
4. Es kriecht auf dem Bauch.
5. Es krabbelt auf Knien und Händen (sowohl in horizontaler Ebene als auch Hinauf- und Hinunterkrabbeln bzw. Klettern).
6. Es setzt sich auf (es sitzt und legt sich hin).
7. Es richtet sich zum Kniestand auf (es kniet und lässt sich wieder nieder).
8. Es steht auf (es steht und lässt sich wieder nieder).
9. Es fängt an, freihändig zu gehen, erste freie Schritte.
10. Es geht frei und sicher, Gehen als Fortbewegung ist ihm selbstverständlich.

Die ersten drei und die letzten beiden Stufen erscheinen in der angegebenen Reihenfolge regelmäßig. Bei den anderen Stufen ist gelegentlich die Reihenfolge verändert, bzw. manche erscheinen fast gleichzeitig (z. B. das Krabbeln auf Knien und Händen und das Sich-Aufsetzen). Diese Beschreibung gibt die selbständige Bewegungsentwicklung wieder. Da heute Eltern vielfach in diese Abläufe eingreifen, indem sie ihrem Kind sich selbst oder Hilfsmittel, wie Sitz- oder Lauflernhilfen, zur Stütze anbieten, gibt es bei vielen Kindern Abweichungen von diesem Verlauf.

Über viele Wochen haben die Kinder noch nicht genug Kontrolle über die Bewegungen ihres Körpers, um sich vom Rücken in eine andere Lage zu drehen. Dies beginnt im Durchschnitt erst im Alter von 18 Wochen mit der Drehung auf die Seite. Bis dahin beschäftigen sie sich mit ihren Händen und Füßen und den Gegenständen, die sich in Reichweite ihrer Hände befinden.

	Ausgangsposition				
Von der Rückenlage bis zum Sich-auf-den-Rücken-Drehen. Sich Wälzen und Rollen					
Entwicklungsverlauf des Kriechens auf den Bauch bis zum Krabbeln auf Knien und Händen					
Entwicklungsverlauf des Sich-Aufsetzens					
Entwicklungsverlauf des Aufstehens					
Vom freien Aufstehen bis zum freien Gehen					

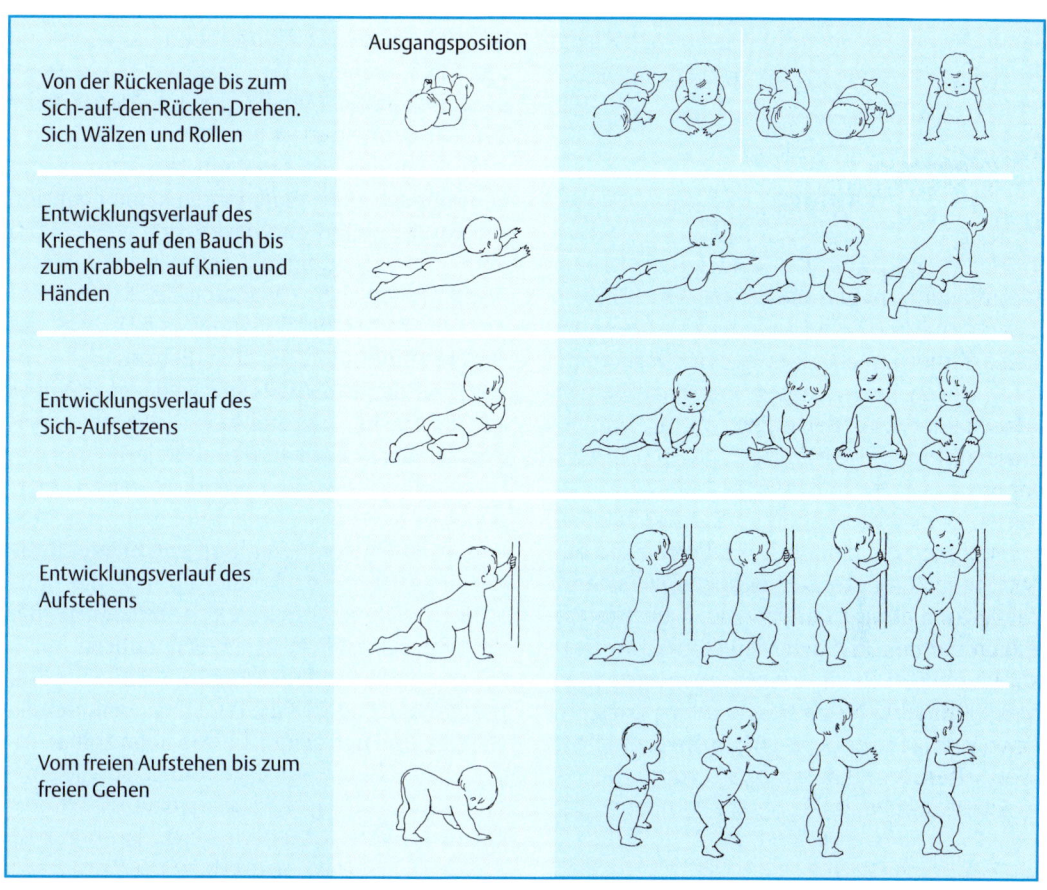

Abb. 10.1: Verlauf der selbständigen Bewegungsentwicklung aus eigener Initiative: Rückenlage bis freies Gehen (aus: E. Pikler, Lasst mir Zeit. Richard Pflaum Verlag, München 2001.)

0 bis 2 ½ Monate

Die Bewegungsmöglichkeiten des Kindes in diesem Alter sind noch stark von seinen angeborenen Reflexen bestimmt. In Bauchlage nimmt das Kind eine Beugehaltung und in Rückenlage umgekehrt eine Streckhaltung ein. In der Auseinandersetzung mit der Schwerkraft versucht es als Erstes Kontrolle über die Haltung seines Kopfes zu bekommen: es wendet ihn in Bauchlage zur Seite und kann dadurch freier atmen. In Rückenlage dreht es den Kopf zur Seite, bewegt Arme und Beine in zum Teil raschen Impulsbewegungen und biegt seinen Rumpf nach beiden Seiten.

Möchte es trinken, schiebt es seine Zunge zwischen die Lippen und wendet seinen Kopf dorthin, wo es auf Grund von Tast- und Geruchsempfindungen, später auch von visuellen Reizen, die Brust seiner Mutter vermutet. Bewegt sich ihm ein Objekt schnell entgegen, vollführt es Abwehrbewegungen mit den Armen und wendet seinen Kopf zur Seite. Ist das Kind wach und ausgeglichen, beginnt es mit Armen und Beinen zu strampeln, falls nichts anderes seine Aufmerksamkeit fesselt.

Der Greifreflex ist beim Neugeborenen noch sehr stark. Nach und nach öffnet es die Faust immer häufiger. Legt man ihm einen Gegenstand in die Hand, so schließt sie sich fest um ihn. In den folgenden Wochen führt es immer wieder die Hand zum Mund oder betrachtet und betastet seine Hände.

2 ½ bis 5 ½ Monate

In Rückenlage kann das Kind seinen Kopf in Mittelstellung halten und es bewegt nun vermehrt Arme und Beine, indem es sie beugt und anzieht. Dabei beobachtet es seine Hände und erreicht eine immer bessere Koordination zwischen seiner visuellen Wahrnehmung und den Bewegungen seiner Hände.

Nach 4 bis 5 Monaten kann es gezielt nach einem Gegenstand greifen. Das Kind führt immer noch seine Hände, nun aber auch Gegenstände zum Mund und erkundet ihre Oberflächeneigenschaften mit Zunge und Lippen. Die Tastempfindungen der Mundregion werden in einem besonders großen Abschnitt der Großhirnrinde repräsentiert, was die Bedeutung dieser Tätigkeiten des Kindes unterstreicht.

5 ½ bis 9 Monate

Im Bereich der grobmotorischen Entwicklung zeigen sich in dieser Zeit viele Fortschritte. Es gelingt dem Kind, seine Lage zu verändern. Es dreht sich vom Rücken auf die Seite, wenige Wochen darauf auch auf den Bauch und zurück in die Rückenlage. Es kann sich durch Wälzen oder Kreisrutschen schon eine kurze Strecke fortbewegen. Die Bauchlage wird zum Ausgangspunkt weiterer Formen der Fortbewegung: des Kriechens und Robbens.

Damit kann das Kind schon größere Strecken zurücklegen und sein Aktionsradius erweitert sich. Möglicherweise versucht es, zum Sitzen hochzukommen und hat, wenn es ohne sich aufzustützen sein Gleichgewicht halten kann, die Hände frei zum Ergreifen und Untersuchen von Gegenständen nun auch in aufrechter Haltung.

Das Kind kann seine Beine inzwischen sehr gut beugen und es betastet und erkundet seine Knie und Füße, wobei es ihm manches Mal gelingt, die Zehen in den Mund zu nehmen. Das Erkunden mit dem Mund ist besonders dominant bis zum 8. Monat, nimmt dann langsam ab und kommt nach anderthalb Jahren kaum noch vor. Die Greiffunktion entwickelt sich weiter vom anfangs beidhändigen Greifen zum einhändigen Greifen ab 6–7 Monaten. Das Kind erkundet mit immer mehr Ausdauer, was sich mit Gegenständen alles tun lässt: Es schlägt die Objekte auf die Unterlage oder gegeneinander, es bewegt sie hin und her oder wirft sie zu Boden. Mit der systematischen Wiederholung von Handlungen, z. B. dem Herunterwerfen, erarbeitet es sich einen Begriff von den Objekten, von ihren Eigenschaften und von elementaren physikalischen Gegebenheiten, wie der Wirkung der Schwerkraft. Mit 8–9 Monaten gelingt dem Kind der Scherengriff, d. h. es greift nicht mehr mit der ganzen Hand zu. Etwas später dreht und wendet es die Gegenstände in seinen Händen und betrachtet sie von allen Seiten.

8 bis 12 Monate

Das Kind beginnt sich auf die eine oder andere Art fortzubewegen. Sein Drang, sich auf den Weg zu machen und die Umgebung zu erkunden, ist sehr stark, wird aber begrenzt durch seine Angst vor der Trennung von den vertrauten Personen.

Gegen Ende des ersten Lebensjahres beginnt das Kind, sich an Möbeln hochzuziehen und auf seine eigenen Füße zu stellen. Vielleicht macht es die ersten Schritte, wobei es sich festhält, um nicht das Gleichgewicht zu verlieren.

Ab einem Alter von 9 Monaten entwickelt sich beim Kind die Merkfähigkeit in dem Sinne, dass es Spielzeug, das man vor seinen Augen versteckt, sucht und wieder findet. Mit viel Freude spielen Kinder auch „Personen verstecken und wieder finden". Sie interessieren sich für Spielzeug, das man am Band zu sich heranziehen kann und finden dabei zu ersten Erkenntnissen darüber, wie sie Hilfsmittel (Mittel zum Zweck) einsetzen können. Sie interessieren sich für Kausalzusammenhänge, z. B. für Lichtschalter oder Gegenstände, die Geräusche machen, wenn man sie bewegt, wie Glocken. Auch das Spiel mit Wasser, Erde und Sand hilft ihnen, ihr Verständnis von Ursache und Wirkung zu vertiefen.

Kinder können nun mit dem Finger auf etwas zeigen. Oft führen sie ihre Augen beim Erkunden mit dem Zeigefinger um das Objekt. Mit etwa 10 Monaten gelingt es ihnen, auch kleine Gegenstände mit dem Pinzettengriff zu ergreifen. Diese Fähigkeit üben sie ausdauernd, indem sie kleine Steinchen, Fäden oder Brotkrümel aufheben.

10.3 Entwicklung der Sinneswahrnehmungen

Susanne Lohmann

Alle unsere Sinneswahrnehmungen werden uns durch Rezeptoren und Nerven unseres Körpers übermittelt und auf verschiedenen Ebenen des zentralen Nervensystems verarbeitet. Das menschliche Sinnessystem wird in Nah- und Fernsinne eingeteilt. Zu den **Nahsinnen** gehören der Hautsinn, die Tiefenwahrnehmung, der Gleichgewichtssinn, der Geschmacks- und der Geruchssinn. **Fernsinne** sind das Sehen und das Hören.

Die Basissinne Haut- bzw. Tastsinn, die Tiefenwahrnehmung und der Gleichgewichtssinn geben uns Auskunft über das Befinden unseres eigenen Körpers; dies sowohl in räumlicher Hinsicht (unsere Stellung im Raum und die Er-

haltung des Gleichgewichts entgegen der Schwerkraft) als auch über Berührung, Druck, Temperatur oder Verletzung an der Oberfläche, der Haut (siehe Tabelle 10.1). Man nimmt an, dass über die Basissinne und das Gehör bereits früh **intrauterin** Reize aufgenommen und verarbeitet werden, so dass das reifgeborene Kind in dieser Hinsicht über einige Erfahrung und eine gut koordinierte Reizverarbeitung verfügt.

> Man geht davon aus, dass Neugeborene bereits ein alle Sinne umfassendes Wahrnehmungserlebnis haben.

Im Laufe der weiteren Entwicklung finden nebeneinander Differenzierungs- und Integrationsprozesse statt. Das heißt, das Baby verfeinert und entwickelt die einzelnen Sinneswahrnehmungen, während es sie immer besser zusammenfügt. Diese Entwicklung verläuft nicht geradlinig, vielmehr bevorzugt das Baby einmal diese, einmal jene Sinnesreize. Auch ist es in verschiedenen Entwicklungsphasen mehr oder weniger empfänglich für bestimmte Qualitäten von Reizen.

So hat in der Neugeborenenphase die **Intensität eines Reizes** große Bedeutung: Kinder in diesem Alter sind aufmerksam und interessiert, wenn die Reize eine mittlere Intensität haben. Sie würden sich von einem zu starken auditiven Reiz ab- und einem mittleren visuellen Reiz eher zuwenden.

Später sind Babys besonders interessiert an bewegten Reizen: sie reagieren anfangs auf ein ihnen voll zugewandtes Gesicht, später auch auf ein sich bewegendes Spielzeug, z. B. ein Mobile. In bestimmten Phasen sind auditive Reize in Kombination mit dem Faktor „Zeit" attraktiv, in anderen Phasen ist die Erfahrung von „Raum" in dem, was es zu sehen gibt, am interessantesten für das Kind.

Tab. 10.1: Nah- und Fernsinne

System	Aufnahme durch ...	Reaktion auf ...	Funktion
Nahsinne			
Basissinne			
Hautsystem (taktiles System)	Rezeptoren der Haut	Berührung, Druck, Vibration, Temperatur, Schmerz	emotionale Bedeutung (z. B. gestreichelt werden); Information über Form, Oberfläche, Erkennen von Gefahren
Tiefenwahrnehmung (kinästhetisches bzw. propriozeptives System)	Rezeptoren in den Muskeln, Sehnen und Gelenken	Druck und Zug (z. B. ziehen, schieben, springen)	Rückmeldung über die Stellung des Körpers im Raum; Zusammenspiel der Muskeln bei Bewegungsabläufen; Auslösung von motorischen Reaktionen und Tonusregulation, um geschickte und angepasste Körperbewegungen zu ermöglichen; Leisten erforderlicher Muskelarbeit zur Überwindung von Widerständen
Gleichgewichtssystem (vestibuläres System)	Rezeptoren in den drei Bogengängen und im Vorhof des Innenohres	Drehung und Stellung des Kopfes und des Körpers im Raum, Bewegungsrichtung, Beschleunigung	Erhaltung des Gleichgewichts entgegen der Schwerkraft; Ermöglichen, etwas „im Auge zu behalten", trotz eigener Bewegung; Orientierung im Raum
Geschmackssinn (gustatorisches System)	Geschmackszellen der Zunge	süß, sauer, salzig, bitter (Nuancierungen entstehen durch Mischungen und sind eng gekoppelt mit dem Geruchssinn)	Nahrungskontrolle; Auslösen von Speichelsekretion
Geruchssinn (olfaktorisches System)	Riechepithel der Nase	Duftstoffe	Nahrungskontrolle; Auslösen von Speichel- und Magensaftsekretion; Einfluss auf allgemeines Wohlbefinden; Hygieneüberwachung
Fernsinne			
Hören (auditives System)	Rezeptoren in der Schnecke des Innenohres im Corti-Organ	Schallwellen (Lautstärke, Schallfrequenz und -richtung, Entfernung der Schallquelle)	Ermöglichen von Kommunikation durch Sprache; Erkennen von Gefahren (Richtungshören); Einfluss auf die allgemeine Wachheit; emotionale Bedeutung (z. B. schöne Musik, schimpfen etc.)
Sehen (visuelles System)	Photorezeptorzellen (Zapfen und Stäbchen) der Netzhaut ($1/3$ der Großhirnrinde zum visuellen Sinn)	Lichtwellen (Schwarz-Weiß-Sehen, Farben sehen, Entfernungssehen, räumliches Sehen)	Erkennen und Lokalisation von Gegenständen und Umgebung; nonverbale Kommunikation (Körpersprache, Mimik, Gestik, Orientierung im Raum)

Neugeborene suchen nach Reizen und können verschiedene Reize voneinander unterscheiden. Ihre **Reizverarbeitung** ist ein aktiver und selektiver Prozess. Der Reizhunger ist so groß, dass für einen attraktiven Reiz, der im Gesichtsfeld erscheint, sogar Fütterungs- oder Trinkaktivitäten unterbrochen werden. Andererseits brauchen Neugeborene noch viel Zeit zur Aufnahme und Verarbeitung von Reizen: der Reiz muss deutlich sein, lange dauern, sich wiederholen. Neugeborene ermüden rasch und wenden sich dann ab.

0–2 ½ Monate

Visuelle Wahrnehmung
Neugeborene folgen einem sich bewegenden Objekt in ihrem Gesichtsfeld mit den Augen. Maximale Sehschärfe besteht auf eine Distanz von 20–23 cm. Diese Entfernung wird von Eltern offenbar intuitiv eingenommen, wenn sie Blickkontakt mit ihren Neugeborenen aufnehmen wollen. Neugeborene finden nicht alle Objekte gleichermaßen interessant, sondern sind besonders angezogen von Gesichtern. Sie orientieren sich dabei anfangs an besonders markanten Bereichen wie den Augen mit den Augenbrauen und dem Mund. Eltern erleichtern ihren Kinder die Aufnahme des Blickkontaktes intuitiv, indem sie ihr Gesicht parallel zu dem ihres Kindes ausrichten (en-face-Position).

Im Alter von 5 Wochen nutzen Säuglinge ihre Fähigkeit zur visuellen Erkundung bereits, um sich selbst zu beruhigen, indem sie sich ein unbewegtes Objekt in ihrem Blickfeld ansehen (9). Mit einem Monat ist die Akkomodationsfähigkeit des Auges so gut ausgebildet, dass Gegenstände in verschiedenen Entfernungen wahrgenommen werden können (Banks/Salapatek nach Dornes 1993).

Von Geburt an werden verschiedene **Farben** wahrgenommen. Dabei ist die Farbwahrnehmung anscheinend von Geburt an kategorial: Spätestens mit 1–2 Monaten werden rot und rosa als ähnlicher wahrgenommen als rot und grün, obwohl der jeweilige Unterschied in den Wellenlängen gleich groß ist (Lamb/Bornstein nach Dornes 1993). Ebenfalls von Geburt an werden verschiedene Muster unterschieden (z. B. schwarz-weiße Kreise von schwarz-weißen Streifen).

Auditive Wahrnehmung
Bis ca. 1970 ging man davon aus, dass Neugeborene nichts oder fast nichts hören können, da ihre Gehörgänge mit Vernix verklebt sind, was jedoch, wie man heute weiß, kaum einen Einfluss auf ihre Hörfähigkeit hat.

Kinder reagieren von Geburt an auf unterschiedliche Töne und Frequenzen: hohe Töne wirken beruhigender als niedrige, leise Töne wirken beruhigender als laute. Bereits im Mutterleib nehmen die Kinder akustische Signale mit großer Genauigkeit wahr. Dabei erregen Geräusche wie der Herzschlag, die Atem- und die Darmgeräusche der Mutter kaum ihre Aufmerksamkeit, im Gegensatz zu den Geräuschen von außen: Stimmen, Musik, Verkehrslärm. Nach der Geburt haben Neugeborene eine ausgeprägte Vorliebe für die Stimme ihrer Mutter, denn diese Töne und Laute kennen sie gleichsam von innen und außen (DeCaspar u. a. nach Dornes 1993).

Vier Tage alte Neugeborene unterscheiden ihre Muttersprache von einer Fremdsprache auf Grund bestimmter Merkmale wie Tonhöhe, Pausengebung, Betonung und Lautheit (9).

Geruchs- und Geschmackswahrnehmung
Zu diesen beiden Sinnesmodalitäten sind vergleichsweise wenige Untersuchungen durchgeführt worden. Süß wird vor salzig und sauer bevorzugt. Auch beim Geruch gibt es Präferenzen: Neugeborene ab 5–6 Tagen können ihre Mutter am Geruch erkennen und bevorzugen diesen vor dem Geruch anderer Frauen (Macfarlane nach Dornes 1993). Befestigt man ein von der Mutter getragenes Tuch auf einer Seite des Kinderbettes, ein ungebrauchtes auf der anderen,

wendet das Kind den Kopf bevorzugt zur ersten Seite.

Kreuzmodale Wahrnehmung
Lange nahm man an, dass Säuglinge die Informationen aus verschiedenen Sinnesmodalitäten einzeln wahrnehmen und verarbeiten und zum Beispiel anfangs nicht begreifen, dass ein Tisch, den sie berühren, derselbe ist wie der, den sie auch sehen. Seit Beginn der 1970er Jahre sind viele Studien veröffentlicht worden, die nahe legen, dass Kinder von Geburt an Sinneswahrnehmungen miteinander koordinieren und die Objekte ihrer Umwelt als einheitlich wahrnehmen, d. h. zur kreuzmodalen Wahrnehmung fähig sind.

Forschungsergebnisse:
- Gibt man 20 Tage alten Säuglingen einen Schnuller mit Noppen zum Saugen, ohne dass sie diesen dabei sehen können, und zeigt ihnen hinterher zwei Bilder von Schnullern – einen mit Noppen, einen ohne –, so blicken sie den genoppten länger an (Meltzoff/Borton nach Dornes 1993).
- Säuglinge, die einen Gegenstand sehen, gehen davon aus, dass er auch zu fühlen ist. Zeigt man Neugeborenen (zwischen 7 und 14 Tage alt) mit Hilfe technischer Geräte (stereoskopischer Schattenwerfer) illusionäre dreidimensionale Objekte, so fahren sie mit den Armen durch den Raum und sind erstaunt, wenn es nichts zu berühren gibt (Bower et al nach Dornes 1993).
- Schon Neugeborene bewegen den Kopf oder die Augen in Richtung einer Schallquelle (Wertheimer, Muir/Field, Mehler nach Dornes 1993).
- Säuglinge von 30 Tagen sind irritiert, wenn sie ein sprechendes Gesicht sehen und die Stimme, die sie hören, nicht aus dem Mund kommt, sondern aus einem Lautsprecher von der Seite. Die Irritation zeigt sich in starken Äußerungen des Unbehagens (Unruhe, Erregtheit, Grimassieren und gelegentlich Weinen) (Aronson/Rosenbloom nach Dornes 1993).
- Wird einem fremden Gesicht die mütterliche Stimme unterlegt oder dem mütterlichen Gesicht eine fremde Stimme, zeigen sich Neugeborene von 2 Wochen dadurch irritiert.

2 ½ bis 5 ½ Monate

Visuelle Wahrnehmung
Ab einem Alter von 3–5 Monaten können verschiedene Gesichtsausdrücke wie Überraschung, Freude, Traurigkeit und auch ihre verschieden starke Ausprägung beim Gegenüber wahrgenommen werden (Barrera/Maurer nach Dornes 1993).

Kreuzmodale Wahrnehmung: Sehen und Hören
- Kinder von 4–5 Monaten drehen den Kopf anders als Neugeborene in Richtung einer Schallquelle, weil sie das Gehörte visuell explorieren (erkunden) wollen (Muir/Clifton, Morrongiello et al. nach Dornes 1993).
- Zeigt man 3–4 Monate alten Säuglingen auf zwei Monitoren zwei verschiedene Filme und spielt aus der Mitte die Synchronisation zu einem der Filme ein, so schauen sie den passenden Film länger an (Spelke nach Dornes 1993).
- Zeigt man 3–4 Monate alten Säuglingen einmal ein sprechendes Gesicht mit synchroner Stimme und einmal eines mit verzögertem Ton, so bevorzugen sie die synchrone Darbietung. Dabei bemerken sie schon eine Synchronisationsverzögerung von $^4/_{10}$ Sek. (Dodd nach Dornes 1993).

5 ½ bis 9 Monate

Visuelle Wahrnehmung
Kinder im Alter von 5–7 Monaten erkennen ein Gesicht, das ihnen erst von der Seite und dann frontal gezeigt wird, als dasselbe Gesicht (Fagan, Stern nach Dornes 1993). Das Gleiche gilt

für verschiedene Gefühlsausdrücke desselben Gesichts, wie traurig und fröhlich.

**Kreuzmodale Wahrnehmung:
Sehen und Hören**
Wenn man 5–7 Monate alten Kindern Filme eines fröhlichen und eines ärgerlichen Gesichts zeigt und dazu nur eine Stimme einspielt, bevorzugen die Kinder den Film passend zum Ausdruck der Stimme (Walker nach Dornes 1993).

8 bis 12 Monate

**Kreuzmodale Wahrnehmung:
Sehen und Fühlen**
Mit Hilfe einer komplizierten Spielanordnung kann man Kindern ein Objekt an einem bestimmten Platz zeigen, obwohl sich tatsächlich ein anderes Objekt an diesem Platz befindet. Aufgrund der visuellen Wahrnehmung bildet sich eine bestimmte Erwartung darüber, wie sich das Objekt anfühlen muss. Mit 9 $1/2$ Monaten sind Kinder erstaunt, wenn das Objekt, das sie fühlen, nicht das ist, das sie gesehen haben (Bushnell nach Dornes 1993).

10.4 Entwicklung des Schlaf-Wach-Rhythmus

Susanne Lohmann

Der Schlaf des Erwachsenen

Menschen verbringen etwa ein Drittel ihrer Lebenszeit im Schlaf. Der Schlaf ist eine Lebensnotwendigkeit, da wir in diesem Zustand unsere Kräfte für den kommenden Tag regenerieren. In diesem Zustand nehmen wir wegen der geschlossenen Augen keine visuellen Reize wahr. Taktile und auditive Reize werden wie im Wachzustand aufgenommen und zum Gehirn weitergeleitet, aber die „Analyse-Programme" sind, wie angenommen wird, weniger komplex und scheinen nach anderen Kriterien zu arbeiten. Dennoch finden so differenzierte Verarbeitungsprozesse statt, dass Reize mit hoher Bedeutung, selbst wenn sie vergleichsweise schwach sind, zum Aufwachen führen. Ein Beispiel ist die Mutter, die sich nachts von ihrem leise weinenden Kind wecken lässt, aber auf lautere Geräusche außerhalb ihres Raumes nicht reagiert.

Der Schlaf-Wach-Rhythmus ist ein **zirkadianer Rhythmus**, d. h. er wird in ungefähr 24 Stunden einmal durchlaufen. Bei den meisten Menschen ist der eigene Schlaf-Wach-Rhythmus etwas länger als 24 Stunden. Sie werden abends jeweils etwas später müde als am Vorabend, wachen am nächsten Morgen aber schwerer auf. Das sind die so genannten „Nachtmenschen". Die „Frühaufsteher" haben einen zirkadianen Rhythmus von etwas weniger als 24 Stunden. Sie werden abends frühzeitig müde, können dafür morgens mit Leichtigkeit aufstehen.

Der Schlaf selbst ist bei Erwachsenen durch **Schlafzyklen von 90 bis 120 Minuten Dauer** gegliedert, die sich durch den regelmäßigen Wechsel von oberflächlichem und tiefem Schlaf ergeben. Die Schlaftiefe wird daran gemessen, inwieweit die Person durch äußere Reize weckbar ist.

- Der **oberflächliche oder aktive Schlaf** geht mit einem charakteristischen Muster des Elektroenzephalogramms (EEG) einher, das dem des Wachzustandes ähnelt, einer unregelmäßigen Atmung, gelegentlicher motorischer Unruhe und schnellen Bewegungen des Augapfels. Wegen der charakteristischen schnellen Augenbewegungen wird dieses Schlafstadium als **REM-Schlaf** (REM für „rapid-eye-movement") bezeichnet.
- Der **tiefe Schlaf** ist gekennzeichnet durch motorische Ruhe, eine regelmäßige Atmung und das Fehlen von raschen Augenbewegungen, und wird deshalb als **non-REM-Schlaf**

bezeichnet. Im EEG treten verschiedene Wellenformen auf, die sich im Wachzustand normalerweise nicht finden (15).

Am Beginn des Nachtschlafes durchlaufen Erwachsene und ältere Kinder einen halbwachen Zustand mit abnehmender Wahrnehmungsfähigkeit und sinken dann vom oberflächlichen in den tiefen Schlaf. Nach kurzem Verweilen in den tiefsten Schlafstadien wird der Schlaf wieder oberflächlich. Vor dem Aufwachen verweilen Schlafende für etwa 20 Minuten im so genannten REM-Schlaf, der Schlafphase, in der wir am meisten träumen. Etwa anderthalb bis zwei Stunden nach dem Einschlafen wacht man für einige Minuten auf, um dann wieder in den Tiefschlaf zu sinken. Dieser **zyklische Wechsel** wiederholt sich mehrmals pro Nacht. Auch Erwachsene schlafen also eine Nacht nicht in einem Zuge durch, können sich am nächsten Morgen aber nur ausnahmsweise an die Wachphasen erinnern. In der zweiten Hälfte der Nacht werden die ganz tiefen Schlafstadien nicht mehr erreicht, dafür nehmen die Träume zu (3).

Der **Schlafbedarf** ist individuell unterschiedlich hoch. Manche Menschen kommen mit wenig Schlaf aus, andere müssen länger schlafen, um sich tagsüber wach und ausgeruht zu fühlen. Das gilt auch für Neugeborene. Allgemein gültig ist lediglich, dass der Schlafbedarf insgesamt und auch die Gesamtdauer des REM-Schlafes im Laufe des Lebens abnimmt. Neugeborene schlafen im Durchschnitt 16 Stunden pro Tag, alte Menschen lediglich noch etwa sechs Stunden pro Tag.

Schlafverhalten des Säuglings

Das ungeborene Kind lebt bis zur etwa 36. SSW. in einem Bewusstseinszustand, der weder dem uns bekannten Wachsein noch dem tiefen Schlaf entspricht. Auch bei frühgeborenen Kindern ist dieser „Dämmerzustand", mit meist geschlossenen Augen, zu finden. Erst nach der 36. SSW. entwickeln sich deutliche Schlafperioden, die zu einem großen Teil aus REM-Schlaf bestehen, und Wachzustände, in denen das Kind dann auch aufnahmefähig ist. Intrauterin sind diese Schlaf- und Wachperioden des Kindes aber nicht an den Tag-Nacht-Rhythmus oder die Schlaf-Wachperioden der Mutter gebunden.

> Neugeborene Kinder haben noch keine zirkadianen Rhythmen. Sie bauen diese während der ersten zwei Lebensjahre erst auf.

Tatsächlich braucht es so lange, bis sich beispielsweise die 24-Stunden-Periodik der Körpertemperatur beim Kind voll ausgebildet hat. In der Neugeborenenphase führt das Kind seinen vorgeburtlichen Schlaf-Wach-Rhythmus anfangs noch fort. So verteilen sich die Schlaf-Wach-Perioden gleichmäßig über Tag und Nacht und treten an jedem Tag zu einer etwas anderen Zeit auf. Erst die Regelmäßigkeit des Alltags mit dem Wechsel von Tag und Nacht, den Unterschieden in Helligkeit und Geräuschkulisse, dem Temperaturwechsel und unterschiedlicher Kleidung geben dem Kind die Anhaltspunkte für eine Angleichung seiner Schlafperioden an den Tagesverlauf seiner Eltern bzw. seiner Familie. Die Ausbildung der zirkadianen Rhythmen und des regelmäßigen Schlaf-Wach-Rhythmus hängen von Gehirnreifungsvorgängen ab und verlaufen wie jeder Entwicklungsprozess in individuell unterschiedlichem Tempo (3).

Einen zirkadianen, an dem Wechsel von Tag und Nacht orientierten, Schlaf-Wach-Rhythmus auszubilden und den Anteil des REM-Schlafes zugunsten der Tiefschlafphasen zu verkürzen, ist einer der wesentlichen Entwicklungsschritte des jungen Säuglings. Mit der Regulierung dieses und anderer Körperrhythmen (z. B. auch der angemessenen Nahrungsaufnahme) ist das Kind in seinen ersten drei Lebensmonaten vollauf beschäftigt.

> Beim Säugling dauert ein Schlafzyklus nur ungefähr 50 Minuten. Deshalb wachen Kinder in den ersten Lebenswochen nach etwa je einer Stunde Schlaf kurz auf. Nach drei bis vier solcher Schlafzyklen sind sie für eine längere Zeit wach.

> Der Schlafbedarf ist von Mensch zu Mensch verschieden und dies gilt auch für Neugeborene und Säuglinge. Die meisten Säuglinge brauchen 14 bis 18 Stunden Schlaf, einige kommen mit weniger aus, andere brauchen mehr.

In den ersten drei Lebensmonaten differenzieren und verlängern sich die Schlaf-Wach-Perioden des Kindes so weit, dass es die physiologischen Voraussetzungen erwirbt, nachts durchschlafen zu können. **Durchschlafen** meint hier aber, dass das Kind zwischen zwei 3- bis 4-stündigen Schlafzyklen zwar aufwacht, aber von alleine wieder einschläft. Von einem Säugling sollte man nicht erwarten, dass er von abends um 7 bis zum nächsten Morgen ruhig schläft. Dies ist schon allein deshalb unrealistisch, weil das Kind in den ersten Lebensmonaten nicht so lange ohne Nahrungsaufnahme auskommen kann. Besonders das gestillte Kind ist auf nächtliche Mahlzeiten angewiesen, da Muttermilch leicht und schnell verdaut wird, die Speicherkapazität der mütterlichen Brust individuell sehr unterschiedlich ist und es zur Sicherstellung einer ausreichenden Milchproduktion notwendig sein kann, dass die Brust auch nachts (regelmäßig) geleert wird.

Neugeborene haben oftmals Schwierigkeiten fest und für längere Zeit einzuschlafen, da sie in den ersten vier Wochen noch direkt aus dem Wachzustand in den REM-Schlaf übergehen. Dieses Schlafstadium ist oberflächlich, d. h. geringe Reize können das Kind wieder aufwecken, und von größerer motorischer Unruhe begleitet als die tiefen Schlafstadien. Viele Kinder wecken sich in diesem Alter nach kurzem Schlaf trotz Müdigkeit durch plötzliche Armbewegungen oder dergleichen selbst wieder auf. Sie brauchen „Begleitung" beim Einschlafen, wie leichtes Wiegen oder Gehalten-Werden, um in einen ruhigeren und tieferen Schlaf gleiten zu können.

Da der Schlafbedarf individuell biologisch gegeben zu sein scheint, ist auch bei Neugeborenen und Säuglingen zu bedenken: Ein Kind kann nur so viel schlafen, wie es seinem Schlafbedarf entspricht. Wie viel das im jeweiligen Fall ist, können die Eltern des Kindes durch Beobachtung am besten selbst feststellen oder, wenn sie es genau wissen wollen, mit Hilfe eines **Schlafprotokolls** (s. S. 356) ermitteln.

Etliche Eltern sorgen sich auch darum, wie sich der Schlaf ihres Kindes über den Tag verteilt. In der Säuglingsbeobachtung bestätigt sich mehr und mehr, was in der Schlafforschung auch für Erwachsene gefunden wurde:

> Die Qualität des Wachseins hat Einfluss auf den Schlaf. Daraus können wir folgern, dass es nicht so entscheidend ist, den richtigen Schlafzeitpunkt zu finden, sondern das Wachsein des Kindes seinen Bedürfnissen und seinem Entwicklungsstand entsprechend zu gestalten.

Auch die anfangs noch kurzen Wachphasen des Neugeborenen können zu spielähnlicher Beschäftigung und Zwiesprache genutzt und mit zunehmendem Alter ausgedehnt werden. Es zeigt sich, dass ein günstiger Zeitpunkt dafür oft 15–20 Minuten nach Beendigung der Mahlzeit liegt, wenn das Kind nach einem kurzen Nickerchen nochmals erwacht und besonders aufnahmefähig ist. Wird diese Wachzeit in vergnüglichem Umgang genossen, so fällt dem Kind der anschließende Übergang in den Schlaf leichter (6).

Schlaf-Wach-Protokoll

Name:

Geburtsdatum:

Schlafphase (———)

Schreien (∧∧∧∧)

Wachphase (frei lassen)

Mahlzeiten (X)

(modifiziert nach Largo 1999)

10.5 Entwicklung der Gefühlswelt

Susanne Lohmann

Lange ging man davon aus, dass Kinder bis zum Alter von zwei Jahren nur sehr undifferenzierte Gefühle empfinden, im Wesentlichen nur die beiden gegensätzlichen Qualitäten von Lust und Unlust. Da Säuglinge und Kleinkinder keine sprachliche Auskunft über ihre Gefühle geben können, mussten erst Methoden entwickelt werden, mit denen sich Rückschlüsse auf ihre Gefühlsempfindungen ziehen lassen. Es bot sich an, vom mimischen Ausdruck des Kindes auf das dazugehörende Gefühl zu schließen.

Ein von Ekman und Mitarbeitern (4) entwickeltes Inventar menschlicher Gesichtsausdrücke (als körperlich-sichtbare Komponente der Gefühle) bei Erwachsenen identifizierte sieben bis neun **Basisemotionen**: Freude, Interesse-Neugier, Überraschung, Ekel, Ärger, Traurigkeit, Furcht, Scham, Schuld. Diese Gefühlsausdrücke konnten überall auf der Welt nachgewiesen werden und gelten als universell.

Aufbauend auf diesen Forschungsarbeiten wurde auch ein Inventar für Säuglinge entwickelt, das die besonderen Proportionen des jungen Gesichts berücksichtigt. Der Gefühlsausdruck des Säuglings ist ein Signal für andere und hat einen großen Einfluss auf die Interaktion von Erwachsenem und Kind. Ärger kann einen Interaktionspartner vertreiben, Freude ihn aber binden, wenn der Gefühlsausdruck vom Gegenüber erkannt wird.

Untersuchungen haben ergeben, dass Mütter generell die Gefühlszustände ihres Kindes gut erkennen können, wobei sie sich hauptsächlich an seinem **Gesichtsausdruck** orientieren. Damit können sie sich recht zuverlässig über die Befindlichkeit ihres Kindes informieren und ihr eigenes Verhalten darauf abstimmen. (Andere Personen können dies wahrscheinlich ebenso gut, aber in der Studie wurden nur Mütter untersucht.) Denn Neugeborene und Säuglinge richten sich mit ihren Gefühlen noch kaum nach den Erwartungen ihres Gegenübers.

Bis zum Alter von anderthalb Jahren gibt der Gesichtsausdruck noch recht unverstellt die aktuelle Gefühlslage wieder (4). Ein bewusstes Maskieren oder Posieren von Gesichtsausdrücken gibt es erst ab einem Alter von drei Jahren (Field/Walden, Cole, Lewis nach Dornes 1993).

0 bis 2 ½ Monate

Das Repertoire der Ausdrucksmittel des Neugeborenen und Säuglings ist noch beschränkt, da es nicht über die Fähigkeit der sprachlichen Mitteilung verfügt. Sein Gesichtsausdruck ist jedoch schon differenziert. Ein waches, aufmerksames Kind schaut seinem Gegenüber ins Gesicht, dabei sind seine Augen weit und glänzend, der Mund öffnet sich leicht und die Wangen sind etwas angespannt. Ist das Kind aber müde, schaut es weg und seine Augen verlieren an Glanz. Wird das Kind von Unwohlsein geplagt, macht es ein bekümmertes Gesicht. Erschreckt es sich, so reißt es Mund und Augen auf.

Schon ein Neugeborenes ist fähig mimische Bewegungen nachzuahmen, wenn sein Gegenüber geduldig und langsam mehrfach wiederholt, was es imitieren soll. Es kann so dazu gebracht werden, den Mund zu öffnen, die Zunge herauszustrecken oder die Lippen zu spitzen. Diese Fähigkeit können sich Eltern und Hebamme zunutze machen, wenn sie mit einem Kind ein Saugtraining zum Erlernen des korrekten „Andockens" durchführen möchten.

Forschungsergebnisse:
- Schon bei Neugeborenen konnten Forscher den Ausdruck der **Überraschung** feststellen. Auch ein überraschter Gesichtsausdruck der Mutter kann ebensolche Überraschung beim Neugeborenen auslösen (Field nach Dornes 1993).

- Den Gesichtsausdruck für Ekel haben verschiedene Forscher ebenfalls schon bei Neugeborenen, nach der Verabreichung einer bitter schmeckenden Flüssigkeit, entdeckt.
- Manche Forscher behaupten, den voll ausgeprägten Ausdruck des Lächelns schon bei Neugeborenen gefunden zu haben. Doch scheint dabei nur die Muskulatur der Mundwinkel beteiligt zu sein und die ebenfalls typische Bewegung der Augenmuskulatur zu fehlen. Sie taucht im Alter zwischen 4 und 6 Wochen auf. Spätestens dann kann das Lächeln als Ausdruck der Freude betrachtet werden (Izard; Field; Emde/Harmon nach Dornes 1993).

2 ½ bis 5 ½ Monate

Ein Säugling, der sich wohl fühlt, gibt kleine Laute, z. B. ein Gurren, von sich. Er teilt seine Bereitschaft Kontakt aufzunehmen durch seine Körperhaltung mit: Er wendet sich der Person zu, seine Arm- und Beinbewegungen werden lebhafter. Wird das Kind müde, wendet es sich ab und seine Arme und Beine werden schlaff.

Forschungsergebnisse:
- Kindern in verschiedenem Alter von 2-4-6-8 Monaten wurden Live-Gesichter oder unbelebte gesichtsähnliche Objekte gezeigt. Schon bei den 2 Monate alten Kindern konnte dabei der Gesichtsausdruck des Interesses gefunden werden: 35 % der Kinder, die das gesichtsähnliche Objekt präsentiert bekamen, schauten dieses mit Interesse an, 50 % der Kinder, die das echte Gesicht sahen, zeigten hier Interesse.
- Bei Kindern, die geimpft wurden, konnte man feststellen, dass der Ausdruck für Ärger frühestens mit 2 Monaten auftaucht und ab 6 Monaten deutlich zunimmt. Vor 2 Monaten gibt es „nur" eine Schmerzreaktion auf den Einstich, zwischen 2 und 6 Monaten nur undeutliche und seltene Anzeichen von Ärger (Izard nach Dornes 1993).
- Der Gesichtsausdruck für Traurigkeit taucht offenbar mit ca. 3-4 Monaten auf (Malatesta/Haviland, Gaensbauer nach Dornes 1993).

5 ½ bis 9 Monate

Um das Empfinden von Furcht zu testen, wurden Kinder vor eine visuelle Klippe gesetzt, indem der Boden, auf dem sie krabbelten, plötzlich endete und in eine Glasplatte überging. Dabei tauchte der Gesichtsausdruck von Furcht bei Kindern zwischen 6 und 8 Monaten auf (Emde nach Dornes 1993).

Gefühlsentwicklung:
ab Geburt:	Überraschung, Ekel
ab 4 Wochen:	Freude
ab 8 Wochen:	Interesse – Neugier
ab 3-4 Monate:	Traurigkeit, Ärger
ab 6-8 Monate:	Furcht

Entwicklung des Gefühlsverständnisses

- In den **ersten Lebenswochen** sehen sich Kinder zwar gerne Gesichter an, sie können den Ausdruck aber noch nicht interpretieren, d.h. sie erkennen die Gefühle ihres Gegenübers noch nicht.
- Im Alter zwischen **zwei und fünf Monaten** unterscheiden sie verschiedene Gefühlsausdrücke, reagieren aber selbst noch nicht darauf.
- Erst mit **fünf bis sieben Monaten** imitieren sie den Gesichtsausdruck einer Person und reagieren mit einem Lächeln auf ein fröhliches Gesicht und mit trauriger Miene auf ein trauriges Gesicht (4).
- Ab **9 Monaten** handelt es sich dabei nicht mehr nur um Imitation, sondern um ein wirkliches Gefühlsverständnis. Das Kind kann einen Zusammenhang zwischen seinen eigenen und den bei anderen wahrgenommenen Gefühlen herstellen (4).

Säuglinge nehmen aber schon nach wenigen Wochen **Vitalitätsaspekte von Gefühlen**, d. h. Aspekte, die mit Tempo und Intensität zu tun haben, wahr (Beispiele: schneidend, verblassend, brausend, flüchtig, explosiv etc.). Ein Lachen kann z. B. explosiv sein (ein Lachanfall) oder anschwellend. In beiden Fällen drückt es Freude aus, bekommt aber durch die Aspekte von Tempo und Intensität eine jeweils besondere Prägung. Auch Handlungen haben ihre vitale Dimension: jemand kann eine abrupte oder eine ruhige Armbewegung machen, eine flüchtige oder kräftige Berührung geben.

Auch bei der Gefühlswahrnehmung verbinden sich die Reize verschiedener Sinnessysteme. Das Kind besitzt ein feines Gespür, inwiefern verschiedene Merkmale eines Gefühlsausdruckes übereinstimmen (Kongruenz). Es hört beispielsweise die weiche Stimme seiner Mutter und fühlt ihre „runden" Bewegungen und Berührungen. Es reagiert irritiert, wenn die wahrgenommenen Vitalitätsaspekte nicht zusammenpassen, wenn es z. B. zwar sanft angesprochen, aber abrupt gefasst und gedreht wird.

10.6 Entwicklung der Eltern-Kind-Beziehung

Susanne Lohmann

Beziehungsaufnahme nach der Geburt

Von der ersten Begegnung nach der Geburt (s. Kap. 3) an spielen der wechselseitige Blickkontakt, die Berührung und der stimmliche Austausch zwischen Eltern und Kind eine wichtige Rolle. Ohne darüber nachzudenken, fallen die Eltern im Kontakt mit ihrem neugeborenen Kind in eine Sprechweise mit ausgeprägter Melodik und hoher Stimmlage (Ammensprache), die für das Kind besonders attraktiv ist. Auch scheinen sich die Eltern darüber klar zu sein, dass ihr Kind seine Aufmerksamkeit am besten in einer annähernd aufrechten Körperhaltung konzentrieren kann, und so stützen sie es an Hüfte und Schulter gut ab, heben es aus der horizontalen Lage und bringen ihr Gesicht in den optimalen Abstand von etwa 20 cm zu seinem Gesicht, wenn sie in ein Zwiegespräch mit ihm treten wollen.

Die Beziehungen zwischen dem Neugeborenen und seinen Eltern festigen sich in den folgenden Wochen und Monaten durch die Interaktionen, die im Zusammenhang mit den zeitaufwändigen Handlungen wie der Körperpflege, dem Stillen und Beruhigen des Kindes stattfinden. In unserer Kultur ist vorrangig die Mutter des Kindes mit diesen Aufgaben betraut, so wundert es nicht, dass die Beziehung zwischen Mutter und Kind häufig besonders eng wird. Dies ist aber nicht notwendig so, da auch andere Personen, die sich oft und ausgiebig um das Kind und seine Bedürfnisse kümmern, eine feste Bindung zu dem Kind erreichen können. Das Kind ist entgegen weit verbreiteten Annahmen schon früh fähig, zu mehreren Personen enge Beziehungen aufzunehmen.

Kontingenzerfahrung

Das in motorischer Hinsicht unreife menschliche Neugeborene ist zur Befriedigung seiner grundlegenden Bedürfnisse (Schutz, Nahrung, Kommunikation und Gefühlsregulierung/Beruhigung) auf die Menschen seiner Umgebung angewiesen. Um aber versorgt zu werden, muss es mitteilen können, was ihm fehlt. Den meisten Kindern gelingt dies gut und eindeutig. Die Erwachsenen wiederum müssen fähig sein, die Signale des Kindes wahrzunehmen (dafür müssen sie sich in seiner Nähe aufhalten), sie richtig zu verstehen und angemessen und prompt darauf zu reagieren. Dies ist das Konzept der Feinfühligkeit.

Beispiele:
- Zum Beispiel wird ein Kind seinen **Hunger** durch suchende Kopfbewegungen und Vorschieben seiner Zunge zeigen. Wenn dies nun von seiner Mutter bemerkt und als Saugbedürfnis erkannt wird, kann sie es zum Stillen anlegen. Werden die Signale des Kindes nicht erkannt, kann sich sein Unwohlsein so weit steigern, dass es anfängt vor Hunger zu schreien und erst beruhigt werden muss, ehe es sich auf das richtige Saugverhalten (Mund weit auf und Zunge nach vorne) konzentrieren kann.
- Ein anderes Beispiel: Ein zufriedenes ausgeruhtes Kind sucht **Kontakt und Austausch mit einem Erwachsenen**. Es wird den Blickkontakt suchen, kleine auffordernde Laute von sich geben und mit Armen und Beinen strampeln. Wenn sich ihm nun eine Person zuwendet, indem sie es anspricht, ihr Gesicht in den optimalen Abstand bringt und den Blick erwidert, so tritt es in eine Zwiesprache ein: mit Blicken, Bewegungen, Lächeln, Lauten.
- Auch wenn das Kind anfangs auf Initiativen seiner Eltern noch langsam reagiert, ist seine eigene **Latenzzeit**, d. h. die Zeitspanne, in der eine als kontingent empfundene Reaktion (Kontingenz: Zusammenhang) stattfinden muss, recht kurz: meist nur Sekundenbruchteile lang. Die Eltern können und dürfen nicht lange überlegen, ehe sie dem Kind zumindest ein Zeichen geben, dass sie sein Bemühen um Kontakt verstanden haben. Lassen sie zu lange auf sich warten, hat sich das Kind entweder inzwischen wieder abgewandt oder seinem Bedürfnis nach Beachtung und Hilfe schon durch Quengeln oder Schreien Ausdruck gegeben.

> Für das Kind hat die Feinfühligkeit der Eltern eine große Bedeutung. Einerseits ist dadurch sichergestellt, dass seine grundlegenden Bedürfnisse erfüllt werden und sein Überleben gesichert ist. Andererseits beginnt es etwas zu „lernen".

Es beginnt bei der Verarbeitung dieser Erfahrungen erste Zusammenhänge zwischen seinen eigenen Handlungen (in den Beispielen dem Suchreflex oder den Blicken) und den Reaktionen seiner Umwelt herzustellen. Dieses Erleben von Bedingungszusammenhängen wird **Kontingenzerfahrung** genannt. Sie bildet für die weitere Entwicklung des Kindes ein inneres Muster für später darauf aufbauendes zielgerichtetes Handeln. Das Kind entdeckt, dass es mit eigenen Handlungen etwas bewirken kann, dass es nicht hilflos ausgeliefert ist.

Zugleich erlebt das Kind, dass es sich auf seine Eltern verlassen kann, dass sie mit einer gewissen Beständigkeit und Voraussagbarkeit auf seine Äußerungen reagieren. Insofern vermitteln ihm Kontingenzerfahrungen auf emotionaler Ebene auch, dass es darauf vertrauen kann, die Mittel für sein (Über)leben in der Welt zu bekommen oder zu finden („Urvertrauen" nach E. Erikson).

Intuitives Elternverhalten

Die Erforschung der frühen, vorsprachlichen Eltern-Kind-Kommunikation hat durch die Anwendung der Videotechnik einen Aufschwung genommen. Damit wurde es möglich, die Verhaltensbeobachtung durch die Mikroanalyse der Interaktion zwischen Kind und Erwachsenem zu objektivieren. Dabei betrat man wissenschaftliches Neuland und entdeckte die intuitiven Verhaltensanpassungen der Eltern an die Kommunikationsfähigkeiten ihrer kleinen Kinder. Bahnbrechende Forschungsprojekte wurden von dem Ehepaar Mechthild und Hanus Papoušek durchgeführt (9, 10, 11). Sie wiesen nach, dass sich die Eltern, ohne es bewusst zu kontrollieren, im Dialog mit ihrem Neugeborenen oder Säugling, auf eine Verständigungsebene begeben, die den begrenzten Möglichkeiten des Kindes Rechnung trägt, ihm aber zugleich erlaubt, seine Fähigkeiten im Kontakt weiter zu entwickeln (10).

> Bestimmte Eigenschaften des Säuglings wie sein Aussehen im Sinne des „Kindchenschemas" (große Augen, hohe Stirn, rundliche Körperformen), seine unbeholfenen Bewegungen, insbesondere aber bestimmte Verhaltensweisen (Blickzuwendung, soziales Lächeln, Gurrlaute), sind für Erwachsene unwiderstehlich und können als Auslöser intuitiven Elternverhaltens betrachtet werden.

Das typische Elternverhalten im Umgang mit einem Neugeborenen oder Säugling ist den Erwachsenen nicht bewusst und kaum rational kontrolliert, denn die gemessene Zeit zwischen dem kindlichen Signal und der elterlichen Reaktion wäre für eine willentliche Entscheidung viel zu kurz. Es ermüdet die Eltern nicht, d. h. sie sind immer wieder zur Wiederholung bereit, nicht zuletzt deshalb, weil sie angesichts der kindlichen Reaktion selbst Kontingenz erfahren. Man vermutet, dass diese elterlichen Verhaltensweisen angeboren sein könnten, denn man findet sie bei Müttern, Vätern und selbst bei Kindern und Personen, die selbst keine Kinder haben, in jedem Alter und in unterschiedlichsten Kulturen. Sie sind jedoch sicher mehr als ein Reflex oder eine unwillkürliche Mitbewegung. Vielmehr kommt darin eine genaue Kenntnis der aktuellen Schwierigkeit des Säuglings zum Ausdruck und die „Anleitung" des Erwachsenen oder des älteren Kindes, d. h. das was sie dem Säugling zeigen und vormachen, ist fein darauf abgestimmt.

Die **Kommunikation zwischen den Eltern und ihrem Kind** wird in den ersten Wochen dadurch erschwert, dass es als physiologische Frühgeburt anfangs noch über geringere kommunikative Fähigkeiten verfügt und die Eltern sich in besonderer Weise anpassen müssen, um sich mit ihrem Kind verständigen zu können. Beim Neugeborenen sind die Zeiten optimaler Aufmerksamkeit flüchtig und unvorhersagbar. Da es seine Kopfhaltung nur mit Mühe kontrollieren kann und nur auf die Entfernung von 22 cm scharf sieht, ist ihm die Zuwendung über das Aufnehmen von Blickkontakt erschwert. Sein Stimmtrakt ist anatomisch noch nicht auf das Hervorbringen menschlicher Laute vorbereitet und es mangelt ihm auch noch an der notwendigen Koordination seiner Atmung und Stimmbänder. Seine Mimik ist zwar im Schlaf lebhaft, im Wachen aber nur ansatzweise kontrolliert, z. B. gelingt es ihm erst im Alter von 6–8 Wochen willkürlich zu lächeln. Für das Neugeborene ist das Lernen mühsam und es erfordert einfach gestaltete Anregungen und geduldige Wiederholungen, damit die Erfahrungen und Erlebnisse verarbeitet werden können (9, 10).

■ Eltern erleichtern die emotionale Regulation des Kindes

Besonders in der Phase der postnatalen Anpassung, d. h. in den ersten Lebenswochen, steht die Befindlichkeit des Kindes im Mittelpunkt des Bemühens der Eltern. Sie unterstützen es durch Beruhigungsmaßnahmen und reagieren oft schon vorbeugend auf Vorboten von Unbehagen. Sie versuchen ihm durch verschiedene Strategien zu einem optimalen Befindlichkeitszustand zu verhelfen: zu aktiv-aufmerksamem Wachen oder erholsamem Schlaf. Im wachen Zustand bemühen sie sich, seine Aufmerksamkeit und Interaktionsbereitschaft zu wecken oder erhalten, wobei sie Zustände von Missbehagen, Langeweile und Überstimulation möglichst vermeiden und dem Kind helfen, überschüssige Erregung zu dämpfen.

■ Eltern erkennen und beantworten die kindlichen Signale

Im Zusammensein mit einem Säugling ist Responsivität die Bereitschaft und Fähigkeit, die unscheinbaren Schlüsselsignale des Kindes zu lesen und als Rückkopplungssignal zur Feinabstimmung des eigenen Verhaltens zu nutzen. Zum Beispiel geben Tonus und Haltung der Händchen Aufschluss über den aktuellen Wachheitszustand des Kindes: so signalisieren fest geschlossene Fäustchen gespannte Aufmerksamkeit. Auch die Mundregion des Kindes ist aussagekräftig. Oftmals probieren Eltern, die sich unklar über das aktuelle Befinden ihres Kindes sind, wie das Kind auf leichten Druck auf sein Kinn reagiert: ein schlafendes Kind öffnet den Mund widerstandslos, ein hungriges Kind zeigt Such- und Saugbewegungen, ein sattes, kontaktbereites Kind schließt den Mund und blickt den Erwachsenen aufmerksam an.

■ Eltern üben Grundfähigkeiten menschlicher Kommunikation mit ihren Kindern ein

Das Blickverhalten ist von großer Bedeutung für die Weiterentwicklung der kommunikativen Fähigkeiten des Kindes. Das Kind kann im Gesicht der Eltern zum einen mimische Botschaften unterscheiden und zuordnen und zum andern auch die zum Sprechen notwendigen Bewegungen der Lippen beobachten und als Anleitung für seine eigene Lautgebung nutzen. Die anfänglichen kindlichen Probleme mit dem Blickkontakt kompensieren die Eltern intuitiv: Sie bringen ihr Gesicht immer zentral und achsenparallel ausgerichtet ins kindliche Blickfeld. Sie verkürzen die Blickentfernung auf die optimale Distanz der kindlichen Sehfähigkeit und sie unterstützen seine Kopf- und Blickbewegungen durch Rufe, rhythmische Schnalzlaute oder Blickfolgespielchen. Wenn sie den Blickkontakt erreicht haben, belohnen sie ihr Kind dafür mit der typischen Grußreaktion: Sie neigen den Kopf leicht zurück, öffnen die Augen weit, heben die Augenbrauen und öffnen den Mund halb.

Mit seinem Blickverhalten kann das Kind die Zwiesprache mit seinen Eltern steuern. Solange es den Blickkontakt hält, ist dies ein Hinweis für sie, mit ihrem Sprechen oder Spielen fortzufahren. Wenn das Kind genug hat, sich langweilt oder sich nicht mehr konzentrieren kann und eine Pause braucht, wendet es seinen Blick ab.

■ Eltern strukturieren die frühen Erfahrungen ihrer Kinder

Das Kind erlebt die Grußreaktion als regelmäßig wiederkehrende Antwort auf sein eigenes Verhalten (Kontingenz). Diese Zusammenhänge können schon Neugeborene entdecken und sie bemühen sich, die Reaktionen der Eltern immer wieder auszulösen und unter ihre Kontrolle zu bringen. Die unwillkürliche Bereitschaft der Eltern, verschiedene Verhaltensformen des Kindes kontingent zu beantworten, unterstützt das Kind in seinem Empfinden von Selbstwirksamkeit. Auf diese innere Matrix baut sich in seiner weiteren Entwicklung seine Autonomie, seine Intentionalität (zielgerichtetes Handeln) und seine Selbstwahrnehmung auf.

■ Eltern machen ihre Kinder mit Grundmustern verbaler Kommunikation vertraut

So wie die Eltern in der Grußreaktion ihr mimisches Verhalten besonders ausdrucksstark gestalten, gehen sie auch in ihrer **Sprechweise** auf die Vorliebe ihres Kindes für hohe, melodische Stimmen ein. Sie bedienen sich der „Ammensprache", deren Merkmale universell ähnlich sind. Typisch sind die erhöhte Stimmlage (ungefähr eine Oktave über der im Gespräch mit Erwachsenen genutzten Stimmlage), der erweiterte Stimmumfang und die vereinfachte, besonders deutliche Melodik ihrer Sprechweise. In der Zwiesprache mit ihrem Kind greifen Eltern zu vielfachen Wiederholungen ihrer Worte und Sätze mit fein abgestimmten Variationen (wie Steigerung, Abschwächung, spielerische Abwandlung, Überraschungseffekte) zurück, um die Aufmerksamkeit ihres Kindes zu wecken oder aufrechtzuerhalten.

Wohl wissend, dass ihr Kind den Wortsinn ihrer Sätze noch nicht verstehen kann, legen die Eltern besonders viel Ausdruck in die **Sprachmelodie**. Mit kuckucksrufartigen Melodien bemühen sie sich um Blickkontakt mit ihrem Kind und belohnen es mit glockenförmiger Melodie für ein Lächeln oder andere Entwicklungsfortschritte. Ihr übererregtes oder schreiendes Kind beruhigen sie mit abfallender Melodie in langsamem Tempo und mit dunkler Stimme. Indem Erwachsene ihre nicht-sprachlichen Verhaltensweisen mit

Sprachmelodien begleiten, nehmen sie Einfluss auf das Verhalten und Befinden ihres Kindes.

Vom dritten bis vierten Monat an kommen selbst erfundene oder überlieferte **Interaktionsspielchen** dazu, die kulturübergreifend denselben Grundmustern folgen: ein bestimmter Handlungsablauf mit einem aufregenden Höhepunkt wird mit leichten Variationen mehrmals wiederholt.

■ Eltern übermitteln erste Erfahrungen mit der Umwelt

Sobald das Kind mit seinen Blicken Interesse an Objekten seiner Umwelt bekundet, bringen die Eltern Gegenstände in seine Reichweite und regen es an, diese zu untersuchen und mit allen Sinnen zu erkunden. Durch ihre Mimik und Stimme bestärken sie es in seinem Erkundungsdrang oder warnen und bremsen es, wenn es in Gefahr gerät. Sie kommen damit der angeborenen Tendenz des Säuglings entgegen, sich bei der Begegnung mit Neuem und Fremdem bei seinen vertrauten Bezugspersonen rückzuversichern und sich an ihren Signalen zu orientieren (social referencing). Dies kann man schon bei wenige Tage alten Neugeborenen beobachten, die bei einer neuen Erfahrung, z. B. ihrem ersten Bad, in das Gesicht ihrer Eltern blicken, um sich an deren Ausdruck zu orientieren. Sie versuchen sich so die Frage zu beantworten, ob dieses „im Wasser baden" etwas Gutes und Angenehmes oder etwas Bedrohliches ist.

■ Eltern unterstützen prozedurales Lernen

Im vorsprachlichen Alter lernt das Kind in erster Linie pragmatisch „Know-how", d.h. wie man etwas macht. Diese Art von Wissen kann früher und dauerhafter gespeichert werden als faktisches Wissen und fällt nicht der Säuglingsamnesie anheim.

> Durch ihre aktive Teilnahme an den kindlichen Lernprozessen helfen die Eltern ihrem Kind besonders beim Anbahnen sprachrelevanter Fähigkeiten.

Sie motivieren es zu eigenem Tun, sie ahmen es nach und geben ihm damit die Möglichkeit, sei-

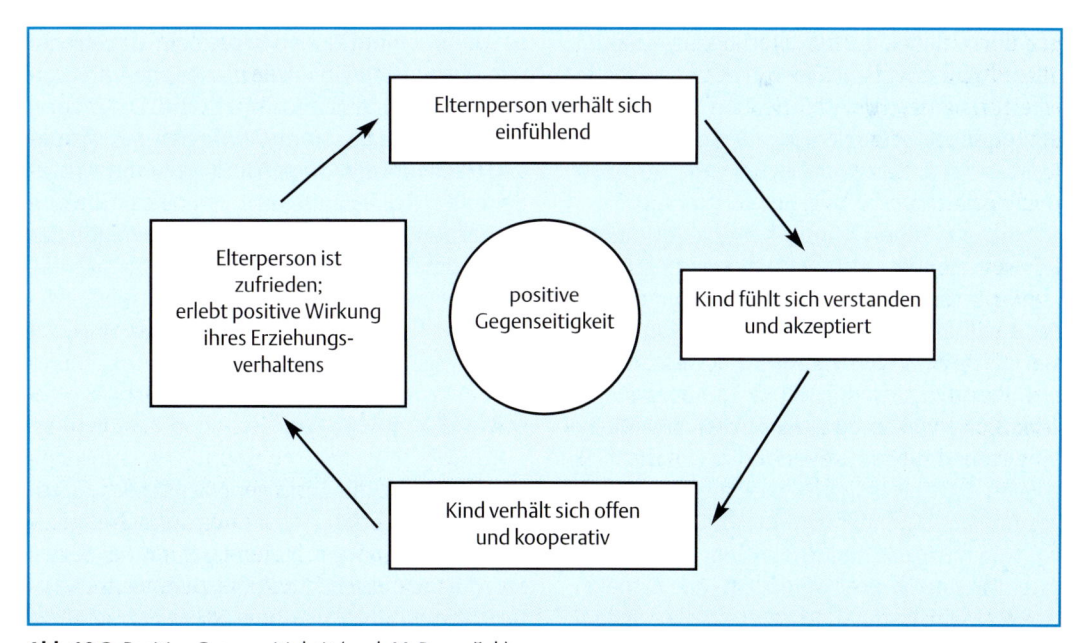

Abb. 10.3: Positive Gegenseitigkeit (nach M. Papoušek)

ne Bemühungen gleichsam in einem „akustischen Spiegel" zu erkennen und zu verfeinern und geben ihrerseits ein Modell zur Nachahmung. Sie lassen sich in ihrem Verhalten vom Kind manipulieren und gleichen seine Defizite aus.

■ Grundlagen der emotionalen Bindung

Die Interaktionserfahrungen in der Phase der vorsprachlichen Kommunikation sind neben ihrer Funktion als „Lernsituation" eine Quelle von Freude, Spaß und Vertrautheit zwischen Eltern und Kind. Vermutlich sind die Erfahrungen, die das Kind mit seinen Eltern in diesen Zeiten gemeinsamer Entspannung und beiderseitigem Wohlbefinden macht, ebenso bedeutsam für seine emotionale Sicherheit wie die Verfügbarkeit seiner Eltern, wenn es belastet ist, d. h. Schutz, Trost oder Beruhigung braucht. Im Normalfall gelingt es Eltern und Kind immer häufiger, in den wach-aufmerksamen Phasen des Säuglings in einen Dialog zu kommen, der beiden Freude bereitet. Eltern und Kind „belohnen" sich gegenseitig für ihre Bemühungen, sich dem anderen verständlich zu machen. Für das Kind sind die Vertrautheit, Vorhersehbarkeit und Verständlichkeit des elterlichen Verhaltens besonders bedeutsam. Es stützt seine emotionale Sicherheit, seine Motivation zum aktiven Erkunden und seine Neugier auf die Welt darauf.

Die Forschungsarbeit im Bereich der intuitiven elterlichen Früherziehung hat erst vor einigen Jahren begonnen. Es gibt noch keine repräsentativen Untersuchungen über die unterschiedliche Ausprägung dieser elterlichen Kompetenzen in den verschiedenen Gruppen der Normalbevölkerung. Auch dürfte sich kaum feststellen lassen, wie viel an intuitiver elterlicher Didaktik ein Kind für seine Entwicklung braucht. Sicher ist zur Zeit lediglich, dass die Eltern eines gesunden Kindes nicht ununterbrochen verfügbar sein müssen, sondern dass ein Kind je nach Alter über mehr oder weniger eigene Fähigkeiten zur Selbstregulation seiner Befindlichkeit und zur Überbrückung von Situationen, in denen die Eltern nicht reagieren (können), verfügt. Wenn es darin überfordert oder seine Geduld erschöpft ist, wird es allerdings (oft recht lautstark) auf seine Bedürfnisse aufmerksam machen.

Förderung der Eltern-Kind-Interaktion durch die Hebamme

Davon ausgehend, dass die Eltern über intuitive Fähigkeiten, ihr Kind zu verstehen und seine Bedürfnisse zu beantworten verfügen, bleibt für die Hebamme in der Wochenbettbetreuung oft nicht viel mehr zu tun, als diese Kompetenz zu stützen. Sie kann unsichere Eltern über das, was sie unbewusst können und tun, **informieren**, besonders wenn sie beobachtet, was den Eltern im Umgang mit dem Kind gut gelingt. Sie kann sie auf Signale des Kindes und deren Bedeutung aufmerksam machen, wenn die Eltern in bestimmten Situationen noch ratlos sind.

Sie kann selbst in einer Weise mit dem Kind umgehen, wenn sie es untersucht oder pflegt, die den Eltern ein **Beispiel zur Nachahmung** gibt. D. h. sie sollte das Kind als eigenständige und kompetente Person behandeln, das ebenso wie Erwachsene über bevorstehende (pflegerische) Handlungen informiert wird. Dafür kann sie sich ebenfalls an die Vorlieben des Kindes anpassen und die Ammensprache benutzen. Indem sie sich die Zeit nimmt, seine Reaktion und „Mitarbeit" abzuwarten, vermeidet sie, das Kind zum Objekt ihrer Handlungen zu machen, sondern bestätigt es als zu respektierende Person.

0 bis 2 ½ Monate

Um etwas über die Beziehung des Kindes zu seinen Eltern zu erfahren, ist es sinnvoll, die spezifischen Situationen zu beobachten, in denen sich die individuelle Art der Beziehung des Mutter/Vater-Kind-Paares besonders gut zeigt. In den **ersten 2 ½ Monaten** sind das die Aktivitäten rund um die Regulation von physiologischen Vorgängen: Ernährung, Schlaf-Wach-Rhythmus, Körperpflege und Gefühlsstimmung des Kindes – die typischen Beratungsthemen der Hebammen in der Wochenbettbetreuung. Im Rahmen eines Hausbesuches und der Beratung zur Ernährung des Kindes ist die betreuende Hebamme auch oft beim Stillen oder Füttern des Kindes anwesend. Dabei kann sie die Interaktion, das non-verbale Zusammenspiel von Mutter und Kind beobachten.

Beispiel Stillen:
- Wenn die Mutter das Kind zum Stillen anlegt und es zum Trinken bereit ist – weiß sie, dass sie dem Kind an die Brust helfen sollte, sobald es den Mund weit öffnet?
- Fühlt oder sieht sie, ob das Kind gut „angedockt" ist und wann der Milchfluss eingesetzt hat?
- Wenn das Baby seinen ersten Hunger gestillt hat und ein wenig Stimulierung braucht, um einen effektiven Saugrhythmus beizubehalten – weiß sie, wie sie es durch Streicheln oder Spielen mit seiner Hand oder einem Fuß, durch aufmunterndes Zureden aktivieren kann, damit es wieder zu trinken beginnt?
- Und wenn das Baby zu erkennen gibt, dass es satt ist – liest sie seine Signale richtig, und wie reagiert sie?

In vielen Situationen funktioniert die Feinabstimmung zwischen dem Neugeborenen und seinen Bezugspersonen noch nicht so reibungslos, und es geschieht immer wieder, dass das Kind zu schreien beginnt. Dann sind die Erwachsenen damit beschäftigt, es wieder zu besänftigen, die Situation einzurenken und eine Lösung für die Bedürfnisse des Kindes zu finden. Aufmunternder und ihre Bemühungen anerkennender Zuspruch kann hier zur Unterstützung der Eltern sehr hilfreich sein. In all diesen Alltagssituationen zeigt sich die Responsivität der Erwachsenen und des Kindes, ihre Sensibilität und die Übereinstimmung ihrer Temperamente.

2 ½ bis 5 ½ Monate

In diesem Alter ist die Regulierung der Ernährungs- und Schlafmuster normalerweise weitgehend zur Routine geworden. Das Kind ist aber aufgrund seiner sozialen und gefühlsmäßigen Fähigkeiten sowie seiner motorischen Defizite prädestiniert für das **Spiel mit einem Gegenüber** in der so genannten Face-to-face-Situation. Es gibt kaum etwas, das die Aufmerksamkeit des Säuglings mehr zu fesseln vermag als die Stimme seiner wichtigsten Bezugspersonen, der Anblick ihrer Gesichter und die Wahrnehmung ihrer Bewegungen und Berührungen. Gerade in dieser Phase reifen seine emotionalen Verhaltensweisen, die zur Gestaltung dieser Situation dienen, heran: die Kontrolle des Blickes, das soziale Lächeln (z. B. als Antwort auf den Anblick eines menschlichen Gesichtes) und die auffordernden Laute. Seine kommunikativen Fähigkeiten erlauben ihm fast ebenso viel Einfluss auf die Gestaltung des Zwiegespräches zu nehmen, wie ihn der oder die Erwachsene hat: es kann ebenso gut den Blickkontakt aufnehmen, aufrechterhalten, damit spielen oder aber auch ihn beenden oder vermeiden.

Andererseits sind seine motorischen Fähigkeiten, z. B. die Hand-Auge-Koordination, noch so wenig entwickelt, dass es mit unbelebten Objekten noch wenig anfangen kann und sich kaum für sie interessiert (8).

Wieder ist in den **Reaktionen der Erwachsenen** auf die „Spielaufforderungen" des Kindes ablesbar, inwieweit sie sich in seine Stimmung einfühlen und seine Initiativen aufgreifen:
- Welchen Gesichtsausdruck zeigen die beiden?
- Gibt es wechselseitigen Blickkontakt?
- Wie ist jeweils der Kopf orientiert?
- Gibt es Annäherung oder Rückzug?

Hier kann die Hebamme hilfreiche Anregungen und Unterstützung geben.

Wenn Mütter ihr natürliches Interaktionsverhalten verändern, indem sie z. B. ihre Gesichtsmimik still stellen oder konstant am Kind vorbeischauen, so versuchen schon zwei Monate alte Kinder mit den verschiedensten Mitteln, das Interaktionsverhalten der Mutter wieder zu normalisieren. Sie suchen Augen- und Gesichtskontakt, gestikulieren mit Armen und Beinen, verändern den Gesichtsausdruck, vokalisieren – alles in dem erkennbaren Bemühen, die „gestörte" Form der Interaktion zu normalisieren. Erst wenn sie nach mehreren Versuchen damit keinen Erfolg haben, fangen sie an zu schreien oder sich zurückzuziehen (Bebee nach Dornes 1993).

Dieses Phänomen tritt in verschiedenen **Alltagssituationen** auf, wenn die Bezugsperson des Kindes ihre Aufmerksamkeit für das Kind unerwartet auf etwas anderes lenkt, z. B. wenn sie ein Telefongespräch annimmt. Aber auch Hebammen, die Rückbildungskurse mit anwesendem Kind geben, haben dieses Verhalten des Kindes schon zu sehen bekommen. Spätestens wenn sich die Frauen mit geschlossenen Augen auf ihren Beckenboden konzentrieren und auf die Interaktionsangebote ihrer 3–4 Monate alten Kinder nicht mehr reagieren, beginnt das Säuglingsgeschrei in der Kursstunde und die Hebamme hat nach kurzer Zeit alle Kinder, die nicht zufällig schlafen, auf dem Schoß, um sie einigermaßen zu beruhigen.

5 ½ bis 9 Monate

Das Kind hat seine motorischen Fähigkeiten erweitert. Eine angemessene Auge-Hand- und Hand-Hand-Koordination machen es ihm möglich mit Gegenständen zu hantieren. Es entwickelt nun eine lebhafte Neugier für all diese Dinge. Aufschlussreich für die Beziehung des Kindes zu seinen Bezugspersonen ist nun das **gemeinsame Spiel mit Gegenständen**. Die gleiche Bedeutung wie zuvor dem Face-to-face-Spiel kommt nun der Art und Weise zu, wie die Richtung, der zeitliche Ablauf, die Erkundung, der Themenwechsel und die Beendigung des Spiels gestaltet wird (8). Es geht zum Beispiel um die Fragen:

- Wer bestimmt, wann welche Aktivität begonnen oder beendet wird?
- Gehen Spielinitiative und Auswahl der Gegenstände vom Kind aus und wie werden sie von der erwachsenen Person aufgegriffen?

8 bis 12 Monate

In diesem Alter vollziehen sich zwei Entwicklungsvorgänge, die Auskunft über die Beziehung des Kindes zu seinen primären Bezugspersonen geben können: die spezifische Bindung an die Person und die auftauchende Intersubjektivität (besonders die Abstimmung der Gefühle).

Zugleich mit der Fähigkeit des Säuglings, sich von seinen Eltern zuerst krabbelnd, später laufend, fortzubewegen, tauchen bei ihm die **Trennungsangst** und das „**Fremdeln**" auf. Sie bewahren das Kind sozusagen davor, sich zu weit von seinen Bezugspersonen zu entfernen. Das Kind nutzt zwar seinen erweiterten Aktionsradius und startet allein zu „Erkundungstouren", versäumt es aber nicht, sich häufig nach seinen Eltern umzusehen, in ihrem Gesicht zu lesen, ob Gefahr droht oder ob es so weitermachen kann und kehrt immer wieder auch zu seiner „sicheren Basis" zurück, als wolle es „auftanken" für den nächsten Ausflug. Es orientiert sich am Gefühlsausdruck des Erwachsenen, auch um zu erfahren, ob seine Gefühle der Situation angemessen sind, d. h. es findet eine **Abstimmung über die emotionale Bedeutung von Ereignissen** statt (8).

Bei der Beobachtung ist es bedeutsam, darauf zu achten,
- ob der oder die Erwachsene und das Kind Zuneigung zueinander bekunden, ob das Kind Trost sucht und findet,
- ob es auf Hilfe vertraut und
- ob Kooperation zwischen Kind und Erwachsenem stattfindet.

Bindungsverhalten des Kindes – Fürsorgeverhalten der Eltern

Aus den ersten Interaktionserfahrungen entsteht zwischen Eltern und Kind ein emotionales Band (Bindung). In der psychologischen Forschung unterscheidet man zwischen dem Bindungsverhalten des Kindes und dem Fürsorgeverhalten der Eltern.

Das **Bindungsverhalten des Kindes** umfasst alle die Verhaltensweisen, die zum Ziel haben, Nähe zur Bezugsperson herzustellen und das Gefühl von Sicherheit zu erlangen. Dies kann sich zeigen in:
- Kommunikationsverhalten, das die Bezugsperson in die Nähe bringt oder Kontakt herstellt, wie Schreien oder Rufen,
- Verhalten, das die Bezugsperson in der Nähe hält, wie Festhalten oder Anklammern,
- direktes Nähesuchen, wie Nachfolgen, Suchen oder Saugen.

Diese Verhaltensweisen setzt das Kind in all den Situationen ein, in denen es durch Kummer oder Angst belastet ist und den Schutz, den Trost oder die Unterstützung (auch bei der Regulierung seines emotionalen oder körperlichen Befindens) seiner vertrauten Bezugspersonen braucht. Am Anfang seines Lebens ist das Repertoire des Kindes in dieser Hinsicht noch eingeschränkt und es wird in den belastenden Situationen zu schreien beginnen, wenn es den Eltern nicht möglich war, schon vorsorglich zu handeln.

Das **Fürsorgeverhalten der Eltern** hat einerseits zum Ziel, dem Kind Schutz zu geben und sein Überleben zu sichern. Dies geschieht, indem die Eltern dem Kind Körperkontakt gewähren, seine körperlichen Bedürfnisse erfüllen (z. B. Nahrung und Kleidung geben und ihm in den Schlaf helfen) und es durch verschiedene Strategien beruhigen und trösten. Eine andere Funktion des Fürsorgeverhaltens, das auch die intuitiven Elternverhaltensweisen umfasst, ist die Unterstützung seiner Lernprozesse.

Im Laufe des ersten Lebensjahres entwickelt sich aus diesem Zusammenspiel von kindlichen und erwachsenen Verhaltensweisen eine **spezifische Bindung** zwischen dem Kind und seinen vertrauten Bezugspersonen, zumeist seinen Eltern. Die Qualität dieser Bindung hängt zu einem großen Teil, aber nicht ausschließlich, davon ab, wie geschickt und feinfühlig die Eltern bis dahin auf die Bedürfnisäußerungen ihres Kindes reagiert haben.

> Die Erfahrungen, die das Kind in belastenden Situationen mit seinen Eltern macht, sind seine Bindungserfahrungen. Aus ihnen entwickelt es im ersten Lebensjahr ein inneres Modell davon, was es erwarten kann, wenn es traurig, müde, krank ist oder aus einem anderen Grund Nähe braucht.
>
> Dieses innere Modell entwickelt sich im Laufe der folgenden zwei Jahre weiter und wird generalisiert zur Antwort auf die Frage: Bin ich liebenswert?

Ergebnisse der Bindungsforschung

Die Bindungsqualität eines einjährigen Kindes zu einer bestimmten Person kann mithilfe einer standardisierten Untersuchungsabfolge („Fremde Situation") erfasst werden. Zu diesem Zweck kommen das Kind und seine vertraute Bezugsperson, zumeist seine Mutter, in ein Spielzimmer, das mit einem Einwegspiegel ausgestattet ist. Das Verhalten der Personen wird auf Video aufgezeichnet und anschließend ausgewertet.

Ablauf der „fremden Situation"
1. Mutter und Kind betreten das Spielzimmer (1–2 Minuten).
2. Sie akklimatisieren sich, und das Kind hat Gelegenheit zur Erkundung des neuen Raumes (3 Minuten).
3. Eine fremde Person tritt ein und nimmt mit beiden Kontakt auf (3 Minuten).

4. Die Mutter verlässt den Raum, und die fremde Person bleibt mit dem Kind zurück (3 Minuten, verkürzbar).
5. Die Mutter kommt zurück, und die fremde Person geht (3 Minuten, verlängerbar).
6. Die Mutter geht, und das Kind bleibt allein zurück (3 Minuten, verkürzbar).
7. Die fremde Person kommt (3 Minuten, verkürzbar).
8. Die Mutter kommt, und die fremde Person geht. (3 Minuten).

Bei der Auswertung der Videoaufzeichnung wird vor allem darauf geachtet, wie sich das Kind verhält, wenn die Mutter den Raum verlässt und besonders, wenn sie ihn wieder betritt. Bei den ersten Untersuchungen dieser Art war die sichtbare Unabhängigkeit des Kindes von der Anwesenheit der Bezugsperson ein wichtiges Kriterium, nach dem sich drei Bindungstypen unterscheiden ließen (13).

Typ A: unsicher – vermeidend gebunden
Das Kind ignoriert den Weggang der Mutter. Es setzt sein Spiel fort, als wenn nichts geschehen wäre, und spielt mit der fremden Person oft lebhafter als mit der Mutter. Auch die Rückkehr der Mutter wird ignoriert. Das Kind vermeidet den Blickkontakt, begrüßt sie nicht und sucht auch nicht ihre Nähe.

Typ B: sicher gebunden
Das Kind zeigt Zeichen von Kummer, wenn die Mutter den Raum verlässt. Es unterbricht sein Spiel und sucht aktiv nach ihr. Von der fremden Person lässt es sich nur ungern trösten, aber immerhin zur Neuaufnahme des Spiels bewegen. Es begrüßt die Mutter freudig, dann nimmt es nach kurzer Zeit sein Spiel wieder auf.

Typ C: unsicher – ambivalent gebunden
Das Kind wirkt unruhig und gestresst, wenn die Mutter den Raum verlässt. Es lässt sie nur ungern gehen. Bei ihrer Rückkehr begrüßt es sie zwar erleichtert, fängt aber Sekunden später an, sie zu schlagen oder zu treten. Es ist hin- und hergerissen zwischen Freude und Verärgerung.

Weitere Forschungsarbeiten zum Verhalten in der „fremden Situation" zeigten, dass die Typ-B-Kinder emotional am ausgeglichensten waren. Das leuchtet nicht unmittelbar ein, denn Typ-A-Kinder schienen sich doch weniger vom Weggang der Bezugsperson beeindrucken zu lassen. Bei diesen Kindern zeigte sich jedoch im Zuge genauerer Messungen von Stresssymptomen, dass ihre nach außen gezeigte Ruhe nicht ihrem emotionalen Zustand entsprach, und sie sich allein auch nicht besonders gut auf ihr Spiel konzentrieren konnten. Zwar hatten alle Kinder, egal welchen Bindungstyps, in der Trennungssituation eine erhöhte Herzfrequenz, aber bei den unsicher gebundenen Kindern stieg zusätzlich auch noch der Cortisol-Spiegel (13).

In später durchgeführten Untersuchungen wurden immer wieder einige Kinder gefunden, die sich in keine der genannten Bindungsmuster einordnen ließen. Für sie wurde eine eigene Kategorie zusätzlich eingeführt.

Typ D: unsicher – desorganisiert gebunden
Das Kind zeigt kein durchgängiges Verhalten, sondern Zeichen von Verhaltensdesorientierung mit zeitlich ungeordnetem Verhaltensfluss, unvollendeten und ungerichteten Handlungen und dem Auftreten widersprüchlicher Verhaltensmuster.

Entstehung unterschiedlicher Bindungsmuster bei Kindern

Die Bezugsperson hat mehrere Möglichkeiten, auf das Bindungsverhalten des Kindes, d. h. sein Bemühen, Nähe aufrechtzuerhalten, zu reagieren: Sie kann es entweder feinfühlig beantworten oder zurückweisen oder auch einmal auf die eine, einmal auf die andere Weise – d. h. für das Kind unvorhersehbar – reagieren. Aus den Erfahrungen, die das Kind in kummervollen, belastenden Situationen mit seiner Bezugsperson macht, bildet sich ein „inneres Arbeitsmodell" eben dieser Person. Dieses Modell setzt sich demnach aus der Geschichte der Responsivität dieser Person gegenüber dem Kind zusammen, d. h. aus ihren Reaktionen auf seine Handlungen und Absichten in bindungsrelevanten Situationen.

Ein wichtiger Faktor für die Ausprägung der kindlichen Bindungsmuster ist der **Grad der Feinfühligkeit der Erwachsenen** gegenüber den Bindungssignalen des Kindes. Ein Kind, das in kummervollen Situationen regelmäßig zurückgewiesen wird und allein mit seinen Schwierigkeiten, seiner Unsicherheit und Angst fertig werden muss, wird versuchen, die besonders schmerzvolle Zurückweisung nicht allzu häufig erleben zu müssen. Es wird nützliche Strategien finden, indem es seine Verunsicherung in Zukunft nicht mehr zeigt. Da es keine Unterstützung erwartet, wendet es sich kaum noch für Trost oder körperliche Nähe an seine Bezugsperson. Sollte es negative Gefühle ihr gegenüber haben, wird es zumindest versuchen, sie nicht zum Ausdruck zu bringen. Dies entspricht dem unsicher-vermeidenden Bindungsmuster.

Wenn die Bezugsperson auf die Bindungsverhaltensweisen des Kindes widersprüchlich und unvorhersehbar reagiert, bleibt das Kind im Ungewissen darüber, was es von ihr erwarten kann. Diese **Unberechenbarkeit** wird das Kind sehr wachsam machen, keinen größeren Abstand zwischen sich und seiner Bezugsperson entstehen zu lassen. Die ständige Aktivierung seines Bindungssystems lässt ihm kaum Zeit für selbständige Erkundungen. Ein unsicherambivalent gebundenes Kind wirkt daher sehr unselbständig und anhänglich.

In Längsschnittstudien in Bielefeld und Regensburg konnte eine gewisse Stabilität der Bindungstypen über den Verlauf mehrerer Jahre, teilweise bis zum Erwachsenenalter festgestellt werden. In der „fremden Situation" als **sicher gebunden** eingestufte Kinder unterschieden sich auch langfristig von unsicher gebundenen Kindern. Sie zeigten später:

- ein adäquateres Sozialverhalten im Kindergarten und in der Schule
- mehr Phantasie und positive Affekte beim freien Spiel
- größere und längere Aufmerksamkeit
- ein höheres Selbstwertgefühl
- eine größere Offenheit und Aufgeschlossenheit für neue Sozialkontakte mit Erwachsenen und Gleichaltrigen

(nach 4, 12, 13)

Maßgebliche Bindungsforscher wie Klaus und Karin Großmann (13) sind zu der Auffassung gelangt, dass **Bindungsverhalten und Erkundungsverhalten** des Säuglings eng miteinander verbunden sind, und zwar in dem Sinne, dass sie sich gegenseitig ausschließen. Wenn das Kind Bindungsverhalten zeigt, weil es ängstlich, unsicher, misstrauisch, krank, müde, hungrig, einsam, verlassen, fremd ist oder Schmerz empfindet, hat es nichts für Erkundung oder Spiel übrig. Erst wenn es beruhigt ist, sich wohl und sicher fühlt, wird es wieder unternehmungslustig, sozial neugierig und spiellustig. Insofern beeinflusst die Bindungssicherheit eines Kindes, d. h. seine Möglichkeit, auf eine Bezugsperson als „sichere Basis" zurückgreifen zu können, auch die Qualität seines Erkundungsverhaltens und seiner Integrations- und Lernprozesse (12).

Die Bedeutung des Schreiens bei der Bindungsentwicklung

Das Schreien des Säuglings ist als auf Distanz wirkendes Alarmsignal darauf angelegt, die soziale Umgebung des Kindes auch über größere Entfernungen herbeizurufen. Es löst beim Hörer eine psychische Erregung mit messbarem Anstieg des Blutdruckes, der Herzfrequenz und der Schweißsekretion aus. (Diese körperliche Reaktion bleibt ohne Gewöhnungseffekt und wird beim Hören von Säuglingsgeschrei jeweils erneut ausgelöst.) Bei den meisten Erwachsenen wird insofern schon psychobiologisch der Wunsch ausgelöst, das Kind durch rasches Eingreifen wieder zur Ruhe zu bringen. Vom psychologischen Standpunkt aus betrachtet kann das Schreien des Kindes und das damit verbundene verzweifelte Hoffen auf Hilfe oder Unterstützung bei den Eltern außerdem dazu führen, dass sie sich selbst verzweifelt, wütend und ohnmächtig fühlen. Dann kann es ihnen schwer fallen, auf die Bedürfnisse des Kindes zu reagieren.

Mit den Schreilauten selbst gibt das Kind keine Auskunft über die Ursache seines Missbehagens (ausgenommen bei plötzlichem Schmerz), sondern nur über dessen Intensität. So bleibt den Erwachsenen nur die Möglichkeit aus dem weiteren Kontext zu erschließen, was dem Kind fehlt. Das gelingt denjenigen am besten, die das Kind schon gut kennen, eng mit ihm zusammenleben und wissen, wann es zuletzt gefüttert wurde, geschlafen hat und was unmittelbar vor dem Schreien passierte.

Die Häufigkeit von Schreilauten nimmt bei allen Kindern im Laufe der ersten sechs Lebenswochen zu und danach wieder ab. Die Dauer des Schreiens aber unterscheidet sich danach, wie schnell die Erwachsenen bei Unbehagen des Säuglings Abhilfe schaffen können und inwieweit das Kind fähig ist, sich selbst zu beruhigen. Mit zunehmendem Alter erwirbt es immer weiter gehende Möglichkeiten, seine Gefühlszustände selbst zu beeinflussen.

In den ersten Wochen aber ist es vielfach auf die Unterstützung der Erwachsenen angewiesen und gibt seiner Verzweiflung bei ausbleibender Hilfe mit noch lauterem Schreien Ausdruck. Es ist daher auch nicht möglich, dem Kind das Schreien abzugewöhnen und es zu früher Selbständigkeit zu erziehen, indem gezielt nicht auf dieses Signal reagiert wird. Vielmehr kann mit diesem Vorgehen erreicht werden, dass sich das Kind nun auch noch verlassen und einsam fühlt. Wenn dies für das Kind eine häufig wiederkehrende Bindungserfahrung ist, wird es nur wenig Vertrauen in die Bindung zu seinen Bezugspersonen, kurz **Bindungssicherheit**, aufbauen. Mit anderen Worten: Das Kind wird lediglich verunsichert hinsichtlich seiner eigenen Bedürfnisse und der verlässlichen Reaktion seiner Umgebung.

Unterstützung der Bindung durch die Arbeit der Hebamme

Die Hebamme kann die Eltern schon vor der Wochenbettbetreuung dazu ermuntern, nach der Geburt in möglichst engem Kontakt mit ihrem Neugeborenen zu leben und Rooming-out, d. h. die Unterbringung des Kindes in einem weit von den Eltern entfernt liegenden Kinderzimmer, zu vermeiden. So wird es für sie leichter, die Bindungssignale des Kindes frühzeitig zu bemerken und zu beantworten, am besten bevor das Kind sich nicht mehr anders mitzuteilen weiß als durch Schreien.

Die Hebamme kann auch selbst auf Äußerungen von Missbehagen reagieren, das Kind beruhigen und ihre (pflegerischen oder diagnostischen) Handlungen erst dann fortsetzen, wenn es sich wieder wohl fühlt und für neue Erfahrungen offen ist. Häufig sind die Eltern bereit, sich am Verhalten der Hebamme zu orientieren, da sie deren Kompetenz im Umgang mit neugeborenen Kindern neidlos anerkennen.

> Ein Schwerpunkt in der Wochenbettbetreuung sollte in jedem Fall darin liegen, die Eltern in ihrem Fürsorgeverhalten zu unterstützen und dazu zu ermuntern, ihrer Intuition zu folgen und frühzeitig auf die Äußerungen ihres Kindes zu reagieren.

10.7 Die Geburt einer Familie

Margarita Klein

Eine Hebamme ist anwesend, wenn eine neue Familie zur Welt kommt. Besonders bei Hausbesuchen steht sie mittendrin, ist ein Teil des Geschehens. Selbst wenn sie selbst glaubt, dass sie nur ein Neugeborenes und eine Wöchnerin betreut, hat sie es doch offensichtlich oder verdeckt auch mit dem Vater, den Geschwistern, den Großeltern, Tanten und Onkeln, also mit der ganzen Familie zu tun und diese Familie ist Teil der Gesellschaft. Die Gebührenordnung für Hebammen definiert den zeitlichen Rahmen ihrer Zuständigkeit vom Beginn einer Schwangerschaft bis zum Ende der Stillzeit. Bei einem ganzheitlichen Verständnis dieses Lebensabschnitts ist es unerlässlich, dass sich Hebammen mit dem Thema „Familie" beschäftigen, um ihrem Auftrag, die Gesundheit von Mutter und Kind zu fördern, gerecht zu werden.

Ein Blick auf die **Dynamik einer werdenden Familie** in ihrem jeweiligen sozioökonomischen Umfeld kann der Hebamme ein tieferes Verständnis dieses Prozesses in all seiner Komplexität ermöglichen. Das wiederum kann dazu beitragen, in der manchmal verwirrenden Dynamik professionelle Distanz zu bewahren und gleichzeitig eine gute Begleiterin in der Zeit des Übergangs zu sein.

Für die einzelne Hebamme bedeutet der enge Kontakt zu einer Familie auch immer den Kontakt mit ihren eigenen teils persönlich, teils gesellschaftlich bedingten Erfahrungen, Vorstellungen und Wünschen. Diese gilt es immer wieder zu reflektieren, damit sie Müttern, Vätern, Geschwistern und Großeltern mit Offenheit, Verständnis und Sicherheit begegnen kann.

Was ist eine Familie?

Das Statistische Bundesamt zählt als Familie hauptsächlich eheliche Lebensgemeinschaften mit Kindern. Andere Lebensformen sind schwerer zu erfassen, z. B. gibt es kaum verlässliche Zahlen über tatsächlich allein erziehende Mütter und Väter. Hebammen kennen Familien von innen und wissen, dass es viele Varianten gibt:
- Väter, die in einer anderen Wohnung wohnen, sich aber aktiv am Leben mit dem Kind beteiligen,
- Ehen, in denen die Mütter vollkommen allein mit der Sorge um das Kind sind,
- gleichgeschlechtliche Partnerschaften mit Kindern,
- Wohngemeinschaften,
- junge Mütter, die bei ihren Eltern wohnen
- usw.

> Eine mögliche Definition wäre es, jede Lebensgemeinschaft mit Kindern als Familie zu betrachten.

Eine Familie bezeichnet darüber hinaus auch die **Herkunft eines Menschen**, seine Geschichte, die schon vor seiner eigenen Existenz begann. Menschen fragen sich: Wer ist meine Mutter? Wer ist mein Vater? Wer sind meine Großeltern? Darin verbirgt sich die Suche nach den Ursprüngen des eigenen Seins, die Suche nach den Wurzeln.

Eine kinderarme Gesellschaft

Nur noch etwa in einem Fünftel aller Haushalte in Deutschland leben Kinder, sagen Statistiken. Diese sind natürlich nicht gleichmäßig über die Republik verteilt, sondern es gibt Gegenden, in denen viele Kinder wohnen, und es gibt weitgehend kinderfreie Zonen, in denen Babygeschrei oder Kindertoben fremde Laute sind, in denen Mütter tagsüber allein in einem großen Mietshaus leben, weil alle anderen Bewohner bei der Arbeit sind. Spielkameraden werden diese wenigen Kinder in der direkten Nachbarschaft kaum finden.

Das liegt zum einen daran, dass weniger Kinder geboren werden, zum anderen aber auch daran, dass die 18 Jahre des Zusammenlebens mit den eigenen minderjährigen Kindern heute nur etwa ein Viertel der Gesamtlebenszeit eines Menschen ausmachen. Eine Familie mit zwei Kindern ist nach dem Auszug der Kinder demographisch vielleicht zu zwei Single-Haushalten und einem kinderlosen Ehepaar geworden.

Die relativ geringe Rate von Lebensgemeinschaften mit Kindern macht es für diese schwierig, FürsprecherInnen für ihre Anliegen in der Politik zu finden. Familienfreundliche Arbeitsplätze, qualifizierte und bezahlbare Kinderbetreuung oder auch nur die Möglichkeit, mit einem Kinderwagen einen Bus oder Zug zu besteigen: Ein großer Teil der WählerInnen und PolitikerInnen ist an diesen Fragen gänzlich uninteressiert. Die Deutsche Liga für das Kind und inzwischen auch eine parteiübergreifende Koalition von Abgeordneten fordern deshalb die Einführung eines Wahlrechts, das den Eltern ermöglicht, für ihre Kinder mitzustimmen. Dann kann eine vierköpfige Familie auch vier Stimmen abgeben und nicht nur zwei, wie das kinderlose Paar nebenan (33).

In absoluten Zahlen gesehen gibt es heute eine geringere Anzahl von Kindern. **Bekommen Frauen weniger Kinder?** Ja und nein: Richtiger ist die Aussage, dass weniger Frauen Kinder bekommen. Nachdem die „Pillenknick-Generation" die Schule hinter sich gelassen hat, ist sie nun im gebärfähigen Alter. Von diesen Frauen wiederum bleiben rund ein Drittel nach heutigen Schätzungen kinderlos, die anderen bekommen im Schnitt zwei Kinder. Das dritte und vierte Kind ist schon seltener, ein Trend zum Einzelkind ist – entgegen mancher Berichte – nicht zu beobachten (21).

Für die **Arbeit der Hebamme** bedeutet das, dass es in manchen Gegenden zu einer Verringerung der Zahl möglicher Klientinnen kommen kann, was die Konkurrenz unter den Anbieterinnen verschärfen kann. Ein Ausweg daraus könnte sein, sich weniger über hohe Fallzahlen zu finanzieren, sondern die Möglichkeiten, die die Hebammengebührenordnung gibt, auszuschöpfen und die einzelne Frau schon früher in der Schwangerschaft und länger im Wochenbett zu betreuen, was auch die Kontinuität der Arbeit und damit die Qualität der Begleitung beim Übergang in die Elternschaft verbessern würde.

> Für die Familien bedeuten diese Zahlen, dass sie mehr denn je darauf angewiesen sind, sich miteinander zu verbinden und zu verbünden, Kinderinseln zu bilden, um sich gegenseitig zu unterstützen. Der Kristallisationspunkt solcher Netze kann durchaus schon der Geburtsvorbereitungskurs sein oder ein Angebot der Hebamme nach der Geburt (Rückbildung, Babymassage etc.).

Kinderwunsch

Studien des Deutschen Jugendinstituts und des Freiburger Frauenforschungsinstituts sagen aus, dass nur 6–10 % der jungen Frauen und 10–14 % der jungen Männer explizit keine Kinder wollen. Positiv gefragt war die Familie bei einer Umfrage 1980 (31) 80 % der befragten Männer und Frauen aller Altersgruppen sehr wichtig.

Es scheint mehr eine **Frage des Zeitpunktes** zu sein, wann sich Menschen dazu entschließen, zu heiraten und/oder Kinder zu bekommen. Wird die Entscheidung für ein Kind zu lange aufgeschoben, wird daraus manchmal eher ungewollt eine dauerhafte Kinderlosigkeit. Diese verteilt sich allerdings nicht gleichmäßig auf alle Frauen: Während Frauen mit schlechten Bildungs- und Berufschancen eher die frühe Mutterschaft wählen und sich damit wiederum langfristig oft eine materiell schwierige Lebenssituation einhandeln, entscheiden sich gut gebildete Frauen eher spät für eine Schwangerschaft. Der Anteil der kinderlosen Frauen unter den Akademikerinnen liegt bei 40 %, die Tendenz ist steigend. Gute Berufsaussichten einer Frau führen häufig zum Aufschieben der ersten Geburt, das Aufschieben der Geburt erhöht die Berufschancen. Manchmal fällt die Entscheidung für ein Kind zu spät: Ein allgemeines Sinken der Fertilität wurde nicht beobachtet, aber viele spät entschlossene Paare in gut situierten Verhältnissen füllen die Praxen der Reproduktionsmediziner.

Diese Zweiteilung in der Gesellschaft bringt die Notwendigkeit mit sich, dass eine Hebamme in der Lage ist, sich den höchst unterschiedlichen Anforderungen, z. B. die der sehr jungen Mutter in einem problematischen Umfeld und die der 40-jährigen, gut gebildeten Frau anzupassen. Dabei gibt es Grenzen: Weder ist sie Therapeutin noch Sozialarbeiterin. Sie kann allerdings dafür sorgen, dass die Familie die für sie notwendige Unterstützung erhält (20).

Wie keine andere Berufsgruppe hat eine Hebamme Zugang zu einer Familie in dieser entscheidenden Phase. Für besondere Risikogruppen bedarf es besonderer Maßnahmen: z. B. eine **Familienhebamme**, die nicht nur über die Gebührenordnung, sondern auch von einem Träger der sozialen Dienste finanziert wird. Diese Arbeit ist allerdings ohne zusätzliche Ausbildung nur schwer vorstellbar.

Arm durch Kinder?

Rein materiell betrachtet, spricht vieles dafür. Das Pro-Kopf-Einkommen in einer Familie mit zwei Kindern beträgt im Schnitt die Hälfte dessen, was kinderlose Paare zur Verfügung haben. In Hamburg gilt jedes 6. Kind als arm, in Frankfurt haben 19 % der Gesamtbevölkerung ein eingeschränktes Einkommen, aber 42 % der Kinder unter 14 Jahren (28). Auch die Größe des Wohnraums ist eine Art von Reichtum. Im statistischen Mittelwert haben kinderlose Personen je 50 qm zur Verfügung, Familien mit zwei Kindern je Mitglied 27 qm, im Osten sogar nur 10 qm (29).

Das sind zwar nur Mittelwerte, die Verhältnisse weichen im Einzelnen stark nach oben und unten ab. Sie geben uns aber einen Eindruck von der **schwierigen ökonomischen Situation**, vor der sich Eltern heute sehen. Es sind vor allem Männer, die sich in ökonomisch schwierigen Situationen gegen Kinder entscheiden, weil sie meinen, es sich nicht leisten zu können. Häufig setzen sie sich damit durch, denn viele Frauen machen ihre Entscheidung davon abhängig, ob der Partner mitzieht. Ihnen ist bewusst, dass die Frage, wie sie und ihr Kind ökonomisch gestellt sind und ob sie weiterhin berufstätig sein können, weitgehend davon abhängt, ob es gelingt, mit ihrem Partner ein gutes Arrangement zu treffen. Das gelingt nicht immer: 21 % der westdeutschen und 46 % der ostdeutschen Frauen haben eine oder mehrere Phasen als allein erziehende Mütter bewältigt. Die Organisation der Familienphase ist weitestgehend Privatsache, eine Frau kann auf wenig öffentliche Unterstützung hoffen. Das mussten nach der Wende vor allem Mütter aus den Neuen Bundesländern erfahren, die plötzlich Beruf und Kinder schwierig zu vereinbaren fanden (21).

> Für die Arbeit der Hebamme bedeutet dies, dass die materielle Unsicherheit im Wochenbett zu Belastungen und Spannungen zwischen den Eltern führen kann oder auch Stillprobleme verursacht.

Wunschkinder

Frauen in Deutschland sehen sich in der Regel vor die Wahl gestellt, ob sie im Beruf erfolgreich sein oder Mutter werden wollen. Die bei uns tief verwurzelte Überzeugung, dass Familie und Beruf für Frauen (für Männer sieht das ganz anders aus!) gegensätzlich und schwer vereinbar sind, macht eine Entscheidung für ein Kind schwer.

Die Frage des richtigen – bzw. weniger falschen – Zeitpunktes ist kaum zu beantworten. Vernünftig betrachtet, passt es nie so richtig, nicht während der Ausbildung, nicht direkt danach und später auch nicht.

Der Alltag mit Kindern ist privat zu organisieren, die materielle Sicherheit von Mutter und Kind ist nicht selbstverständlich vom Partner unabhängig abgesichert. Das schafft eine Situation, die für die Frau Unsicherheit und Abhängigkeiten, für den Mann eine große Verantwortlichkeit als Ernährer und für die Paarbeziehung eine starke Belastung mit sich bringt.

Auch wenn vor der Geburt viele Paare guten Willes sind, sich Kinder und Küche zu teilen, sieht die Realität anders aus: Während vorher Frauen und Männer durchschnittlich je 30 Wochenstunden gearbeitet haben, arbeitet eineinhalb Jahre nach der Geburt des ersten Kindes ein Mann durchschnittlich 40 Wochenstunden und eine Frau etwa 5 Stunden pro Woche (23). Nach drei Jahren hat sich der Zustand kaum verändert, nach der Geburt des zweiten Kindes hat er sich weiter verfestigt. Männer beteiligen sich nach der Geburt eines Kindes durchschnittlich 6 Minuten mehr an der Hausarbeit, vor allem „in Bezug auf feuchte Textilien (Wäsche, Windeln, Putzlappen) zeigen sie vornehme Zurückhaltung" und widmen ihnen gerade mal eine Minute am Tag (32). Viele Eltern finden sich also in einer Lebenssituation, die sie so nicht angestrebt haben und jetzt mit unterschiedlicher Zufriedenheit tragen.

> Die Hebamme kann dazu beitragen, für das Neugeborene eine dauerhaft stabilere Familiensituation zu schaffen, wenn sie diesen Themen in ihren Kursen und bei ihren Besuchen Raum gibt.

Vor allem die gegenseitige Anerkennung und der Respekt vor der anders gearteten Belastung des Partners/der Partnerin hilft Paaren, diese Jahre zu bewältigen.

Eltern haften für ihre Kinder

Die Verantwortung, die Eltern heute zu tragen haben, nicht nur für das materielle Wohl des Kindes, sondern auch für seine Gesundheit von Anfang an (Pränatale Diagnostik!), für sein Wohlverhalten, seine Lern- und Leistungsfähigkeit, seine sozialen Kompetenzen und seine Kompatibilität mit dem Straßenverkehr u.v.a., ist geradezu atemberaubend. Fehler sind nicht erlaubt, Schelte für Eltern ist allgegenwärtig. Eltern wollen ihre Sache auch gut machen, fühlen sich manchmal jedoch von der Verantwortung erdrückt. Auch das kann ein Argument dagegen sein, sich bewusst für ein Kind zu entscheiden.

Nur etwa die Hälfte aller Schwangerschaften ist geplant. Das ist bei der leichten Verfügbarkeit von Verhütungsmitteln und einer insgesamt recht guten sexuellen Aufklärung erstaunlich. Etliche waren zu dem Zeitpunkt nicht geplant, etwa 25 % stellten sich wirklich unerwünscht ein. Von diesen 25 % wiederum wird ungefähr die Hälfte ausgetragen. Als Grund geben die Frauen eine grundsätzliche Ablehnung eines Abbruchs an und dass sie ihre Meinung geändert hätten. Es ist heute schwer bis unmöglich, sich unter Abwägung aller Gesichtspunkte aus rationalen Gründen für ein Kind zu entscheiden. Der „Zufall" schafft manchmal Fakten, die es leichter machen, das Unabsehbare des Elternwerdens zu akzeptieren.

Der 5. Familienbericht des Bundesministeriums für Familie und Senioren 1994 stellt fest, dass es in Deutschland eine verbreitete strukturelle Gleichgültigkeit gegenüber dem Leben mit Kindern gibt, die mit einer ausgeprägten **Geringschätzung weiblicher Fürsorge und Familienarbeit** einhergeht (32). Das schlägt sich auch im Lehrplan der Schulen nieder. Mädchen wird suggeriert, dass ihre Chancen denen der Jungen gleich sind, was die Tatsache ignoriert, dass mit der Geburt des ersten Kindes und spätestens mit dem zweiten Kind der größte Teil von ihnen nicht mehr oder weit unter ihrem Ausbildungsniveau erwerbstätig sein wird (23). Jungen dagegen erleben im weiblich dominierten Erziehungs- und Lehrpersonal wenig für sie taugliche Vorbilder. Sie orientieren sich außerhalb der Schule an Helden, die überkommene und für den Alltag mit Kindern wenig nützliche Ideale darstellen.

Im offiziellen **Lehrplan der Schulen** wird man vergeblich Themen suchen, die für Mädchen und Jungen für den Haushaltsbereich nützliches Wissen vermitteln, z. B. welche Arbeiten im Haushalt überhaupt anfallen und wie sie zeitökonomisch zu organisieren sind, die echten Bedürfnisse von Babys und Kindern, eine Diskussion über die Verteilung der Hausarbeit, die Berechnung der echten Kosten von Krediten etc. Auch ein „Betriebspraktikum" in einem Haushalt oder einer Tageseinrichtung für Säuglinge wäre wünschenswert. Dieser Mangel an Aufmerksamkeit für diese traditionellen Frauenthemen setzt sich fort bis in die Forschung. Es gibt in Deutschland einen einzigen Lehrstuhl für die Wirtschaftslehre des Haushalts- und Familienwissenschaften (in Gießen) und seit 2002 einen privaten Stiftungslehrstuhl für Familienwissenschaft in Erfurt. Wer aber über Familien fundiert nachdenken und in ihrem Sinne entscheiden will, braucht wissenschaftlich erhobene und aufbereitete Daten und Fakten.

Wenn eine Hebamme nun Menschen begegnet, die sich für ein **Leben mit Kindern** entschieden haben,
- hat sie es mit einer Minderheit in der Bevölkerung zu tun, die sich in einem für sie eher unwirtlichen Umfeld zurechtfinden muss;
- sind diese Menschen unzureichend für ihre Aufgaben ausgebildet;
- befinden sie sich am Beginn einer Lebensphase, die materiell schwer planbar ist;
- ist dieses Paar darauf angewiesen, miteinander ein passendes Arrangement auszuhandeln, wie es die Familienphase organisieren will;
- nimmt die Frau voraussichtlich gerade Abschied von ihren ursprünglichen beruflichen Plänen und sieht sich der Mann vor der Aufgabe, nun eine Rolle als Ernährer zu spielen.

Und dennoch: Eltern leben im Prinzip Hoffnung. Die Lebensenergie des Babys scheint auch sie zu stärken, so dass die meisten Freude an dem Leben mit ihren Kindern haben und ihnen das gemeinsame Leben trotz aller Hindernisse gelingt. Die Beziehungskonstanz, die eine Familie bietet und die in der Regel verlässlicher ist als berufliche oder Freizeitkontakte, gilt als einer der wichtigsten Faktoren für ein gesundes Leben.

> Die kontinuierliche Begleitung einer werdenden Familie durch eine Hebamme während des gesamten Zeitraums kann dazu beitragen, dass das Neugeborene und seine Eltern leichter eine Lösung für ihre Fragen finden. Wie eine Lotsin kann sie auf die Tücken des Fahrwassers aufmerksam machen und wertvolle Hinweise geben. Die Steuerung des Schiffs und die konkrete Lösung der Probleme bleibt Aufgabe der Eltern.

Die Familie, ein dynamisches System

Neben den Herausforderungen, denen sich Eltern gegenübersehen, um den Alltag zu organisieren, stellt die Geburt eines Kindes auch auf der Beziehungsebene eine große Herausforderung dar. Eine Familie ist weniger ein ruhiger Hafen, in dem sich alle von den Stürmen der Welt draußen erholen können, sondern viel häufiger kommt es zu heftigen Stürmen in diesem Hafen. Jedes Familienmitglied hat seine eigenen Wünsche und Vorstellungen, die es miteinander in Einklang zu bringen gilt.

Ein **systemischer Blick auf die Familie** ermöglicht es dabei, sich von starren kausalen Vorstellungen zu lösen (z. B. „Kein Wunder, dass das Kind schreit, so angespannt, wie die Mutter ist!") und statt dessen die **gegenseitige Bedingtheit von Verhalten** zu erkennen: „Das Kind und diese Mutter haben noch Mühe damit, sich miteinander zurechtzufinden." An die Stelle einer Schuldzuweisung, die nur zu einem schlechten Gewissen, dem verzweifelten Bemühen oder zu Abwehr führt, tritt der Einbezug des Einflusses aller am Prozess Beteiligten, auch des Vaters und vielleicht der abwesenden Großmutter.

Wenn wir dabei noch die Familie dazu anregen, auf die **Suche nach ihren Ressourcen** zu gehen, finden sich leichter nützlichere Antworten auf die Frage: „Was könnte dazu beitragen, dass sich die Situation entspannt?" Eine hilfreiche Lösung wie: „Ich könnte meine Frau für eine Stunde am Tag entlasten und mit dem Baby spazieren gehen!" steht dabei oft in keinerlei logischem Zusammenhang mit den vermuteten Ursachen des Geschreis „Vielleicht hat es die Geburt als schmerzhaft erlebt", oder: „Meine eigene Mutter ist früh gestorben." (25)

Mit Hilfe einer **lösungsorientiert-systemischen Haltung** und ebensolchen Techniken der Gesprächsführung kann die Hebamme bei ihrer Arbeit dazu beitragen, dass alle Chancen eines Systems genutzt werden, um für das Neugeborene und seine Eltern passende Lösungen zu finden. Ein offenes Ohr, Mitgefühl und allparteiliche Achtsamkeit kann bei mancherlei Kummer heilend wirken.

■ **Was ist ein System und wie funktioniert es?**

1. **Ein System wird definiert als ein Ganzes, bestehend aus verschiedenen Teilen, deren Beziehung untereinander intensiver ist als ihre Beziehung zu anderen Elementen.**
So gesehen ist die Hebamme für einige Zeit ein Teil des Systems, das sich mit der Geburt dieses Kindes und seiner ersten Lebenszeit beschäftigt. Auch die Großmutter gehört dazu, unabhängig davon, ob sie weit entfernt wohnt oder im Nachbarhaus, und natürlich der Vater, selbst – oder gerade – wenn er sich „ganz raushält".

2. **Ein System als Ganzes verhält sich qualitativ neu und anders als die Summe seiner isoliert betrachteten Einzelelemente.**
Eltern und Kind können sich gegenseitig in ihrer Ruhe bestärken („So eine nette Familie") oder mit ihrer Spannung anstecken: Es entsteht eine Atmosphäre latenter oder offener Gereiztheit, ohne dass ein Einzelner „Schuld" daran ist.

3. **Menschen zeigen in verschiedenen Systemen unterschiedliche Möglichkeiten ihres Verhaltens.**
So wird das aktuelle Verhalten einer Person eher als eine von vielen Möglickeiten gesehen, die aus subjektiv guten Gründen in dieser Situation gezeigt wird. In anderen Situationen kann die gleiche Person auch anders handeln. Ihre Handlungen werden nicht als feste Eigenschaft gesehen, sondern als Verhalten, das sie hier und jetzt zeigt. Diese Denkweise beinhaltet die Idee, dass das Verhalten veränderbar ist, auch wenn es manchmal schwierig scheint. Diese Mutter **ist** nicht **immer** nervös, sondern sie reagiert jetzt nervös. Eine hilfreiche Frage an sie könnte lauten: In welchen anderen kritischen Situationen sind Sie schon einmal ruhiger geblieben und wie haben Sie das geschafft?

4. **Ein lebendiges, komplexes System hat die Fähigkeit**
   – sich selbst zu steuern und immer wieder nach Balance zu suchen,
   – Informationen zu verarbeiten und zu speichern,
   – sich anzupassen an Veränderungen von innen oder außen,
   – Strategien für sein eigenes Verhalten zu entwickeln.

Wenn wir eine Familie mit einem Neugeborenen genau beobachten, können wir sehen, wie Eltern und Kind unablässig damit beschäftigt sind, aus den bisherigen Erfahrungen miteinander zu lernen und (vorläufig) Regeln zu entwickeln. Die Hebamme kann manchmal wichtige Informationen beisteuern, die sinnvollere Anpassungen ermöglichen, z. B. ein Baby weint manchmal, weil es Ruhe braucht oder weil es Nähe sucht und nicht nur, weil es hungrig ist.

5. **Systeme verändern sich fortwährend.**
   Gerade im Leben mit Kindern ist dieser Leitsatz aus dem systemischen Denken unmittelbar nachzuvollziehen. Schon im nächsten Sommer wird dieses Kind auf seinen eigenen kleinen Beinen durch die Welt stapfen und seine Eltern vor ganz andere Fragen stellen. Die Hebamme mag sich dessen bewusst sein, für die jungen Eltern kann eine solche Erweiterung ihrer Perspektive größere Gelassenheit mit sich bringen.

6. **Menschen und andere komplexe Systeme sind nicht instruierbar.**
   Ein einfaches System entspricht etwa einer Heizung: Ich drehe den Regler auf und kann mich darauf verlassen, dass es warm wird. Funktioniert das nicht, kommt der Installateur und repariert sie. Die Heizung reagiert vorhersehbar und kann sich nicht selbst verändern.
   Lebende Systeme dagegen sind komplex. Familien, Menschen, Teams, die Natur reagieren nicht vorhersehbar. Wenn eine Frau sagt: „Ich lasse meinen Mann jetzt ein paar Stunden mit den Kindern allein. Danach wird er einsehen, wie schwer meine Arbeit ist und mich unterstützen", kann das zur Folge haben, dass
   a) er vergnügt mit den Kindern spielt, seine Frau darum beneidet, dass sie zu Hause sein darf, während er täglich zur Arbeit gehen muss und die Frau hinterher ein großes Chaos aufräumen muss;
   b) er völlig entnervt ist und keinerlei Verständnis hat;
   c) die nette Nachbarin ihm hilft und die beiden einen Flirt beginnen;
   d) er tatsächlich ihre Lage versteht und vorschlägt, sie solle doch seine Mutter bitten, ihr zu helfen.
   e) sie einen entspannten Nachmittag hat, danach die Sache wieder gelassener sieht, und sich vornimmt, auf zwei freien Stunden pro Woche zu bestehen, ob der Mann das nun versteht oder nicht.

Daraus folgt, dass jeder Mensch nur sich selbst verändern kann. Es ist anzunehmen, dass die Veränderung eines Teils eines Systems Veränderungen der anderen Teile nach sich zieht. Allerdings ist nicht planbar, wie genau diese aussehen werden. Für die Arbeit der Hebamme könnte das bedeuten, dass es relativ nutzlos ist, sich mit der Frau ausführlich darüber zu unterhalten, was der Mann oder ihre Mutter alles falsch macht, sondern dass es weitaus ergiebiger ist, mit ihr gemeinsam Ideen zu entwickeln, wie sie selbst anders mit der Situation umgehen kann.

> Eine systemisch ressourcenorientierte Sichtweise auf eine Familie, in der gerade ein Kind geboren wurde, kann dazu beitragen, dass die Hebamme in der Begleitung von Eltern und Kind durch konsequenten Verzicht auf Schuldzuweisungen, durch den Einbezug aller Kenntnisse und Fähigkeiten der beteiligten Personen und des Umfeldes eine hilfreiche Rolle bei der gemeinsamen Suche nach nützlicheren Verhaltensweisen spielen kann.

Selbstwert und Kommunikation

Die amerikanische Familientherapeutin Virginia Satir (34) hat darauf hingewiesen, dass in dem Moment, in dem ein Paar Eltern wird, eine ungeheuer spannende Dynamik einsetzt. Wenn ein Paar Kinder bekommt, entsteht eine **Dreiecksbeziehung**, die bekanntermaßen schwer zu leben ist. Die Krönung der Liebe ist gleichzeitig eine Bedrohung für sie. Dreiecksbeziehungen weisen einige besondere Merkmale auf:

> Niemand kann sich gleichzeitig und gleich intensiv zwei Menschen zuwenden: es gilt, Geduld und Vertrauen zu entwickeln.

Derjenige, der gerade (zu) wenig Aufmerksamkeit bekommt, muss sich Aufmerksamkeit verschaffen: Es besteht eine Notwendigkeit zur **Kommunikation**. Zugleich entsteht die Frage: „Bin ich wert, Aufmerksamkeit zu bekommen?" – Das **Selbstwertgefühl** wird ständig überprüft. Vertrauen, Geduld und ein solides Selbstwertgefühl ermöglichen eine Kommunikation, in der verbale und nonverbale Botschaften übereinstimmen.

In der Familie werden die Beziehungen zu einander immer wieder neu bestimmt. Sie sind deshalb ein ständiges **Übungsfeld für soziale Fähigkeiten:** Das **Baby** ist in seinen Kommunikationsangeboten laut und unmissverständlich, es schreit und fordert die prompte Befriedigung seiner Bedürfnisse. Erst im Lauf der nächsten Monate wird es lernen, dass es auch warten kann, zumindest für kurze Zeit.

Für ein älteres **Geschwisterkind** sieht die Lage schon anders aus: Sein Vertrauen in die Zuneigung seiner Eltern wird auf eine harte Probe gestellt und häufig probiert es Kommunikationsformen aus, die für die Eltern neu und unerwartet sind, manchmal auch Ärger hervorrufen. Erklärt die Hebamme das Verhalten als die Bitte um Aufmerksamkeit, kann dies für die Eltern die Lage schon entlasten und eröffnet ihnen neue, entspanntere Reaktionsmöglichkeiten.

Wenn ein Baby geboren wird, werden das Selbstvertrauen und die Geduld vor allem der **Eltern** auf eine harte Probe gestellt. Kaum ein Kommunikationsangebot des Vaters wird von seiner Frau noch wahrgenommen, wenn sie das Kind stillt, und sie erlebt vielleicht, dass ihr Mann nach Hause kommt, ihr einen flüchtigen Kuss gibt und sofort mit dem Baby schmust.

Wird die Enttäuschung zu groß, ist die Fähigkeit zur Kommunikation besonders gefragt: Wie mache ich meinem Partner/meiner Partnerin auf sinnvolle Weise deutlich, dass ich Aufmerksamkeit brauche? Zwei erwachsene Menschen haben nun einmal höchst unterschiedliche Bedürfnisse nach Nähe. Für den einen mag es ein langes Gespräch sein, für den anderen ist eine sexuelle Begegnung der einzig wirklich befriedigende Kontakt. Da gilt es besonders nach der Geburt eines Kindes, sich ganz neu zu verständigen. Es hat Risiken und Nebenwirkungen, wenn Klagen, Vorwürfe, beleidigtes Schweigen oder Flucht als die Art gewählt werden, um die eigene Bedürftigkeit deutlich zu machen. Ein offener, direkter Ausdruck scheint da mehr Erfolg zu versprechen. „Das habe ich aber nie gelernt", sagt manche Frau, mancher Mann. Dann bekommen sie jetzt, nach der Geburt des eigenen Kindes, eine zweite Chance, auch wenn es Anstrengung erfordert. Die Mühe lohnt!

> Eine Familie ist also immer auch eine Art Trainingslager, in dem alle Personen im günstigen Fall an den Herausforderungen wachsen können. Das gilt ebenso für die Ursprungsfamilie wie auch später für die eigene neue Familie.

Wir wissen heute, dass viele **Paarbeziehungen** rund um die Geburt des ersten Kindes Schaden nehmen. Wenn eine Hebamme ihre Arbeit als ganzheitlich-systemisch versteht, wird sie schon im Geburtsvorbereitungskurs und bei der Geburt und dann vor allem im Wochenbett darauf achten, dass sie allen Familienmitgliedern Aufmerksamkeit schenkt. Ein Vater ist nicht nur das Anhängsel seiner Frau, er hat vielleicht eigene Fragen, und ein älteres Geschwister ist ein wichtiger Teil der Umwelt des Neugeborenen. Die Hebamme „mit dem Blick für alle" wird vielleicht auch die Eltern dazu anregen, weiterhin zumindest gelegentlich als ein Paar erwachsener Menschen miteinander zu kommunizieren. Manchmal ist es in der Zeit nach einer Geburt schwierig, die verwirrenden Gefühle auszudrücken, dann hilft manchmal ein liebevoller Körperkontakt, eine Massage, Ankuscheln.

Die Familie als Schnittpunkt von Vergangenheit, Gegenwart und Zukunft

Ein Baby verändert die Welt! Es macht eine Frau und einen Mann zu Eltern, ein kleines oder größeres Kind zu einem großen Bruder, einer großen Schwester, die Eltern der Eltern zu Großeltern, ihre Geschwister zu Onkel und Tanten. So wurzelt seine eigene Lebensgeschichte weit in der Vergangenheit und sie reicht in eine Zukunft, an der die vorangehenden Generationen nicht mehr teilhaben werden.

Selbst die Eltern, die von sich selbst sagen: „Ich habe keine Familie", haben doch Eltern und Großeltern, auch wenn gerade kein Kontakt zu ihnen besteht. Die Geburt eines Kindes rührt bei den neugeborenen Eltern unmittelbar an die Frage nach der eigenen Herkunft. Die Qualitäten oder Defizite der **Herkunftsfamilie** dienen oft als Erklärung für eigene Stärken, Schwächen und Vorlieben, es wächst oft ein größeres Verständnis für die eigenen Eltern, manchmal werden auch die trennenden Klüfte größer. Immer sind die Herkunftsfamilien besonders im Wochenbett präsent:
„Meine Mutter fehlt mir so!",
„Ich verstehe sie jetzt viel besser!",
„ Meine Mutter sagt, ich soll das Baby nicht so verwöhnen. Ich denke, sie hat mich lange schreien lassen. Das will ich auf gar keinen Fall!"
„Meine Schwiegermutter hat gesagt, wenn ich meinen Sohn zu lange stille, wird er ein Mamakind!"

Solche Sätze hören Hebammen oft. Sie können ein Anlass dazu sein, die Frau, den Mann darin zu bestärken, wie sie selbst in Anlehnung oder Abgrenzung von den eigenen Kindheitserfahrungen handeln möchten. Mit der Frage: „Was würden Sie tun, wenn Sie ihrem Kind genau zuhören und Ihrem Gefühl folgen?" kann eine Hebamme die **elterliche Intuition** unterstützen, die von solcherlei Einflüssen gestärkt oder geschwächt werden kann.

Sätze wie: „Wenn das Baby schreit, fühle ich mich wie ein kleines Kind. Mein Vater hat mich immer so angebrüllt" sind schon schwieriger zu beantworten, vor allem wenn sie von einer depressiven Stimmung begleitet werden. Es scheint hier zu einer Vermischung der Ebenen zu kommen. Auf der einen Seite haben wir es mit einer erwachsenen Frau oder einem erwachsenen Mann zu tun, die/der sich andererseits gerade wie ein kleines Kind fühlt. Sicher ist es nun nicht die Aufgabe der Hebamme, schwere Kindheitstraumata zu heilen. Eine Belastung zu erkennen und der Frau/dem Mann zu raten, sich bei Bedarf Unterstützung zu ihrer Bewältigung zu holen, damit sie sich unvoreingenommener dem Baby widmen können, kann die Lebenssituation eines Neugeborenen jedoch sehr entlasten.

Wenn die Eltern ihr Kind fern vom Ursprung ihrer Familie bekommen und großziehen, ist das Benennen der familiären Wurzeln und der Respekt vor ihnen von großer Bedeutung. Die Frage der Hebamme: „Wie macht man das dort, wo Sie aufgewachsen sind?" führt häufig zu nützlichen Gesprächen. Den Eltern die Einbettung ihres Kindes in die vorherigen Generationen deutlich zu machen, die Stärken der Großeltern herauszufinden und die Hoffnungen zu benennen, die sich mit der Geburt des Kindes für die Zukunft verbinden, kann für die jungen Eltern kurzfristig und für das Kind langfristig das wohltuende **Gefühl der Zugehörigkeit** hervorbringen. Terry Brazelton (19) benennt als eines der sieben Grundbedürfnisse von Kindern das Bedürfnis nach stabilen, unterstützenden Gemeinschaften und nach kultureller Kontinuität.

Wenn nun zwei Erwachsene miteinander ein Baby haben, treffen zwei **unterschiedliche familiäre Kulturen** aufeinander. Das gilt auch dann, wenn die Eltern aus demselben Land, sogar wenn sie aus demselben Dorf stammen. Jede Familie hat ganz eigene Rituale: die Tischsitten, die Art sich zu begrüßen oder zu verabschieden, Weihnachten zu feiern oder auf die Bedürfnisse von Kindern einzugehen usw. Setzt sich dauerhaft ein Teil durch, besteht das Risiko, dass der andere sich in seiner eigenen neuen Familie nicht zu Hause fühlt. Wieder ist ein offener Austausch darüber der Schlüssel zur Lösung. Es wäre im Moment einfacher für die Hebamme, die Ansichten des Mannes oder der Großmutter zu ignorieren und z. B. über die Fragen der Babypflege oder des Stillens nur mit der Frau zu kooperieren. Auf lange Sicht hilft sie der Frau jedoch mehr, wenn sie sie dazu anregt, sich offen mit ihrem Umfeld auszutauschen.

„Einschließlich der Eltern und Kinder, die zwar nicht im selben Haushalt wohnen, wohl aber im gleichen Ort und regelmäßig Kontakte untereinander pflegen, leben mindestens acht von zehn Menschen im engeren Familienverbund." Es gibt nach wie vor enge familiäre Kontakte und eine generationsübergreifende Familiensolidarität, sagt die Familienwissenschaftlerin Uta Meier (31).

Die **Großeltern** sind für viele Kinder wichtige Bezugspersonen. In der Zeit des Wochenbetts dringen viele Hebammen aus gutem Grund darauf, dass es viel Raum für die Intimität der neuen Dreiheit bietet. Gleichzeitig ist zu bedenken, wie die Verbindung dieses neugeborenen Kindes zu seinen weiteren Verwandten auf sinnvolle Weise geknüpft werden kann. Ein kurzer Besuch – für manche junge Mutter lieber alle auf einmal als ein ständiger Besucherstrom – oder eine kleine Feier zur Begrüßung des neuen Familienmitglieds, die von anderen als den ohnehin überlasteten jungen Eltern ausgerichtet wird, könnten gute Ideen sein, die schon vor der Geburt angeregt werden sollten. Das soziale Netz der verwandtschaftlichen Beziehungen kann für das Baby und seine Eltern zur Stabilität beitragen und damit im weiteren Sinne zu seiner Gesundheit.

10.8 Untröstlich schreiende Kinder

Bettina Salis

Die Physiologie des Schreiens

Baby-Schreien wird von den meisten Menschen als Zeichen von Vitalität angesehen – was es zweifelsohne ist. Immerhin verbraucht der Stoffwechsel beim Schreien 13 % mehr Reserven – die muss ein Säugling erst einmal aufbringen (38). Ein schreiender Säugling macht vehement auf sich aufmerksam. Vor allem in Krisen- und Notzeiten (Krieg, Hunger etc.) sind es die Schreikinder, die ihr Überleben sichern, während die ruhigen mit ihren Bedürfnissen eher übersehen werden.

Biologisch gesehen ist der Schrei eines Säuglings ein **Not- und Alarmsignal**. Er dient dem Tragling (s. S. 215ff) sich bemerkbar zu machen, wenn er nicht in Reichweite eines Erwachsenen ist oder wenn Gefahr droht. Der Schrei ist nicht dazu geeignet, sich differenziert mitzuteilen, Gefühle von Hunger, Durst, Langeweile oder Überforderung teilt der Tragling über kleine Gesten mit. Als Distanzsignal ist er in Frequenz und Lautstärke darauf ausgelegt, dass er über weite Entfernung zu hören ist.

Bei Erwachsenen löst das Schreien eines Säuglings alle **Reaktionen von Stress** aus: wie Blutdrucksteigerung, steigender Puls, Herzrasen, Schweißausbrüche usw., gegen die man sich auch durch Gewöhnung nicht schützen kann (50). Die spontane Reaktion von Erwachsenen besteht in dem Bemühen, den Säugling zu beruhigen. Dabei folgen die meisten Eltern in unterschiedlichen Kulturen universellen Verhaltensmustern: Kontaktsuche, rhythmisches Streicheln, Aufnehmen und Halten in aufrechter Körperlage, Schaukeln, Wiegen oder Beklopfen. Begleitet wird diese Aktion durch eine Sprachmelodie in warmem, tröstendem Ton, die das

Schreien sanft, aber bestimmt übertönt. Dabei werden lang gezogene langsame Töne mit tiefer Stimme in langsamem Sprechrhythmus ständig wiederholt, bis sich das Kind beruhigt (49). In der westlichen Industriekultur ist dieser Teil der intuitiven Kompetenz teilweise überlagert von der Angst zu verwöhnen.

Säuglingsgeschrei ist ein **normales Phänomen der kindlichen Entwicklung**, das Wissenschaftler und Kliniker bis vor wenigen Jahren kaum klinisch untersucht hatten. So gab es keinerlei Referenzdaten, wie viel Schreien „normal" sei. Der Psychologe Dieter Wolke hat die Ergebnisse von Tagebuch- und direkten Beobachtungsstudien zusammengefasst (56):

- Säuglinge schreien am meisten in den ersten drei Monaten, und zwar im Durchschnitt zwei Stunden pro 24-Stunden-Periode in den ersten drei Monaten und rund eine Stunde zwischen vier und zwölf Monaten.
- Die Schreidauer nimmt in den ersten sechs Wochen zu: von 1,75 Stunden in der Neugeborenenperiode auf 2,5 Stunden mit sechs Wochen und einem anschließenden Abfall auf eine Stunde pro 24 Stunden im Alter von vier Monaten (man spricht hier auch vom so genannten Sechs-Wochen-Hoch).
- In den ersten drei Monaten schreien die Kinder vor allem in den Nachmittags- und Abendstunden (40 % des Schreiens zwischen 16 und 22 Uhr); doch während der ersten sechs bis neun Monate reduziert sich das abendliche Schreien zugunsten einer gleichmäßigeren Verteilung von morgens bis abends mit geringer werdendem Schreien in der Nacht.
- Die individuellen Unterschiede zwischen den Kindern sind sehr groß, sie schwanken zwischen vier Stunden Schreien in 24 Stunden und weniger als eine Stunde.
- Neun Monate alte Babys schreien fast genau so oft wie dreimonatige, aber sehr viel kürzer.

In einer großen Säuglingsstudie fand Bensel übrigens anstelle des Sechs-Wochen-Hochs ein Drei-bis-sechs-Wochen-Plateau (38). Es stellt sich die Frage, ob diese Zeiten dem normalen Schreipensum eines Babys entsprechen, oder ob nicht heute in unserer Kultur ungewöhnlich lange Weinzeiten von Babys als normal hingenommen werden? In traditionell lebenden Kulturen fangen Babys nicht seltener an zu weinen, allerdings weinen sie sehr viel kürzer als Säuglinge unseres Kulturkreises (50, 54). Des Weiteren ergab eine Untersuchung zum Tragen und Weinen, dass Babys, die ab der ersten Lebenswoche regelmäßig getragen wurden, kontinuierlich weniger weinen, also das als normal angenommene Sechs-Wochen-Hoch auslassen (47).

Definition Schreikinder

Obwohl in unserer westlichen Kultur Babygeschrei durchaus akzeptiert wird, gehört untröstliches Schreien von Säuglingen (neben Fütter- und Schlafproblemen) zu den häufigsten Gründen, warum Eltern einen Pädiater aufsuchen – die Zahlen schwanken zwischen 15 bis 29 % aller Eltern (37, 41, 56).

Kinder, die mehr als gewöhnlich schreien, werden in der Säuglingsforschung als Schreikinder, exzessive Schreier oder auch als Kinder, die scheinbar grundlos und untröstlich schreien, bezeichnet.

> Die treffendste Bezeichnung lautet: Babys mit besonderen Bedürfnissen nach Unterstützung.

Als **klassische Definition** für Schreikinder gilt in der Kinderheilkunde die so genannte Dreierregel nach Wessel: Säuglinge, die drei Stunden am Tag, an mindestens drei Tagen in der Woche und an drei aufeinander folgenden Wochen schreien. Mittlerweile wurde die Definition ausgeweitet und es gelten all diejenigen als Schreikinder, die von den Eltern oder dem Kinderarzt (oder auch der Hebamme) als solche empfunden werden (39, 41, 53, 56).

Bei den allermeisten (fünf von sechs) endet das exzessive Schreien mit dem dritten oder vierten Lebensmonat. Die Säuglinge, die noch **nach dem vierten Monat** so anhaltend schreien und unruhig sind, unterscheiden sich von den so genannten regulären Schreibabys. Hier wird seit kurzem vom persistierenden Schreien bzw. einer irregulären Kolik gesprochen (39). Diese Kinder gehören auf jeden Fall in pädiatrische Betreuung.

Das Schreien eines Säuglings sagt etwas darüber aus, wie sehr ein Baby erregt ist, es sagt allerdings nichts darüber aus, warum es weint.

> Bezeichnend für Kinder, die scheinbar grundlos und untröstlich schreien, ist, dass ihren Unmutsäußerungen keine organische Ursache zugrunde liegt.

Eine Abklärung beim Pädiater bleibt stets ohne Befund. Für viele Eltern ist schwer auszuhalten, dass es nichts Fassbares gibt – das verunsichert. Die Ursachen für untröstliches Weinen sind sehr unterschiedlich – und manchmal bedeutet es für die Eltern und die Helfer (Kinderärzte, Hebammen, Therapeuten) fast detektivische Arbeit, diese herauszufinden. Allerdings gilt als gesichert, dass vieles, was lange als Erklärung diente, nicht zutrifft.

Als Ursachen unwahrscheinlich

■ Koliken

Koliken sind so gut wie nie eine Ursache für Babygeschrei. Nur höchstens in einem von zwanzig Fällen hat das Schreien etwas mit dem Verdauungssystem zu tun. Es spricht auch gegen die Koliken, dass Babys nach manchen Mahlzeiten schreien, nach anderen nicht; dass sie z. B. nachts in der Regel weniger weinen als am Tage, obwohl sie nachts drei bis fünf Mahlzeiten zu sich nehmen. Auch entschäumende Medikamente wirken nicht. In pharmakologischen Studien wurden starke Placeboeffekte gefunden, viele Eltern berichteten über eine bedeutende Reduzierung des Schreiens, obwohl sie ihren Kindern nur ein Placebo gegeben hatten (56).

Und dennoch wird nach wie vor der größte Teil der untröstlich schreienden Babys gegen Koliken behandelt: mit speziellen Diäten für Stillende, mit Bauchmassagen, Windsalben, Fliegergriff und Medikamenten. (Von Beruhigungsmitteln ist dringend abzuraten, weil sie die ohnehin verringerten selbstregulatorischen Fähigkeiten des Säuglings noch weiter beeinträchtigen.) Ich vermute, dass an der Bauchweh-These so hartnäckig festgehalten wird, weil sie allen Beteiligten etwas Konkretes an die Hand gibt: Es kann etwas verabreicht werden.

Nicht, dass Schreikinder keine Blähungen hätten, viele Anzeichen, wie motorische Unruhe, fester geblähter Bauch, Abgehen von Winden, Darmgeräusche etc. weisen eindeutig darauf hin. Allerdings ist es sehr wahrscheinlich, dass das Kind die Blähungen vom Schreien bekommt. Und es ist bis heute nicht erwiesen, ob/dass Blähungen dem Baby Beschwerden machen.

■ Nahrungsmittelallergie

Auch die Kuhmilchallergie hat sich als möglicher Grund für exzessives Schreien nicht bestätigt (40, 56). „Es ist […] mit Besorgnis festzustellen, dass immer mehr Mütter während des Stillens auf Kuhmilch in ihrer Ernährung verzichten oder teure sog. hypoallergene Milchzubereitungen füttern, die zudem häufig gewechselt werden […]. Warner und Hathaway warnten schon 1984 vor einer Epidemie einer allergenen Form des Münchhausen by proxy Syndroms (d. h. Eltern berichten Symptome oder behandeln ihr Kind, obwohl es jeglicher medizinischer Grundlage entbehrt). Das ‚Committee on Nutrition of the American Academy of Pediatrics (1989)' sah sich aufgrund dieser alarmierenden Tendenzen genötigt, folgende Erklärungen abzugeben: ‚Es gibt keinerlei Hinweise für die therapeutische Wirkung von hydrolysierten Milchzubereitungen für die Behandlung von Koliken, Schlaflosigkeit oder Irritierbarkeit.'" (56)

Zwar gibt es tatsächlich Säuglinge, die gegen Kuhmilcheiweiße allergisch sind. Allerdings hat das in den seltensten Fällen Schreien zur Folge. Meistens äußert sich eine Nahrungsmittelallergie durch trockene, gerötete und juckende Hautstellen und nicht durch Schreien.

■ Gastroösophagealer Reflux

In den 1980ern galt der GÖR (gastro-ösophagealer Reflux) als Verursacher der so genannten Koliken. Doch auch diese These konnte sich nicht halten (39, 46): Es gibt Babys mit GÖR, die nicht weinen. Andere Babys mit GÖR weinen zwar, allerdings nur nach einer bestimmten Mahlzeit und schließlich schreien auch die Babys weiter, die erfolgreich gegen den GÖR behandelt wurden (39).

■ Geschlecht und soziale Faktoren

Des Weiteren gibt es keinerlei Hinweis darauf, dass Jungen häufiger untröstlich weinen als Mädchen. Auch der Ausbildungsstand der Eltern, ihre Schicht-Zugehörigkeit oder das Einkommen spielen keine Rolle. Dass Erstgeborene mehr schreien als andere Kinder, ist ebenfalls nicht belegt. Zwar konsultieren Erstgebärende öfter einen Pädiater, Auswertungen von Schreitagebüchern ergaben allerdings, dass es keinen Unterschied zwischen Kindern von Erstgebärenden oder Mehrgebärenden gibt (39, 56).

■ Frühgeborene

Genauso wenig entwickeln sich Frühgeborene zwangsläufig zu Schreikindern. Allerdings haben sehr frühe Frühgeborene (32. SSW und früher) ein erhöhtes Risiko, dass sie in den ersten Lebensmonaten exzessiv viel schreien.

■ Mangelnde Feinfühligkeit der Eltern

Immer wieder wird mangelnde Feinfühligkeit der Eltern als Grund für das exzessive Schreien angegeben. Verhaltensbeobachtungen in Familien mit Schreikindern haben allerdings gezeigt, dass die Bemutterung in den betroffenen Familien keineswegs schlechter ist als in anderen Familien. Zudem kommt es auch vor, dass es innerhalb einer Familie Säuglinge mit und ohne Schreiprobleme gibt (39).

Diskutierte (ungeklärte) Ursachen

■ Temperament des Kindes

Diskutiert wird u. a. das Temperament des Babys. Die untröstlichen Schreier hätten ein so genanntes schwieriges Temperament, heißt es immer wieder. Doch läge es tatsächlich am Temperament, dann würden diese Kinder nicht mit drei Monaten aufhören zu weinen. Das Temperament haben sie schließlich auch noch nach der Schreizeit. Unter den exzessiven Schreikindern findet sich nicht öfter ein schwieriges Temperament als unter normal schreienden Säuglingen (39).

■ Geburtstraumata

Auch (Geburts-)Traumata werden in jüngster Zeit häufiger als Grund für untröstliches Schreien genannt (s. S. 43). Ob ein (Geburts) Trauma eine Ursache für das Schreien ist oder sich negativ auf die selbstregulatorischen Fähigkeiten des Babys auswirkt, ist unklar. Allerdings liegt ein Zusammenhang zwischen Trauma und Schreien nahe und wird von einigen Kolleginnen beobachtet. Viele Eltern und auch Hebammen konnten die Erfahrung machen, dass in diesem Zusammenhang unter anderem manuelle Therapien nach der Geburt (Chiropraktik, Osteopathie oder Kraniosakrale Osteopathie) dem exzessiven Schreien ein Ende bereiten.

■ KISS-Kinder

Unklar ist, inwieweit KISS (Kopfgelenk-induzierte-Symmetrie-Störung) für das Schreien verantwortlich ist. Es gibt bis heute keine wissenschaftliche Untersuchung, die einen Zusammenhang zwischen KISS und untröstlichem Schreien belegt (39).

■ Psychosoziale und psychosomatische Belastungen

Mangelnde soziale Unterstützung ist vermutlich keine Ursache des Problems, kann aber dazu beitragen, dass es schwieriger wird, es zu beheben. Unter den Müttern von Schreikindern finden sich zudem besonders viele, die bereits während der Schwangerschaft psychosozial und psychosomatisch belastet waren (allein erziehend, finanzielle Schwierigkeiten, schwere Kindheit, chronische Familien- und Partnerprobleme, psychische Erkrankung der Mutter).

Auch werden Zusammenhänge zwischen mütterlicher Depressivität während der Schwangerschaft und exzessivem Schreien vermutet (46, 51). Hier können Hebammen das Wissen über solche Zusammenhänge weitergeben und den betroffenen Müttern evtl. raten, sich professionelle Hilfe zu holen.

Wahrscheinliche Ursachen

> Säuglingsforscher gehen heute davon aus, dass Schreien der Ausdruck einer erschwerten postpartalen Anpassung des Säuglings an seine neue Umgebung ist und durch eine mangelnde Verhaltensregulation verursacht wird.

Die Einschränkungen betreffen die Regulation von Biorhythmen und Verhaltenszuständen, wie Schlaf-Wach-Regulation, sowie die Regulation der Nahrungsaufnahme, der Reizaufnahme und -abschaltung und die affektive Regulation. Die Fähigkeit, tief schlafen zu können, ist an die Reifungsvorgänge des ZNS gekoppelt. Die Qualität der Wachphasen (also: wach und aufmerksam oder wach und quengelig oder unzufrieden zu sein) bestimmt die Möglichkeiten der Reizaufnahme bzw. -abwehr. Verhaltenszustände regulieren zu können, beinhaltet also auch die Fähigkeit, Zuwendung oder Abwendung gegenüber der Außenwelt zu regulieren. Schreibabys sind empfindlicher, neigen zu intensiveren und zu überschnellen Reaktionen. Sie haben also eine **erhöhte Reaktivität** und **verringerte selbstregulatorische Fähigkeiten**. Demzufolge brauchen sie mehr regulierende Hilfe von außen, um die im Tagesablauf anstehenden Wechsel der Phasen (von ruhig zu aktiv, von aufmerksam zu in-sich-gekehrt etc.) zu bewältigen (39).

Säuglinge, deren Ausreifung der Verhaltensregulation verzögert ist, sind eine **große Herausforderung für die Eltern**, sie sind Säuglinge mit besonderen Bedürfnissen nach Unterstützung ihrer Verhaltensregulation (41, 42).

Eltern von Kindern mit einer Dysregulierung ihres Verhaltens berichten besonders häufig, dass sie die Signale ihres Babys nicht richtig lesen und einschätzen können. Deswegen kommt es zwischen Schreikindern und deren Eltern gehäuft zu **Kommunikationsproblemen**. Je länger das Schreien anhält, desto verunsicherter sind die Eltern im Umgang mit ihrem Baby. Das elterliche Verhalten wird stereotyper, die kindlichen Signale werden häufiger ignoriert, der spielerische Austausch wird seltener oder fehlt gänzlich (41). Oder die Säuglinge werden nicht angemessen stimuliert. Viele der Schreikinder sind über- oder unterstimuliert bzw. inadäquat stimuliert. Die Eltern können jedoch hoffen, dass sich die selbstregulatorischen Fähigkeiten des Säuglings im Laufe der Zeit verbessern und er nicht mehr so empfindlich auf neue Reize reagiert. So waren beispielsweise neun Monate alte Säuglinge, die im ersten Lebensvierteljahr sehr unruhig waren, anpassungsfähiger, zufriedener und aufgeschlossener gegenüber neuen Situationen als diejenigen, die in den ersten Lebensmonaten eher ruhig waren (39).

Die Folgen

> Aus medizinischer Sicht ist exzessives Schreien in der Regel harmlos. Allerdings entgeht dem Kind wertvolle Spiel- und Kommunikationszeit mit der Mutter/den Eltern.

Die unangemessenen Ursachenzuschreibungen (Koliken, Verdauungsprobleme) machen es unmöglich, eine erfolgreiche Lösungsstrategie zu entwickeln mit der Folge, dass Eltern unspezifische und **ständig wechselnde Beruhigungsversuche** starten. Bensel (38) befragte in seiner Freiburger Säuglingsstudie Eltern nach den Methoden, ihr Kind zu beruhigen und fand 80 (!) verschiedene Beruhigungsarten. Am häufigsten genannt wurden:

1) tragen, herumlaufen,
2) Schnuller,
3) Körperkontakt, auf Arm oder Schoß,
4) wippen, auf- und abschaukeln, hin- und herwiegen (u.a. Schaukelstuhl, Stubenwagen, Wasserbett, Hängematte), Pezziball,
5) stillen, füttern.

Es ist keine Seltenheit, dass Eltern ihre Beruhigungsversuche in rascher Folge ändern – was die Kinder zusätzlich stimuliert. Das führt zu weiteren Kommunikationsstörungen zwischen Eltern und Kind – eine Abwärtsspirale.

> Mehr Aufmerksamkeit erfordert die sekundäre Gefährdung des Kindes durch überforderte Eltern.

Das anhaltende Schreien des Säuglings führt bei der Mutter/den Eltern unter anderem zu Gefühlen der Ohnmacht, Versagensgefühlen, Überforderung, Erschöpfung (auch zur Erschöpfungsdepression), Aggression und auch Wut. Nicht selten taucht die Angst auf, die Kontrolle zu verlieren und dem Baby etwas anzutun. Gelegentlich kommt es zu aggressivem Verhalten oder sogar zu Kindsmisshandlungen, zum Beispiel zu heftigem Schütteln (Battered-child-Syndrom oder Shaken-baby-Syndrom).

Verzweifelte Eltern berichten, dass sie ihrem schreienden Kind auch schon mal ein Kissen auf den Kopf drücken oder es „aus dem Fenster schmeißen" wollten (53).

> Schreien zählt zu den häufigsten Auslösern für Misshandlungen im Säuglingsalter (41, 48, 52).

Babys, die im ersten Vierteljahr viel geschrien haben, bekommen leicht das **Etikett: schwieriges Kind**. Dieses Stigma wird das Kind oft nicht so schnell wieder los, was auch die Beziehung zu den Eltern beeinträchtigen kann. Deswegen ist es besonders wichtig, dass die Eltern ausdrücklich darauf hingewiesen werden, dass ihr Kind nicht zwangsläufig schwierig ist, nur weil es viel und untröstlich schreit.

Hilfsmöglichkeiten

■ Die wichtigsten Hilfen für die Mütter/Eltern:

- Praktische Entlastung, z. B. durch eine Haushaltshilfe.
- Die Erlaubnis, das Kind abzugeben – auch oder gerade vor allem, wenn es schreit; dazu sollten Ressourcen mobilisiert werden: Partner, Oma, Babysitter.
- Entlastende Gespräche über Hilflosigkeit und verbotene Gefühle (Aggressionen gegen das Baby).
- Anleitung zur Interpretation der Äußerungen des Kindes (s. S. 359f) und dadurch Stärken der elterlichen Kompetenzen.
- Die schönen Momente genießen und nutzen (eine gute Wachzeit ermöglicht auch guten Schlaf). Schon eine kurze gelungene Kommunikation stärkt gleichermaßen das Selbstbewusstsein der Mutter und des Kindes sowie deren Zufriedenheit.

- Das Führen eines Schrei-Tagebuchs, um die schönen Momente zu entdecken und versteckte Strukturen zu finden.
- Strukturen am Tag einführen (regelmäßige Rituale wie Spaziergänge, Babymasse oder auch ein wieder erkennbares Wickelritual).
- Kontakte zu Selbsthilfegruppen (sofern vorhanden).
- Überweisung an eine Beratungsstelle/einen Pädiater.
- Das Baby akzeptieren wie es ist.
- Sich das Schreien nicht als eigenes Versagen anlasten.

Die wichtigsten Hilfen für das Baby:

- Promptes angemessenes Reagieren auf das Weinen. Mehrere Untersuchungen bestätigen, dass promptes Reagieren am besten hilft (38, 50).
- Co-Sleeping (allerdings nur, wenn es von den Eltern gerne angenommen wird – sonst klappt es nicht und bringt noch mehr Unruhe).
- Körperkontakt und Tragen.
- Häufiges Stillen hat einen beruhigenden Einfluss auf den Säugling, während Fütterung nach Plan mit einer Steigerung von Unruhe einhergeht (38).
- Das Schlafbedürfnis des Babys beachten. Die meisten Babys sind übermüdet, da sie oft zu weinen beginnen, wenn sie hingelegt werden und dann doch wieder aufgenommen werden. Hier brauchen die Eltern Unterstützung ihr Baby richtig interpretieren zu lernen (Augenreiben ist ein untrügliches Zeichen von Müdigkeit – und dies ist eine der ganz großen Ausnahmen, in denen ein Säugling sich vielleicht in den Schlaf weinen muss – hier sollte er allerdings auf gar keinen Fall alleine gelassen werden).
- Außerdem geben manche Babys während des Halbschlafes einen so genannten Kontaktlaut von sich, der nur mit einer Anwesenheitsgeste seiner Mutter beantwortet werden sollte (z. B. sanftes Streicheln). Nehmen Eltern ihr Baby in diesem Moment hoch, wecken sie es auf und tragen zur weiteren Unruhe bei (38).
- Reizreduktion, nur ein bis zwei wiederkehrende Beruhigungsrituale einführen.
- Die Beruhigung langsam steigern: zuerst anschauen, dann berühren und streicheln, dann aufnehmen und halten und schließlich wippen.
- Dem Tag eine Struktur geben.
- Evtl. in Tücher einschlagen (Puckwickeln).
- Keine Etikettierung als „schwieriges Kind".

Achtung: Es ist für die Mutter keine Entlastung, wenn die Hebamme das Baby beruhigt (auch wenn das zunächst die Situation entspannt), da das die Versagensgefühle der Mutter nur noch schürt.

Zur Diskussion gestellte Maßnahmen

Regelmäßiges und häufiges Tragen, Körperkontakt sowie Co-Sleeping und mehrfaches, auch nächtliches Stillen helfen dem Kind bei der Selbstregulation und somit das Schreiproblem einzudämmen – wenn dies alles selbstverständlich und von Herzen kommt. Allerdings sollten wir dem Umstand Rechnung tragen, dass viele Mütter diese Nähe zu ihrem Kind nicht gut aushalten (unter anderem, weil sie es selbst als Säuglinge nie erlebt haben). Dann gilt es, den Müttern auf der technischen Ebene zu helfen: z. B. Baby-Lesen, Schrei-Tagebuch führen, Kind einschlagen (Puckwickeln), Rituale etablieren. Auf jeden Fall sollten auch Hebammen nicht zu lange an den Schreikindern herumdoktern.

Stellt sich keine Besserung ein und ist die Familie überfordert, empfiehlt sich immer die Überweisung zum Spezialisten/an eine Schreiambulanz!

Es gibt Fachleute, die meinen, dass manches Schreien Ausdruck eines Traumas (z. B. traumatische Geburt) sei und dass diesen Babys die Gelegenheit gegeben werden sollte, ihren Schrecken zu präsentieren – dass sie zu Wort kommen können (u. a. Diederichs, Hannig, Harms, Solter). Sie sollen nicht beruhigt im Sinne von ruhig gestellt werden. Eltern sollten die Kinder sich ausweinen lassen, sie dabei allerdings auf dem Arm haltend begleiten. Das führe zur Entspannung beider Seiten (Eltern und Kind).

Diese Thesen sind allerdings nicht bewiesen und das Schreien schreit nach Abhilfe. Alle biologischen Faktoren sind so angelegt, dass dem Schreien möglichst schnell ein Ende bereitet werden sollte. Die Frequenz des Schreiens verursacht Stresssymptome beim Erwachsenen und die intuitive elterliche Kompetenz veranlasst zu promptem Reagieren mit Beruhigungsschema (s. S. 360f).

Literatur

1. Krüll, Marianne (1990) *Die Geburt ist nicht der Anfang. Die ersten Kapitel unseres Lebens – neu erzählt.* Stuttgart, Klett-Cotta, 2. Aufl.
2. Pikler, Emmi (2001) *Lasst mir Zeit. Die selbständige Bewegungsentwicklung des Kindes bis zum freien Gehen.* München, Richard Pflaum Verlag, 3. Aufl.
3. Largo, Remo (1999) *Babyjahre.* München, Piper Verlag, 9. Aufl.
4. Dornes, Martin (1993) *Der kompetente Säugling. Die präverbale Entwicklung des Menschen.* Frankfurt am Main, Fischer Taschenbuch Verlag
5. Ayres, A. Jean (2002) *Bausteine der kindlichen Entwicklung.* Berlin, Springer Verlag, 3. Aufl.
6. Zimmer, Katharina (1999) *Was mein Baby sagen will.* München, Goldmann Verlag
7. Stern, Daniel N. (1992) *Die Lebenserfahrung des Säuglings.* Stuttgart, Klett-Cotta, 2. Aufl.
8. Stern, Daniel N. (1998) *Die Mutterschaftskonstellation* Stuttgart, Klett-Cotta
9. Papoušek, Mechthild (1994) *Vom ersten Schrei zum ersten Wort.* Bern, Verlag Hans Huber
10. Papoušek, Mechthild und Hanus Papoušek (1990) *Intuitive elterliche Früherziehung in der vorsprachlichen Kommunikation. 1.Teil* Sonderdruck aus Sozialpädiatrie in Praxis und Klinik 12, Nr. 7, S. 521–527, Mainz
11. Papoušek, Mechthild und Hanus Papoušek (1990) *Intuitive elterliche Früherziehung in der vorsprachlichen Kommunikation. 2. Teil* Sonderdruck aus Sozialpädiatrie in Praxis und Klinik 12, Nr. 8, S. 579–583, Mainz
12. Hüther, Gerald (2003) *Die Bedeutung früher Bindungen für die Hirnentwicklung und das Verhalten von Kindern.* Gesellschaft für Geburtsvorbereitung Rundbrief 1/2003, Göttingen, Berlin
13. Spangler, Gottfried und Peter Zimmermann (Hrsg.) (1999) *Die Bindungstheorie* Stuttgart, Klett-Cotta, 3. Aufl.
14. Murray, Lynne und Liz Andrews (2002) *Das kommunikative Baby* München, Beust-Verlag
15. Schandry, Rainer (1989) *Lehrbuch der Psychophysiologie.* München, 3. Aufl.
16. Sears, William (1991) *Schlafen und Wachen.* Zürich, La Leche Liga
17. Papoušek, Mechthild (1999) *Regulationsstörungen der frühen Kindheit: Entstehungsbedingungen im Kontext der Eltern-Kind-Beziehungen.* In Oerter, v. Hagen, Röper, Noam *Klinische Entwicklungspsychologie.* Weinheim, Beltz Psychologie-Verlags-Union
18. von Klitzing, Kai (1998) *Psychotherapie in der frühen Kindheit* Göttingen, Vandenhoeck & Ruprecht

19. Brazelton, T. Berry/ Greenspan, Stanley I.: Die sieben Grundbedürfnisse von Kindern; Beltz Verlag Weinheim 2002
20. Deutsche Hebammenzeitung, 10/2003: Die Hebamme als Case-Managerin (Dörpinghaus/ Kremer/Mai)
21. Helfferich, Cornelia: Ergebnisse einer Studie zu Lebensplanung und Lebenslauf von Frauen in:
22. Zukunft ohne Kinder?, Dokumentation der Fachtagung der GfG im Juni 2001
23. Fhtenakis, Wassilios/ Kalicki, Bernhard: Die „Gleichberechtigungsfalle beim Übergang zur Elternschaft in Maywald et al., Rowohlt, Reinbek 2000
24. Klein, Margarita: Eltern-Sein: Lebensform, Identität und Handwerk in: Maywald et al. 2000
25. Klein, Margarita: Kommunikation von Hand zu Haut – Babymassage als Element in der Familientherapie in: Harms, Th., Auf die Welt gekommen, Leutner Verlag Berlin, 2000
26. Klein, Margarita/ Weber, Maria: Das tut mir gut nach der Geburt, Rowohlt Reinbek 1998
27. Klein, Margarita: „Man braucht ein Dorf, um ein Kind zu erziehen" in Klein, M./Klein, J. (Hrsg.) Bindung, Selbstregulation und ADS, verlag modernes lernen Dortmund 2003
28. Mayer, Susanne: Deutschland armes Kinderland, Eichborn Verlag Frankfurt 2002
29. Mayer, Susanne: Wie man in Deutschland die Kindheit erlebt, Die Zeit Nr.42, 2003
30. Maywald, J./Gottwald, B./Schön, B.: Familien haben Zukunft, Rowohlt Reinbek 2000
31. Meier, Uta: Familie als Zukunftsmodell – Minderheit und Armutsrisiko in Maywald et al. 2000
32. Meier, Uta: Der Gender-bias im Übergang zur Elternschaft, Warum Hilfen für junge Eltern nicht ohne ausgeprägte Geschlechtersensibilität auskommen, in: Zukunft ohne Kinder?, Dokumentation der Fachtagung der GfG im Juni 2001
33. Peschel-Gutzeit, L.M.: Kinderwahlrecht – Zukunft der Familie? in Maywald et al., 2000
34. Satir, Virginia: Selbstwert und Kommunikation, Pfeiffer Verlag München 1996
35. Simon, Fritz B., Stierlin, Helm: Die Sprache der Familientherapie, Klett-Cotta München 1984
36. Thomä, Dieter: Eltern – Kleine Philosophie einer riskanten Lebensform, C.H.Beck Verlag München 1992
37. Barth, Renate: „Baby-Lese-Stunden" für Eltern mit exzessiv schreienden Säuglingen – das Konzept der angeleiteten Eltern-Säuglings-Übungssitzungen", Prax. Kinderpsychol. Kinderpsychiat. 2000–49:537–549
38. Bensel, Dr. rer. nat. Joachim: Frühe Säuglingsunruhe, Einfluss westlicher Betreuungspraktiken und Effekte auf Aktivitätsmuster und biologischen Rhythmus, Am Zügel der Evolution Band 4, Verlag für Wissenschaft und Bildung (VWB) 2003
39. Bensel, Dr. rer. nat. Joachim: Was sagt mir mein Baby, wenn es schreit? Wie Sie Ihr Kind auch ohne Worte verstehen und beruhigen können, Oberste Brink 2003
40. Diederichs, Paula: Der friedvolle Weg, Von der Anspannung in die Entspannung – Erfahrungen aus der Schreibaby-Ambulanz und ihre Bedeutung, in Auf die Welt gekommen, Ulrich Leutner Verlag 2000
41. Fries, Mauri: Schwierige Babys, erschöpfte Eltern – Möglichkeiten früher Interventionen, in Frühkindliche Lebenswelten und Erziehungsberatung, Die Chancen des Anfangs, Votum 2001
42. Fries, Mauri: Babys, die sich nicht beruhigen lassen – Auswege für Eltern und Babys in der lösungsorientierten Kurzzeittherapie, Kleine Kinder in der Frühförderung, in Autonomie und Dialog, Beiträge zur Frühförderung interdisziplinär Band 5, Ernst Reinhard 1999
43. Hannig, Brigitte. Tränenreiche Babyzeit, Warum weinen Babys mehr, als Eltern es erwarten?, Hebammenforum 6/2000:143–147
44. Hannig, Brigitte. Tränenreiche Babyzeit, Warum weinen Babys mehr, als Eltern es erwarten?, Hebammenforum 7/2000:205–210
45. Harms, Thomas: Emotionelle Erste Hilfe, Grundlagen einer postnatalen Krisenarbeit mit Eltern und Säuglingen, in Auf die Welt gekommen, Ulrich Leutner Verlag 2000
46. Hofacker, Nikolas von, et al.: Rätsel der Säuglingskoliken, Ergebnisse, Erfahrungen und therapeutische Interventionen aus der „Münchner Sprechstunde für Schreibabies", Monatsschr Kinderheilk 1999, 147:244–253
47. Hunziker, Urs A.: Der Einfluß des Tragens auf das Schreiverhalten des Säuglings, in Der unruhige

Säugling, Fortschritte der Sozialpädiatrie Bd. 13, Hansisches Verlagskontor, Lübeck 1989
48. Papoušek, Mechthild: Der Umgang mit dem schreienden Säugling und sozialpädiatrische Beratung, in Sozialpädiatrie in Praxis und Klinik 7, 1985: 352–357
49. Papoušek, Mechthild: Der Umgang mit dem schreienden Säugling, in Sozialpädiatrie in Praxis und Klinik 6, 1985:294–300
50. Papoušek, Mechthild: Affektierte Verhaltensregulation des Säuglings in der Eltern-Kind-Interaktion, in: Der unruhige Säugling, Fortschritte der Sozialpädiatrie, Bd. 13, Lübeck 1989
51. Papoušek, Mechthild: Münchner Sprechstunde für Schreibabys. Erste Ergebnisse zur Früherkennung und Prävention der Verhaltensregulation und der Eltern-Kind-Beziehung, in Sonderdruck aus Sozialpädiatrie in Praxis und Klinik 16, 1994, Nr. 11, S. 680–686
52. Riedesser, Peter: Vernachlässigung und Mißhandlung chronisch unruhiger Säuglinge und Kleinkinder, in: Der unruhige Säugling, Fortschritte der Sozialpädiatrie, Bd. 13, Lübeck 1989
53. Salis, Bettina: Warum schreit mein Baby so? Hilfen für Schreibabys und ihre Eltern, Rowohlt 2001
54. Schiefenhövel, Wulf: Ethnologisch-humanethologische Feldbeobachtungen zu Interaktionen mit Säuglingen, in: Der unruhige Säugling, Fortschritte der Sozialpädiatrie, Bd. 13, Hansisches Verlagskontor 1989
55. Solter, Aletha, Warum Babys weinen – Kleinkindliches Schreien als Stressabbau, in Auf die Welt gekommen, Ulrich Leutner Verlag 2000
56. Wolke, Dieter: Die Entwicklung und Behandlung von Schlafproblemen und exzessivem Schreien im Vorschulalter, in Verhaltenstherapie mit Kindern, Gerhard Röttger Verlag, 1994

Die Angaben zu den Einzelstudien der Säuglingsforschung sind M. Dornes: *Der kompetente Säugling* entnommen (4).

Information für Eltern

Eine Familie wird geboren

Liebe Eltern,

nun ist Ihr Baby geboren und es ist sehr wahrscheinlich, dass vieles ganz anders ist, als Sie es sich vorgestellt haben, viel leichter vielleicht, oder auch schwerer oder auf andere Art leicht oder schwer. Sie machen gerade die Erfahrung, dass Ihre neue Lebensgemeinschaft nicht nach dem Muster 2 + 1 = 3 funktioniert, sondern dass etwas Neues entsteht. Als Eltern haben Sie sich selbst und Ihren Partner bisher nicht gekannt. Es werden im Zusammenleben mit Ihrem Baby Seiten an Ihnen beiden deutlich, die nur in diesem Moment und nur mit diesem Kind entstehen können. Und so wird es weiterhin gehen: Ihr Kind wächst und jedes Lebensalter wird andere, neue Fähigkeiten in Ihnen wecken. Sie sind mittendrin in einem **Abenteuer**, einer Reise in ganz neue Landschaften und sowohl Sie als auch Ihre Reisegefährten werden viele Veränderungen erleben.

Ein Teil des Abenteuers besteht auch darin, dass Sie, während Sie Ihr Kind beim Aufwachsen begleiten, in Kontakt kommen mit all den Gefühlen, die Sie hatten, als Sie selbst ein kleines Kind waren. Sie begegnen Ihren Freuden, Ihrem Staunen, aber auch Ihren Ängsten, Sehnsüchten und manchmal auch Ärger und Wut. So haben wir es also in einer Familie mit **zwei** Erwachsenen, **einem** realen Kind und den Gefühlen von **zwei** früheren Kindern zu tun, das ist manchmal verwirrend. Die Auseinandersetzung mit der eigenen Kindheit, mit den eigenen Eltern und den Geschwistern begegnet Eltern immer wieder. Das kann ein Anlass für intensive Gespräche sein und Eltern wachsen und reifen daran. Gleichzeitig bedeutet es aber auch eine Anstrengung, die Gefühle zu sortieren und zu wissen, wann Sie sich wie eine erwachsene Frau/ein erwachsener Mann fühlen und wann Sie eher in kindliche Gefühle zurückfallen.

Manchmal ist es nützlich, das Gespräch mit professionellen BeraterInnen zu suchen, um Verworrenes zu ordnen.

Ein Kind hat immer zwei Elternteile, **zwei unterschiedliche Wurzeln**, die tief in die Vergangenheit reichen. Erlauben Sie Ihrem Kind, beide Wurzeln zu kennen und zu achten, auch wenn Sie selbst dem anderen Zweig kritisch gegenüberstehen. Was immer Sie über die jeweils andere Familientradition denken: Es wird Ihr Kind stärken, wenn es um seine Wurzeln weiß, und wenn Sie ihm dabei helfen, die positiven Kräfte in beiden zu entdecken.

Für Sie als Frau und Sie als Mann mag es wichtig sein, um sich zu Hause zu fühlen, dass Sie beide in Ihrer neuen Familie etwas von Ihrer Ursprungsfamilie erhalten können, was Ihnen lieb und wert ist, z. B. bestimmte Speisen oder Rituale bei den Mahlzeiten, beim Zubettgehen oder zu Weihnachten. Greifen Sie auf Vertrautes zurück, entwickeln Sie Neues, pflegen Sie gemeinsam das zu Ihnen Passende.

© BDH – Das Neugeborene in der Hebammenpraxis, Hippokrates Verlag 2004

Information für Eltern

Fortsetzung: Eine Familie wird geboren

Mit der Geburt Ihres Kindes sind Sie alle zu **etwas ganz Besonderem in der Gesellschaft** geworden: Sie gehören zu dem einen Fünftel aller Haushalte, in denen Kinder unter 18 Jahren leben. Ein gutes Drittel aller Frauen in Ihrem Alter bleibt gewollt oder ungewollt kinderlos. Das ist trockene Statistik, vielleicht haben Sie das Glück, in einer kinderreichen Gegend zu wohnen, haben Freundinnen und Schwestern, die Kinder haben, vielleicht haben Sie aber auch das Privileg, weit und breit das einzige Baby zu beherbergen und die Menschen in Ihrer Umgebung sind an Kinder und ihre Lebensäußerungen und Bedürfnisse nicht gewöhnt.

In weiten Teilen unseres Landes ist es so, dass Sie selbst einen Weg für eine befriedigende Lösung für Ihre **Alltagsorganisation** finden müssen. Was für Sie persönlich zufriedenstellend ist, hängt weitgehend von Ihnen selbst ab. Bevorzugen Sie für die ersten Jahre das klassische Modell: Mann verdient das Geld, Frau kümmert sich um Haushalt und Kinder? oder etwas Neues: Frau sorgt für das Familieneinkommen, Mann übernimmt den häuslichen Teil der anfallenden Arbeit? oder Teilzeitlösungen; suchen Sie nach einer zusätzlichen Kinderbetreuung durch Verwandte, durch eine Tagesmutter oder eine Kinderkrippe oder möchten Sie lieber alles selbst machen? Das Wichtigste für Sie und das Kind bzw. die Kinder, scheint dabei zu sein, dass Sie selbst Ihren Frieden mit der Lösung finden, die Sie gerade leben.

Zufriedenheit stellt sich dann eher ein, wenn **zwei Voraussetzungen** gegeben sind:
- wenn die Lösung als Teil des eigenen Lebensweges gewollt und akzeptiert ist, zumindest für einige Jahre (und es ist gut zu wissen, dass diese Zeit abgelöst wird von Zeiträumen, in denen Sie wieder andere Möglichkeiten haben);
- wenn die Partner die eigene Arbeit und die des anderen als gleichwertig ansehen und wertschätzen. Sie beide sind füreinander die wichtigsten Menschen, die sich Anerkennung für die Anstrengung geben können, die es bedeutet, den ganzen Tag mit einem Baby zu verbringen und einen Haushalt zu organisieren bzw. den radikalen Wechsel zwischen Berufswelt und dem familiären Leben zu vollziehen.

Das ist nicht immer ganz einfach, weil jeder von Ihnen so viel andere Wünsche hinten anstellen muss. Sie haben allen Grund, wütend und enttäuscht zu sein, wenn es nicht so einfach geht, wie Sie es sich vorgestellt haben. Nur verdient meistens eher die gesellschaftliche Situation Ihren Ärger, weil sie Ihnen materielle und organisatorische Unterstützung versagt, als der Partner oder die Partnerin.

- **Bleiben Sie solidarisch miteinander:** Sehen Sie Ihre Bemühungen und die des anderen, erkennen Sie sie an und versuchen Sie, kleine Entlastungen für beide zu schaffen.
- **Behalten Sie den Humor:** Wenn Sie sich einmal vorstellen, wie Sie gerade mit all den Dingen in Ihrem Leben jonglieren müssen, wie viele Anforderungen Sie gleichzeitig erfüllen sollen: tolle Frau, attraktiver Mann, erfolgreich im Beruf, für die Freunde da sein, Haushalt

© BDH – Das Neugeborene in der Hebammenpraxis, Hippokrates Verlag 2004

Information für Eltern

Fortsetzung: Eine Familie wird geboren

in Ordnung, die Bedürfnisse der Kinder erfüllen, gleichzeitig Grenzen setzen, ernährungswissenschaftlich auf dem neuesten Stand, kompetent in allen Gesundheitsfragen etc.: Das ist einfach nicht zu schaffen.
- **Bleiben Sie großzügig**: Es ist gut, wenn Eltern gut genug sind. Kinder brauchen keine Perfektion, sondern Eltern, die bereit sind zu lernen und sich weiterzuentwickeln. Es ist gut, wenn der Haushalt gut genug ist.
- **Erweitern Sie Ihren Horizont**: Der Austausch mit anderen Eltern, mit alten und neuen Freunden und Freundinnen und mit der eigenen Familie und das Knüpfen persönlicher Netzwerke macht Spaß, bringt Entlastung und Unterstützung.

Wie kann ich meine intuitiven Fähigkeiten beim Umgang mit dem Kind nutzen, um dessen Entwicklung zu fördern?

- Lassen Sie sich auf die Faszination der Entwicklung Ihres einzigartigen Kindes ein.
- Lassen Sie sich von den Signalen Ihres Kindes, seinen Interessen und Vorlieben, seinen Belastungsgrenzen, seinen Freuden und Kümmernissen leiten.
- Lassen Sie sich auf das kindliche Zeitmaß ein.
- Sprechen Sie mit Ihrem Baby und lassen Sie sich ohne Scheu zu den melodischen Reizen der Ammensprache verführen.
- Lassen Sie dem Baby selbst genügend Spielraum zum Erkunden seiner eigenen Fähigkeiten und zur Bewältigung seiner Frustrationen.
- Vermeiden Sie es, sich total aufzuopfern und die eigenen Bedürfnisse oder die Partnerbeziehung zu vernachlässigen.

Ihre Hebamme kann sie darin unterstützen, die Individualität Ihres Kindes wahrzunehmen und seine Eigenheiten und Vorlieben zu erkennen. Wenn Ihnen Ihr neugeborenes Kind anfangs noch fremd und Ihre neue Rolle als Mutter oder Vater noch ungewohnt ist, kann die Begleitung durch eine Hebamme in dieser Zeit entlastend sein. Sie hilft Ihnen, das Verhalten Ihres Kindes zu verstehen und zeigt Ihnen, wie Sie sich und Ihrem Kind die Umstellung auf das neue Leben erleichtern können. Wie die Menschen auf der ganzen Welt besitzen Sie die Fähigkeit, mit einem Baby umzugehen, es zu schützen und für es zu sorgen. Lassen Sie sich von Ihrer Hebamme darin bestärken.

© BDH – Das Neugeborene in der Hebammenpraxis, Hippokrates Verlag 2004

Abbildungsnachweis

Kapitel 3:
Fotos: Constanze Koschorz

Kapitel 4:
Abb. 4.1 Zeichnung: Kakou Amesse
Abb. 4.3 Foto: Ulrike Harder, aus: Die Hebamme 2003, 16:44, Hippokrates Verlag Stuttgart
Abb. 4.4 bis 4.6 aus: Haupt, Das Neugeborene, 3. Aufl., Georg Thieme Verlag Stuttgart, 1982
Abb. 4.7 aus: Geist/Harder/Stiefel, Hebammenkunde, 2. Aufl., de Gruyter Verlag, 1998
Abb. 4.9/4.10 aus: Roos, u.a., Neonatologie. 2. Aufl., Georg Thieme Verlag Stuttgart, 2003
Abb. 4.11/4.12 aus: Haupt, Das Neugeborene, 3. Aufl., Georg Thieme Verlag Stuttgart, 1982
Abb. 4.13 aus: Booth, Erkrankungen im Kindesalter, Hippokrates Verlag Stuttgart, 1984
Abb. 4.14 aus: Baumann, Atlas der Entwicklungsdiagnostik, Georg Thieme Verlag Stuttgart, 2002
Abb. 4.15/4.16 aus: Niessen, Pädiatrie, 6. Aufl., Georg Thieme Verlag Stuttgart, 2001
Abb. 4.17/4.18 Zeichnungen: J. Hormann

Kapitel 5:
Abb. 5.1/5.2 aus: Niessen, Pädiatrie, 6. Aufl., Georg Thieme Verlag Stuttgart, 2001
Abb. 5.3 aus: Sitzmann, Pädiatrie, 2. Aufl., Georg Thieme Verlag Stuttgart, 2002
Abb. 5.4 Foto: F. Hermann
Abb. 5.5 aus: Schröder, Mehrlingsschwangerschaft und Mehrlungsgeburt, Georg Thieme Verlag Stuttgart, 2000
Abb. 5.6/5.7 Fotos: U. Göhmann, aus: Die Hebamme, 2/2003, 16:124/125
Abb. 5.8/5.9 aus: Hansmann, Neugeborenen-Notfälle, Georg Thieme Verlag Stuttgart, 1.Aufl., 2004
Abb. 5.10 bis 5.12 Zeichnungen: J. Hormann
Abb. 5.13/5.14 aus: Seiler, Erste Hilfe leisten bei Babys und Kindern, TRIAS Verlag Stuttgart, 1998

Kapitel 6:
Abb. 6.1 aus: Haupt, Das Neugeborene, 3. Aufl., Georg Thieme Verlag Stuttgart, 1982
Abb. 6.2 aus: Martius, Hebammenlehrbuch, 7. Aufl., Hippokrates Verlag Stuttgart, 1999
Abb. 6.3 aus: Booth, Erkrankungen im Kindesalter, Hippokrates Verlag Stuttgart, 1984
Abb. 6.4 aus: Haupt, Das Neugeborene, 3. Aufl., Georg Thieme Verlag Stuttgart, 1982
Abb. 6.5 aus: Kinder-Untersuchungsheft, Bundesausschuss der Ärzte und Krankenkassen
Abb. 6.6 aus: Niessen, Pädiatrie, 6. Aufl., Georg Thieme Verlag Stuttgart, 2001
Abb. 6.7 Zeichnung: J. Hormann

Kapitel 7:
Abb. 7.1 bis 7.3 Zeichnungen: J. Hormann
Abb. 7.4 bis 7.19 Fotos: Marion Stüwe
Abb. 7.20 bis 7.25 Fotos: Firma DIDYMOS, Erika Hoffmann GmbH, 71642 Ludwigsburg
Abb. 7.26 bis 7.39 Fotos: H. Lichte, aus: Adamaszek, u.a., Naturheilverfahren in der Hebammenarbeit, Hippokrates Verlag Stuttgart, 2002

Kapitel 8:
Abb. 8.1 Foto: Marion Stüwe

Kapitel 10:
Abb. 10.1 aus: E. Pikler, Lasst mir Zeit. Die selbständige Bewegungsentwicklung des Kindes bis zum freien Gehen. Richard Pflaum Verlag München, 3. Aufl., 2001

Sachregister

A

AB0-Inkompatibilität 130
Abdunkeln des Geburtszimmers 68
Abnabelung 63, 156
–, endgültige 93
–, vorläufige 72
Abpumpen 263
Absaugen 71, 72, 156
Absaugvorrichtung, elektrische 71, 155, 156
Abstilldyspepsie 179
Abstillen 243, 254
–, primäres 264
Abstillphase 170
Abtreibungsversuche 21
Abwehrfunktionen 81
Abwehrsystem, humorales 308
Abwehrsystem, zelluläres 307
Adaptionsphase 207, 304
Adrenalin 32, 57
Adrenogenitales Syndrom 105
Ahornsiruperkrankung 296
AIDS 134
Akrozyanose 87
Aktive Stimulation 147
Akupunktmassage nach Penzel 44
Albuminmangel 189
Alkohol und Stillen 139
Alkoholmissbrauch 22, 136, 264
Allergenexpositionen 304
Allergieentstehung 303, 304
Allergien 215, 229, 302, 303, 309
Allergieprophylaxe 302, 305
Allergierisiko 83, 268, 304
Allgemeinzustand des Neugeborenen 78, 84, 170
allogen 77
Alternative Ernährungsformen 284

Aluminiumhydroxid 310, 316
Aluminiumphosphat 310
Ambubeutel 72
Amnioninfektionssyndrom 135, 137, 174
Amnionnabel 172
Analatresie 107, 177
Analstenose 107
Anämie 131, 194, 279
Anästhetika 39
Androgenitales Syndrom 294, 296
Anfälle, zyanotische 87
Anfallsleiden 264
Anotie 98
Anpassungsvorgänge 170ff
Anpassungsleistungen des Kindes 68
Anpassungsschwierigkeiten 37, 41, 45, 62
Anschaffungen 235, 251
Anthroposophische Ernährung 284
Anti-D-Immunglobulin 130
Anti-D-Prophylaxe 130, 194
Antiatelektasefaktor 70
Antibiotika 115, 311
Antibiotika-resistente Krankenhauskeime 199
Antigene 302
Antikörper 198, 303, 308
Antikörperscreening 194
antimongoloid 139
Anus 107
APGAR-Score 64, 68, 78
Apnoe 221, 314
Arrhythmien 85
Arteriae umbilicales 73
Aspiration 70
Aspirationsrisiko 243
Asphyxie, intrauterine 129
Asphyxieverdacht 155
Asthma bronchiale 264, 303, 312

Asymmetrie des Mundes 100
Asymmetrische Haltung des Kopfes 153
Atemanregung 71
Atemantrieb 71
Atemdepression 138
Atemfrequenz 85
Atemnot 38, 85, 105, 139, 221
Atemnotsyndrom 93, 150
Atemwegsinfektionen 148, 200, 246
ätherische Öle 229
Atmung 70, 78, 85
Atmung, stöhnende 150
atopische Erkrankungen 128, 260
Aufbewahrung der Muttermilch 263
Augen 98
Augenabstand 98
Augenprophylaxe 114
Augensalben, antibiotikahaltige 115
Augenschluss, unvollständiger 100
Ausbleiben des Mekoniumabgangs 108
Ausbleiben des Stuhlgangs 179
ausgespuckte Flüssigkeitsmengen 185
Auspulsieren der Nabelschnur 77
Äußeres Genitale (Jungen) 105
Äußeres Genitale (Mädchen) 105
Austrocknung 92
Autismus 312, 314
Autoimmunerkrankungen 309, 312
Autokindersitz 235
autolog 77
Azidose 150

–, metabolische 80, 155, 175
–, postpartale 80
–, respiratorische 80

B

B-Lymphozyten 257, 308
beta-Glukuronidase 189
Baby-Grundausstattung 233
Babybad 45, 224, 225, 251
Babymassage 236, 41
Babymassagen 41
Babys mit besonderen Bedürfnissen 381
Babywäsche 215
Bachblüten 44, 45
Badezusätze 225, 227
Barbiturate 142
Base excess 80
Battered-child-Syndrom 385
Bauchkrämpfe 44
Bauchlage 211, 223, 243, 254
Bauchschmerzen 180
Bauchwanddefekt 105
Beatmung 151, 157
Beatmungsbeutel 155
Beatmungsdruck 158
Beatmungsrhythmus 158
Beatmungsvolumen 158
Becherfütterung 263
Beckenendlage 153
Begrenzung 223
behavioral outcomes 260
Beikost 269f
Benzodiazepine 142
Beruhigungsversuche 385
Bewegungsentwicklung 208, 347
Bezugspersonen 41
Bifidusbakterien 111, 177, 256, 257
BiliBed™ 193
BiliCheck™-Gerät 192
Bilirubin 187f
–, direktes 189, 192
–, indirektes 188
Bilirubinabbau 189

Bilirubinausscheidung 189
Bilirubinbestimmung, transkutane 192
Bilirubinenzephalopathie 191
Bilirubinspiegel 187
Bindeanleitungen 220
Bindehautentzündungen 197
Bindehautreizung durch Silbernitrat 196
Bindehautreizung durch Sonnenlicht 196
Bindetechniken 220
Bindung 67, 367
Bindungsforschung 218
Bindungsprozess 60
Bindungsstörungen 65
Bindungsverhalten 367
Biocytin 296
Biotin 295
Biotinidase-Mangel 294
Blähen 157, 158
blähende Substanzen 180
Blähungen 261
Blässe 87, 138
Blaufärbung der Hände und Füße 87
Blutabnahme 298
Blutaustauschtransfusion 194
Bluterbrechen 186, 187
Blutfähnchen 98
Blutgasanalyse 80
Blutgerinnungsfaktoren 258
Blutungen, konjunktivale 110
Blutungsneigung 138
Blutzucker 151
Blutzuckerkontrollen 92, 149, 152
Blutzuckerspiegel 257
Bonding 35f, 43, 45, 47, 56, 61, 261
Bordetella pertussis 318
Botulinusbakterien 306
Brachyzephalie 143
Bradykardie 85
braunes Fettgewebe 151
Breitspektrum-Antibiotika 308, 313

Bronchitis, chronische 264
Brot 274
Brustwarzen, überzählige 104
Butter 276

C

C-Stellung des Körpers 153
Calcium 258
Calciummangel 299
Calendula officinalis 229
Candida albicans 195
Candida-Infektion 230
Cannabis (Marihuana/Haschisch) 142
Carnitin 297
Chiropraktik 44
Chlamydia trachomatis 115
Chlamydien 115, 196
Chlamydien-Abstrich 116
Chlamydienkonjuktivitis 115
Choanalatresie 87, 99, 158
Choanalstenose 99
Chorioamnionitis 128
Chorioretinitis 133
Chromosomenanalyse 105
Circumferentia fronto-occipitalis 89
Clostridium tetani 314
Coombstest, direkter 192
Co-sleeping 222, 243
Corynebacterium diphtheriae 316
Coxsackie-Viren 115
Credé-Prophylaxe 115
Cysthationin-Synthetase 298

D

Dammverletzungen 63
Darmbakterien 111, 189, 276
Darmstenosen 179
Dauerimmunität 198
Depression des Neugeborenen 141
Dermalsinus 109
Dermatitis 303
Desinfektionsmittel 215

Desquamatio neonatorum 227
Dexpanthenol 229
Diabetes mellitus, mütterlicher 190
–, juveniler 264, 312, 313
–, Typ II 150, 264
Dialog 28, 33, 34, 237
diaplazentarer Übergang 111
Diphtherie 316
Diphtheriekrupp 316
disseminierte sepsisähnliche Erkrankung 131, 133
Diving-Reflex 71
DNA-Impfstoffe 310, 311
Down-Syndrom 103
Dreiecksbeziehung 377
Dreierregel nach Wessel 381
Drogenkonsum 141, 264
Druckfrequenz 160
Drucktiefe 160
Ductus arteriosus Botalli 73
Ductus omphaloentericus 174
Ductus venosus Arantii 73
Dura mater 36, 38
Durchfall 142, 303
Durchschlafen 355
Dysmelie 102
Dyspepsie 179
Dystrophie, ausgeprägte 150

E

Ein-Helfer-Methode 158
Einfrieren von Muttermilch 263
Einschlusskörperchen-Konjunktivitis 115
Eisen 258
elterliche Intuition 379
elterliche Kompetenz 24
Eltern-Kind-Beziehungen, belastete 236
Eltern-Kind-Kontakt 147
Embryonale Infektionen 130
Embryonalentwicklung 17
Embryopathia diabetica 93
Emotionen 14

Endokrinopathien 294
Endorphine 32, 38, 57
Energieaustausch 67
Energiegewinnung 151
Energiestoffwechsel 152
enterohepatischer Kreislauf 189
Enterokolitis 149
Entfaltung der Lungen 74
Entwicklungsstörungen 300
Entzugserscheinungen 139, 141
Enzephalitis 133, 312, 313
Enzymdefekt 296
Epikanthus 98, 139, 143
Epilepsie 113, 128
Epispadie (obere Harnröhrenspaltung) 106
Epithelperlen 99
Erb-Lähmung 102
Erbrechen 135, 137, 142, 171, 184, 303
–, spastisches 186
–, sporadisches 185
Erkrankungen, akut bedrohliche 84
Ernährung im ersten Lebensjahr 256ff
Ernährungsplan 280
Ernährungszustand 176
Erstmaßnahmen nach der Geburt 68f
Erstuntersuchung (U1) 68, 84
Erstversorgung 68, 155
Escherichia coli 115
Exsikkose 82, 110, 186
extremly low birth weight infants (ELBW) 149

F

Familie 371
Familienarbeit, systemische 37
Familienaufstellung 37
Familienhebamme 373
Fazialisparese 100

Fehlbildungen, äußerlich sichtbare 84, 93
–, urogenitale 93, 142
Fehlgeburt 127
Feinfühligkeit der Eltern 359, 383
Feinmotorik 345
Fetale Erythrozyten 189
Fetale Infektionen 130
Fetaler Kreislauf 73
Fetales Alkoholsyndrom 138
Feto-fetales Transfusionssyndrom 128
Fetopathia diabetica 82, 93
Fettgewebe, braunes 69
Fettmenge 272
Fettreserven 151
Fettsäuren 257
Fettsäurestoffwechsel 296
Feuermal (Naevus flammeus) 110
Fieber 142
Fieberkrämpfe 313, 326
Fingerfeeding 263
Fingernägel 89
Fisch 274
Fistelbildungen 107
Flaschenfütterung 82, 263
Fleisch 275
Fluchtreflex 87
Flügelfellbildung am Hals 101
Fluor 300
Flüssigkeitsbedarf 176
Flüssigkeitsmangel 175
Fontanelle, eingesunkene große 92
–, große 95
–, kleine 96
–, vorgewölbte große 137
Foramen ovale 73
Fotobilirubin 193
Frauenmilchspendebanken 148
Freimachen der Atemwege 70
Früchtetee 277
Fruchtwasser 72, 158
–, blutig tingiert 156

–, breiartig eingedickt 72
–, mekoniumhaltig 72, 156, 158
Fruchtwasseraspiration 85
Frühabnabelung 72, 74
Früheinleitung 40
Frühgeborene 15, 41, 45, 69, 81, 91, 89, 112, 144, 148, 149, 180, 383
Frühgeborenenpflege, sanfte 146
Frühgeborenenretinopathie 144
Frühsterblichkeit 127
Fürsorgeverhalten 59, 367
Füße 103
Fußgreifreflex 87
Fußrückenödeme 103

G

Galaktosämie 184, 264, 294
Galaktose 257
Ganzkeimimpfstoff 319
Gastroösophagealer Reflux 383
Gastroschisis 105
Gaumenspalte 139, 184
Geborgenheit 37, 38, 40, 41
Geburt, ambulante 70
–, traumatische 43
–, unnatürliche 45
Geburtsarbeit 38, 39, 40, 47
Geburtsasphyxie 79
Geburtsbeginn 40
Geburtseinleitung 40
Geburtserlebnis 10ff
Geburtsgeschwulst 96
Geburtstraumata 43, 112, 383
Geburtstraumen 112
Geburtsverletzungen 82, 84, 93
Geburtszeitpunkt 130
Gedächtniszellen 308, 309
Gedeihstörungen 263
Gehörgangatresie 98

Gerinnungsfaktoren 111
Geruchsinn 30
Geruchsstoffe 229
Gesamtbilirubin 192
Geschmackssinn 30
Geschwisterkind 378
Gesichtsasymmetrie 153
Gestagen 256
Getränke 277
Getreide 273
Gewichtsabnahme 88, 177, 181, 263
Gewichtsentwicklung 181
Gewichtskontrolle 183
Gewichtszunahme 181, 262
–, unzureichende 183
Gini-Studie 268
Glabella 89
Gläschenkost 272
Glaukom 98, 131
Gleichgewichtssinn 349
Glukose 257
Glukosestoffwechsel beim Neugeborenen 151
Glukosezufuhr 82, 186, 189, 262
Glukuronidierung 189
Glutenfreie Getreidesorten 273
Glykogenreserven 151
Glykolyse, anaerobe 80
Gonokokken 115, 196
Granulomatosis infantiseptica 135
Greifreflex 103
Großeltern 380
Grundbedürfnisse des Säuglings 206
Grundimmunisierung 312, 315, 316
Grundtonus 78
Guillain-Barré-Syndrom 312, 313
Guthrie-Test 294

H

HA-Nahrung 267
Hackenfuß 103
Haemophilus influenzae B 320
Hals 101
Halslordose 217
Halswirbelsäule 153
Hamameles 229
Hämangiom, kutanes 110
–, subkutanes 110
Hämatemesis 113, 186, 187
Handrückenödeme 103
Hände 103
Händedesinfektion 215
Handgreifreflex 87
Handling 208
Harnentleerung, behinderte 106
Harnröhrenspalte, obere 106
Harnröhrenspalte, untere 106
Harnwegsinfekt 137
Haut 29, 109, 170, 237
Haut, marmoriert 176
Hautblutungen, punktförmige 110
Hautfaltenbildung im Nacken 101
Hautfarbe 87, 194
Hautfeuchtigkeit 227
Hautkontakt 42, 70
Hautnabel 172
Hautreizungen im Windelbereich 231
Hautrötungen 251
Hautschuppung 109
Hautturgor, schlaffer 92
Hautveränderungen 133, 194
HBsAg 133
HBeAg 133
Hebammengebührenordnung 372
Hepatitis 141, 264
–, akute 133
Hepatitis-A-Virus 265
Hepatitis-B-Virus 265
Hepatitis-B-Virus 133, 265

Hepatitis-C-Virus 265
Herkunftsfamilien 379
Heroin/Opiate 141
Herpes neonatorum 133, 197
Herpes-Rezidiv 133
Herpes-simplex-Infektion 115, 132, 264
Herzfehler 85, 93, 128, 139, 143, 174
Herzmassage 159
Heuschnupfen 303
HIB 320
Hirnblutungen 113
Hirnforschung 35
Hitzestau 175
HIV-Infektion 134, 141, 264, 266
HIV-Test 135
Hockstellung 216
Homöopathika 44, 114
Homozystinurie 298
Hören 30, 349
Hörscreeening 302
Hörstörung 302
Höschenwindeln 230
Hüftdysplasie 107, 128, 216, 301
Hüftgelenke (Oberschenkelfalten) 106
Hüftluxation 107, 301
Hüftsonographie 301
Hühnereier 274
Humanalbumin 326, 311, 330
Humanes T-Zell-Leukämie-Virus 266
Hunger 31
hyaline Membranen 150
Hydrops congenitus universalis 129
Hydrozele testis 105
Hydrozephalus 133
Hygienemaßnahmen 156, 199, 215, 250
Hyperbilirubinämie 144, 149, 175, 187, 193
Hyperexitabilität 149
Hyperthermie 175

Hypertonie 149
Hypertrophie 88
Hypervolämie 73, 74
Hypnose 13
Hypoglykämie 69, 82, 93, 144, 145, 149, 151, 175, 263
Hypokalzämie 149
Hypospadie (untere Harnröhrenspaltung) 106
Hypothermie 144, 149, 175, 263
Hypothyreose 184, 190, 295
Hypotonie 86, 149
Hypotrophie 82, 88
Hypoxie 82, 112, 141, 175, 221

I

Icterus gravis 188
Icterus neonatorum 187
Icterus praecox 188, 191
Icterus prolongatus 188, 190, 191
IgA 198, 256
IgE 310
IgG 198, 257
IgM 198, 257
Ikterus 129, 184
–, pathologischer 188, 190
Ileus-Symptomatik 108
Immundefekt 314
Immunglobuline 198, 257, 259, 310
Immunisierung 307, 309
Immunitätslage des Neugeborenen 198
immunologische Schutzfaktoren 256
Immunsystem 260, 304
Impetigo contagiosa 196
Impf-Enzephalopathie 314
Impfantigene 309
Impfempfehlungen 307
Impfkomplikationen 312
Impfkrankheit 312
Impfpflicht 307
Impfpläne 312

Impfreaktionen 312, 314, 320
Impfschadensregister 312
Impfstoff, azellulärer 319
Impfversager 323
Impfviren 314
Indifferenztemperatur 174
Infantile Zerebralparese 129
infants with low birth weight 92
Infektionsdiagnostik 198
Infektionskrankheiten 130, 175, 184, 265, 307, 309, 314
Infektionsneigung 144
Infektionsprophylaxe 145, 198
Infektionsrisiken 199
Inhalationsallergene 304
Instanttee 277, 305
Instinktverhalten 60
Intensivabteilung 45
Interferon-Gamma 309
Intersexuelles Genitale 105
Intimität 33
Intubation 160
intuitive Kompetenz 237
Isovalerianazidämie 297

K

Känguruhing 147
Kaiserschnitt 36, 39, 41, 67, 83, 261
–, primärer 36, 37, 38
Kalorienzufuhr, empfohlene 269
Kariesprophylaxe 300
Käse 276
Käseschmiere 109
Katarakt 98, 131
Kehlkopfspasmus 156
Kephalhämatom 97, 112
Keratokonjunktivitis 133
Kernikterus 130, 191
Kerntemperatur 69, 88
Keuchhusten 318
Keuchhustenimpfung 313
Kieferdeformationen 233

Kinästhetik Infant Handling 146
Kinderlähmung 317
Kinderlosigkeit 372
Kinderrichtlinien 84
Kinderwagen 215
Kinderwunsch 372
Kindheitstraumata 379
Kinesiologie 39, 43
KISS-Syndrom 153,184, 384
Klassifikation des Neugeborenen 91
Klavikula 102
Klavikulafraktur 102
Kletterfuß 103
Klitorishypertrophie 105
Klumpfuß 104
Klumpke-Lähmung 102
Kohlenhydratmangel 80
Kokain/Crack 142
Kolibakterien 177
Koliken 140, 261, 382
Kolostrum 81, 256
Koma 296, 297
Kombinationsimpfstoffe 318, 319, 322, 326, 330
Kommunikation 16, 31, 40, 378
Konjunktivitis 114, 137, 197
konnatale Infektionen 198
Kontaktaufnahme 29, 35, 37, 38, 40, 236
Kontigenzerfahrung 360
Kopfform 95
Kopfgelenk-induzierte Symmetriestörung 153
Kopfumfang 89
Kopliksche Flecken 324
Körpergewicht 88
Körperhaltung 85
Körperkontakt 58, 59, 62, 63, 67, 147, 217, 218
Körperlänge 88
Körperpsychotherapie 36, 38, 39, 43
Körpertemperatur 88, 207
Körpertherapeuten 35, 40, 43

Krampfanfälle 142, 313
Krämpfe 35, 133
Krampfneigung 138
Kraniofaziale Dysmorphie 139
Kraniosakralen Therapie 38, 39, 43, 44
Kräutertee 277
Kreislaufumstellung 74
Kreuzmodale Wahrnehmung 352
Kryokonservierung 77
Kuchen und Kekse 274
Kuhmilch, Einführung 270
Kuhmilcheiweißallergie 268, 382
Kuhmilchstuhl 179

L

Lagerungshilfe 58
Laktase 257
Laktationshemmung 139
Laktoferrin 257
Laktogenese 256
Laktose 256, 257
Laktoseintoleranz 179, 184, 264
Lanugo 90
Laufgitter 235
Lebendgeburt 127
Lebendimpfstoffe 310, 311
Lebensrhythmus 22
Leihimmunität 198
Lendenlordose 217
Lernen 16
Let-down-Reflex 261
Leukämie 76
Lidachsenstellung 98, 139
Lippen-Kiefer-Gaumen-Spalte 100, 128, 140
Lippen-Kiefer-Spalten 100
Lippen-Spalten 100
Lippenkerbe 100
Lippenspaltplastik 101
Listeriose 135
low birth weight infants (LBW) 149

LSR (Luessuchreaktion) 136
Lues 110, 136
Lysozym 199, 257

M

Magenpförtnerkrampf 186
Magnesium 258
Makro-biotik 286
Makroglossie 99
Makrophagen 257
Makrozephalie 96
Maldescensus testis 106
Mangelernährung 92, 149
Mangelgeborenes 69, 91, 148
Manualtherapie 154
Margarine 276
Masern 324
Masern-Virus 266
Masernenzephalitis 324
Maskenbeatmung 157
MCAD-Mangel 296
Medikamente in der Schwangerschaft 112
Mehrfachimpfstoffe 311
Mehrlinge 128, 153
Mehrwegwindeln 231
Mekonium 72, 156, 158, 177
Mekoniumileus 177, 187
Melaena 113, 178
Meningitis 135, 137, 312, 313
Meningoenzephalitis 135
Meningozele 109
Methadonsubstitution 141
Methionin 298
Methylmalonacidämie 296
Mikrozephalie 96, 139
Miktion 170, 180
Milchbildung 67, 256
Milchfluss 185
Milchproduktion, geringere 140
Milchspendereflex 261
Milchzuckerunverträglichkeit 179
Milien 109
Minimal Handling 145

Minipille 259
Mittelohrentzündungen 259
Mongolenfleck 110
mongoloide Augenstellung 143
Morbus Down (Trisomie 21) 143
Morbus haemolyticus neonatorum 75, 130, 190
motorische Entwicklung 223
multiple Sklerose 312, 314
Mumps 327
Mumps-Virus 266
Mund-zu-Mund-und-Nase-Beatmung 158
Mundabsaugkatheter 71, 155
Mundschutz 199
Mundsoor 195
Musik 147
Muskelhypertonie 142
Muskelhypotonie 143
Muskeltonus 85
Mutter-Kind-Bindung 37, 38, 42f, 47, 56, 61, 218
Muttergefühle 66
Mutterinstinkte 60
mütterlicher Herzschlag 147
Mütterlichkeit 45, 59
Muttermilch 198, 263
Muttermilch, abgepumpte 148
Muttermilchikterus 190
Muttermilchstuhl 178
Muttersprache 237
Myelin 313
Myelitis, transverse 314

N

Nabel 170
Nabelarterienazidose 80
Nabelblutung 174
Nabelgangrän 173
Nabelgranulom 173
Nabelheilung 172
Nabelhernie 173
Nabelinfektion 174

Nabelpflege 223
Nabelring 172
Nabelschnur-pH 80
Nabelschnurblutbanken 75
Nabelschnurblutentnahme 77
Nabelschnurbluttransplantationen 77
Nabelschnurbruch (Omphalozele) 104
Nabelschnurpulsation 75
Nabelschnurumschlingungen 75
Nabelsepsis 174
Nachsterblichkeit 127
Nacken, kurzer 143
Nahrung, hypoallergene 83
Nahrungsaufbau 147
Nahrungsmittelallergie 304, 382, 383
Nahrungsmittelunverträglichkeiten 179
Nahrungssupplemente 262
Nahrungsverweigerung 133
Narkosemittel 83
Nase 98
Nasenflügeln 85, 99, 150
Nasenschleimhaut 156
Nebenwirkung 115
Nebenwirkungen 312, 315
Neisseria gonorrhoeae 115
Nekrotisierende Enterokolitis 147, 150
Neonatale Streptokokken-B-Infektion 137
Neonatales Abstinenzsyndrom 141, 179, 187
Neonatalsterblichkeit 127
Nervenschäden 313
Nervensystem 39, 41
Nesselsucht 303
Nestflüchter 215
Nesthocker 215
Nestschutz 310, 325
Netzwerk 24
Neugeborene, lebensfrische 79

Neugeborenen-Erstuntersuchung 84
Neugeborenen-Screening 294ff
Neugeborenenakne 195
Neugeborenenerythem 195
Neugeborenenexanthem 196
Neugeborenenikterus 69, 93, 187
Neugeborenenintensivstation 145
Neugeborenenlisteriose 197
Neugeborenenperiode 170
neurologische Erkrankungen 150
Neurologische Symptome 79
Nikotinkonsum 22, 139, 140, 264
Nikotinmissbrauch 264
Notfallkaiserschnitt 43, 46
Nystagmus (Augenzittern) 98
Nystatin 230

O

O-Bein-Haltung 106
Obduktion 163
Oberarmlähmung 102
Oberschenkelfalten 106
Obst 273
Obstipationsneigung 180
Ödeme 110
Ohren 97
Ohrläppchen, angewachsene 97
Oligurie 186
Omphalitis 137
Ortolani–Zeichen 301
Ösophagusatresie 87, 100, 184, 186
Osteopathie 38, 43, 44
Östrogen 256
Otitis media 137
otoakustischen Emissionsmessung (OAE) 302

ovo-laktovegetarische Ernährung 284
Oxytocin 32, 38, 40, 41, 57, 60, 261

P

Paarbeziehungen 378
parenterale Ernährung 150
Passivrauchen 140
Pemphigus syphiliticus 136
Periduralanästhesie 39, 40, 260
Perinatale Mortalität 127, 141, 150
Perinatalperiode 127
Perinatalpsychologie 43
Perzentilenkurven 88, 91
Petechien 110
Pflegeartikel 228
Pflegemittel 251
pH-Wert 227
Phenylalanin 294
Phenylazetat 295
Phenylketonurie 294
Phimose (Vorhautverengung) 106
Phototherapie 193
physiologischer Neugeborenenikterus 188
Pilzinfektion 195
Pinzettengriff 345
Plankaiserschnitt 43
Plansectio 46
Plazentarestblut 77
Plexuslähmung, obere 102
Plexuslähmung, untere 102
Plötzlicher Kindstod 140, 141, 176, 222, 242, 243, 245
Plötzlicher Kindstod, Differenzialdiagnosen 244
Pneumonie 115
Polio 317
Polydaktylie 103
Polyglobulie 73, 87
Polyzythämie 82, 190
pränatale Diagnostik 21

Pre-Nahrung 83, 263, 266
Progesteron 256
Prolaktin 60, 256, 261
Propionazidämie 298
Propriozeption 29
Prostaglandine 41
Protrahierte Geburt 153
Pseudoobstipation 186
Psychologie, perinatale 9
psychomotorische Entwicklung 233
psychosoziale Entwicklung 218
Pterygium colli 101
Pucken 223
Puls 75
Pulsation der Nabelschnur 74
Pylorusstenose 128, 184, 186
Pyodermie 137

R

Rachitisprophylaxe 299
Rauchen 243, 254
Rauchen und Stillen 140
Raumtemperatur 70, 84, 176, 208, 223, 250
Reanimation, kardiopulmonale 158, 159
Reanimationseinheit 71, 155
Reanimationsstrategie 145
Reboundphänomen 193
Reflexe 86
–, hyperaktive 142
Reflexerregbarkeit 78
Reifezeichen 88
Reifezeichen, sichtbare 89
Reifgeborene, eutrophe 92
–, hypotrophe 92
Rektumatresie 107, 177, 187
Rh-Inkompatibilität 190, 191
Rh-negative Mutter 129
rheumatische Arthritis 312
Rhythmus 17, 18, 28, 38, 45
Ringelröteln (Erythema toxicum) 131
Risikofaktoren 112, 243, 254

Risikoneugeborenes 127ff
RNS-Viren 317
Rohkost-Ernährung 286
Röteln 131, 265, 329
Rötelnembryopathie 329
Rückenlage 211, 222, 223
Rückenmassage 71
Rückgratreflex 87
Rücklingsstillen 83

S

Säfte 277
Salmonellen 179
Salzstau 175
Sauerstoff 157
Sauerstoffflasche 72
Sauerstoffgerät 155, 157
Sauerstoffkonzentration 157
Sauerstoffvorlage 155
Sauerstoffzufuhr 71
Saugglocke 36
Saugleistung, schwache 147
Säuglingsanfangsnahrung 83, 262
Säuglingsenteritis 179
Säuglingsersatznahrungen 177, 266
Säuglingsforschung 218
Sauglust 63
Säuglingspflege 206ff
Saugprobleme 43, 140, 150
Saugreflex 39, 82, 87, 269
Saugverwirrung 232, 263
Säure-Basen-Status 80
Säureschutzmantel der Haut 227
Schädelnähte 95
Schadstoffe 259
Schaffelle 250
Schaumpilz 100
Schiefhals 101, 153
Schiefhaltung 154
Schielen 98
Schilddrüse 295

Schlaf-Wach-Rhythmus 223, 353, 384
Schlafen im eigenen Zimmer 254
Schlaffheit 138
Schlafphasen 221
Schlafplatz 221, 222, 250
Schlafposition 221, 243
Schlafstörungen 142, 154
Schleimhautveränderungen 194
Schleimhauteinblutungen, punktförmige 110
Schluckimpfung 314
Schluckstörungen 150
Schmerzmittel 33, 83, 260
Schmetterlingsmassage 238
Schnuller 232, 244, 252
Schock 38, 44
Schonhaltung 102
Schreien 86, 154, 380
Schreien, persistierendes 382
Schreien, scheinbar grundloses 381
Schreien, schrilles 142
Schreien, untröstliches 381
Schreikinder 381
Schuldgefühle 37, 47
Schutzimpfungen 306, 309
Schwangerschaftsdauer 91
Schwerhörigkeit 148
Schwitzen 142
Sechsfachimpfstoffe 311
Sectio caesarea 21, 39, 43, 45, 46, 72, 75, 153
Sectio, primäre 37, 38, 116, 150
Sectio, sekundäre 39, 44, 45
Sehen 31, 349
Seife 227
Selbstwertgefühl 378
Sensibilisierungsrisiko 304
sensorische Reize 222, 250
Sepsis beim Neugeborenen 110, 135, 137
Shaken-baby-Syndrom 385
Sichelfuß 103

SIDS (s. Plötzlicher Kindstod)
Simultanimpfung 315
Sinneserfahrungen des Neugeborenen 218, 236
Sinnesreize 60
Sofortabnabelung 72, 74
Sojanahrung 268
Somatogramm 183
Sondendurchgängigkeit 100, 156, 186
Sondenernährung 147, 150
Sonnenuntergangsphänomen 98
Soor-Infektion 230
Soorösophagitis 195
Spannungsschmerzen 36
Spannungsschreien 43
Spätabnabelung 72, 75, 156
Spätsterblichkeit 127
Speichel, schaumiger 186
Spina bifida 93, 108, 109
Spinalanästhesie 39
Spontanatmung 70
Spontanblutungen 111
Sprachentwicklung 259
Sprachentwicklungsstörungen 302
Spreiz-Anhock-Haltung 216
Spreizhose 107
Spucken 154, 171, 184
SSPE (Subakute sklerosierende Panenzephalitis) 324
Stammzellen, adulte 76
Stammzellen, embryonale 76
Stammzellen, hämatopoetische 76, 77
Stammzellengewinnung 75
Standardbikarbonat 80
Standortkeimflora des Darms 177, 199
Staphylokokkeninfektion 115, 196
Sterblichkeit, perinatale 140
Sterkobilinogen 189
Steroidhormonbildung 296
STIKO 312
Stillbeziehung 58, 82

Stilldauer 82, 261
Stillen 45, 66, 81
Stillen ad libidum 261
Stillen unter Methadon 142
Stillfrequenz 261
Stillfunktion 60
Stillhindernisse 264
Stillprobleme 35, 44, 154
Stillreflexe 260
Stimme der Mutter 30
Stoffwechselerkrankungen 294
Storchenbiss 98, 101
Streptokokkeninfektion 115, 196
Stress bei der Geburt 112
Stressresistenz 238
Struma 101
Stuhlgang 170, 176
–, dünner grüner 180, 193
–, erschwerter 180
–, knollenartiger 180
–, kötelartiger 180
–, schleimiger 135, 179
–, seltener 178
Stuhllücken 178
Subakute sklerosierende Panenzephalitis 324
Suchreflex 87
Surfactant 70
Surfactantmangel 144, 150
Süßungsmittel 276
Synchronisierung der Schlafrhythmen 222
Syndaktylie 103
Syphilis (Lues) 136, 197

T

T-Lymphozyten 257, 308
Tachykardie 85
Tachypnoe 142
Tagestrinkmenge 184, 268
Tandem-Massenspektrometrie 294
Tastsinn 349
Tee 82, 186

Teerstuhl 178
Teigwaren 274
Temperament des Kindes 383
Temperaturkontrolle 176
Temperaturregulation 68, 174
Temperaturregulationsstörungen 138
Termingeborene, hypertrophe 92
Tetagam® 315
Tetanustoxin 314
Th1-Zellen 308
Th2-Zellen 308
Thiomersal 310
thorakale Einziehungen 150
Tiefenwahrnehmung 349
tierische Kost 269
Totalkyphose 217
Totgeburt 127
Totimpfstoffe 310, 314
Toxoplasmose 136
Tragen 214f
Tragesack 219
Tragetuch 216, 219
Tragling 61, 215, 343
Tränengangstenose 196, 197
Trennkost 285
Trennung 34, 37, 41, 42, 47, 58
Trinkplatte 101
Trinkprobleme 142, 144, 154, 195
Trinkunlust 137, 176, 192
TSH-Test 294
Turner-Syndrom 101
Tyrosin 294
Tyrosinämie 297

U

U1 64
Übelkeit 303
Übergewichtigkeit 91, 181
Überempfindlichkeitsreaktion 113
Übergangskatarrh 178
Übergangsmilch 256
Übergangsstuhl 177
Überstreckungsneigung (Opisthotonus) 154
Übertragung 89, 90, 129
Übertransfusion 75
Überwärmung 207, 243, 254
UDP-Glukuronyltransferase 189
Ultraschalluntersuchung 301
Unreife 304
Unruhe 140
Unterarmlähmung 102
Unterkühlung, postpartale 69
Urachusfistel 174
Urin, orange-gelb 181, 192
Urobilinogen 189
Urogenitalfehlbildungen 139
Urtikaria 303
Urvertrauen 43, 47

V

Vakuumextraktion 36, 42, 43
Vakuumgeburt 43
Vegane Ernährung 286
Vena umbilicalis 73
Verdauungsstörungen 35, 269
Verhaltensregulation 384
Vernix caseosa 89, 109, 227
Versagensgefühle 47
Versorgung, endgültige 68
Vertrauen 23, 36, 42
Verwöhnen 217
very low birth weight infants (VLBW) 149
Vierfingerfurche 103, 143
Virilisierung 296
Virusausscheidung 314
Vitamin A 258
Vitamin D 258
Vitamin E 258
Vitamin K 111, 258
Vitamin-B-Komplex 258, 274
Vitamin-D-Prophylaxe 299
Vitamin-K-Antagonisten 112
Vitamin-K-Gehalt in der Muttermilch 111
Vitamin-K-Mangel 111, 112, 174, 258
Vitamin-K-Mangel bei der Mutter 112
Vitamin-K-Mangelblutungen 112, 178, 191
Vitamin-K-Prophylaxe 97, 112
Vitamin-K-Speicher 111
Vitamine 258
Vollkornprodukte 273
Vollnarkose 37, 39, 45
Vollwert-Ernährung 284, 285
Vollzeit-Rooming-in 200
Vordermilch 258
Vorhautverengung 106
Vorsorgeuntersuchungen 300
Vulnerable child syndrome 193

W

Wachstumskrisen 236
Wachstumsretardierung 81, 142
Wachstumsschübe 183
Wachstumsstörungen 263
Wahrnehmung der Mutter 24
Wärmegewinnung, schnelle 69
Wärmehaushalt 64
Wärmelampe 229
Wärmepflege 151
Wärmequelle 62
Wärmeregulation 207
Wärmestau 223, 243
Warmhalten 69
Waschen des Babys 225, 251
Weckreaktionen, zerebrale 221
Weinen, intensives, häufiges 44
Wharton-Sulze 172
wet lungs 38, 70
Wickelmethoden 229, 252
Wickelplatz 251
Wiederbelebung 155

Wiedererlangen des Geburtsgewichts 181
Wiegegriff 212
Windeldermatitis 195
Windelsoor 196
Windelunverträglichkeit 195
Wirbelsäule 108
Wundheilsalben 195
Wundsekretion, vermehrte 174
Wundwerden 230
Wunschsectio 37, 43, 44

Z

Zähne, angeborene 99
Zahnfehlstellungen 259
Zahnpflege 233
Zangengeburt 36, 41, 42, 43
Zerebralparese 148, 149
Ziegelmehlsediment 181
Zink 258
Zink-Oxyd 229
Zittrigkeit 149
Zufütterung 152, 184, 262
Zungenbändchen, kurzes 89

Zwangshaltungen, intrauterine 153
Zwerchfellhernie 88, 105, 158
Zwischenmahlzeit 273
Zyanose 87, 105, 138, 150
Zytomegalie 110, 132